二十四节气解毒抗癌

蓝氏汤方

蓝海　林丽珠　蓝韶清◎主编

SPM 南方传媒　广东科技出版社
全国优秀出版社
·广州·

图书在版编目（CIP）数据

二十四节气解毒抗癌蓝氏汤方 / 蓝海，林丽珠，蓝韶清
主编 . —广州：广东科技出版社，2024.8
ISBN 978-7-5359-8299-5

Ⅰ . ①二⋯ Ⅱ . ①蓝⋯②林⋯③蓝⋯ Ⅲ . 食物疗法—食谱
Ⅳ . ①R247.1②TS972.161

中国国家版本馆CIP数据核字（2024）第009956号

二十四节气解毒抗癌蓝氏汤方
Ershisi Jieqi Jiedu Kang'ai Lanshi Tangfang

出 版 人：严奉强
责任编辑：马霄行
封面设计：创溢文化
责任校对：邵凌霞　杨　乐
责任印制：彭海波
出版发行：广东科技出版社
　　　　　（广州市环市东路水荫路11号　邮政编码：510075）
销售热线：020-37607413
https://www.gdstp.com.cn
E-mail:gdkjbw@nfcb.com.cn
经　　销：广东新华发行集团股份有限公司
印　　刷：广州市彩源印刷有限公司
　　　　　（广州市黄埔区百合三路8号　邮政编码：510700）
规　　格：787 mm×1 092 mm　1/16　印张30　字数600千
版　　次：2024年8月第1版
　　　　　2024年8月第1次印刷
定　　价：180.00元

《二十四节气解毒抗癌蓝氏汤方》
编委会

主　编　蓝　海（广州中医药大学顺德医院）

　　　　林丽珠（广州中医药大学第一附属医院）

　　　　蓝韶清（广东中医药博物馆）

副主编　胡　沛　陈　森　黄陈丽　胡毅霖

　　　　梁雅莉　丘志超　周莲英　蓝家楠

编　委（排名不分先后）

　　　　崔韵晴　李影君　吴泽雷　毛炜欣

　　　　杨辰辰　张仪斐　邹业瑶　黄东梅

　　　　徐俊鸿　温　威　陈福建

说明：本书由佛山市顺德区卫生健康政校合作经费资助出版，成果归广州中医药大学顺德医院所有。

内 容 简 介

随着恶性肿瘤发病率的日益上升，如何提高人们的健康养生意识，降低癌症的发病率及死亡率，成为医疗及健康工作者研究的重要课题。中医讲究以"简、便、廉、验"的疗法，从人们的日常生活中取材，以日常的汤品膳食为切入点，结合二十四节气"天人相应"的养生特点，在"治未病"理论的基础上进行防癌调护。

岭南蓝氏家族是中医世家，家族中多人从事中医养生、药学研究、肿瘤防治等工作，他们在治疗肿瘤患者的过程中，对"汤疗"进行了长期深入的研究。其中蓝森麟教授在研究工作之余，还长期在各大媒体上开展"食疗药膳"专栏的写作，读者众多。本书围绕岭南中医世家蓝氏家族中蓝森麟、蓝韶清、林丽珠、蓝海等中医名家的"解毒抗癌"养生理念，收集整理了蓝森麟教授毕生总结的食疗药膳方，以汤方为主，分四季二十四节气论述，可供广大群众参考借鉴。

前　　言

　　恶性肿瘤在全世界范围内的发病率及死亡率日益上升，据统计，2022年，全球新增1920多万例癌症患者，其中肺癌达到316.8万例，肺癌死亡人数占恶性肿瘤总死亡人数的18%。儿童肿瘤的发病率及死亡率也进一步上升，特别是血液系统肿瘤——白血病及淋巴瘤已成为儿童肿瘤中威胁儿童健康的第一杀手。

　　目前治疗肿瘤的手段层出不穷，如细胞治疗、靶向治疗、免疫治疗等，这些疗法在为患者带来福音的同时，也带来了不少新的临床问题。党的十九大以后，国家提出重大卫生健康战略，从"以治病为中心"向"以人民健康为中心"转变。无论是医务工作者还是普通群众都要转变观念，提高防癌意识，从某种意义上说，这比抗癌更重要。

　　中医在"治未病"上有很大的优势。在个体化辨证过程中，中医注重"天人相应"，不同节气有不同的养生规律及食疗药膳，其中"汤疗"是我国几千年来人们生活实践的结晶，也是人们日常养生智慧的直接体现。

　　"汤液醪醴之不传久矣"，汤疗药膳与普通的中药饮片汤液治疗有天壤之别。好的汤疗药膳既要有药用养生功效，又要色香味俱全，能勾起人的食欲，提高服用者的依从性，还必须结合时令节气，才能达到预期的效果，因此，可以说汤疗药膳是"医师"和"厨师"结合的作品。然而，学术界一直未能深入研究总结汤疗药膳中食材与药材的搭配，造成食疗药膳流于坊间小市，其理论莫衷一是，难登大雅之堂。

　　本书主编蓝海教授、林丽珠教授皆为中西医结合防治血液病、肿瘤疾病的名家，蓝韶清教授则是中医文化名家。蓝海教授、林丽珠教授深耕各自专业20余年，建树颇多。其中蓝海教授自幼跟随父亲——著名药学专家蓝森麟教授学习，深谙药性，在父亲的耳提面命、循循善诱之下，耳濡目染之间，对食疗药膳有较深的体会。林丽珠教授则对肿瘤的综合治疗有较深的研究，提出抗肿瘤"三师而行"（禅师、厨师、医师）的理论。蓝韶清教授多年来专注于中医文博、文旅、道地药材的研究，尤其是在科普领域，他极力弘扬中医药文化，力推中医药文化"飞入寻常百姓家"。

蓝海教授的父亲蓝森麟教授一生情迷神农，施汤送药，在多个媒体及公众号上开辟"食疗药膳"专栏，书写食疗药膳方达2万多条，受益者众。尤其是在广州中医药大学第一附属医院公众号上长期连载的汤方，得到千万读者的追捧应用，被亲昵地称为"蓝氏汤"。蓝海教授承父亲之衣钵，结合二十四节气，与林丽珠教授、蓝韶清教授等对以防癌抗癌解毒蓝氏汤方为主的蓝氏食疗药膳方进行总结梳理、化裁改良，历经数载完成了本书的初稿。

适逢广州中医药大学与佛山市顺德区中医院开展"政校合作"，蓝海教授出任广州中医药大学顺德医院（佛山市顺德区中医院）院长，并主持建成国家区域中医血液病诊疗华南分中心，成功创建广东省中医重点专科——肿瘤科之际，蓝海教授结合顺德"美食之都"的优势，对书稿中的食材进行了精心挑选及研究，对烹饪方法进行了推敲，使本书最终定稿。本书合广州、顺德各专家之力，集蓝氏家族成员及各门下弟子之智慧，在佛山市顺德区卫生健康局的大力支持下行将付梓，希望能对读者有所帮助，并起到抛砖引玉的作用，促进学术界对汤疗药膳等的研究。

编者才疏学浅，书中难免会有疏漏及不妥之处，还望读者指正，以便再版时修订。

编者

2023年10月15日

作者简介

蓝海，广州中医药大学顺德医院党委副书记、院长，曾任广州中医药大学第一临床医学院及医院团委副书记，内科党支部副书记。医学博士，血液科主任中医师，博士研究生导师，博士后流动站合作导师。中华中医药学会"全国优秀中医青年学者"，广东省杰出青年医学人才，岭南名医，南粤好医生，广东省首批名中医陈志雄教授学术继承人。中国中西医结合学会血液病青年委员会全国副主任委员，中国民族医药学会肿瘤分会副会长，世界中医药学会联合会癌症姑息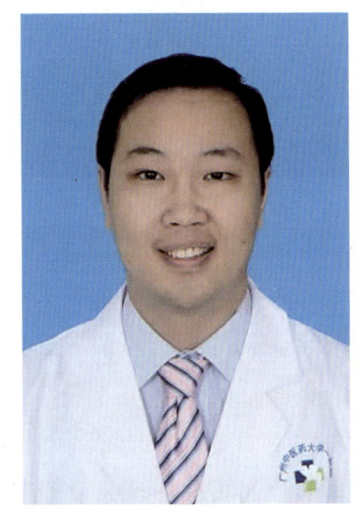治疗研究专业委员会副会长，广东省民族医药学会副会长，广东省中医住院医师规范化培训专家委员会中医内科组副组长，广东省医疗行业协会中医中药管理委员会副主任委员，广东省基层医药学会血液病学专委会副主任委员，广东省劳动能力鉴定委员会血液肿瘤专家。擅长中西医结合治疗血液系统恶性肿瘤，主要从事中药蟾酥及其复方抗血液恶性肿瘤的基础及转化研究，主持国家青年科学基金项目1项、吴阶平医学基金会项目1项、广东省科技攻关计划及社会发展项目3项、广东省建设中医药强省项目1项、粤港澳大湾区项目3项。在核心期刊及SCI期刊上发表论文50多篇，其中JCR（期刊引证报告）1区2篇，单篇影响因子13.079。主编论著3部，参编6部。多次获邀在全国各大中西医论坛作学术报告，曾参加2016、2017年中华中医药学会青年学者论坛。

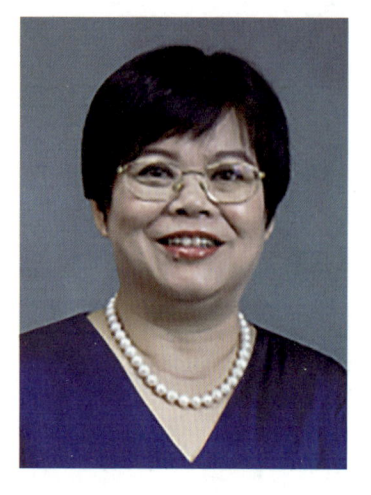

　　林丽珠，医学博士，二级教授，广东省名中医，国务院政府特殊津贴专家，广州中医药大学第一附属医院岭南肿瘤研究所所长，广州中医药大学第十届学位评定委员会副主席，第七批全国老中医药专家学术经验继承工作指导老师，《中医肿瘤学杂志》副主编，广东省重点学科中西医结合临床学科带头人，国家临床重点专科、国家中医药管理局重点专科学术带头人，国家区域中医（肿瘤）诊疗中心建设单位负责人，国家药物临床试验机构肿瘤专业负责人，广东省总工会副主席（兼职），党的十九大代表，全国先进工作者，全国最美中医、中国好医生、首届邓铁涛医学奖获得者，广东省医学领军人才，广东省教学名师，世界中医药学会联合会癌症姑息治疗研究专业委员会会长，中国民族医药学会肿瘤分会会长，中国临床肿瘤学会（CSCO）中西医结合专家委员会副主任委员等。从事中西医结合防治肿瘤医教研工作37年，主持国家级重大专项及国家自然科学基金等肺癌研究课题40多项。作为全国中医药领域唯一入选专家被评为"2022年肺癌研究领域全国医院及专家学术影响力排名TOP100"，研发出益肺散结丸、金花解毒搽剂、参慈扶正散结颗粒等院内制剂。先后发表学术论文400多篇，SCI收录80多篇，主编专著20多部，荣获广东省科技进步奖一等奖、教育部科技进步奖一等奖等多项奖励。

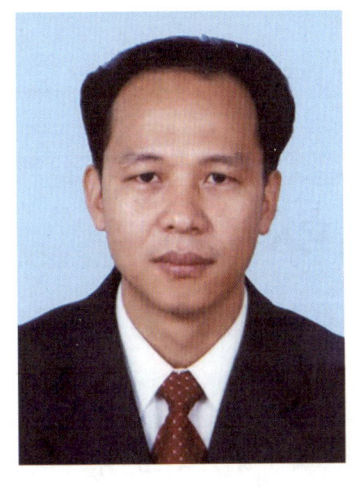

　　蓝韶清，广东中医药博物馆创馆馆长，卫生事业管理（中医药管理）三级研究员，广州中医药大学博士研究生导师。入选国家健康科普专家库第一批成员，兼任国家中医药管理局中医药文化巡讲专家，中国民族医药协会中医药（民族医药）博物馆联盟首任主席，广东省非物质文化遗产保护工作专家委员会委员，广东省文物鉴定委员会委员，中国中药标本馆专业委员会副会长，广东省科普教育基地联盟副主席，中国民族医药协会原健康科普分会副会长。2017年获中央宣传部、科技部、中国科学技术协会"全国科普工作先进工作者"荣誉称号，2019年获广州市科普杰出人物奖。

二十四节气歌

春雨惊春清谷天，夏满芒夏暑相连。

秋处露秋寒霜降，冬雪雪冬小大寒。

每月两节不变更，最多相差一两天。

上半年逢六廿一，下半年逢八廿三。

目　　录

夏季篇

秋季篇

二十四节气解毒抗癌蓝氏汤方

冬季篇

食疗汇合集篇

春季篇

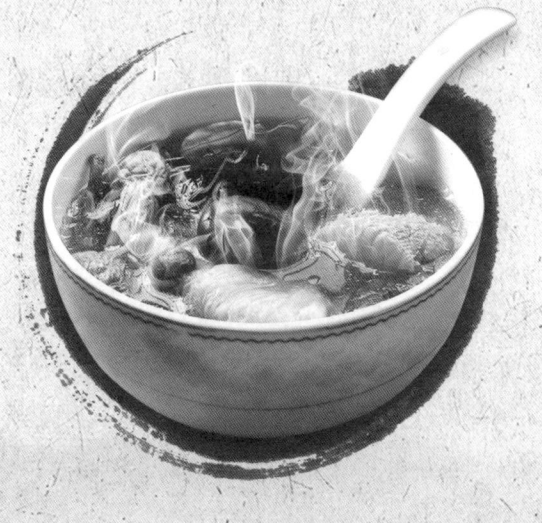

春季食疗养生

1. 春季气候与人体的关系

春季自立春之日始，至立夏之日止，包括立春、雨水、惊蛰、春分、清明、谷雨等节气。春季气候由寒转温，风邪盛行，人体易感受风邪。春季天气转暖，阳气生发，人体皮肤毛孔逐渐开疏，机体处于舒展放松的状态。春属木，其气风，通于肝。春季来临，万物复苏，这时人们却会经常感到困倦乏力，表现出"春困"现象。"春气通肝"，此时，可适当摄取扶阳御风、疏肝升阳类的药食以助宣发阳气，消除冬季积聚在人体内的寒邪，缓解"春困"，抵御风邪。

2. 食疗药膳调养原则

应遵循"春夏养阳""养肝为先""助阳御风"的食疗药膳调养原则，宜食辛温，以养肝柔肝、助阳御风（早春慎寒凉，晚春慎燥热），宜省酸增甘，以养脾气。

3. 宜忌食物

宜食葱、姜、蒜、韭菜、茼蒿、芹菜、榆钱、竹笋、菠菜、油菜、茭白、莴笋、香椿、四季豆、胡萝卜、白萝卜、海带、刀豆、南瓜、扁豆、豇豆、冬瓜、番茄、豆制品、金针菇、苹果、猕猴桃、草莓、香蕉、鸡肝、猪肝、猪瘦肉、禽蛋、牛奶、蜂蜜、大枣、山药、紫苏、荠菜、马齿苋、蒲公英、车前草、鱼腥草、茵陈、菊花、核桃、栗子、枸杞子、莲子、百合、薏苡仁、灵芝、黄芪等。

早上宜食粥，如芹菜粥、菊花粥、玫瑰花粥、山药大枣粥、胡萝卜粥、白萝卜粥、橘皮薏米粥、百合莲子粥、黑芝麻粥等，以养肝健脾。

忌食油腻、酸涩、生冷及刺激性食物。

4. 食疗药膳举隅

薏莲猪脚汤：取薏苡仁、莲子各30克，猪脚1只，大枣3枚（去核），生姜3片，加白酒少许、清水适量，煮1.5小时即可。本品可健脾益胃、利湿、壮腰膝，适用于解春困乏力。

金针豆腐猪瘦肉汤：取鲜金针菇150克，豆腐1块，猪瘦肉250克，芫荽适量。前3种食材加白酒少许、清水适量，煮半小时后加入芫荽，精盐调味即可。本品可健脾益胃，适宜一般人群春季食用。

生鱼西洋菜汤： 取生鱼1条（约750克），猪瘦肉250克，西洋菜500克，蜜枣3粒，加白酒少许、清水适量，煲1.5小时，精盐调味即可。本品可健脾益胃、清热生津，适宜体质偏热者春季食用。

茵木橘皮汤： 取茵陈30克，木棉花60克，广陈皮10克，猪瘦肉500克，加白酒少许、清水适量，煲1.5小时，精盐调味即可。本品可健脾去湿、疏肝和胃，适宜肝脾湿热者食用。

山芪实术排骨汤： 取山药、芡实、炒薏苡仁、炒扁豆各30克，黄芪12克，白术10克，广陈皮3克，猪排骨500克，加白酒少许、清水适量，煲1.5小时，精盐调味即可。本品可益气健脾、和胃去湿，适宜脾虚湿重、精神不振者食用。

葛根生鱼汤： 取鲜葛根1000克，生鱼1条（约750克），加白酒少许、清水适量，煲1.5小时，精盐调味即可。本品可补脾益胃、生津止渴、升阳止泻、通经活络、解酒毒，适用于颈椎病项背强痛、眩晕头痛，以及中风偏瘫、胸痹心痛、消渴口渴、热痢泄泻、酒毒伤中的辅助治疗。

萝卜鲫鱼汤： 取白萝卜750克，白鲫鱼500克，芫荽适量。先将处理干净的白鲫鱼稍煎（煎时洒点白酒），然后加水煮10分钟，再放入白萝卜（切薄片或丝）煮10分钟，加入芫荽，精盐调味即可。本品可健脾和胃、消食除胀，适宜一般人群晚餐食用。

香苏茶： 取香附、紫苏各5克，薄荷3克。沸水冲泡饮用。本品可疏风解表、疏肝行气，能有效缓解春困症状。

荆芥香薷茶： 取荆芥穗、菊花各5克，香薷3克。沸水冲泡饮用。本品可疏风清热、清利头目，适用于防治春季风热感冒。

大青叶甘草茶： 取大青叶5克，生甘草3克。沸水冲泡饮用。本品可清热解毒，适用于预防春季流行性感冒、流行性腮腺炎等疾病。

双葛金马排骨汤： 取鲜葛根500克，沙葛2个（约500克），胡萝卜1根（约150克），马蹄6个，黄豆100克，猪排骨500克。鲜葛根连皮洗净，切厚块；沙葛扒皮，洗净，滚刀切厚块；胡萝卜削皮，洗净，滚刀切厚块；马蹄削皮，洗净，对半切开；猪排骨洗净，斩小段，放进沸水中稍焯，捞出冲洗干净血沫。上述食材连同洗净的黄豆一齐置于砂锅内，加清水3升、白酒少许，武火煮沸后改用文火熬1.5小时，精盐调味即可。本品可健脾益气，宽中导滞，化痰消积，养肝明目，祛湿解毒，解肌通络。

二陈木棉白鲫汤：取茵陈30克，广陈皮15克，茯苓30克，木棉花60克，白鲫鱼2条（约750克）。将白鲫鱼宰杀，去除鱼鳞、鳃及内脏，洗净，用慢火煎至两面金黄色（煎时洒点白酒），然后连同洗净的其他食材一齐置于砂锅内，加清水3升、白酒少许，武火煮沸后改用文火熬1.5小时，精盐调味即可。本品可健脾理气，疏肝和胃，去湿解毒。

清肺解毒汤：取桑叶、紫苏叶、龙脷叶、枇杷叶、蒲公英、鱼腥草、白茅根各15克，马蹄6个，胡萝卜1根，竹蔗250克，猪瘦肉500克。桑叶、紫苏叶、龙脷叶、枇杷叶、蒲公英、鱼腥草、白茅根加水1升，煎煮30分钟，滤出药汁待用。马蹄、胡萝卜洗净，分别去皮，切厚块；竹蔗洗净，纵切成小块；猪瘦肉洗净，切厚块。把所有备好的食材一齐置于砂锅内，加清水2升、白酒少许，武火煮沸后改用文火熬1.5小时，再加入药汁，煮沸，精盐调味即可。本品可清热疏表，解毒清肺，化痰止咳，化湿和中，适宜一般人群食用以御温毒时疫，也可用于温毒时疫犯肺的辅助治疗。

立　春

斗指艮，太阳黄经为315度，阳历2月3—5日交节

【养生小贴士】

1. 节气特点

白昼长了，太阳暖了。这时的气温、日照、降雨常处于一年中的转折点，趋于上升或增多。虽然立了"春"，但我国大部分地区仍会有霜冻出现，少数地区还会有"白雪却嫌春色晚，故穿庭树作飞花"的景象。

2. 养生特点

灸法：艾灸百会、肝俞、胆俞、期门可补阳气。

饮食："打春冻人不冻水"，阳气郁积易上火。立春宜养阳助生发，可多食用芽菜、发菜、葱、蒜、韭菜、芫荽、香椿、玉笋等，以祛寒、杀菌、防病，促进阳气生发，但易过敏人群切记少吃或不吃，以免引起皮肤瘙痒等不适。

【食疗药膳】

枸牛金马银猪汤

食材：枸杞根、牛大力各50克，胡萝卜1根（约150克），马蹄6个，银耳50克，猪瘦肉300克，鸡脚6只。

做法：猪瘦肉洗净，切厚块，和洗净的鸡脚一齐放进沸水中稍焯，捞出，用冷水冲洗干净血沫；银耳用温水泡开，去除硬梗，拆散，洗净；胡萝卜削皮，洗净，滚刀切厚块；马蹄削皮，洗净，对半切开。上述食材连同洗净的枸杞根、牛大力一齐置于砂锅内，加清水2.5升、白酒少许，武火煮沸后改用文火熬1.5小时，精盐调味即可。

功用： 枸杞根（地骨皮）性寒味甘，善于清肺降火、凉血除蒸，《神农本草经》称其"主五内邪气，热中消渴，周痹"，《食疗本草》说它可"去骨热消渴"；牛大力性平味甘，长于补虚润肺、强筋活络；胡萝卜（又名金笋）性平味甘、辛，能健脾和中、养肝明目、化痰止咳；马蹄性寒味甘，能清热生津、化痰、消积；银耳性平味甘、淡，能滋补生津、润肺养胃；猪瘦肉性微寒味甘、咸，功擅补中益气、补肾滋阴、养血润燥；鸡脚性温味甘，能温中益气、益精填髓、强筋骨。诸物合用，味道鲜美，汤性清凉，既能清肺降火、化痰止咳、开胃消食，又能补中益气、养阴润肺、益胃生津、补肾益精、养血润燥，适宜一般人群初春时节食用。

七宝富贵福寿汤

食材： 香葱、大蒜苗、芹菜、芫荽、韭菜、九层塔各50克，生菜250克，嫩豆腐3块，福寿鱼2条（约750克）。

做法： 香葱、大蒜苗、芹菜、芫荽、韭菜等洗干净，切成小段；九层塔洗净；生菜洗净，拆开；豆腐洗净，每块切成6小块。将福寿鱼宰杀，去除鱼鳞及内脏，洗净，沥干水分，放进加有生姜片的热油锅中煎至两面金黄（煎时洒上少许白酒），加清水适量，武火煮沸15分钟，加入切成小块的豆腐及生菜，继续煮沸5分钟，加入备好的其他蔬菜，再煮沸5分钟，精盐、鸡精调味即可。

功用： 本馔以性平味甘，善于健脾和胃、利水消肿、通利血脉的福寿鱼为主料，搭配性凉味甘，长于益气和中、生津润燥、清热解毒的豆腐，以及性寒味甘、苦，功擅清热解毒、止渴、利尿通便的生菜，佐以香葱、大蒜苗、芹菜、芫荽、韭菜、九层塔等几种芳香悦脾开胃、疏肝生发阳气的蔬菜，味道鲜香可口，馔性平和，有很好的健脾益气、开胃生津、疏肝悦脾、生发阳气等作用，实为"人日"佳肴、初春养生妙品，适宜一般人群食用。"七宝"在此是指七种气味芳香的蔬菜，即香葱（"葱"谐音"聪"，喻聪慧）、大蒜苗（"蒜"谐音"算"，喻精打细算）、芹菜（"芹"谐音"勤"，喻勤劳）、芫荽（"芫"谐音"缘"，喻缘分）、韭菜与九层塔（"韭""九"谐音"久"，喻长长久久）、生菜（谐音"生财"，亦喻生生猛猛）。而豆腐的"腐"谐音"富"，喻富贵，福寿鱼则寓意福寿双全、年年有余。

南芪四神土鸡汤

食材： 五指毛桃50克，怀山药、茯苓、莲子、芡实各30克，大枣6枚，生姜3片，黄雌鸡1只（约1250克）。

做法： 将黄雌鸡宰杀，去除羽毛及内脏，洗净，斩大块，放进锅内，加入适量清水煮沸后捞出，用冷水冲洗干净血沫；大枣劈开，去核；生姜洗净，切片。上述食材连同洗净的其他食材一齐置于砂锅内，加清水3升、白酒少许，武火煮沸后改用文火熬2小时，精盐调味即可。

功用： 五指毛桃（又名南芪）性平味甘，善于健脾补肺、行气利湿、舒筋活络。"健脾补肺益肾祛湿四神"之山药性平味甘，长于补脾益肺、养胃生津、补肾涩精；茯苓性平味甘、淡，功擅利水渗湿、健脾宁心；莲子性平味甘、涩，能补脾止泻、止带、益肾涩精、养心安神；芡实性平味甘、涩，善于益肾固精、补脾止泻、除湿止带。黄雌鸡性温味甘，功擅温中益气、益精填髓；大枣性温味甘，能补中益气、养血安神，与生姜同用，又能调和脾胃。诸物合用，味道鲜香可口，汤性温和，有良好的健脾补肺、益气养血、补肾益精、养心安神、行气利湿等作用，适宜一般人群于初春时节食用。

发财豪利富足汤

食材： 发菜100克，蚝豉6只，腐竹150克，香菇6只，胡萝卜1根（约150克），猪横脷1条（约250克），猪手2只（约750克），大枣3枚，生姜3片。

做法： 先将猪手洗净、斩大块，猪横脷洗净、切段，两者一齐放进锅内，加入适量清水煮沸后捞出，用冷水冲洗干净血沫；发菜泡发，洗净；腐竹泡发，洗净；香菇泡发，去除硬梗，洗净；胡萝卜削皮，洗净，切滚刀块；大枣劈开，去核；生姜洗净，切片；蚝豉洗净。把备好的食材（除发菜、腐竹）一齐置于砂锅内，加清水3升、白酒少许，武火煮沸后改用文火熬2小时，加入备好的发菜、腐竹，再煮10分钟，精盐、鸡精调味即可。

功用： 发菜性平味甘、淡，善于补血、利尿降压；腐竹性平味甘，功擅清热润肺、止咳消痰；香菇性平味甘，能扶正补虚、健脾开胃、化痰理气、解毒、抗癌；胡萝卜性平味甘、辛，能健脾和中、养肝明目、化痰止咳；猪横脷性平味甘，功擅益肺止咳、健脾止痢、通乳润燥；猪手性平味甘、咸，功擅补气血、润肌肤；蚝豉性平味甘、咸，能滋阴养血、宁心安神；少佐大枣、生姜，以调和脾胃。诸物合用，汤性平和，味道鲜美，既能健脾益肺、补益气血、养肝明目、润泽肌肤，又能和中开胃、理气化痰、润肺止咳、宁心安神，常为新春开年佳汤，适宜一般人群食用。

天麻川芎炖鳙鱼头

食材： 天麻30克，川芎10克，白芷10克，大枣3枚，生姜3片，鳙鱼头1只（约750克）。

做法： 鳙鱼头洗净，纵切成两半；大枣劈开，去核。上述食材连同洗净的天麻、川芎、白芷、生姜一齐置于炖盅内，加清水1.5升、白酒少许，隔水炖1.5小时，精盐调味即可。

功用： 天麻被称为"定风神草"，可祛除一切内外风，有良好的止痉、平肝、定眩、通络的作用；川芎、白芷功擅活血行气、祛风止痛，鳙鱼头长于补虚、散寒，佐以大枣、生姜，可调和脾胃。诸物合用，祛风散寒、补虚行血、通络止痛之力显著，适宜"低头长坐一族"，以及妇女经期或经后头痛者饮用。也可用于头风头痛、眩晕、胸痹心痛、项背强痛、手足不遂、肢体麻木、风湿痹痛、月经不调、经闭痛经等症的辅助治疗。此方药材还可作为火锅汤底，用于吃鳙鱼头火锅，有与炖汤同样的效果。

三菇响螺土鸡汤

食材： 金虫草30克，香菇8只（约40克），羊肚菌12只（约25克），大枣3枚，生姜3片，响螺肉干200克，土鸡半只（约600克），火腿肉50克。

做法： 将宰好的土鸡洗净，斩大块，放进沸水中稍焯，捞出冲洗干净血沫；响螺肉干用温水浸泡3小时，洗净；火腿肉洗净，切粒；羊肚菌用温水浸泡，并不停地旋转搅拌，捞出冲洗干净，保留泡发澄清液备用；香菇用温水泡发后洗净，去硬梗，每只对半切开；金虫草用温水泡发后洗净；大枣劈开，去核。把所有备好的食材连同洗净的生姜一齐置于砂锅内，加清水3升、白酒少许，武火煮沸后改用文火熬2小时，精盐调味即可。

功用：金虫草性温味甘，善于补肺益肾，现代药理研究表明，它有耐疲劳、耐缺氧、抗氧化、抗肿瘤、抗菌及雄性激素样作用；香菇性平味甘，长于扶正补虚、健脾开胃、化痰理气、解毒、抗癌；羊肚菌性平味甘，功擅和胃消食、理气化痰；响螺肉性平味甘，功擅滋阴补气；土鸡性温味甘，能温中益气、益精填髓；火腿肉性温味甘、咸，功擅健脾开胃、滋肾益精、补气养血；佐以大枣、生姜，可调和脾胃。诸物合用，味道鲜香可口，汤性平和，有良好的补脾益肺、补气养血、开胃消食、理气化痰、滋肾益精等作用，适宜一般人群居家期间食用以提高免疫力、抗病能力。

两地双鸡排骨汤

食材：枸杞根、地胆头、鸡骨草、鸡矢藤各30克，马蹄、无花果各6只，猪排骨750克，火腿肉50克。

做法：猪排骨洗净，斩小段，放进沸水中稍焯，捞出用凉水冲洗干净血沫；火腿肉洗净，切小粒；马蹄削皮，洗净，切为两半。上述食材连同洗净的其他食材一齐置于砂锅内，加清水3升、白酒少许，武火煮沸后改用文火熬2小时，精盐调味即可。

功用：枸杞根（地骨皮）性寒味甘，善于清肺降火、凉血除蒸；地胆头（地胆草根）性寒味苦、甘，长于清热、除湿、解毒；鸡骨草性凉味甘、微苦，能利湿退黄、清热解毒、疏肝止痛；鸡矢藤性平味甘、酸，功擅消食化积、祛风除湿、解毒消肿、活血止痛；马蹄性寒味甘，能清热生津、化痰、消积；无花果性凉味甘，能清热生津、健脾开胃；猪排骨性微寒味甘、咸，功擅益肾滋阴、益气养血、生津润燥；火腿肉性温味甘、咸，能健脾开胃、滋肾益精、补气养血。诸物合用，味道鲜香可口，汤性清凉而无败泄之弊，清补兼备，既能清肺降火、生津止渴、化痰消积、清肝利湿、凉血解毒，又能健脾开胃、补气养血、滋肾益精，适宜一般人群春季食用。

金菇三丝白鲫汤

食材：金针菇、莴笋、春笋各100克，白萝卜1根（约250克），白鲫鱼2条（约750克），生姜、香葱、香菜各30克。

做法：金针菇洗净；莴笋削皮，洗净，切丝；春笋剥去外壳，洗净，切薄片，用开水煮5～6分钟，捞出后放入冷水中浸泡1小时左右（以去除笋的苦涩味），然后切丝；白萝卜削皮，洗净，切丝；生姜洗净，切片；香葱、香菜洗净，切粒。白鲫鱼宰杀，去除鱼鳞、鳃及内脏，洗净，沥干水分，放进加有生姜片的油锅中文火煎至两面金黄（煎时洒点白酒）后，加清水1.5升，用武火煮沸10分钟，接着加入备好的金针菇、莴笋丝、春笋丝、白萝卜丝，再煮沸10分钟，加入香葱粒、香菜粒，精盐调味即可。

功用：金针菇性寒味甘、咸，善于补肝、益肠胃、抗癌，现代药理研究表明，其有增强免疫功能、抗疲劳、抗炎、抗肿瘤、降血脂及促进血红蛋白合成等作用；莴笋性凉味苦、甘，长于清热利尿、清热解毒、通乳，《日用本草》称其能"利五脏，补筋骨，开膈热，通经脉，去口气，白齿牙"；春笋性寒味甘、苦，能清热除烦、除湿利水；白萝卜熟者性平味甘，功擅消食、下气、化痰、止血、解渴、利尿，《本草纲目》说它"主吞酸，化积滞，解酒毒，散瘀血，甚效"；白鲫鱼性平味甘，功擅健脾和胃、利水消肿、通利血脉。诸物合用，味道鲜美，汤性清凉而不败泄，有良好的健脾补肝、开胃消食、下气消痰、利湿解毒、通利血脉等作用，适宜一般人群初春时节食用，可提高免疫力，防御温病湿毒。

二笋软玉黄姑汤

食材：芦笋、春笋各150克，嫩豆腐3块，黄骨鱼3条（约600克），芫荽、生姜适量。

做法：芦笋洗净，斜刀切薄片；春笋剥去外壳，洗净，切薄片，用开水煮5～6分钟，捞出后放入冷水中浸泡1小时左右（以去除笋的苦涩味），然后切细丝；嫩豆腐洗净，每块切成6小块；生姜切丝，与芫荽一起洗净；黄骨鱼宰杀，去除鳃及内脏，洗净，放进加有生姜片的油锅中煎至两面金黄（煎时洒点白酒），然后加清水适量，武火煮沸10分钟，再加入二笋、嫩豆腐煮5分钟，用精盐、姜丝、芫荽调味即可。

功用：芦笋性平味甘，善于清热利湿、活血散结，现代药理研究表明，芦笋有显著增强人体免疫功能、抗肿瘤、降血脂及护肝等作用；春笋性寒味甘、苦，长于清热除烦、除湿利水；黄骨鱼（又称黄姑子）性平味甘，功擅祛风利水、解毒敛疮；嫩豆腐（别名软玉）性凉味甘，功擅益气和中、生津润燥、清热解毒；少佐芫荽、生姜，可温中散寒、开胃消食。诸物合用，味道鲜美，汤性清凉，有良好的益气和中、开胃消食、清热祛湿、活血解毒等作用，适宜一般人群食用以御春温湿毒。

金玉如意鱼头汤

食材： 金针菇、黄豆芽、绿豆芽各100克，嫩豆腐3块，鳙鱼头半只（约500克），芫荽、生姜少许。

做法： 金针菇、黄豆芽、绿豆芽洗净；芫荽洗净；生姜洗净，切丝；嫩豆腐每块切为6小块；鳙鱼头洗净，斩成小块，用花生油起锅慢火煎香（煎时洒点白酒），加入适量清水煮沸5分钟，然后放进备好的其他食材，再煮5分钟，入芫荽、精盐调味即可。

功用： 金针菇性寒味甘、咸，善于补肝、益肠胃、抗癌，现代药理研究表明，其有增强免疫功能、抗疲劳、抗炎、抗肿瘤、降血脂及促进血红蛋白合成等作用；黄豆芽、绿豆芽合称如意菜，其中黄豆芽性凉味甘，长于清热利湿、消肿除痹，绿豆芽性凉味甘，功擅清热消暑、解毒利尿；鳙鱼头性微温味甘，功擅补虚、散寒；嫩豆腐性凉味甘，功擅益气和中、生津润燥、清热解毒；少佐芫荽、生姜，可温中散寒、开胃消食。诸物合用，味道鲜美，汤性清凉而无败泄之弊，有良好的健脾益肝、开胃消食、利湿解毒等作用，适宜一般人群食用以御春温湿毒。

南芪莲芡猪尾汤

食材： 五指毛桃、黄豆各50克，莲子、芡实各30克，猪尾巴1条（连骶骨，约500克）。

做法： 猪尾巴洗净，斩大块，放进沸水中稍焯，捞出后冲洗干净血沫，然后连同洗净的其他食材一齐置于砂锅内，加清水2.5升、白酒少许，武火煮沸后改用文火熬1.5小时，精盐调味即可。

功用： 五指毛桃（又名南芪）性平味甘，善于健脾补肺、行气利湿、舒筋活络；莲子性平味甘、涩，长于补脾止泻、止带、益肾涩精、养心安神；芡实性平味甘、涩，功擅益肾固精、补脾止泻、除湿止带；黄豆性平味甘，能健脾利水、宽中导滞、解毒消肿；猪尾巴性平味甘，功擅益肾滋阴、生肌壮骨。诸物合用，有良好的补脾益肺、益肾固精、利水祛湿、舒筋活络等作用，适宜一般人群食用以解春困。也可用于脾肾虚弱、水湿壅盛所致诸证的辅助治疗。

千斤拔茯苓猪蹄汤

食材： 千斤拔、牛大力各50克，茯苓60克，大枣3枚，生姜3片，猪蹄2只（约750克）。

做法： 猪蹄洗净，斩块，放进沸水中稍焯，捞出冲洗干净；大枣劈开，去核；其他食材洗净。所有食材一齐置于砂锅内，加清水2.5升、白酒少许，武火煮沸后改用文火熬2小时，精盐调味即可。

功用： 千斤拔性平味甘、涩，善于祛风利湿、强筋壮骨、活血解毒；牛大力性平味甘，长于补虚润肺、强筋活络；茯苓性平味甘、淡，功擅利水渗湿、健脾宁心；猪蹄性平味甘、咸，功擅补气血、润肌肤、通乳汁；佐以大枣、生姜，可调和脾胃。诸物合用，有良好的补益气血、健脾祛湿、强筋活络等作用，适宜一般人群于潮湿的春季食用。也可用于气血不足、脾虚湿盛所致诸证的辅助治疗。

土茯南芪猪脬汤

食材： 鲜土茯苓250克（干品则用60克），五指毛桃60克，赤小豆100克，猪脬2只。

做法： 鲜土茯苓洗净，斩片；猪脬用清水洗2次，加适量白醋和生粉擦洗，以去掉异味，再用清水冲，把白醋和生粉冲洗干净，以去除异味；五指毛桃、赤小豆洗净。所有食材一齐置于砂锅内，加清水3升、白酒少许，武火煮沸后改用文火熬2小时，精盐调味即可。

功用： 土茯苓性平味甘、淡，善于除湿、解毒、通利关节；五指毛桃（又名南芪）性平味甘，长于健脾补肺、行气利湿、舒筋活络；赤小豆性平味甘、酸，功擅利水消肿、解毒；猪脬（又称猪小肚）性平味甘、咸，功擅除湿、止渴。诸物合用，有良好的健脾补肺、行气利湿、泄浊解毒、通利关节等作用，适宜一般人群春季食用。也可用于脾肺虚弱、湿毒蕴结所致诸证的辅助治疗。

双鸡茯薏排骨汤

食材： 鸡骨草、鸡矢藤、土茯苓、薏苡仁各30克，胡萝卜1根（约150克），马蹄6个，猪排骨750克，鸡脚6只。

做法： 猪排骨洗净，斩小段，和清洗干净的鸡脚一齐放进沸水中稍焯，捞出用冷水冲洗干净血沫；胡萝卜削皮，洗净，切滚刀块；马蹄削皮，洗净，对半切开。然后连同洗净的其他食材一齐置于砂锅内，加清水3升、白酒少许，武火煮沸后改用文火熬2小时，精盐调味即可。

功用： 鸡骨草性凉味甘、微苦，善于利湿退黄、清热解毒、疏肝止痛；鸡矢藤性平味甘、酸，长于祛风除湿、消食化积、止咳、解毒消肿、活血止痛；土茯苓性平味甘、淡，功擅清热解毒、除湿泄浊、通利关节；薏苡仁性凉味甘、淡，能健脾渗湿、除痹止泻、清热排脓；胡萝卜性平味甘、辛，能健脾和中、养肝明目、化痰止咳；马蹄性寒味甘，能清热生津、化痰、消积；猪排骨性微寒味甘、咸，功擅益肾滋阴、益气养血、生津润燥；鸡脚性温味甘，功擅温中益气、益精填髓、强筋骨。诸物合用，汤性清凉，清而不泄，补而不滞，既能清热解毒、利湿去浊、舒筋除痹、疏肝止痛、化痰消积，又能健脾益肾、益气养血、滋阴生津，适宜一般人群春季食用以除湿热蕴毒、解春困。

芪牛茯地龙骨汤

食材： 五指毛桃50克，鲜牛蒡根1根（约250克），鲜土茯苓250克，生地黄30克，猪脊骨1000克，鸡脚6只。

做法： 猪脊骨洗净，斩大块，放进沸水中稍焯，捞出用冷水冲洗干净血沫；牛蒡根削皮，洗净，切斜刀块；鲜土茯苓洗净，切块；五指毛桃、生地黄、鸡脚洗净。所有食材一起置于砂锅内，加清水3升、白酒少许，武火煮沸后改用文火熬2小时，精盐调味即可。

功用： 五指毛桃（又名南芪）性平味甘，善于健脾补肺、行气利湿、舒筋活络；牛蒡根性凉味苦、微甘，长于祛风除湿、清热解毒、生津止渴、活血消肿；土茯苓性平味甘、淡，功擅清热解毒、除湿泄浊、通利关节；生地黄性寒味甘，能清热凉血、养阴生津；猪脊骨性平味甘，功擅益肾滋阴、止渴；鸡脚性温味甘，功擅温中益气、益精填髓、强筋骨。诸物合用，味道鲜香可口，汤性平和，清补兼备，既能健脾补肺、益气养阴、益精填髓，又能凉血解毒、祛风除湿、通利关节、舒筋活络，适宜一般人群食用以御春困。

牛蒡生地黄龙骨汤

食材： 鲜牛蒡根1根（约250克，干品用60克），生地黄30克，黄豆120克，猪脊骨500克，鸡脚6只。

做法： 猪脊骨洗净，斩大块，放进沸水中稍焯，捞出冲洗干净血沫；牛蒡根削皮，洗净，切厚块；生地黄、黄豆、鸡脚洗净。所有食材一齐置于砂锅内，加清水3升、白酒少许，武火煮沸后改用文火熬2小时，精盐调味即可。

功用： 牛蒡根性凉味苦、微甘，善于散风热、消毒肿；生地黄性寒味甘，长于清热凉血、养阴生津；黄豆性平味甘，功擅健脾利水、宽中导滞、解毒消肿；猪脊骨性平味甘，功擅益肾滋阴；鸡脚性温味甘，功擅温中益气、益精填髓、强筋骨。诸物合用，汤性平和，清而不泄、补而不滞，有良好的健脾益气、利水祛湿、凉血解毒、益肾滋阴等作用，适宜一般人群春季食用。也可用于脾肾不足、阴血亏虚，或水湿壅阻、血热毒盛所致诸证的辅助治疗。

芪棉陈茵老鸽汤

食材： 黄芪30克，木棉花60克，广陈皮15克，茵陈30克，老鸽2只（约1000克）。

做法： 将鸽子宰杀，去除羽毛及内脏，洗净，斩大块，放进沸水中稍焯，捞出冲洗干净血沫，然后连同洗净的其他食材一齐置于砂锅内，加清水3升、白酒少许，武火煮沸后改用文火熬2小时，精盐调味即可。

功用： 黄芪性微温味甘，善于补气升阳、固表止汗、生津养血、行滞通痹；木棉花性凉味甘、淡，长于清热利湿、解毒；广陈皮性温味苦、辛，功擅健脾理气、燥湿化痰；茵陈性微寒味苦、辛，功擅清利湿热、利胆退黄；鸽子性平味咸，能滋肾益气、祛风解毒。诸物合用，有良好的补气升阳、健脾祛湿、行滞通痹、祛风解毒等作用，适宜一般人群春季食用。也可用于脾肺气虚、水湿壅盛所致诸证的辅助治疗。

公英绿豆鸽子汤

食材：鲜蒲公英250克（干品则用60克），绿豆100克，老鸽2只（约1000克），猪瘦肉250克。

做法：将鸽子宰杀，去除羽毛及内脏，斩大块，放进沸水中稍焯，捞出冲洗干净；猪瘦肉洗净，切厚块；蒲公英、绿豆分别洗净。把所有备好的食材一齐置于砂锅内，加清水2.5升、白酒少许，武火煮沸后改用文火熬2小时，精盐调味即可。

功用：蒲公英为春季最好的"排毒"野菜，其性寒味苦、甘，善于清热解毒、消肿散结、利尿通淋；绿豆性寒味甘，长于清热解毒、消暑、利水；鸽子性平味咸，功擅滋肾益气、祛风解毒；猪瘦肉性微寒味甘、咸，功擅补肾滋阴、益气养血、润燥。诸物合用，清热解毒而不伤气，滋阴养血而不壅滞，实乃御春温之佳馔，适宜一般人群食用。也可用于肝胃火炽、热毒壅盛所致诸证的辅助治疗。

三花芪茯水鸭汤

食材：木棉花、槐花、鸡蛋花各30克，五指毛桃、土茯苓各50克，广陈皮15克，水鸭1只（约1000克）。

做法：将水鸭宰杀，去除羽毛及内脏，洗净，斩大块，放进加有广陈皮（或柑、橘、柚叶）的沸水中稍焯，捞出冲洗干净血沫，然后连同洗净的其他食材一齐置于砂锅内，加清水3升、白酒少许，武火煮沸后改用文火熬2小时，精盐调味即可。

功用：木棉花性凉味甘、淡，善于清热利湿、解毒；槐花性微寒味苦，长于凉血止血、清肝泻火；鸡蛋花性凉味甘、微苦，功擅清热、利湿、解暑；五指毛桃（又名南芪）性平味甘，能健脾补肺、行气利湿、舒筋活络；土茯苓性平味甘、淡，能清热解毒、除湿泄浊、通利关节；水鸭性凉味甘，功擅补中益气、和胃消食、利水、解毒；少佐性温味苦、辛的广陈皮，既能健脾理气、燥湿化痰，使汤补而不滞，又可消除水鸭的腥臊味。诸物合用，味道鲜香可口，汤性清凉而无败泄之弊，有良好的补益脾肺、和胃消食、清热利湿、凉血解毒、清肝泻火、舒筋活络等作用，适宜一般人群春季服用以御春温湿毒，解春困。

双马咸蛋猪瘦肉汤

食材： 鲜马齿苋500克，马蹄6个，咸鸭蛋1只，猪瘦肉250克。

做法： 鲜马齿苋清洗干净；马蹄削皮，洗净，切丝；咸鸭蛋打破装在碗中，蛋黄剪碎；猪瘦肉洗净，切片，用酱油、花生油、料酒、淀粉拌腌30分钟。先把马齿苋、马蹄丝置于锅内，加入适量清水，用武火煮沸5分钟，再加入备好的猪瘦肉、咸鸭蛋，继续煮沸10分钟，精盐调味即可。

功用： 马齿苋性寒味酸，善于清热解毒、凉血止血、除湿通淋；马蹄性寒味甘，长于清热生津、化痰、消积；咸鸭蛋性凉味甘，功擅滋阴降火、清肺润燥、平肝；猪瘦肉性微寒味甘、咸，功擅补肾滋阴、益气养血、润燥。诸物合用，味道酸甘可口，汤性清凉而无败泄之弊，有良好的清热利湿、凉血解毒、滋阴生津、清肺平肝、消食化痰、滋肾益气等作用，适宜一般人群春季潮湿闷热时节食用以御春温湿毒。

注：孕妇禁服，脾胃虚寒便溏者慎服。

金玉木鸡豆鸽汤

食材： 胡萝卜1根（约150克），甜玉米1根（约150克），木棉花、鸡骨草、赤小豆各50克，马蹄6个，老鸽2只（约750克），猪瘦肉250克。

做法： 将鸽子宰杀，去除羽毛及内脏，洗净，斩大块，连同切成小方块的猪瘦肉一起放进沸水中稍焯，捞出用冷水冲洗干净血沫；胡萝卜削皮，洗净，切滚刀块；甜玉米去净苞叶及须，洗净，横切成6段；马蹄削皮，洗净，对半切开；其他食材分别洗净。所有食材一齐置于砂锅内，加清水3升、白酒少许，武火煮沸后改用文火熬2小时，精盐调味即可。

功用： 胡萝卜（又名金笋）性平味甘、辛，善于健脾和中、养肝明目、化痰止咳；玉米性平味甘，长于调中开胃、利湿；木棉花性凉味甘、淡，功擅清热利湿、解毒；鸡骨草性凉味甘、微苦，能利湿退黄、清热解毒、疏肝止痛；马蹄性寒味甘，能清热生津、化痰、消积；赤小豆性平味甘、酸，能利水消肿、解毒；老鸽性平味咸，功擅滋肾益气、祛风解毒；猪瘦肉性微寒味甘、咸，功擅补中益气、补肾滋阴、养血润燥。诸物合用，味道鲜美，汤性清凉，清补兼备，既能疏肝养肝、清热利湿、祛风解毒、消食化痰，又能滋肾健脾、益气养血、滋阴生津，适宜一般人群食用以御春温湿毒、解除春困。

金玉牛蒡鲮鱼汤

食材： 胡萝卜、玉米各1根，鲜牛蒡根250克（干品用60克），忍冬藤30克，鲮鱼1条（约500克）。

做法： 将鲮鱼宰杀，去除鱼鳞及内脏，用少许花生油煎至八成熟（煎时洒点白酒、翻动）；胡萝卜削皮，洗净，滚刀切厚块；玉米去苞叶及须，洗净，切小段；牛蒡根削皮，洗净，切厚片；忍冬藤洗净。把所有食材一齐置于砂锅内，加清水2.5升、白酒少许，武火煮沸后改用文火熬1.5小时，精盐调味即可。

功用： 胡萝卜（又名金笋）性平味甘、辛，善于健脾和中、养肝明目、化痰止咳；玉米性平味甘，长于调中开胃、利湿；牛蒡根性凉味苦、微甘，功擅散风热、消毒肿；忍冬藤（金银花藤）性寒味甘，能清热解毒、通络；鲮鱼性平味甘，功擅清热利水除湿，《本草纲目拾遗》称其可"健筋骨，活血行气，逐水利湿"。诸物合用，有良好的健脾和中、利湿通络、活血解毒、养肝明目等作用，一般人群食用可清除湿热、通脉行滞以解除春困。也可用于脾虚湿困、肝脾不调及热毒壅滞所致诸证的辅助治疗。

桑马金笋猪肝汤

食材： 鲜桑叶500克，马蹄6个，胡萝卜1根（约150克），猪肝、猪瘦肉各250克。

做法： 猪肝、猪瘦肉分别洗净，切薄片，用适量花生油、精盐、酱油、料酒、生粉等拌腌30分钟；鲜桑叶用淘米水（或小苏打水）浸泡30分钟（目的为去除残留农药），冲洗干净；马蹄削皮，洗净，切薄片；胡萝卜削皮，洗净，切丝。锅内放入适量清水，待水沸腾后，放进所有备好的食材，煮沸10分钟，精盐、鸡精调味即可。

功用： 桑叶性寒味甘、苦，善于疏散风热、清肺润燥、清肝明目；马蹄性寒味甘，长于清热生津、化痰、消积；胡萝卜（又名金笋）性平味甘、辛，能健脾和中、养肝明目、化痰止咳；猪肝性温味甘、苦，功擅养肝明目、补气健脾；猪瘦肉性微寒味甘、咸，功擅补中益气、补肾滋阴、养血润燥。诸物合用，味道鲜美，汤性清凉，清补兼备，清而不伤正，补而不敛邪，既能疏散风热、清肺化痰、和中消积，又能养肝明目、滋阴生津、益气养血，适宜一般人群春温时节食用。

鹿筋双海土鸡汤

食材： 鹿筋干150克，海马2对，水发海参4条，广陈皮10克，大枣6枚，生姜3片，黄雌鸡半只（约600克）。

做法： 黄雌鸡洗净，斩大块，放进锅内，加入适量清水煮沸后，捞出冲洗干净血沫；鹿筋干用清水浸泡1天（其间需换水多次，以鹿筋胀发变软为好），洗净，切段；水发海参洗净，纵切为两半；大枣劈开，去核；生姜洗净，切片；海马洗净。所有的食材一齐置于砂锅内，加清水3升、白酒少许，武火煮沸后改用文火熬2小时，精盐调味即可。

功用： 鹿筋性温味咸，善于补肝肾、强筋骨、祛风湿，《本经逢原》谓其"大壮筋骨，食之令人不畏寒冷"；海马性温味甘、咸，长于补肾壮阳、散结消肿；海参性平味甘、咸，功擅补肾益精、养血润燥；黄雌鸡性温味甘，能温中益气、益精填髓；佐以性温味甘的大枣，能补中益气、养血安神，与生姜同用，又能调和脾胃，再添性温味苦、辛的广陈皮，既可健脾理气、燥湿化痰，又可去除肉类之腥臊味，使汤补而不滞腻。诸物合用，味道鲜香可口，汤性温和滋润，有良好的补中益气、滋补肝肾、益精壮阳、强筋壮骨、养血润燥等作用，适宜一般人群倒春寒时节食用，尤其适宜脾气虚弱、肢体倦怠、肝肾亏虚、精血不足、形寒肢冷、腰膝酸软、筋骨无力者食用。

注：阴虚火旺及体质燥热者不宜食用。

参归金马杞羊汤

食材： 党参15克，当归10克，枸杞子15克，胡萝卜1根（约150克），马蹄6个，大枣6枚，生姜3片，广陈皮10克，羊肉1000克。

做法：先将羊肉洗净，斩大块，放进加有广陈皮的沸水中稍焯，捞出冲洗干净血沫；胡萝卜削皮，洗净，切滚刀块；马蹄削皮，洗净，对半切开；大枣劈开，去核；生姜洗净，切片；广陈皮用水润软，切丝。上述食材连同洗净的其他食材一齐置于砂锅内，加清水3升、白酒少许，武火煮沸后改用文火熬2小时，精盐调味即可。

功用：党参性平味甘，善于健脾益肺、养血生津；当归性温味甘、辛，长于补血活血、调经止痛、润肠通便；枸杞子性平味甘，功擅滋补肝肾、益精明目、润肺、止渴；胡萝卜（又名金笋）性平味甘、辛，能健脾和中、养肝明目、化痰止咳；马蹄性寒味甘，善于清热生津、化痰、消积；羊肉性热味甘，功擅温中健脾、补肾壮阳、益气养血；佐以性温味甘的大枣，能补中益气、养血安神，与生姜同用，又可调和脾胃，再添性温味辛、苦的广陈皮，既能健脾理气、燥湿化痰，又能去除羊肉的腥臊味，悦脾开胃，使汤味芳香，补而不滞。诸物合用，味道鲜香可口，汤性温和滋润，补而无燥热之弊，既能健脾益肺、补气养血、益胃生津、滋补肝肾、益精壮阳，又能理气化痰、开胃消食，适宜一般人群倒春寒时节食用。

菇参鲍贝胶鸡汤

食材：虫草花、松茸干各50克，香菇6只，水发海参6条，鲜大连鲍6只，黄花胶150克，黄雌鸡半只（约600克），干贝50克，大枣3枚，生姜3片。

做法：黄花胶用葱姜水煮10分钟后泡发一夜，洗净，切大块；黄雌鸡洗净，斩块，放进锅内加入适量清水，煮沸，捞出冲洗干净血沫；水发海参洗净，纵向对半切开；虫草花、松茸干、香菇分别用水泡发、洗干净，香菇去除硬梗，切为两半；大枣劈开，去核；生姜洗净，切片。上述食材连同洗净的其他食材一齐置于砂锅内，加清水3升、白酒少许，武火煮沸后改用文火熬2小时，精盐调味即可。

功用：虫草花性温味甘，善于补肺益肾；松茸菌性平味甘，长于理气化痰、利湿别浊、舒筋活络；香菇性平味甘，功擅扶正补虚、健脾开胃、化痰理气、解毒、抗癌；海参性平味甘、咸，功擅补肾益精、养血润燥；鲍鱼性平味甘、咸，功擅滋阴清热、益精明目、调经润肠；花胶性平味甘，能滋补肝肾、养血润燥；黄雌鸡性温味甘，能温中益气、益精填髓；干贝性平味甘、咸，能滋阴补肾、调中消食；少佐大枣、生姜，可调和脾胃。诸物合用，味道鲜香可口，汤性温和滋润，既可补脾益肺、补气养血、滋补肝肾、益精填髓、滋阴润燥，又能开胃消食、理气化痰、利湿舒筋，诚为喜庆佳节宴席之靓汤，适宜一般人群于倒春寒时节食用，尤其适宜脾肺肝肾亏损、气血阴精不足而夹痰食积滞者食用。

怀杞双海菇鸡汤

食材：怀山药、枸杞子各30克，核桃仁100克，香菇8只，海马3对，水发海参4条，黄雌鸡半只（约600克），火腿肉50克，大枣3枚，生姜3片。

做法：黄雌鸡洗净，斩块，放进锅内加入适量清水煮沸，捞出冲洗干净血沫；海马头颈部切开，去除杂质，洗净；水发海参洗净，每条纵切为2块；火腿肉洗净，切粒；香菇用温水泡发，去除硬梗，洗净，对半切开；大枣劈开，去核；生姜洗净，切片。上述食材连同洗净的其他食材一齐置于炖盅内，加清水2.5升、白酒少许，隔水炖2小时，精盐调味即可。

功用：怀山药性平味甘，善于补脾养胃、生津益肺、补肾涩精；枸杞子性平味甘，长于滋补肝肾、益精明目、润肺、止渴；核桃仁性温味甘，能补肾、温肺、润肠；香菇性平味甘，功擅扶正补虚、健脾开胃、化痰理气、解毒、抗癌；海参性平味甘、咸，功擅补肾益精、养血润燥；海马性温味甘、咸，功擅补肾壮阳、散结消肿；黄雌鸡性温味甘，能温中益气、益精填髓；火腿肉性温味甘、咸，善于健脾开胃、滋肾益精、补气养血；少佐大枣、生姜，可调和脾胃。诸物合用，味道鲜美，汤性温和滋润，有良好的补脾益肺、补气养血、养胃生津、滋补肝肾、益精壮阳、强壮筋骨等作用，适宜一般人群于倒春寒时节食用，尤其适宜脾肺虚弱，肝肾亏损，气、血、精、津不足者食用。

二仙二精洋鸭汤

食材：芡实、金樱子、枸杞子、黄精各15克，广陈皮10克，龙眼肉10枚，大枣6枚，生姜3片，洋鸭1000克，火腿肉50克。

做法：洋鸭洗净，斩大块，放进加有广陈皮（或柑、橘、柚叶）的沸水中稍焯，捞出用冷水冲洗干净血沫；火腿肉洗净，切小粒；大枣劈开，去核；生姜洗净，切片。上述食材连同洗净的其他食材一齐置于砂锅内，加清水3升、白酒少许，武火煮沸后改用文火熬2小时，精盐调味即可。

功用： 芡实性平味甘、涩，善于益肾固精、补脾止泻、除湿止带；金樱子性平味酸、甘、涩，长于固精缩尿、涩肠止泻。枸杞子性平味甘，功擅滋补肝肾、益精明目、润肺、止渴；黄精性平味甘，能补气养阴、健脾、润肺、益肾；洋鸭性温味甘，功擅补肾、缩尿、益气；火腿肉性温味甘、咸，功擅健脾开胃、滋肾益精、补气养血；佐以性温味甘的龙眼肉、大枣，可补中益气、养血安神，再添性温味苦、辛的广陈皮，可健脾理气、燥湿化痰，且大枣、生姜同施可调和脾胃，广陈皮又可去除鸭之腥臊味。诸物合用，味道鲜美，汤性温和，有良好的补中益气、滋补肝肾、滋阴益精、收敛固涩、养血安神等作用，适宜一般人群于倒春寒时节食用，尤其适宜脾肾虚弱、固摄不力而遗精滑精、遗尿尿频、崩漏带下、久泻久痢者食用。

注：有实火、邪热者忌服。方中的"二仙"指芡实和金樱子，"二精"指枸杞子和黄精。

马鲛鲜虾猪瘦肉粥

食材： 马鲛鱼500克，鲜虾、猪瘦肉各250克，粳米300克，生姜、香葱、胡椒粉适量。

做法： 马鲛鱼洗净、切片，猪瘦肉洗净、切片，分别用酱油、花生油、料酒、淀粉拌腌30分钟；鲜虾剪去须、脚，背部切开，剔除虾线；生姜洗净，切丝；香葱洗净，切粒。把洗净的粳米倒进砂锅内，加入适量清水，用武火煮沸后改用文火熬1小时，接着放进备好的食材，再煮沸10分钟，撒上生姜丝、香葱粒、胡椒粉，精盐、鸡精调味即可。

功用： 马鲛鱼性温味甘，善于滋补强壮；鲜虾性温味甘、咸，长于补肾兴阳、滋阴息风；猪瘦肉性微寒味甘、咸，能补中益气、补肾滋阴、养血润燥；粳米性平味甘，功擅补气健脾、除烦止渴、止泻痢；少佐生姜、香葱、胡椒粉，既可悦脾暖胃，又可去除鱼肉类的腥臊味。诸物合用，味道鲜美，粥性温和滋润，有良好的健脾补气、滋阴养血、补肾兴阳等作用，适宜一般人群于倒春寒时节食用，尤其适宜脾肾虚弱、阴阳俱虚者食用。

人参怀杞老鸽汤

食材： 鲜人参2根（约60克；若用红参片，则用15克），怀山药、枸杞子各15克，龙眼肉10枚，大枣6枚，生姜3片，鸽子2只（约1000克），猪瘦肉250克。

做法： 将鸽子宰杀，去除羽毛及内脏，洗净，斩大块，和洗净、切成块的猪瘦肉一起放进锅内，加入适量清水煮沸，捞出冲洗干净血沫；大枣劈开，去核；生姜洗净，切片。将备好的食材连同洗净的其他食材一齐置于炖盅内，加清水2.5升、白酒少许，隔水炖2小时，精盐调味即可。

功用： 人参性微温味甘、微苦，善于大补元气、复脉固脱、补脾益肺、生津养血、安神益智；怀山药性平味甘，长于补脾养胃、生津益肺、补肾涩精；枸杞子性平味甘，功擅滋补肝肾、益精明目、润肺、止渴；鸽子性平味咸，功擅滋肾益气、祛风解毒、调经止痛；猪瘦肉性微寒味甘、咸，功擅补肾滋阴、养血润燥、益气、消肿；佐以性温味甘的龙眼肉、大枣，可补中益气、养血安神，且大枣、生姜同用，又可调和脾胃。诸物合用，味道鲜美，汤性平和，有良好的补脾益肺、补气养血、益胃生津、滋补肝肾、滋阴润燥、安神益智等作用，适宜一般人群于倒春寒时节食用。

金山银桃鹧鸪汤

食材： 金虫草、银杏仁、核桃仁各50克，怀山药30克，香菇4个，鹧鸪2只（约500克），猪瘦肉250克，广陈皮10克，大枣3枚，生姜3片。

做法： 猪瘦肉洗净，切厚块；鹧鸪宰杀，去除羽毛及内脏，洗净，斩大块，与猪瘦肉块一齐放进锅内，加入适量清水煮沸后，捞出用冷水冲洗干净血沫；金虫草用温水泡软，洗净；银杏仁放入沸水中稍焯，去掉种皮及胚芽；香菇用温水泡发，去除硬梗，洗净，对半切开；广陈皮用水润软，切宽丝；大枣劈开，去核；生姜洗净，切片；核桃仁、怀山药洗净。所有食材一齐置于砂锅内，加清水3升、白酒少许，武火煮沸后改用文火熬2小时，精盐调味即可。

功用： 金虫草性温味甘，善于补肺益肾；怀山药性平味甘，长于补脾养胃、生津益肺、补肾涩精；银杏仁性平味甘、苦、涩，功擅敛肺定喘、止带缩尿；核桃仁性温味甘，能补肾、温肺、润肠；香菇性平味甘，能扶正补虚、健脾开胃、化痰理气、解毒、抗癌；鹧鸪性温味甘，功擅滋养补虚、开胃化痰；猪瘦肉性微寒味甘、咸，能补中益气、补肾滋阴、养血润燥；大枣、生姜可调和脾胃，广陈皮既可健脾理气、燥湿化痰，又可去除肉类的腥臊味，使汤补而不滞。诸物合用，味道鲜香可口，汤性温和滋润，有良好的补脾益肺、补气养血、益胃生津、开胃化痰、补肾益精、滋阴润燥等作用，适宜一般人群于倒春寒时节食用，尤其适宜肺脾肾三脏虚弱者食用。

雨　水

斗指寅，太阳黄经为330度，阳历2月18—20日交节

【养生小贴士】

1. 节气特点

雨水节气的涵义是降雨开始，雨量渐增，在二十四节气的起源地黄河流域，雨水之前天气寒冷，但见雪花纷飞，难闻雨声淅沥。雨水之后气温一般可升至0℃以上，雪渐少而雨渐多。除了个别年份外，霜期至此也告终止。嫁接果木，植树造林，正是时候。

2. 养生特点

灸法： 雨水湿邪易困扰脾胃，艾灸天枢、三阴交、足三里、风市、涌泉可健脾利湿。

饮食： 春季肝气旺盛，容易损伤脾土，加上此时雨水渐增，"湿气通于脾"，湿邪易困遏脾胃，故应少吃酸，以护脾胃阳气。建议多服健脾益气、祛湿消胀之品，如鲫鱼、山药、薏苡仁、芡实、白萝卜，以及岭南道地祛湿药材五指毛桃、木棉花、土茯苓等。

【食疗药膳】

薏仁大枣水

食材： 生薏苡仁100克，大枣12枚。

做法： 生薏苡仁用水浸洗后倒入煲中，加4碗水，放入大枣（去核），用文火煲45分钟后即可饮用。

功用： 大枣味甘性温，归脾、胃经，能补中益气、养血安神、缓和药性。魏晋时期的中医古籍《吴普本草》谓其"主调中益脾气，令人好颜色，美志

气"。薏苡仁可利水渗湿、健脾止泻。两味合用，祛斑效果较好，脸部长蝴蝶斑或产后面色暗及恶露不绝的女性，可常服本品。

注：体质燥热的女性不适合月经期间喝大枣水；腹胀者，不适合喝大枣水，越喝腹胀越严重；大枣糖分高，不适合糖尿病患者食用，否则易导致血糖升高，使病情恶化；另外，大枣虽然可经常食用，但不可过量，否则有损消化功能，引发便秘。

五行利湿解毒汤

食材：绿豆、赤小豆、黄豆、白眉豆、黑豆各50克，广陈皮15克，老白鸭1只（约1250克）。

做法：将老白鸭宰杀，去除羽毛及内脏，洗净，斩大块，放进沸水中稍焯，捞出冲洗干净血沫；上述五豆洗净，用温水浸泡2小时。把备好的食材连同洗净的广陈皮一齐置于砂锅内，加清水3升、白酒少许，武火煮沸后改用文火熬2小时，精盐调味即可。

功用：绿豆性寒味甘，善于清热解毒、消暑、利水；赤小豆性平味甘、酸，长于利水消肿、解毒；黄豆性平味甘，功擅健脾利水、宽中导滞、解毒消肿；白眉豆性平味甘、咸，能补中益气、健脾益肾；黑豆性平味甘，能健脾益肾、活血利水、祛风解毒；老白鸭性平味咸，功擅补益气阴、利水消肿；佐以性温味苦、辛的广陈皮，既可健脾理气、燥湿化痰，使汤补而不滞，又可去除鸭之腥臊味。诸物合用，汤性平和，有良好的健脾益肾、补益气阴、利湿解毒等作用，适宜一般人群于潮湿的春季食用以解湿毒、春困。也可用于脾肾虚弱、运化不力、湿毒内蕴所致诸证的辅助治疗。

花山眉豆猪手汤

食材：铁棍山药250克，花生仁、白眉豆各50克，猪手1000克，墨鱼干100克，火腿肉50克。

做法：猪手洗净，斩大块，放进沸水中稍焯，捞出冲洗干净血沫；铁棍山药削皮，滚刀切厚块；花生仁、白眉豆、墨鱼干用温水浸泡1小时，洗净；火腿肉洗净，切粒。把所有备好的食材一齐置于砂锅内，加清水3升、白酒少许，武火煮沸后改用文火熬2小时，精盐调味即可。

功用：花生仁性平味甘，善于健脾养胃、润肺化痰；铁棍山药性平味甘，长于补脾益肺、养胃生津、补肾涩精；白眉豆性平味甘、咸，能补中益气、健脾益肾；猪手性平味甘、咸，功擅补气血、润肌肤；墨鱼干性平味咸，功擅养血滋阴；火腿肉性温味甘、咸，能健脾开胃、滋肾益精、补气养血。诸物合用，味道鲜香可口，汤性平和，补而不腻滞，有良好的健脾益肾、补气养血、润肺化痰、养胃生津、润肤养颜等作用，适宜一般人群食用以提高免疫力、抗病力。

芪牛莲芡猪尾汤

食材：五指毛桃、牛大力、赤小豆各50克，莲子、芡实、茯苓各30克，大枣6枚，生姜3片，猪尾巴1条（连骶骨，约750克），鸡脚6只，火腿肉50克。

做法：猪尾巴洗净，斩块，与洗净的鸡脚一齐放进沸水中稍焯，捞出冲洗干净血沫；火腿肉切成粒；大枣劈开，去核。上述食材连同洗净的其他食材一齐置于砂锅内，加清水3升、白酒少许，武火煮沸后改用文火熬2小时，精盐调味即可。

功用：五指毛桃（又名南芪）性平味甘，善于健脾补肺、行气利湿、舒筋活络；牛大力性平味甘，长于补虚润肺、强筋活络；赤小豆性平味甘、酸，能利水消肿、解毒；莲子性平味甘、涩，能补脾止泻、止带、益肾涩精、养心安神；芡实性平味甘、涩，功擅益肾固精、补脾止泻、除湿止带；茯苓性平味甘、淡，能利水渗湿、健脾宁心；猪尾巴性平味甘，功擅益肾滋阴、生肌壮骨；鸡脚性温味甘，功擅温中益气、益精填髓、强筋骨；火腿肉性温味甘、咸，能健脾开胃、滋肾益精、补气养血；大枣性温味甘，能补中益气、养血安神，且大枣与生姜同施，又可调和脾胃。诸物合用，味道鲜香可口，汤性平和，清补兼备，既可利湿解毒、舒筋活络，又可健脾补肺、益气养血、补肾固精、养心安神，适宜一般人群于潮湿季节食用，尤其适宜脾肺肾三脏虚弱、水湿壅盛者食用。

芪术茯薏老鸭汤

食材：黄芪30克，白术15克，茯苓50克，薏苡仁30克，广陈皮15克，荷叶

30克，老白鸭1只（约1250克）。

做法：将老白鸭宰杀，去除羽毛及内脏，洗净，斩大块，放进沸水中稍焯，捞出冲洗干净血沫，然后连同洗净的其他食材一齐置于砂锅内，加清水3升、白酒少许，武火煮沸后改用文火熬2小时，精盐调味即可。

功用：黄芪性微温味甘，善于补气升阳、固表止汗、生津养血、行滞通痹；白术性温味甘、苦，长于健脾益气、燥湿利水；茯苓性平味甘、淡，功擅利水渗湿、健脾宁心；薏苡仁性凉味甘、淡，能健脾渗湿、除痹止泻、清热排脓；老白鸭性平味咸，功擅补益气阴、利水消肿；佐以性温味苦、辛的广陈皮，既可健脾理气、燥湿化痰，使汤补而不滞，又可去除鸭之腥臊味；添加性平味苦之荷叶，可升发清阳而增强去湿之力。诸物合用，有良好的补益气血、健脾理气、去湿化痰、行滞通痹等作用，适宜一般人群于潮湿的春季食用，以提高免疫力、抗病能力。也可用于脾肺虚弱、气血不足或湿邪壅盛所致诸证的辅助治疗。

莲藕山药排骨汤

食材：莲藕、铁棍山药、猪排骨各500克，芡实、炒薏苡仁各30克，赤小豆100克，墨鱼干50克。

做法：猪排骨洗净，斩块，放进沸水中稍焯，捞出用冷水冲洗干净血沫；墨鱼干用温水泡开，洗净，切成宽丝；莲藕、铁棍山药分别去皮，洗净，滚刀切厚块。上述食材连同洗净的其他食材一齐置于砂锅内，加清水3升、白酒少许，武火煮沸后改用文火熬2小时，精盐调味即可。

功用：莲藕（熟者）性温味甘，善于健脾开胃、益血补心；铁棍山药性平味甘，长于补脾养胃、生津益肺、补肾涩精；芡实性平味甘、涩，功擅益肾固精、补脾止泻、除湿止带；薏苡仁性凉味甘、淡，能健脾渗湿、除痹止泻、清热排脓；赤小豆性平味甘、酸，能利水消肿、解毒；猪排骨功擅益肾滋阴、益气养血、生津润燥；墨鱼干性平味咸，功擅养血滋阴。诸物合用，味道鲜美，汤性平和，有良好的健脾益肺、利水祛湿、益气养血、养阴生津、固肾涩精等作用，适宜一般人群于雨水时节食用，尤其适宜脾肺肾三脏虚弱、水湿失运者食用。

马山莲芡排骨汤

食材： 马蹄6个，铁棍山药250克，鲜莲子、鲜芡实各100克（干品用30克），猪排骨500克，鸡脚6只。

做法： 猪排骨洗净，斩成小段，与洗净的鸡脚放进沸水中稍焯，捞出冲净血沫；铁棍山药、马蹄分别削皮，洗净，铁棍山药滚刀切厚块。上述食材连同洗净的莲子、芡实一齐置于砂锅内，加清水2.5升、白酒少许，武火煮沸后改用文火熬1.5小时，精盐调味即可。

功用： 铁棍山药性平味甘，善于补脾益肺、养胃生津、补肾涩精；马蹄性寒味甘，长于清热生津、化痰、消积；莲子性平味甘、涩，功擅补脾止泻、止带、益肾涩精、养心安神；芡实性平味甘、涩，能益肾固精、补脾止泻、除湿止带；猪排骨性微寒味甘、咸，功擅益肾滋阴、益气养血、生津润燥；鸡脚性温味甘，能温中益气、益精填髓、强筋骨。诸物合用，味道鲜美，汤性平和，有良好的补脾益肺、养胃生津、化痰消积、益肾固精、除湿强筋等作用，适宜一般人群于潮湿的春季食用。也可用于肺脾肾三脏虚弱、运化不力，水湿内蕴所致诸证的辅助治疗。

参苓麦山泥鳅汤

食材： 太子参15克，茯苓、生麦芽、山药各30克，大枣3枚，生姜3片，泥鳅500克。

做法： 将买回来的泥鳅用清水养1～2天，让其吐干净肚子里的脏物，其间多换几次水，然后放进加有姜、葱、白酒的沸水中稍焯，捞出冲洗干净；大枣劈开，去核。上述食材连同洗净的其他食材一齐置于砂锅内，加清水2.5升、白酒少许，武火煮沸后改用文火熬1.5小时，精盐调味即可。

功用： 太子参性平味甘、微苦，善于益气健脾、生津润肺，现代药理研究表明，其对机体具有适应原样作用（即能增强机体对各种有害刺激的防御能力），还可增强人体内的物质代谢；茯苓性平味甘、淡，长于利水渗湿、健脾宁心；山药性平味甘，功擅补脾益肺、养胃生津、补肾涩精；生麦芽性平味甘，能健脾和胃、疏肝行气；泥鳅性平味甘，功擅补益脾肾、利水、解毒；佐以大枣、生姜可调和脾胃。诸物合用，汤性平和，有良好的补脾益肺、养胃生津、疏肝行气、补肾固精、祛湿解毒等作用，适宜一般人群食用，尤其适宜脾肺肾不足的儿童饮用。也可用于脾肾不足、水湿内蕴所致诸证的辅助治疗。

木棉公英双鱼汤

食材： 木棉花、蒲公英、鱼腥草各50克，胡萝卜1根（约150克），马蹄6个，无花果6个，生姜3片，白鲫鱼2条（约750克）。

做法： 将白鲫鱼宰杀，去除鱼鳞、鳃及内脏，洗净，用慢火煎至两面金黄色（煎时洒点白酒）；胡萝卜削皮，洗净，滚刀切厚块；马蹄削皮，洗净，对半切开。上述食材连同洗净的其他食材一齐置于砂锅内，加清水2.5升、白酒少许，武火煮沸后改用文火熬1.5小时，精盐调味即可。

功用： 木棉花性凉味甘、淡，善于清热利湿、解毒；蒲公英性寒味苦，长于清热解毒、消肿散结、利尿通淋；鱼腥草性微寒味辛，能清热解毒、消痈排脓、利尿通淋；胡萝卜性平味甘、辛，功擅健脾和中、养肝明目、化痰止咳；马蹄性寒味甘，能清热生津、化痰、消积；无花果性凉味甘，能清热生津、健脾开胃；白鲫鱼性平味甘，能健脾和胃、利水消肿、通利血脉。诸物合用，汤性清凉，清补兼备，清而不泄，补而不滞，有较好的健脾开胃、清热生津、化痰消积、清肝明目、利湿解毒等作用，适宜一般人群食用以解湿毒春困，尤其适宜肝脾失和、湿热毒盛者食用。

金针软玉泥鳅汤

食材： 鲜金针菇200克，嫩豆腐3块，泥鳅500克，芫荽、生姜适量。

做法： 鲜金针菇拆散，洗净；嫩豆腐洗净，每块切成6小块；芫荽洗净，切粒；生姜洗净，切丝；把买回来用清水养了1~2天的泥鳅（让它吐干净肚子里的脏物）清洗干净，放进加有生姜片的油锅中煎至两面金黄（煎时洒点白酒），加入适量清水，武火煮沸10分钟后加入备好的金针菇、豆腐块，再煮5分钟，加入芫荽粒、生姜丝，精盐调味即可。

功用： 金针菇性寒味甘、咸，善于补肝、益肠胃、抗癌，现代药理研究表明，其有增强免疫功能、抗疲劳、抗炎、抗肿瘤、降血脂及促进血红蛋白合成等作用；泥鳅性平味甘，功擅补益脾肾、利水、解毒；嫩豆腐（又名软玉）性凉味甘，功擅益气和中、生津润燥、清热解毒；少佐芫荽、生姜，可温中散寒、开胃消食。诸物合用，味道鲜美，汤性清凉，有良好的健脾祛湿、开胃消食、生津止渴、清热解毒、补益肝肾等作用，适宜一般人群食用以御春温湿毒。

三根两豆水鸭汤

食材：枸杞根（地骨皮）、地胆头（地胆草根）、土茯苓各50克，赤小豆、白眉豆各100克，广陈皮15克，水鸭1只（约500克），猪瘦肉250克。

做法：将水鸭宰杀，去除羽毛及内脏，洗净，斩大块，放进加有广陈皮（或柑、橘、柚叶）的沸水中稍焯，捞出用冷水冲洗干净血沫，然后连同洗净的其他食材一齐置于砂锅内，加清水3升、白酒少许，武火煮沸后改用文火熬2小时，精盐调味即可。

功用：枸杞根性寒味甘，善于清肺降火、凉血除蒸；地胆头性寒味苦、甘，长于清热、除湿、解毒；土茯苓性平味甘、淡，功擅清热解毒、除湿泄浊、通利关节；赤小豆性平味甘、酸，能利水消肿、解毒；白眉豆性平味甘、咸，能补中益气、健脾益肾；水鸭性凉味甘，功擅补中益气、和胃消食、利水、解毒；猪瘦肉性微寒味甘、咸，能补中益气、补肾滋阴、养血润燥；佐以性温味苦、辛的广陈皮，既可健脾理气、燥湿化痰，使汤补而不滞，又可去除水鸭的腥臊味。诸物合用，味道鲜香可口，汤性清凉，清补兼备，既能清肺降火、利湿泄浊、凉血解毒、开胃消食，又能健脾益肾、补气养血、滋阴生津，适宜一般人群春季食用以除湿浊热毒。

三草三豆小肚汤

食材：车前草、蒲公英、绵茵陈各15克，赤小豆、黄豆、白眉豆各50克，大枣3枚，生姜3片，猪小肚2只。

做法：猪小肚用清水洗2次，加适量白醋和生粉擦洗，再用清水冲，把醋和生粉冲洗干净，以去除异味；大枣劈开，去核。上述食材连同洗净的其他食材一齐置于砂锅内，加清水2.5升、白酒少许，武火煮沸后改用文火熬1.5小时，精盐调味即可。

功效：车前草性寒味甘，善于清热利尿、清肺祛痰、凉血解毒；蒲公英性寒味苦，长于清热解毒、消肿散结、利尿通淋；绵茵陈性微寒味苦、辛，能清利湿热、利胆退黄；赤小豆性平味甘、酸，功擅利水消肿、解毒；黄豆性平味甘，能健脾利水、宽中导滞、解毒消肿；白眉豆性平味甘、咸，能补中益气、健脾益肾；猪小肚（即猪脬）性平味甘、咸，功擅除水湿、止渴；佐以大枣、生姜可调和脾胃。诸物合用，汤性清凉，有良好的清热利湿、凉血解毒、清肺宽中、健脾益肾等作用，适宜一般人群食用以御春温湿毒，尤其适宜湿热体质者食用。

注：脾胃虚寒者慎服。

三笋马蹄鲫鱼汤

食材：春笋、芦笋、莴笋各150克，马蹄6个，白鲫鱼2条（约750克）。

做法：春笋剥去外壳，洗净，切片，用开水煮5～6分钟，捞出放入冷水中浸泡1小时左右（以去除笋的苦涩味），切丝；芦笋去除老梗，洗净，斜刀切小段；莴笋削皮，洗净，切丝；马蹄削皮，洗净，对半切开；白鲫鱼宰杀，去除鱼鳞、鳃及内脏，洗净，用慢火煎至两面金黄色（煎时洒点白酒），然后加清水1.5升和上述备好的食材，武火煮沸15分钟，精盐调味即可。

功用：春笋性寒味甘、苦，善于清热除烦、除湿利水，《食医心镜》称其"理心烦闷，益气力，止渴，主消渴，利水道，下气，理风热，脚气"；芦笋性平味甘，长于清热利湿、活血散结，现代药理研究表明，芦笋有显著提高人体免疫力、抗肿瘤、降血脂及护肝等作用；莴笋性凉味苦、甘，功擅利尿、通乳、清热解毒，《日用本草》谓其"利五脏，补筋骨，开膈热，通经脉，去口气，白齿牙，明眼目"；马蹄性寒味甘，能清热生津、化痰、消积；白鲫鱼性平味甘，功擅健脾和胃、利水消肿、通利血脉。诸物合用，味道鲜美，有良好的健脾开胃、除烦止渴、利水除湿、通利经脉等作用，适宜一般人群于湿热的春季食用。也可用于脾胃虚弱、湿热内蕴所致诸证的辅助治疗。

健脾疏肝去湿汤

食材：火炭母、布渣叶各15克，鸡矢藤、生麦芽、茯苓各30克，大枣3枚，生姜3片，白鲫鱼2条（约750克）。

做法：将白鲫鱼宰杀，去除鱼鳞、鳃及内脏，洗净，用慢火煎至两面金黄色（煎时洒点白酒）；大枣劈开，去核。上述食材连同洗净的其他食材一齐置于砂锅内，加清水2.5升、白酒少许，武火煮沸后改用文火熬1.5小时，精盐调味即可。

功用：火炭母性凉味辛、苦，善于清热利湿、凉血解毒、平肝明目、活血舒筋；布渣叶性凉味微酸，长于清热利湿、健胃消滞；鸡矢藤性平味甘、酸，功擅祛风除湿、消食化积、解毒消肿、活血止痛；生麦芽性平味甘，能健脾和胃、疏肝行气；茯苓性平味甘、淡，功擅利水渗湿、健脾宁心；白鲫鱼性平味甘，能健脾和胃、利水消肿、通利血脉；少佐大枣、生姜可调和脾胃。诸物合用，有良好的健脾疏肝、消食化积、去湿解毒、活血舒筋等作用，适宜一般人群于岭南潮湿的春季食用。也可用于脾虚肝郁、食积不化、湿毒内蕴所致诸证的辅助治疗。

南芪莲茯乌鸡汤

食材：五指毛桃100克，莲子50克，茯苓30克，大枣6枚，生姜3片，乌鸡1只（约1000克）。

做法：将乌鸡宰杀，去除羽毛及内脏，洗净，斩大块，放进沸水中稍焯，捞出冲洗干净血沫；大枣劈开，去核。上述食材连同洗净的其他食材一齐置于砂锅内，加清水3升、白酒少许，武火煮沸后改用文火熬2小时，精盐调味即可。

功用：五指毛桃（又名南芪）性平味甘，善于健脾补肺、行气利湿、舒筋活络；莲子性平味甘、涩，长于补脾止泻、止带、益肾涩精、养心安神；茯苓性平味甘、淡，功擅利水渗湿、健脾宁心；乌鸡性平味甘，功擅补肝肾、益气血、退虚热；大枣性温味甘，能补中益气、养血安神，且大枣、生姜同施，又可调和脾胃。诸物合用，有良好的健脾补肺、益气养血、宁心安神、去湿舒筋等作用，适宜一般人群于春雨绵绵时节食用。也可用于脾肺虚弱、气血不足、湿浊内阻所致诸证的辅助治疗。

芪棉茵笋水鸭汤

食材：五指毛桃、木棉花各50克，绵茵陈30克，胡萝卜1根（约150克），甜玉米1根（约150克），广陈皮15克，水鸭1只（约1000克）。

做法：将水鸭宰杀，去除羽毛及内脏，洗净，斩大块，放进沸水中稍焯，捞出用冷水冲洗干净血沫；胡萝卜削皮，切滚刀块；甜玉米去净苞叶、须，洗净，横切成6段。上述食材连同洗净的其他食材一齐置于砂锅内，加清水3升、白酒少许，武火煮沸后改用文火熬2小时，精盐调味即可。

功用：五指毛桃（又名南芪）性平味甘，善于健脾补肺、行气利湿、舒筋活络；木棉花性凉味甘、淡，长于清热利湿、解毒；绵茵陈性微寒味苦、辛，能清利湿热、利胆退黄；胡萝卜（又名金笋）性平味甘、辛，功擅健脾和中、养肝明目、化痰止咳；甜玉米性平味甘，能调中开胃、利湿；水鸭性凉味甘，功擅补中益气、和胃消食、利水、解毒；少佐性温味苦、辛的广陈皮，既能健脾理气、燥湿化痰，又可消除鸭的腥臊味。诸物合用，味道鲜香可口，汤性清凉而无败泄之弊，有良好的健脾补肺、养肝明目、开胃消食、化痰止咳、利湿解毒、舒筋活络等作用，适宜一般人群于雨水时节食用。

鸡骨草茯术老鸭汤

食材：鸡骨草100克，茯苓30克，白术15克，广陈皮15克，无花果6个，老白鸭1只（约1250克）。

做法：将老白鸭宰杀，去除羽毛及内脏，洗净，斩大块，放进沸水中稍焯，捞出冲洗干净血沫。上述食材连同洗净的其他食材一齐置于砂锅内，加清水3升、白酒少许，武火煮沸后改用文火熬2小时，精盐调味即可。

功用：鸡骨草性凉味甘、微苦，善于利湿退黄、清热解毒、疏肝止痛；茯苓性平味甘、淡，功擅利水渗湿、健脾宁心；白术性温味甘、苦，长于健脾益气、燥湿利水；无花果性凉味甘，能清热生津、健脾开胃；老白鸭性平味咸，功擅补益气阴、利水消肿；佐以性温味苦、辛的广陈皮，既可健脾理气、燥湿化痰，使汤补而不滞，又可去除鸭之腥臊味。诸物合用，清而不泄，补而不滞，共奏健脾益气、疏肝理气、去湿解毒之功，适宜一般人群于春季食用。也可用于肝郁脾虚、湿毒内蕴所致诸证的辅助治疗。

金山玉鲍甲鱼汤

食材：胡萝卜1根（约150克），铁棍山药200克，甜玉米1根（约150

克），鲜大连鲍6只，甲鱼1只（约1250克），鸡脚6只。

做法：将甲鱼宰杀，去除内脏、脂肪，清洗干净血水，斩大块；铁棍山药、胡萝卜分别削皮，洗净，切滚刀块；玉米去除苞叶、须，洗净，横切成6段；鲜大连鲍、鸡脚分别洗净。把所有食材一齐置于砂锅内，加清水3升、白酒少许，武火煮沸后改用文火熬2小时，精盐调味即可。

功用：胡萝卜（又名金笋）性平味甘、辛，善于健脾和中、养肝明目、化痰止咳；铁棍山药性平味甘，长于补脾益肺、养胃生津、补肾涩精；甜玉米性平味甘，功擅调中开胃、利湿；鲍鱼性平味甘、咸，功擅滋阴清热、益精明目、调经润肠；甲鱼性平味甘，能滋阴补肾、清退虚热；鸡脚性温味甘，功擅温中益气、益精填髓、强筋骨。诸物合用，味道鲜美，汤性平和，清补兼备，既能补脾益肺、补气养血、养胃生津、滋肾益精、养肝明目，又能利湿强筋、调中开胃、化痰止咳，适宜一般人群于初春时节食用。

富贵久旺汤

食材：嫩豆腐2块，猪血块500克，韭菜150克，生姜、香葱少许。

做法：将嫩豆腐洗净，每块切为6小块；猪血块洗净，切小块；韭菜洗净，切小段；生姜洗净，切丝；香葱洗净，切粒。把备好的豆腐块、猪血块置于锅内，加入适量清水，武火煮沸后改用文火煮15分钟，接着放进韭菜段，继续煮沸5分钟，撒上生姜丝、香葱粒，花生油、鸡精、精盐调味即可。

功用：豆腐性凉味甘，善于益气和中、生津润燥、清热解毒；猪血（俗称血旺）性平味咸，长于补血养心、息风镇惊、下气、止血；韭菜性温味辛、甘，功擅补肾、温中、行气、散瘀、解毒，《本草拾遗》谓其可"温中，下气，补虚，调和脏腑，令人能食，益阳……"；少佐生姜、香葱，既可发越水气、悦脾开胃，又可去除猪血的腥臊味。诸物合用，味道鲜香可口，汤性平和，有良好的益气和中、补血养心、生津润燥、补肾助阳等作用，适宜一般人群初春时节食用。

菠菜血旺粥

食材：鲜菠菜、猪血各500克，大枣6枚，粳米250克；生姜、香葱适量。

做法：菠菜洗净，放进沸水中稍焯，捞出冲洗干净，切碎；猪血洗净，切成小块；大枣劈开，去核，切碎；生姜洗净，切丝；香葱洗净，切粒；粳米洗净，用少许精盐、花生油拌腌30分钟。把腌制好的粳米放进砂锅内，加入适量清水，武火煮沸后改用文火熬1小时，接着放进备好的菠菜、猪血块、大枣，再煮沸10分钟，撒上生姜丝、香葱粒，精盐、鸡精调味即可。

功用：菠菜性平味甘，善于养血、止血、平肝、润燥；猪血（俗称血旺）性平味咸，长于补血养心、息风镇惊、下气、止血；大枣性温味甘，能补中益气、养血安神；粳米性平味甘，功擅补气健脾、除烦止渴、止泻痢；少佐生姜、大枣、香葱可悦脾开胃。诸物合用，味道鲜美，粥性平和滋润，有良好的健脾开胃、补益气血、平肝镇惊、宁心安神、生津润燥等作用，适宜一般人群春季食用。也可用于肝血不足、视物模糊、头昏肢颤，或血虚肠燥、贫血及出血等症的辅助治疗。

惊　蛰

斗指甲，太阳黄经为345度，阳历3月5—7日交节

【养生小贴士】

1. 节气特点

蛰是藏的意思，惊蛰是指春雷乍动，惊醒了蛰伏在土中冬眠的动物。进入惊蛰节气后，气温回升，春雷乍动，雨水增多，正是万物生长的好时节，正所谓"惊蛰至，桃花始盛开"。

2. 养生特点

灸法： 顺时养阳。春季肝当令，惊蛰护肝正当时，背痛脚凉者宜艾灸肝俞、胆俞、三阴交、足三里、肩井，可补足阳气以健身。

饮食： ①润春燥。此时气候多变，乍寒乍暖，温差较大，体虚者易感受风邪时疫；"风为百病之长，易袭阳位"，肺为华盖，气候干燥时易发咽干、干咳，宜滋阴清热、润肺止咳，故有"惊蛰吃梨"的说法。②防春寒。进入惊蛰之后，气温多变，此时容易发生"倒春寒"，养生宜注意"春捂"以保暖防寒。荠菜是惊蛰节气最有代表性的时令野菜之一，其性平、凉味甘，入肝、肺、脾经，可消肿祛寒、保护阳气、清肝降压等，但易过敏人群宜少吃或不吃，以免引起皮肤瘙痒、发热等不适。

【食疗药膳】

鱼腥两金三果猪瘦肉汤

食材： 鲜鱼腥草250克，金针菜100克，金虫草50克，苹果3个（约500克），无花果、青橄榄各6个，广陈皮10克，猪瘦肉300克，鸡脚6只。

做法： 猪瘦肉洗净，切成小方块；苹果洗净，去核，每个连皮纵切为6

块。上述食材连同洗净的其他食材（除鱼腥草外）一齐置于砂锅内，加清水2.5升、白酒少许，武火煮沸后改用文火熬1小时，接着加入洗净的鱼腥草，再煮沸30分钟，精盐调味即可。

功用：鱼腥草性微寒味辛，善于清热解毒、消痈排脓、利尿通淋；金针菜性凉味甘，长于清热利湿、宽胸解郁、凉血解毒；金虫草性温味甘，能补肺益肾；苹果性凉味甘、酸，功擅益胃生津、除烦止渴；青橄榄性平味甘、涩、酸，能清热、利咽、生津、解毒；无花果性凉味甘，能清热生津、健脾开胃；猪瘦肉性微寒味甘、咸，功擅补中益气、补肾滋阴、养血润燥；鸡脚性温味甘，功擅温中益气、益精填髓、强筋骨；佐以性温味苦、辛的广陈皮，既可健脾理气、燥湿化痰，使汤补而不滞，又可去除肉类的腥臊味。诸物合用，味道鲜美，汤性清凉，清补兼备，既可清热利湿、凉血解毒、除烦止渴、宽胸解郁、调中开胃，又能健脾益肺、益胃生津、补气养血、补肾滋阴，适宜一般人群食用以解春温湿毒。

芦鱼百山猪瘦肉汤

食材：芦笋200克，鲜鱼腥草根、铁棍山药各150克，鲜百合100克，大枣3枚，生姜3片，猪瘦肉500克，火腿肉50克。鱼腥草、山药、百合若用干品，则各用30克。

做法：猪瘦肉洗净，切厚块；火腿肉切成粒；铁棍山药削皮，洗净，滚刀切厚块；芦笋洗净，切段；大枣劈开，去核。上述食材连同洗净的其他食材一齐置于砂锅内，加清水3升、白酒少许，武火煮沸后改用文火熬1.5小时，精盐调味即可。

功用：芦笋性平味甘，善于清热利湿、活血散结，现代药理研究表明，芦笋有显著提高人体免疫力、抗肿瘤、降血脂及护肝等作用；鱼腥草性微寒味辛，长于清热解毒、消痈排脓、利尿通淋；铁棍山药性平味甘，功擅补脾益肺、养胃生津、补肾涩精；百合性寒味甘，能养阴润肺、清心安神；猪瘦肉性微寒味甘、咸，功擅补肾滋阴、养血润燥、补中益气；火腿肉性温味甘、咸，功擅健脾开胃、滋肾益精、补气养血；佐大枣、生姜可调和脾胃。诸物合用，味道鲜美，汤性清凉而不败泄，有良好的健脾益气、养阴润肺、清热利湿、活血解毒、清心安神等作用，适宜一般人群食用以御温毒时疫。也可用于风温犯肺所致口干咽痛、咳嗽痰多等症的辅助治疗。

健脾清肺解毒汤

食材： 铁棍山药、鲜鱼腥草各250克（干品用60克），马蹄6个，胡萝卜1根（约150克），秋梨2个，无花果6个，广陈皮15克，猪瘦肉500克。

做法： 铁棍山药、胡萝卜分别削皮，洗净，滚刀切厚块；马蹄削皮，洗净，对半切开；秋梨洗净，滚刀切厚块；猪瘦肉洗净，切厚块。上述食材连同洗净的无花果、广陈皮一齐置于砂锅内，加清水3升、白酒少许，武火煮沸后改用文火熬1.5小时，精盐调味即可。

功用： 铁棍山药性平味甘，善于补脾益肺、养胃生津、补肾涩精；马蹄性寒味甘，长于清热生津、化痰、消积；秋梨性凉味甘、微酸，功擅清肺化痰、生津止渴；鱼腥草性微寒味辛，能清热解毒、消痈排脓、利尿通淋；胡萝卜性平味甘、辛，能健脾和中、养肝明目、化痰止咳；无花果性凉味甘，能清热生津、健脾开胃；猪瘦肉性微寒味甘、咸，功擅补肾滋阴、养血润燥、补中益气；佐以性温味苦、辛的广陈皮，既可健脾理气、燥湿化痰，又可使汤补而不滞。诸物合用，味道鲜美，汤性清凉而不伤正，有良好的健脾益肺、养胃生津、利湿解毒、清肺化痰等作用，适宜一般人群春季食用以御春温。也可用于春季惊蛰时风热感冒、温毒时疫之咽干口渴、咳嗽痰多、食欲不振、气短乏力的辅助治疗。

剑花葛菜猪肺汤

食材： 剑花干150克，鲜塘葛菜500克，小无花果8只，广陈皮10克，生姜3片，猪肺1副，猪瘦肉200克。

做法： 猪肺清洗干净，切块，放进白锅内炒干水分，炒时洒点白酒，以去其腥臊味；猪瘦肉洗净，切厚块；剑花干洗净、切段，浸泡2小时；鲜塘葛菜洗净，摘下嫩叶备用。上述食材连同洗净的其他食材一齐置于砂锅内，加清水2.5升、白酒少许，武火煮沸后改用文火熬1.5小时，接着加入塘葛菜嫩叶，再煮沸5分钟，精盐调味即可。

功用： 剑花干性微寒味甘，善于清热润肺、止咳化痰、解毒消肿；塘葛菜性凉味辛、甘、淡，长于祛痰止咳、解表清热、活血解毒、利湿退黄；无花果性凉味甘，功擅清热生津、健脾开胃；猪肺性平味甘，功擅补肺止咳；猪瘦肉性微寒味甘、咸，功擅补肾滋阴、养血润燥、益气、消肿；少佐性温的广陈皮、生姜，既可增加健脾理气化痰之力，又可去除猪肺之腥臊味，调和汤性使之不过于寒凉。诸物合用，味道鲜美，汤性清凉滋润，有良好的健脾益气、润肺止咳、理气化痰、滋阴生津等作用，适宜肺燥热咳嗽者食用，尤其适宜因过食羊肉、狗肉等燥热食品而致上火者食用。

三根赤地乌龟汤

食材： 五指毛桃、牛大力各50克，鲜土茯苓300克，赤小豆、生地黄各50克，大枣6枚，生姜3片，广陈皮10克，乌龟1只（约1250克），猪腱肉250克。

做法： 将宰杀洗净的乌龟斩成大块，和猪腱肉（切块）放进沸水中稍焯，捞起用凉水冲干净血沫；鲜土茯苓洗刷干净，斩成小块；大枣劈开，去核；生姜洗净，切片。连同洗净的其他食材一齐置于砂锅内，加清水3升、白酒少许，武火煮沸后改用文火熬2小时，精盐调味即可。

功用： 五指毛桃性平味甘，善于健脾补肺、行气利湿、舒筋活络；牛大力性平味甘，长于补虚润肺、强筋活络；土茯苓性平味甘、淡，功擅清热解毒、除湿泄浊、通利关节；赤小豆性平味甘、酸，能利水消肿、解毒；生地黄性寒味甘，能清热凉血、养阴生津；乌龟性平味甘、咸，功擅滋阴潜阳、养血补心、补肾健骨、固经止血；猪腱肉性微寒味甘、咸，能补肾滋阴、养血润燥、益气、消肿；大枣性温味甘，能补中益气、养血安神，且大枣、生姜同施，可调和脾胃；佐以性温味苦、辛的广陈皮，既可健脾理气、燥湿化痰，使汤补而不滞，又可去除乌龟的腥臊味。诸物合用，味道鲜香可口，汤性平和，清补兼备，既可凉血解毒、除湿泄浊、理气化痰、舒筋活络，又可健脾补肺、益气养血、养胃生津、补肾滋阴、养心安神，有良好的提高机体免疫力的作用，适宜一般人群春季食用以御春温时疫，尤其适宜肺脾肾虚弱，水湿运化不力、湿毒壅滞者食用。

葛菜仙桃生鱼汤

食材： 鲜塘葛菜500克，鲜石仙桃150克，无花果6个，乌鳢1条（约750克）。

做法： 将乌鳢宰杀，清除内脏，刮净鱼鳞，洗净，放进加有生姜片的油锅中煎香（煎时洒点白酒），然后连同洗净的其他食材一齐置于砂锅内，加清水2.5升、白酒少许，武火煮沸后改用文火熬1.5小时，精盐调味即可。

功用： 塘葛菜性凉味辛、甘、淡，善于祛痰止咳、解表清热、活血解毒、利湿退黄；石仙桃（又名石橄榄）性凉味甘、微苦，长于养阴润肺、清热解毒、利湿消瘀；无花果性凉味甘，功擅清热生津、健脾开胃；乌鳢（又名生鱼）性凉味甘，功擅补脾益胃、利水消肿。诸物合用，味道鲜美，汤性清凉，有良好的健脾开胃、清热利湿、活血解毒、化痰止咳等作用，适宜一般人群食用以御春温湿毒，尤其适宜春温犯肺者食用。

潺菜金笋猪瘦肉粥

食材： 潺菜500克，胡萝卜1根（约150克），猪瘦肉250克，粳米250克。

做法： 猪瘦肉洗净，剁碎，用适量花生油、精盐、酱油、料酒、淀粉拌匀，腌制30分钟；粳米洗净，用少许花生油、精盐拌腌30分钟；胡萝卜削皮，洗净，切丝；潺菜摘取嫩叶，洗净，切碎。在砂锅内加入适量清水，用武火煮沸，加入备好的粳米、胡萝卜丝、猪瘦肉碎，武火煮沸后改用文火熬1小时，接着放入备好的潺菜，继续煮沸10分钟，精盐、鸡精调味即可。

功用： 潺菜（又名落葵、豆腐菜）性寒味甘、酸，善于滑肠通便、清热利湿、凉血解毒、活血散结，《本草药性大全》称其为"滑中至灵，散热郁尤妙"；胡萝卜（又名金笋）性平味甘、辛，长于健脾和中、养肝明目、化痰止咳；猪瘦肉性微寒味甘、咸，能补中益气、补肾滋阴、养血润燥；粳米性平味甘，功擅补气健脾、除烦止渴、止泻痢。诸物合用，味道鲜美可口，粥性清凉滋润，既能滑肠通便、清热利湿、凉血解毒、散热解郁，又能补脾益气，滋养肝肾、养血润燥，适宜一般人群于仲春时节食用，尤其适宜热郁便秘者食用。

注：平素脾胃虚寒，便溏腹泻者忌食；孕妇及女子月经期间忌食。

地胆莲芡豆鸭汤

食材： 鲜地胆头250克（干品用50克），莲子、芡实、白眉豆、赤小豆各30克，广陈皮15克，水鸭1只（750克）。

做法： 将水鸭宰杀，去除羽毛及内脏，洗净，斩大块，放进加有广陈皮（或柑、橘、柚叶）的沸水中稍焯，捞出冲洗干净血沫。然后连同洗净的其他食材一齐置于砂锅内，加清水2.5升、白酒少许，武火煮沸后改用文火熬1.5小时，精盐调味即可。

功用： 地胆头性寒味苦、甘，善于清热、除湿、解毒；莲子性平味甘、涩，长于补脾止泻、止带、益肾涩精、养心安神；芡实性平味甘、涩，功擅益肾固精、补脾止泻、除湿止带；白眉豆性平味甘、咸，能补中益气、健脾益肾；赤小豆性平味甘、酸，能利水消肿、解毒；水鸭性凉味甘，功擅和中益气、和胃消食、利水、解毒；佐以性温味苦、辛的广陈皮，既可健脾理气、燥湿化痰，使汤补而不滞，又可去除水鸭的腥臊味。诸物合用，味道鲜香可口，汤性清凉，清补兼备，既能清热除湿、解毒消肿、开胃消食，又能补中益气、健脾益肾，适宜一般人群于仲春时节食用。

南芪双鸡猪肉汤

食材： 五指毛桃、鸡骨草、鸡矢藤各50克，大枣3枚，生姜3片，猪瘦肉500克。

做法： 猪瘦肉洗净，切厚块，连同洗净的其他食材一齐置于砂锅内，加清水3升、白酒少许，武火煮沸后改用文火熬2小时，精盐调味即可。

功用： 五指毛桃（又名南芪）性平味甘，善于健脾补肺、行气利湿、舒筋活络；鸡骨草性凉味甘、微苦，长于利湿退黄、清热解毒、疏肝止痛；鸡矢藤性平味甘、酸，功擅祛风除湿、消食化积、解毒消肿、活血止痛；猪瘦肉性微寒味甘、咸，功擅补肾滋阴、养血润燥、益气、消肿；佐以大枣、生姜可调和脾胃。诸物合用，有良好的健脾补肺、疏肝和胃、消食化积、祛湿解毒等作用，适宜一般人群于春季湿热天气食用。也可用于脾肺虚弱、湿毒内蕴或肝胃不和、食积不化所致诸证的辅助治疗。

节瓜墨鱼排骨汤

食材： 节瓜2条（约1000克），花生仁、白眉豆各50克，猪排骨500克，墨鱼干100克。

做法： 节瓜刮去表皮，洗净，滚刀切厚块；猪排骨洗净，斩小段；墨鱼干用水泡软后，切宽丝。连同洗净的其他食材一齐置于砂锅内，加清水2.5升、白酒少许，武火煮沸后改用文火熬1.5小时，精盐调味即可。

功用： 节瓜性平味甘，善于健脾开胃、生津止渴、解暑湿、通利二便，其含有碳水化合物、蛋白质、维生素A、维生素B$_1$、维生素B$_2$、维生素C、核黄素、果糖、胡萝卜素以及磷、钙、铁质等矿物质，营养丰富；猪排骨性微寒味甘、咸，长于益肾滋阴、益气养血、生津润燥；墨鱼干性平味咸，功擅养血滋阴；花生仁性平味甘，功擅健脾养胃、润肺化痰；白眉豆性平味甘、咸，能补中益气、健脾益肾。诸物合用，汤性平和，美味可口，有良好的健脾益肾、益气养血、养胃生津等作用，适宜一般人群春季食用。也可用于脾肾不足、气血阴津亏虚所致诸证的辅助治疗。

梨荸莲山猪瘦肉汤

食材： 梨2个，荸荠10只，莲藕500克，铁棍山药1根（约250克），猪瘦肉250克。

做法： 梨洗净，切厚块；荸荠削皮，洗净；铁棍山药、莲藕削皮，洗净，滚刀切厚块；猪瘦肉洗净，切厚块。把所有备好的食材一齐置于砂锅内，加清水2.5升、白酒少许，武火煮沸后改用文火熬1.5小时，精盐调味即可。

功用： 梨性凉味甘、微酸，善于清肺化痰、生津止渴；荸荠（常称马蹄）性寒味甘，长于清热生津、化痰、消积；莲藕煮熟后性温味甘，功擅健脾开胃、益血补心；山药性平味甘，功擅补脾益肺、养胃生津、补肾涩精；猪瘦肉性微寒味甘、咸，能补肾滋阴、益气养血、润燥。诸物合用，有较好的益气养血、健脾开胃、清肺化痰、生津止渴等作用，为惊蛰时节调养佳汤，适宜一般人群食用，尤其适宜春温犯肺者食用。也可用于脾肺虚弱、气血津液不足所致诸证的辅助治疗。

春　分

斗指卯，太阳黄经为0度，阳历3月20—22日交节

【养生小贴士】

1. 节气特点

分是平分的意思，春分表示昼夜平分；对应泰卦，坤卦在上，乾卦在下，呈阳降阴升之态，阴阳交感而天地万物化生。泰卦六爻之中的三阴三阳"阴阳相半也，故昼夜均而寒暑平"（《春秋繁露·阴阳出入上下篇》）。

2. 养生特点

灸法： 春季眼病高发，调补肝肾是关键，宜艾灸肝俞、肾俞、三阴交、足三里以补充肝脏的精气。

饮食： 春分是一年四季中阴阳平衡、寒温各半的时期，此节气总的饮食调养原则是忌大热大寒、力求中和，故吃寒性食物时应佐以温热之品，服益阳之品时则应配以滋阴之物，以保持阴阳平衡，例如：吃寒性食物鱼、虾、蟹时最好佐以温热散寒的葱、姜、酒、醋等调料，以防菜肴性寒偏凉，食后有损脾胃而引起脘腹不舒之弊；食用韭菜、大蒜、木瓜等助阳之物时则宜配食滋阴的蛋类，以起到阴阳互补之作用。这段时期宜食用的食物主要有滋阴益血、化痰、消食、去烦、利尿的春笋，健胃理气的椿菜，以及芝麻、花生、赤小豆、蚌肉、芫荽、莴笋、山药、苹果、橘子、樱桃、鸡肉、虾仁等，养生汤品则主要有川芎白芷炖鱼头、白木耳大枣煲猪瘦肉、生麦芽怀山煲牛肚等。

【食疗药膳】

枸杞猪肝猪瘦肉汤

食材： 枸杞叶500克，猪肝、猪瘦肉各250克。

做法：分别将猪肝、猪瘦肉洗净切薄片，用适量花生油、精盐、酱油、马蹄粉拌匀；枸杞叶用淘米水（或小苏打水）浸泡30分钟（目的为去除残留农药），冲洗干净。锅内放入清水2升，煮沸后放进所有备好的食材，煮5分钟，精盐调味即可。

功用：枸杞叶性凉味苦、甘，善于补虚益精、清热明目；猪肝性温味甘、苦，功擅养肝明目、补气健脾；猪瘦肉性微寒味甘、咸，功擅补中益气、补肾滋阴、养血润燥。诸物合用，味道鲜美，汤性平和，共奏补气健脾、益精养血、养肝明目之效，为仲春调补佳馔，适宜一般人群食用，尤其适宜久坐、常用电子产品者食用。也可用于气血不足、神疲乏力、心悸失眠、肝虚目昏、障翳夜盲、内热消渴等症的辅助治疗。

节瓜干贝排骨汤

食材：节瓜2条（约750克），干贝50克，薏苡仁30克，花生仁、白眉豆各50克，猪排骨500克，鸡脚6只。

做法：节瓜刮净表皮，洗干净，滚刀切厚块；猪排骨洗净，斩成小段，与洗净的鸡脚放进沸水中稍焯，捞出冲净血沫；干贝置于盘中用微波炉中火烤30秒，取出，趁热拆丝。上述食材连同洗净的其他食材一齐置于砂锅内，加清水3升、白酒少许，武火煮沸后改用文火熬1.5小时，精盐调味即可。

功用：主料节瓜虽为冬瓜的变种，但不似冬瓜般寒凉清泄，其性平味甘，不寒不热，不腻不燥，颇为"正气"，善于健脾开胃、生津止渴、祛湿、通利二便；薏苡仁性凉味甘、淡，长于健脾渗湿、除痹止泻、清热排脓；花生仁性平味甘，功擅健脾养胃、润肺化痰；白眉豆性平味甘、咸，能补中益气、健脾益肾；猪排骨性微寒味甘、咸，功擅益肾滋阴、益气养血、生津润燥；干贝性平味甘、咸，功擅滋阴补肾、调中消食；鸡脚性温味甘，能温中益气、益精填髓、强筋骨。诸物合用，寒热相配，清补兼施，汤性平和，有良好的健脾益肺、益气养血、开胃生津、滋阴补肾、祛湿除痹等作用，适宜一般人群食用。也可用于肺脾肾三脏虚弱水湿失运、痰浊内生所致诸证的辅助治疗。

金笋玉莲龙骨汤

食材：胡萝卜1根（约350克），芦笋250克，甜玉米1根（约350克），莲藕500克，猪脊骨500克，鸡脚6只。

做法：猪脊骨洗净，斩大块，连同洗净的鸡脚一齐放进沸水中稍焯，捞出冲洗干净血沫；胡萝卜、莲藕分别削皮，洗净，滚刀切厚块；芦笋洗净，切小段；甜玉米去除苞叶、须，洗净，横切成6段。把所有备好的食材一齐置于砂锅内，加清水2.5升、白酒少许，武火煮沸后改用文火熬1.5小时，精盐调味即可。

功用：胡萝卜（又名金笋）性平味甘、辛，善于健脾和中、养肝明目、化痰止咳；芦笋性平味甘，善于清热利湿、活血散结，现代药理研究表明，芦笋有显著提高人体免疫力、抗肿瘤、降血脂及护肝等作用；玉米性平味甘，功擅调中开胃、利湿；莲藕（熟者）性温味甘，能健脾开胃、益血补心；猪脊骨性平味甘，功擅益肾滋阴、止渴；鸡脚性温味甘，功擅温中益气、益精填髓、强筋骨。诸物合用，味道鲜美，汤性平和，有良好的健脾益气、清热利湿、滋养肝肾、益精养血等作用，适宜一般人群食用以解除春困，提高免疫力、抗病力。

芦马金玉双鱼汤

食材：芦笋150克，马蹄6个，胡萝卜1根（约150克），甜玉米1条（约250克），鲜鱼腥草250克，白鲫鱼2条（约750克），生姜3片。

做法：将白鲫鱼宰杀，去除鱼鳞、鳃及内脏，洗净，沥干水分，放进加有生姜片的油锅中慢火煎至两面金黄色（煎时洒点白酒）；胡萝卜削皮，洗净，滚刀切厚块；马蹄削皮，洗净，对半切开；甜玉米去苞叶及须，洗净，横切成6段。上述食材连同洗净的鱼腥草一齐置于砂锅内，加清水2.5升、白酒少许，武火煮沸后改用文火熬1.5小时，精盐调味即可。

功用：芦笋性平味甘，善于清热利湿、活血散结；马蹄性寒味甘，长于清热生津、化痰、消积；胡萝卜（又名金笋）性平味甘、辛，能健脾和中、养肝明目、化痰止咳；玉米性平味甘，功擅调中开胃、利湿；鱼腥草性微寒味辛，善于清热解毒、消痈排脓、利尿通淋；白鲫鱼性平味甘，功擅健脾和胃、利水消肿、通利血脉。诸物合用，味道鲜美，汤性清凉，清补兼备，既能清热解毒、利湿消肿、化痰消积、通利血脉，又能健脾开胃、益胃生津、养肝明目，适宜一般人群食用以御春温湿毒。

金针芦笋豆腐鱼头汤

食材： 鲜金针菇、芦笋各150克，豆腐1块，鳙鱼头半只（约350克），芫荽、生姜适量。

做法： 芦笋削去硬皮，洗净，斜刀切薄片；金针菇去头，洗净；豆腐洗净，切小块；生姜洗净，切丝；芫荽去头，洗净；鳙鱼头斩大块，放进油锅中煎至金黄（煎时洒点料酒），接着放入备好的金针菇、芦笋片、豆腐块和适量的清水，武火煮沸后改文火再煮10分钟，加入芫荽、生姜丝，精盐、鸡精调味即可。

功用： 金针菇性寒味甘、咸，善于补肝、益肠胃、抗癌，现代药理研究表明，其有增强免疫功能、抗疲劳、抗炎、抗肿瘤、降血脂及促进血红蛋白合成等作用；芦笋性平味甘，长于清热利湿、活血散结，现代药理研究表明，芦笋有显著提高人体免疫力、抗肿瘤、降血脂及护肝等作用；鳙鱼头性微温味甘，功擅补虚、散寒；豆腐性凉味甘，功擅益气和中、生津润燥、清热解毒；少佐芫荽、生姜可温中散寒、开胃消食。诸物合用，味道鲜美，汤性清凉而不泄，有良好的健脾益肝、开胃生津、清热去湿、活血解毒等作用，适宜一般人群食用以提高免疫力、避温毒时疫。

春笋香菇白鳝汤

食材： 春笋200克，香菇6只，火腿肉30克，咸酸菜100克，生姜3片，白鳝1条（约750克）。

做法： 将白鳝斩去头放入盆内，倒入60℃热水烫后用清水洗去黏液，清除内脏，切段；春笋剥去外壳，洗净，切片，用开水煮5～6分钟，捞出放入冷水中浸泡1小时左右，以去除笋的苦涩味；香菇用清水泡开后，去除硬梗，洗净，对半切开；火腿肉切成小粒；咸酸菜洗净，切段；生姜洗净，连皮切厚片。把所有备好的食材一齐置于炖盅内，加清水2升、白酒少许、精盐适量，隔水炖1小时即可。

功用： 主料白鳝性平味甘，善于健脾补肺、益肾固冲、祛风除湿、解毒杀虫；春笋性寒味甘、苦，长于清热除烦、除湿、利水；香菇性平味甘，功擅扶正补虚、健脾开胃、化痰理气、解毒、抗癌，现代药理研究表明，香菇有增强机体免疫功能、抗肿瘤、抗病毒、抗肝炎、抗氧化、抑制血小板聚集等作用；火腿肉性温味甘、咸，功擅健脾开胃、滋肾益精、补气养血；咸酸菜有开胃增食之功，合白鳝用能酸甘化阴而生津滋液润肠。诸物合用，味道鲜美，有良好的补脾益肺、滋肾益精、祛风除湿、解毒抗癌等作用，适宜一般人群食用。也可用于五脏虚损、消化不良、小儿疳积、肺虚咳嗽、肾虚阳痿、崩漏带下、脚气水肿、风湿骨痛及癌肿等症的辅助治疗。

清 明

斗指乙，太阳黄经为15度，阳历4月4—6日交节

【养生小贴士】

1. 节气特点

清明时节，万物"吐故纳新"，大地呈现春和景明之象。清明是表征物候的节气，含有天气晴朗、草木繁茂的意思。清明这天，民间有踏青、寒食、扫墓等习俗。常言道："清明断雪，谷雨断霜。"时至清明，大地气候温暖，春意正浓。

2. 养生特点

灸法：清明之时，人体肌肤腠理舒展，五脏六腑因内外清气而润濡，宜艾灸神阙、气海、涌泉，可预防高血压。

饮食：清明时节为仲春之末，正是肝气最盛的时期，此时不宜过食笋、鸡、鱼等发物，应清淡饮食，宜食黄花菜（金针菜）、荠菜、菠菜等柔肝舒筋，食山药、银耳等健脾补肺，食白菜、萝卜、芋头等温胃祛湿；宜饮"明前茶"，以起到养肝清头目、化痰除烦渴、提神醒脑的作用。按传统中医养生理论，肝属木，木生火，火为心，而心脏在此节气中会过于旺盛，所以这一段时间是高血压的易发期，高血压患者对此要高度重视，尽可能保持心情舒畅，选择动作柔和、动中有静的锻炼方式，饮食须定时定量，不暴饮暴食；肥胖的高血压患者要少吃甜食，限制热量摄入，多食瓜果蔬菜；老年高血压患者应特别强调低盐饮食，相应增加钾的摄入。

【食疗药膳】

田艾女青豆鸭汤

食材：鲜田艾、鲜鸡矢藤各250克，赤小豆、薏苡仁、茯苓各50克，广陈

皮15克，老白鸭1只（约1250克）。

做法：将老白鸭宰杀，去除羽毛及内脏，洗净，斩大块，放进加有广陈皮（或柑、橘、柚叶）的沸水中稍焯，捞出用冷水冲洗干净血沫，然后连同洗净的其他食材一齐置于砂锅内，加清水3升、白酒少许，武火煮沸后改用文火熬2小时，精盐调味即可。

功用：田艾（正名鼠曲草，又名清明菜）性平味甘、酸，善于化痰止咳、祛风除湿、解毒；鸡矢藤（又名女青）性平味甘、酸，长于祛风除湿、消食化积、止咳、解毒消肿、活血止痛；赤小豆性平味甘、酸，能利水消肿、解毒；薏苡仁性凉味甘、淡，功擅健脾渗湿、除痹止泻、清热排脓；茯苓性平味甘、淡，能利水渗湿、健脾宁心；老白鸭性平味咸，功擅补益气阴、利水消肿；佐以性温味苦、辛的广陈皮，既可健脾理气、燥湿化痰，使汤补而不滞，又可去除鸭之腥臊味。诸物合用，味道鲜美，汤性平和，清补兼备，既可祛风除湿、清热解毒、消食化积、理气化痰，又可健脾益气、养阴生津、宁心安神，适宜一般人群于清明时节食用以御湿毒、解春困。

芪茯莲芡笋鸭汤

食材：五指毛桃、土茯苓、莲子、芡实各50克，鲜春笋150克，无花果6个，广陈皮15克，老白鸭1只（约1250克）。

做法：将老白鸭宰杀，去除羽毛及内脏，洗净，斩大块，放进加有广陈皮（或柑、橘、柚叶）的沸水中稍焯，捞出用冷水冲洗干净血沫；春笋剥去外壳，洗净，切薄片，用开水煮5～10分钟，捞出放入冷水中浸泡1小时左右（以去除笋的苦涩味），然后连同洗净的其他食材一齐置于砂锅内，加清水3升、白酒少许，武火煮沸后改用文火熬2小时，精盐调味即可。

功用：五指毛桃（又名南芪）性平味甘，善于健脾补肺、行气利湿、舒筋活络；土茯苓性平味甘、淡，长于清热解毒、除湿泄浊、通利关节；莲子性平味甘、涩，功擅补脾止泻、止带、益肾涩精、养心安神；芡实性平味甘、涩，能益肾固精、补脾止泻、除湿止带；春笋性寒味甘、苦，能清热除烦、除湿、利水；无花果性凉味甘，能清热生津、健脾开胃；老白鸭性平味咸，功擅补益气阴、利水消肿；佐以性温味苦、辛的广陈皮，既可健脾理气、燥湿化痰，使汤补而不滞，又可去除鸭之腥臊味。诸物合用，汤性平和，清补兼备，既可清热解毒、除湿去浊、调中开胃、除烦止渴、舒筋活络，又可健脾补肺、益气养阴、滋肾益精，适宜一般人群清明时节食用，尤其适宜肺脾肾三脏虚弱、运化不力，水湿温毒蕴蓄，心烦困倦者。

健脾疏肝消滞汤

食材：茯苓、怀山药、鸡矢藤各30克，生麦芽60克，火炭母、布渣叶各15克，胡萝卜1根（约350克），白鲫鱼2条（约750克）。

做法：将白鲫鱼宰杀，去除鱼鳞、鳃及内脏，洗净，用慢火煎至两面金黄色（煎时洒点白酒）；胡萝卜削皮，洗净，滚刀切厚块。上述食材连同洗净的其他食材一齐置于砂锅内，加清水3升、白酒少许，武火煮沸后改用文火熬1.5小时，精盐调味即可。

功用：茯苓性平味甘、淡，善于利水渗湿、健脾宁心；怀山药性平味甘，长于补脾益肺、养胃生津、补肾涩精；胡萝卜性平味甘、辛，功擅健脾和中、养肝明目、化痰止咳；生麦芽性平味甘，能健脾和胃、疏肝行气；火炭母性凉味辛、苦，能清热利湿、凉血解毒、平肝明目、活血舒筋；布渣叶性凉味微酸，能清热利湿、健胃消滞；鸡矢藤性平味甘、酸，功擅祛风除湿、消食化积、解毒消肿、活血止痛；白鲫鱼性平味甘，功擅健脾和胃、利水消肿、通利血脉。诸物合用，有良好的健脾益肺、疏肝行气、消食化积、去湿解毒、活血舒筋等作用，适宜一般人群于岭南的潮湿春季食用。也可用于脾肺虚弱、肝郁气滞、食积不化、湿毒内蕴所致诸证的辅助治疗。

蒲公英鲫鱼汤

食材：鲜蒲公英150克（干品用50克），木棉花50克，胡萝卜1根（约150克），马蹄6个，甜玉米1根（约200克），生姜3片，白鲫鱼2条（约750克）。

做法：将白鲫鱼宰杀，去除鱼鳞、鳃及内脏，洗净，沥干水分，放进加有生姜片的生油锅中，用慢火煎至两面金黄色（煎时洒点白酒）；胡萝卜削皮，洗净，滚刀切厚块；马蹄削皮，洗净，对半切开；甜玉米去除苞叶、须，洗净，横切成6段。连同洗净的其他食材一齐置于砂锅内，加清水2.5升、白酒少许，武火煮沸后改用文火熬1.5小时，精盐调味即可。

功用：蒲公英性寒味苦，善于清热解毒、消肿散结、利尿通淋；木棉花性凉味甘、淡，长于清热利湿、解毒；胡萝卜性平味甘、辛，能健脾和中、养肝明目、化痰止咳；马蹄性寒味甘，功擅清热生津、化痰、消积；甜玉米性平味甘，能调中开胃、利湿；白鲫鱼性平味甘，功擅健脾和胃、利水消肿、通利血脉。诸物合用，味道鲜美，汤性清凉，清补兼备，清而不泄，补而不滞，有较好的健脾和中、化痰消积、清肝明目、利湿解毒等作用，适宜一般人群食用以解湿毒春困，尤其适宜肝脾失和、湿热毒盛者食用。

茵花蒲笋马鲫汤

食材：茵陈、木棉花、蒲公英各30克，胡萝卜1根（约350克），马蹄6个，大枣3枚，生姜3片，白鲫鱼2条（约750克）。

做法：将白鲫鱼宰杀，去除鱼鳞、鳃及内脏，洗净，用慢火煎至两面金黄色（煎时洒点白酒）；胡萝卜削皮，洗净，滚刀切厚块；马蹄削皮，洗净，对半切开；大枣劈开，去核。上述食材连同洗净的其他食材一齐置于砂锅内，加清水2.5升、白酒少许，武火煮沸后改用文火熬1.5小时，精盐调味即可。

功用：茵陈性微寒味苦、辛，善于清利湿热、利胆退黄；木棉花性凉味甘、淡，长于清热利湿、解毒；蒲公英性寒味苦，功擅清热解毒、消肿散结、利尿通淋；胡萝卜（又名金笋）性平味甘、辛，能健脾和中、养肝明目、化痰止咳；马蹄性寒味甘，能清热生津、化痰、消积；白鲫鱼性平味甘，能健脾和胃、利水消肿、通利血脉；佐大枣、生姜可调和脾胃。诸物合用，清而不泄，补而不滞，有较好的健脾和中、化痰消积、清肝明目、利湿解毒等作用，适宜一般人群食用以解湿毒春困，尤其适宜肝脾失和、湿热毒盛者食用。

金山牛蒡黄骨鱼汤

食材：金针菜50克，铁棍山药、鲜牛蒡根各150克，胡萝卜1根（约150克），黄骨鱼3条（约500克），生姜3片。

做法：将黄骨鱼宰杀，去除鳃及内脏，洗净，沥干水分，放进加有生姜片的油锅中煎至两面金黄（煎时洒点白酒）；金针菜用温水泡开，去除硬梗，洗净；鲜牛蒡根、铁棍山药、胡萝卜分别削皮，洗净，切薄片。把所有备好的食材一齐置于砂锅内，加清水2升、白酒少许，武火煮沸后改用文火熬30分钟，精盐调味即可。

功用：金针菜性凉味甘，善于清热利湿、宽胸解郁、凉血解毒；铁棍山药性平味甘，长于补脾益肺、养胃生津、补肾涩精；牛蒡根性凉味苦、微甘，功擅散风热、消毒肿；胡萝卜性平味甘、辛，能健脾和中、养肝明目、化痰止咳；黄骨鱼性平味甘，功擅祛风利水、解毒敛疮。诸物合用，有良好的祛风利湿、凉血解毒、解郁安神、补脾益肺、养胃生津、养肝明目等作用，适宜一般人群春季食用以御春温湿毒。

金菇芦笋生鱼汤

食材：鲜金针菇150克，芦笋200克，生鱼1条（约500克，可用笋壳鱼替代），九层塔50克。

做法：芦笋去除硬梗洗净，斜刀切小段；鲜金针菇拆散，洗净；生鱼宰杀，去净鱼鳞、鳃及内脏，放进油锅内，慢火煎至两面金黄色（煎时洒上少许白酒）。加清水1.5升以及备好的金针菇、芦笋段、九层塔，用武火煮沸后改用文火煮15分钟，精盐调味即可。

功用：金针菇性寒味甘、咸，善于补肝、益肠胃、抗癌，现代药理研究表明，金针菇有增强免疫功能、抗疲劳、抗炎、抗肿瘤、降血脂及促进血红蛋白合成等作用；芦笋性平味甘，长于清热利湿、活血散结，现代药理研究表明，芦笋有显著提高人体免疫力、抗肿瘤、降血脂及护肝等作用；生鱼性凉味甘，功擅补脾益胃、利水消肿，为益脾除水之要药；九层塔性温味辛、甘，既能疏风解表、化湿和中、行气活血、解毒消肿，又能去除鱼的腥臊味、悦脾开胃。诸物合用，共奏补脾益胃、清热利湿、养肝活血之效，实为春季养生良馔，适宜一般人群食用。也可用于脾胃虚弱、湿热瘀阻所致诸证及癌肿、高脂血症等的辅助治疗。

葛根赤白鲫鱼汤

食材：鲜葛根1000克，赤小豆100克，白茯苓30克，白鲫鱼2条（约750克）。

做法：将白鲫鱼宰杀，去除鱼鳞、鳃及内脏，放进油锅内煎至两面金黄色（煎时洒少许白酒）；鲜葛根洗干净（不去皮），切厚块。上述食材连同洗净的赤小豆、白茯苓一齐置于砂锅内，加清水2.5升、白酒少许，武火煮沸后改用文火熬1.5小时，精盐调味即可。

功用：葛根性凉味甘、辛，善于解肌退热、生津止渴、升阳止泻，通经活络、解酒毒；赤小豆性平味甘、酸，长于利水消肿、解毒；白茯苓性平味甘、淡，功擅利水渗湿、健脾宁心；白鲫鱼性平味甘，功擅健脾和胃、利水消肿、通利血脉。诸物合用，共奏健脾和胃、利水渗湿、通脉舒筋之功，为清明时节食疗养生佳汤，适宜一般人群食用。也可用于脾肺虚弱、水湿内停所致诸证的辅助治疗。

双草三豆横脷汤

食材：火炭母、鸡骨草、赤小豆、白眉豆、白扁豆各50克，广陈皮10克，无花果4个，猪横脷2条（约500克），猪瘦肉250克。

做法：猪横脷、猪瘦肉洗净，分别切大块，一齐放进锅内，加入适量清水，用武火煮沸5分钟，捞出用冷水冲洗干净血沫，然后连同洗净的其他食材一齐置于砂锅内，加清水2.5升、白酒少许，武火煮沸后改用文火熬1.5小时，精盐调味即可。

功用：火炭母性凉味辛、苦，善于清热利湿、凉血解毒、平肝明目、活血舒筋；鸡骨草性凉味甘、微苦，长于利湿退黄、清热解毒、疏肝止痛；赤小豆性平味甘、酸，功擅利水消肿、解毒；白眉豆性平味甘、咸，能补中益气、健脾益肾；白扁豆性微温味甘，能健脾化湿、和中消暑；无花果性凉味甘，能清热生津、健脾开胃；猪横脷性平味甘，功擅益肺止咳、健脾止痢、通乳润燥；猪瘦肉性微寒味甘、咸，功擅益气消肿、补肾滋阴、养血润燥；少佐性温味苦、辛的广陈皮，既能健脾理气、燥湿化痰，又能去除肉之腥臊味，使汤补而不腻滞。诸物合用，味道鲜美，汤性清凉，味鲜效佳，清而不泄，补而不滞，既能清热利湿、凉血解毒、疏肝止痛、开胃消食、化痰止咳，又能健脾益肾、益气养血、滋阴生津，适宜一般人群于潮湿闷热的春季食用。

节瓜三豆贝骨汤

食材： 节瓜2条（约750克），赤小豆、白眉豆、黄豆各50克，猪排骨500克，干贝50克。

做法： 节瓜刮净表皮，洗干净，切滚刀块；猪排骨洗净，斩成小段，放进沸水中稍焯，捞出用冷水冲洗干净血沫；干贝置于盘中用微波炉中火烤30秒，取出，趁热拆丝。上述食材连同洗净的其他食材一齐置于砂锅内，加清水2.5升、白酒少许，武火煮沸后改用文火熬1.5小时，精盐调味即可。

功用： 节瓜性平味甘，善于健脾开胃、生津止渴、祛湿、通利二便；赤小豆性平味甘、酸，长于利水消肿、解毒；白眉豆性平味甘、咸，能补中益气、健脾益肾；黄豆性平味甘，功擅健脾利水、宽中导滞、解毒消肿；猪排骨性微寒味甘、咸，功擅益肾滋阴、益气养血、生津润燥；干贝性平味甘、咸，功擅滋阴补肾、调中消食。诸物合用，味道鲜美，汤性平和，清补兼备，既能利湿解毒、宽中导滞、开胃消食，又能健脾益肾、益气养血、滋阴生津，适宜一般人群于潮湿的春季食用。

春笋金菇排骨汤

食材： 鲜春笋500克，金针菇150克，胡萝卜1根（约150克），猪排骨750克，火腿肉50克。

做法： 金针菇拆散，洗净；鲜春笋剥去外壳，洗净，切薄片，用开水煮5～6分钟，捞出放入冷水中浸泡1小时左右，以去除笋的苦涩味（可减少草酸）；胡萝卜削皮，洗净，切滚刀块；猪排骨洗净，斩小段，放进沸水中稍焯，捞出用冷水冲洗干净血沫；火腿肉洗净，切粒。把所有备好的食材一齐置于砂锅内，加清水2.5升、白酒少许，武火煮沸后改用文火熬1.5小时，精盐、鸡精调味即可。

功用： 春笋性寒味甘、苦，善于清热除烦、除湿利水；金针菇性寒味甘、咸，长于补肝、益肠胃、抗癌；胡萝卜性平味甘、辛，功擅健脾和中、养肝明目、化痰止咳；猪排骨性微寒味甘、咸，功擅益肾滋阴、益气养血、生津润燥；火腿肉性温味甘、咸，功擅健脾开胃、滋肾益精、补气养血。诸物合用，味道鲜美，汤性清凉，既能清热利湿、清热除烦，又能健脾开胃、益气养血、补益肝肾、滋阴生津，适宜一般人群于春季潮湿闷热时节食用。

三草金玉鲫鱼汤

食材： 车前草、蒲公英、绵茵陈各30克，胡萝卜1根（约150克），甜玉米1根（约150克），白鲫鱼2条（约750克），生姜片少许。

做法： 将白鲫鱼宰杀，去除鱼鳞、鳃及内脏，洗净，沥干水分，放进加有生姜片的热油锅中文火煎至两面金黄色（煎时洒点白酒）；胡萝卜削皮，洗净，切滚刀块；甜玉米去净苞叶及须，洗净，横切为6段。上述食材连同洗净的其他食材一齐置于砂锅内，加清水2.5升、白酒少许，武火煮沸后改用文火熬1.5小时，精盐调味即可。

功用： 车前草性寒味甘，善于清热利尿、清肺祛痰、凉血解毒；蒲公英性寒味苦，长于清热解毒、消肿散结、利尿通淋；绵茵陈性微寒味苦、辛，功擅清利湿热、利胆退黄；胡萝卜（又名金笋）性平味甘、辛，能健脾和中、养肝明目、化痰止咳；玉米性平味甘，能调中开胃、利湿；白鲫鱼性平味甘，功擅健脾和胃、利水消肿、通利血脉。诸物合用，味道鲜美，汤性清凉，有良好的健脾和胃、清热利湿、凉血解毒、化痰止咳等作用，适宜一般人群于春季潮湿闷热时节食用以御春温湿毒。

注：脾胃虚寒者不宜食用。

二金软玉鲫鱼汤

食材： 鲜金针菇150克，胡萝卜1根（约150克），嫩豆腐2块，白鲫鱼1条（约500克），生姜、香葱少许。

做法： 鲜金针菇拆散，清洗干净；胡萝卜削皮，切丝；嫩豆腐洗净，每块切成6小块；生姜洗净，切片；香葱洗净，切粒；白鲫鱼宰杀，去除鱼鳞及内脏，洗净，沥干水分，放进加有生姜片的油锅中慢火煎至八成熟（煎时洒少许料酒），加入适量清水，武火煮沸5分钟，然后加入其他备好的食材，继续煮沸10分钟，撒上香葱粒，精盐调味即可。

功用： 金针菇性寒味甘、咸，善于补肝、益肠胃、抗癌，现代药理研究表明，其有增强免疫功能、抗疲劳、抗炎、抗肿瘤、降血脂及促进血红蛋白合成等作用；胡萝卜（又名金笋）性平味甘、辛，长于健脾和中、养肝明目、化痰止咳；豆腐（又名软玉）性凉味甘，功擅益气和中、生津润燥、清热解毒；白鲫鱼性平味甘，功擅健脾和胃、利水消肿、通利血脉；少佐生姜、香葱，既可发越水气、悦脾开胃，又可去除鱼的腥臊味。诸物合用，味道鲜美，汤性清凉而无败泄之弊，清补兼备，既能利湿解毒、和中化痰，又能健脾益胃、养肝明目，适宜一般人群于潮湿闷热的春季食用。

金山如意泥鳅汤

食材：鲜金针菇、铁棍山药各100克，胡萝卜1根（约150克），黄豆芽、绿豆芽各100克，泥鳅500克，生姜、香葱、九层塔各少许。

做法：鲜金针菇拆散，洗干净；绿豆芽、黄豆芽去根，洗净；生姜洗净，切丝；香葱洗净，切粒；胡萝卜、铁棍山药分别削皮，洗净，切薄片；泥鳅用清水养1～2天，使其吐干净肚子里的脏物，其间多换几次水，捞出沥干水分，放进加有生姜片的热油锅中煎香（煎时洒点白酒），加入适量清水，武火煮沸5分钟，接着加入备好的其他食材，继续煮沸10分钟，撒上生姜丝、香葱粒、九层塔，精盐调味即可。

功用：金针菇性寒味甘、咸，善于补肝、益肠胃、抗癌；铁棍山药性平味甘，长于补脾益肺、养胃生津、补肾涩精；胡萝卜性平味甘、辛，能健脾和中、养肝明目、化痰止咳；绿豆芽、黄豆芽合称"如意菜"，其中黄豆芽性凉味甘，功擅清热利湿、消肿除痹，绿豆芽性凉味甘，能清热消暑、解毒利尿；泥鳅性平味甘，功擅补益脾肾、利水、解毒；少佐生姜、香葱、九层塔，既可发越水气、悦脾开胃，又可去除泥鳅的腥臊味。诸物合用，味道鲜香可口，汤性清凉而无败泄之弊，既能补脾益肺、养胃生津、补益肝肾，又能清热解毒、利湿除痹、消食化痰，适宜一般人群于春季潮湿闷热时食用。

谷 雨

斗指辰，太阳黄经为30度，阳历4月19—21日交节

【养生小贴士】

1. 节气特点

雨生百谷。雨量充足而及时，谷类作物就能茁壮成长。谷雨对应大壮卦，震卦在上，乾卦在下。雷动于天，震而动起出，万物生机盎然。大壮卦六爻之中四阳二阴，较之泰卦多出一阳爻，少一阴爻，呈阴消阳长之态。阳气增，温化作用变强，气候渐暖，地下湿润之气随雷而出，雨量继续增多，故谷雨有"雨生百谷"之意。

2. 养生特点

艾灸：谷雨时节百虫生，风热感冒也开始流行，人气与自然界相通，宜艾灸足三里、天枢、大椎以清肺热、防感冒。

饮食：谷雨时节，正值春夏之交，虽阳气渐长，但春季仍未结束，气候时寒时热，此时风、寒、湿、热之邪易侵袭人体关节，健康人群宜摄入具有祛风湿、舒筋骨、温补气血功效的参蒸鳝段、菊花鳝鱼等，以及具有滋阴养胃、降压降脂、抗菌消炎、清热解毒、养血润燥功效的草菇豆腐羹和生地黄鸭蛋汤等。在南方，这个节气的气温往往会升得特别高，雨量也特别多，人体在这段时间会更为困乏，但消化功能也正处于旺盛时期，故应适时食用一些补血气（如鳝鱼、鲫鱼、泥鳅、鲤鱼、鳙鱼等）的食物，以提高身体的防病抗病能力，亦可食用黑豆、山药、冬瓜、薏苡仁等健脾、祛湿之品，为平安度夏打下基础。

【食疗药膳】

三根莲芡猪尾汤

食材：五指毛桃、千斤拔、牛大力各50克，莲子、芡实各30克，大枣3枚，生姜3片，猪尾巴1条（连骶骨，约750克），鸡脚6只。

做法：猪尾巴洗净，斩块，和洗净的鸡脚放进沸水中稍焯，捞出冲洗干净血沫；大枣劈开，去核。上述食材连同洗净的其他食材一齐置于砂锅内，加清水3升、白酒少许，武火煮沸后改用文火熬2小时，精盐调味即可。

功用：五指毛桃性平味甘，善于健脾补肺、行气利湿、舒筋活络；牛大力性平味甘，长于补虚润肺、强筋活络；千斤拔性平味甘、涩，功擅祛风利湿、强筋壮骨、活血解毒；莲子性平味甘、涩，能补脾止泻、止带、益肾涩精、养心安神；芡实性平味甘、涩，能益肾固精、补脾止泻、除湿止带；猪尾巴性平味甘，功擅益肾滋阴、生肌壮骨；鸡脚性温味甘，功擅温中益气、益精填髓、强筋骨；佐大枣、生姜可调和脾胃。诸物合用，味道鲜香可口，汤性平和，有良好的健脾益肺、补气养血、祛湿解毒、益肾涩精、强筋活络等作用，适宜一般人群于潮湿的春季食用以提高免疫力，解除春困。

藕山排骨墨鱼汤

食材：莲藕500克，铁棍山药250克，胡萝卜1根（约150克），甜玉米1根（约350克），猪排骨500克，墨鱼干50克。

做法：猪排骨洗净，斩小段，放进沸水中稍焯，捞出用凉水冲洗干净血沫；墨鱼干用温水泡软，洗净，切小块；莲藕、铁棍山药、胡萝卜分别削皮，洗净，滚刀切厚块；甜玉米去除苞叶、须，洗净，横切成6段。把所有的食材一齐置于砂锅内，加清水3升、白酒少许，武火煮沸后改用文火熬2小时，精盐调味即可。

功用：莲藕（熟者）性温味甘，善于健脾开胃、益血补心；铁棍山药性平味甘，长于补脾益肺、养胃生津、补肾涩精；胡萝卜性平味甘、辛，能健脾和中、养肝明目、化痰止咳；玉米性平味甘，功擅调中开胃、利湿；猪排骨性微寒味甘、咸，功擅益肾滋阴、益气养血、生津润燥；墨鱼干性平味咸，功擅养血滋阴。诸物合用，味道鲜美，汤性平和，既能补脾益肺、补益气血、滋肾益精、养肝明目，又能调中开胃、清热利湿、化痰止咳，适宜一般人群食用以解除春困，提高免疫力、抗病力。

三金竹马排骨汤

食材： 金虫草、金针菜各50克，鲜金针菇150克（干品用50克），竹荪10根，马蹄6个，猪排骨500克，鸡脚6只。

做法： 鲜金针菇洗净，拆散；金虫草用温水泡发后，洗净；金针菜用温水泡软，去除硬梗，洗净；竹荪用淡盐水浸泡15分钟，去除头盖伞状部分，洗净，切段；马蹄削皮，洗净，对半切开；猪排骨洗净，斩成小段，与洗净的鸡脚一齐放进沸水中稍焯，捞出冲净血沫。把所有食材（除鲜金针菇）一齐置于砂锅内，加清水2.5升、白酒少许，武火煮沸后改用文火熬1.5小时，放进鲜金针菇再煮10分钟，精盐调味即可。

功用： 金虫草性温味甘，善于补肺益肾，现代药理研究表明，它有耐疲劳、耐缺氧、抗氧化、抗肿瘤、抗菌及雄性激素样作用；金针菇性寒味甘、咸，长于补肝、益肠胃、抗癌，现代药理研究表明，其有增强免疫功能、抗疲劳、抗炎、抗肿瘤、降血脂及促进血红蛋白合成等作用；金针菜性凉味甘，功擅清热利湿、宽胸解郁、凉血解毒，《本草图经》称它能"安五脏，利心志，明目"；竹荪性凉味甘，能补气养阴、润肺止咳、清热利湿；马蹄性寒味甘，能清热生津、化痰、消积；猪排骨性微寒味甘、咸，功擅益肾滋阴、益气养血、生津润燥；鸡脚性温味甘，能温中益气、益精填髓、强筋骨。诸物合用，味道鲜香可口，汤性清凉，有良好的健脾益气、补益肺肾、祛湿解毒、化痰消积、解郁宽胸等作用，适宜一般人群于潮湿闷热的季节食用，尤其适宜居家日久、心烦郁闷、疲惫困倦者食用。

南芪三鸡老鸭汤

食材： 五指毛桃、鸡骨草各50克，鸡矢藤、鸡内金各30克，广陈皮15克，老白鸭1只（约1250克）。

做法：将老白鸭宰杀，去除羽毛及内脏，洗净，斩大块，放进加有广陈皮（或柑、橘、柚叶）的沸水中稍焯，捞出冲洗干净血沫，然后连同洗净的其他食材一齐置于砂锅内，加清水3升、白酒少许，武火煮沸后改用文火熬2小时，精盐调味即可。

功用：五指毛桃（又名南芪）性平味甘，善于健脾补肺、行气利湿、舒筋活络；鸡骨草性凉味甘、微苦，长于利湿退黄、清热解毒、疏肝止痛；鸡矢藤性平味甘、酸，功擅消食化积、祛风除湿、解毒消肿、活血止痛；鸡内金性平味甘，能健脾消食、涩精止遗、通淋化石；老白鸭性平味咸，功擅补益气阴、利水消肿；佐以性温味苦、辛的广陈皮，既可健脾理气、燥湿化痰，使汤补而不滞，又可去除鸭之腥臊味。诸物合用，味道鲜香可口，汤性平和，有良好的健脾补肺、消食化积、行气疏肝、利湿解毒、舒筋活络等作用，适宜一般人群食用以御春温湿毒、解除春困，尤其适宜食滞者食用。

木棉花老鸽汤

食材：木棉花、鸡骨草、鸡矢藤、鸡内金各30克，马蹄6个，无花果6个，老鸽2只（约750克），猪瘦肉150克。

做法：将老鸽宰杀，去除羽毛及内脏，洗净，斩大块，连同切成小方块的猪瘦肉放进沸水中稍焯，捞出用冷水冲洗干净血沫；马蹄削皮，洗净，对半切开。上述食材连同洗净的其他食材一齐置于砂锅内，加清水3升、白酒少许，武火煮沸后改用文火熬2小时，精盐调味即可。

功用：木棉花性凉味甘、淡，善于清热利湿、解毒；马蹄性寒味甘，长于清热生津、化痰、消积；鸡骨草性凉味甘、微苦，能利湿退黄、清热解毒、疏肝止痛；鸡矢藤性平味甘、酸，功擅消食化积、祛风除湿、解毒消肿、活血止痛；鸡内金性平味甘，能健脾消食、涩精止遗、通淋化石；无花果性凉味甘，能清热生津、健脾开胃；老鸽性平味咸，功擅滋肾益气、祛风解毒；猪瘦肉性微寒味甘、咸，功擅补中益气、补肾滋阴、养血润燥。诸物合用，味道鲜香可口，汤性清凉，清补兼备，既能消食化积、行气疏肝、清热利湿、祛风解毒，又能滋肾健脾、益气养血、滋阴生津，适宜一般人群食用以御春温湿毒、解除春困，尤其适宜食滞者食用。

三花二陈老鸭汤

食材：霸王花100克，槐花、木棉花、茵陈、茯苓各30克，广陈皮15克，老白鸭1只（约1250克）。

做法：将老白鸭宰杀，去除羽毛及内脏，洗净，斩大块，放进加有广陈皮（或柑、橘、柚叶）的沸水中稍焯，捞出冲洗干净血沫，然后连同洗净的其他食材一齐置于砂锅内，加清水3升、白酒少许，武火煮沸后改用文火熬2小时，精盐调味即可。

功用：霸王花性微寒味甘，善于清热润肺、止咳化痰、解毒消肿；木棉花性凉味甘、淡，长于清热利湿、解毒；槐花性微寒味苦，功擅凉血止血、清肝泻火；茵陈性微寒味苦、辛，能清利湿热、利胆退黄；茯苓性平味甘、淡，能利水渗湿、健脾宁心；老白鸭性平味咸，功擅补益气阴、利水消肿；佐以性温味苦、辛的广陈皮，既可健脾理气、燥湿化痰，使汤补而不滞，又可去除鸭之腥臊味。诸物合用，汤性清凉而不败泄，有良好的健脾益气、清热利湿、清肝泻火、清肺化痰、凉血解毒等作用，适宜一般人群于岭南湿热的春季服用。

芦笋瓜豆鲍贝汤

食材：芦笋150克，苦瓜2条（约500克），黄豆100克，小鲜鲍10只，干贝50克，猪瘦肉200克。

做法：芦笋洗净，切小段；苦瓜洗净，纵向切开，去瓤，切段；黄豆用清水浸泡1小时，洗净；鲜鲍洗净；干贝置于盘中用微波炉中火烤20秒，取出，趁热拆丝；猪瘦肉洗净，切厚块。把所有备好的食材一齐置于炖盅内，加开水2.5升、白酒少许，隔水炖1.5小时，精盐调味即可。

功用：芦笋性平味甘，善于清热利湿、活血散结，现代药理研究表明，芦笋有显著提高人体免疫力、抗肿瘤、降血脂及护肝等作用；苦瓜性寒味苦，长于清热解毒、明目；黄豆性平味甘，功擅健脾利水、宽中导滞、解毒消肿；鲍鱼性平味甘、咸，功擅滋阴清热、益精明目、调经润肠；干贝性平味甘、咸，功擅滋阴补肾、调中消食；猪瘦肉性微寒味甘、咸，能补中益气、补肾滋阴、养血润燥。诸物合用，味道鲜美，汤性清凉，清而不泄，补而不腻滞，有良好的清热利湿、活血解毒、健脾益肾、补气滋阴、宽中消食等作用，适宜一般人群于湿热季节食用。

仙桃积雪笋鱼汤

食材： 鲜石仙桃、鲜积雪草、芦笋、鲜鱼腥草根各100克，无花果6个，生姜片30克，白鲫鱼2条（约750克）。

做法： 将白鲫鱼宰杀，去除鱼鳞、鳃及内脏，洗净，放入有生姜片的油锅中文火煎至两面金黄色（煎时洒点白酒），然后连同洗净的其他食材一齐置于砂锅内，加清水2.5升、白酒少许，武火煮沸后改用文火熬1.5小时，精盐调味即可。

功用： 石仙桃性凉味甘、微苦，善于养阴润肺、清热解毒、利湿消瘀；积雪草性寒味苦、辛，长于清热利湿、解毒消肿；芦笋性平味甘，能清热利湿、活血散结；鱼腥草性微寒味辛，功擅清热解毒、消痈排脓、利尿通淋；无花果性凉味甘，能清热生津、健脾开胃；白鲫鱼功擅健脾和胃、利水消肿、通利血脉；佐以连皮生姜，既可发越水气，又可去除白鲫鱼的腥臊味。诸物合用，味道鲜美，汤性清凉，有良好的健脾开胃、利湿解毒、清热生津、通利血脉等作用，适宜一般人群于潮湿闷热季节食用以御水湿热毒。

注：脾胃虚寒者不宜食用。

芦笋积雪双鱼汤

食材： 芦笋、鲜积雪草、鲜鱼腥草各150克，马蹄6个，甜玉米1根（约150克），生姜3片，白鲫鱼2条（约750克）。

做法： 将白鲫鱼宰杀，去除鱼鳞、鳃及内脏，洗净，放入有生姜片的油锅中文火煎至两面金黄色（煎时洒点白酒）；马蹄削皮，洗净，对半切开；甜玉米去除苞叶、须，洗净，横切为6段。上述食材连同洗净的其他食材一齐置于砂锅内，加清水2.5升、白酒少许，武火煮沸后改用文火熬1.5小时，精盐调味即可。

功用： 芦笋性平味甘，能清热利湿、活血散结；积雪草性寒味苦、辛，长于清热利湿、解毒消肿；鱼腥草性微寒味辛，功擅清热解毒、消痈排脓、利尿通淋；马蹄性寒味甘，能清热生津、化痰、消积；玉米性平味甘，能调中开胃、利湿；白鲫鱼功擅健脾和胃、利水消肿、通利血脉；佐以连皮生姜，既可发越水气，又可去除白鲫鱼的腥臊味。诸物合用，味道鲜美，汤性清凉，有良好的健脾开胃、利湿解毒、清热生津、化痰消积、通利血脉等作用，适宜一般人群于潮湿闷热季节食用以御水湿热毒。

注：脾胃虚寒者不宜食用。

二笋鱼马老鸽汤

食材： 芦笋100克，胡萝卜1根（约350克），鱼腥草根150克，马蹄8个，无花果6个，大枣3枚，生姜3片，老鸽2只（约750克）。

做法： 将老鸽宰杀，去除羽毛及内脏，洗净，斩大块，放进沸水中稍焯，捞出冲洗干净血沫；胡萝卜洗净，削皮，滚刀切厚块；马蹄削皮，洗净；大枣劈开，去核。上述食材连同洗净的其他食材一齐置于砂锅内，加清水3升、白酒少许，武火煮沸后改用文火熬2小时，精盐调味即可。

功用： 芦笋性平味甘，善于清热利湿、活血散结；胡萝卜（又名金笋）性平味甘、辛，长于健脾和中、养肝明目、化痰止咳；鱼腥草根性微寒味辛，功擅清热解毒、消痈排脓、利尿通淋；马蹄性寒味甘，能清热生津、化痰、消积；无花果性凉味甘，能清热生津、健脾开胃；老鸽性平味咸，功擅滋肾益气、祛风解毒；佐大枣、生姜可调和脾胃。诸物合用，味道鲜美，清补兼备，既能利湿解毒、化痰止咳、开胃消食，又能健脾益气、清热生津、滋养肝肾，适宜一般人群于潮湿闷热时节食用。

仙马笋鱼龙骨汤

食材： 鲜石仙桃、鲜芦笋、鲜鱼腥草各150克，鲜马蹄、无花果干各6个，广陈皮10克，猪脊骨750克。

做法： 猪脊骨洗净，斩大块，放进沸水中稍焯，捞出冲洗干净血沫，然后连同洗净的其他食材一齐置于砂锅内，加清水3升、白酒少许，武火煮沸后改用文火熬2小时，精盐调味即可。

功用： 石仙桃性凉味甘、微苦，善于养阴润肺、清热解毒、利湿消瘀；马蹄性寒味甘，长于清热生津、化痰、消积；芦笋性平味甘，能清热利湿、活血散结；鱼腥草性微寒味辛，功擅清热解毒、消痈排脓、利尿通淋；无花果性凉味甘，能清热生津、健脾开胃；猪脊骨性平味甘，功擅益肾滋阴、止渴；少佐性温味苦、辛的广陈皮，既可健脾理气、燥湿化痰，使汤补而不滞，又可增加汤之香气。诸物合用，味道鲜美，汤性清凉，有良好的清热利湿、活血解毒、化痰止咳、健脾开胃、生津止渴等作用，适宜一般人群于春夏之交潮湿闷热时节食用，尤其适宜湿热体质者食用。

注：脾胃虚寒者慎服。

黄瓜二菇鲍胶汤

食材： 黄瓜2条（约750克），竹荪10根，姬松茸50克，黄花胶100克，鲜小鲍鱼6只，干贝50克，猪腱肉150克，生姜15克。

做法： 黄花胶用葱姜水煮10分钟后泡发一夜，洗净，切大块；干贝置于盘中用微波炉中火烤20秒，取出，趁热拆丝；竹荪用淡盐水浸泡15分钟，去除头盖伞状部分，洗净，切段；猪腱肉洗净，切厚块；黄瓜去皮、瓤，洗净，切段；姬松茸用温水泡发，洗净；生姜连皮洗净，切片。上述食材连同洗净的小鲍鱼一齐置于炖盅内，加清水2升、白酒少许，隔水炖1.5小时，精盐调味即可。

功用： 黄瓜性凉味甘，善于清热、利水、解毒；竹荪性凉味甘，长于补气养阴、润肺止咳、清热利湿；姬松茸性平味甘，能益肾健脑；黄花胶性平味甘，功擅滋补肝肾、养血润燥；鲍鱼性平味甘、咸，能滋阴清热、益精明目；干贝性平味甘、咸，功擅滋阴补肾、调中消食；猪腱肉性微寒味甘、咸，能补中益气、补肾滋阴、养血润燥。诸物合用，不仅味道鲜美，且清补兼备，既可清热、利湿、解毒，又可健脾益肾、补益气阴、养血益精，有良好的提高人体免疫力的作用，诚为春夏之交防御湿毒温疫的佳饮，适宜一般人群食用，尤其适宜脾肾虚弱、气阴不足、阴虚火旺者食用。

竹仁萝卜猪脚汤

食材： 白萝卜1条（约500克），鲜春笋150克，竹荪10根，白眉豆、花生仁各50克，猪脚1只（约750克），墨鱼干50克，鸡脚6只。

做法： 猪脚洗净，斩大块，连同洗净的鸡脚一齐放进沸水中稍焯，捞出冲洗干净血沫；鲜春笋剥去外壳，洗净，切薄片，用开水煮5～6分钟，捞出放入冷水中浸泡1小时左右，以去除笋的苦涩味；竹荪用淡盐水浸泡15分钟，去除头盖伞状部分，洗净，切段。上述食材连同洗净的其他食材一齐置于砂锅内，加清水3升、白酒少许，武火煮沸后改用文火熬2小时，精盐调味即可。

功用： 春笋性寒味甘、苦，善于清热除烦、除湿利水；竹荪性凉味甘，长于补气养阴、润肺止咳、清热利湿；白眉豆性平味甘、咸，功擅补中益气、健脾益肾；花生仁性平味甘，能健脾养胃、润肺化痰；白萝卜（熟者）性平味甘，能消食、下气、化痰；猪脚性平味甘、咸，功擅补气血、润肌肤；墨鱼干性平味咸，功擅养血滋阴；鸡脚性温味甘，能温中益气、益精填髓、强筋骨。诸物合用，味道鲜美，汤性清凉，既能清热利湿、除烦止渴、化痰止咳，又能健脾消食、补益气阴、养血益精，适宜一般人群于春夏之交食用。

薏芡茯豆排骨汤

食材： 炒薏苡仁、芡实各30克，土茯苓、赤小豆各50克，大枣3枚，生姜3片，猪排骨500克。

做法： 猪排骨洗净，斩成小段，放进沸水中稍焯，捞出冲净血沫；大枣劈开，去核。上述食材连同洗净的其他食材一齐置于砂锅内，加清水3升、白酒少许，武火煮沸后改用文火熬2小时，精盐调味即可。

功用： 土茯苓性平味甘、淡，善于清热解毒、除湿泄浊、通利关节；薏苡仁性凉味甘、淡，长于健脾渗湿、除痹止泻、清热排脓；赤小豆性平味甘、酸，功擅利水消肿、解毒；芡实性平味甘、涩，能益肾固精、补脾止泻、除湿止带；猪排骨性微寒味甘、咸，功擅益肾滋阴、益气养血、生津润燥；佐大枣、生姜可调和脾胃。诸物合用，汤性平和，有良好的健脾益肾、祛湿解毒、通络除痹等作用，适宜一般人群食用以御春温湿毒。

粉葛五豆龙骨汤

食材： 鲜粉葛1000克，绿豆、赤小豆、黄豆、白眉豆、黑豆各30克，猪脊骨500克，鸡脚6只，墨鱼干50克。

做法： 猪脊骨洗净，斩大块，连同洗净的鸡脚一齐放进沸水中稍焯，捞出冲洗干净血沫；粉葛洗净（不去皮），切厚块。上述食材连同洗净的其他食材一齐置于砂锅内，加清水3升、白酒少许，武火煮沸后改用文火熬2小时，精盐调味即可。

功用：粉葛性凉味甘、辛，善于解肌退热、生津止渴、升阳止泻、通经活络、解酒毒；绿豆性寒味甘，长于清热解毒、消暑、利水；赤小豆性平味甘、酸，功擅利水消肿、解毒；黄豆性平味甘，能健脾利水、宽中导滞、解毒消肿；白眉豆性平味甘、咸，能补中益气、健脾益肾；黑豆性平味甘，能健脾益肾、活血利水、祛风解毒；猪脊骨性平味甘，功擅益肾滋阴、止渴；鸡脚性温味甘，功擅温中益气、益精填髓、强筋骨；墨鱼干性平味咸，能养血滋阴。诸物合用，汤性清凉，清补兼备，清而不败泄，补而不腻滞，有良好的健脾益肾、清热利湿、生津止渴、活血解毒、通经活络等作用，适宜一般人群于闷热潮湿的季节食用。

五仁土茯猪尾汤

食材：薏苡仁、赤小豆、白扁豆、莲子、芡实各30克，鲜土茯苓500克（干品用100克），猪尾巴1条（连骶骨，约750克），火腿肉50克。

做法：猪尾巴洗净，斩块，放进沸水中稍焯，捞出冲洗干净血沫；鲜土茯苓洗净，砍块。上述食材连同洗净的其他食材一齐置于砂锅内，加清水3升、白酒少许，武火煮沸后改用文火熬2小时，精盐调味即可。

功用：土茯苓性平味甘、淡，善于清热解毒、除湿泄浊、通利关节；薏苡仁性凉味甘、淡，长于健脾渗湿、除痹止泻、清热排脓；赤小豆性平味甘、酸，功擅利水消肿、解毒；白扁豆性微温味甘，能健脾化湿、和中；莲子性平味甘、涩，能补脾止泻、止带、益肾涩精、养心安神；芡实性平味甘、涩，能益肾固精、补脾止泻、除湿止带；猪尾巴性平味甘，功擅益肾滋阴、生肌壮骨；火腿肉性温味甘、咸，能健脾开胃、滋肾益精、补气养血。诸物合用，汤性平和，味道鲜香可口，有良好的祛湿解毒、通利关节、健脾开胃、益肾壮骨等作用，适宜一般人群食用以御春温湿毒。

莲芡山薏老鸭汤

食材：莲子、芡实、山药、炒薏苡仁各30克，赤小豆100克，广陈皮15克，老白鸭1只（约1250克）。

做法：将老白鸭宰杀，去除羽毛及内脏，洗净，斩大块，放进加有广陈皮（或柑、橘、柚叶）的沸水中稍焯，捞出冲洗干净血沫，然后连同洗净的其他食材一齐置于砂锅内，加清水3升、白酒少许，武火煮沸后改用文火熬2小时，精盐调味即可。

功用：莲子性平味甘、涩，善于补脾止泻、止带、益肾涩精、养心安神；芡实性平味甘、涩，长于益肾固精、补脾止泻、除湿止带；山药性平味甘，长于补脾益肺、养胃生津、补肾涩精；薏苡仁性凉味甘、淡，功擅健脾渗湿、除痹止泻、清热排脓；赤小豆性平味甘、酸，能利水消肿、解毒；老白鸭性平味咸，功擅补益气阴、利水消肿；佐以性温味苦、辛的广陈皮，既可健脾理气、燥湿化痰，使汤补而不滞，又可去除鸭之腥臊味。诸物合用，味道鲜香可口，汤性平和，有良好的健脾益气、去湿除痹、益肾固精、止泻、止带等作用，适宜一般人群于潮湿时节食用，尤其适宜脾肾虚弱、运化不力、水湿壅盛者食用。

白玉薏豆排骨汤

食材：白萝卜1根（约500克），玉米1根（约250克），炒薏苡仁30克，白眉豆100克，猪排骨500克。

做法：猪排骨斩小段，放进沸水中稍焯，捞出冲洗干净血沫；白萝卜削皮，洗净，滚刀切厚块；玉米去苞叶及须，洗净，横切成6段。上述食材连同洗净的薏苡仁、白眉豆一齐置于砂锅内，加清水2.5升、白酒少许，武火煮沸后改用文火熬1.5小时，精盐调味即可。

功用：白萝卜（熟者）性平味甘，善于消食、下气、化痰；玉米性平味甘，长于调中开胃、利湿；炒薏苡仁性凉味甘、淡，功偏健脾渗湿、除痹止泻；白眉豆性平味甘、咸，能补中益气、健脾益肾；猪排骨性微寒味甘、咸，功擅益肾滋阴、益气养血、生津润燥。诸物合用，味道鲜美，汤性清凉，清补兼备，既能清热利湿、化痰消食，又能健脾益气、滋阴养血，适宜一般人群于暮春时节食用。

鲜苋薏豆白鲫汤

食材：鲜鲜苋菜根500克，薏苡仁30克，赤小豆100克，白鲫鱼2条（约750

克），生姜片30克。

做法： 鲜簕苋菜根洗净，斩成段；白鲫鱼宰杀，去除鱼鳞、鳃及内脏，洗净，放入有生姜片的油锅中文火煎至两面金黄色（煎时洒点白酒）。上述食材连同洗净的其他食材一齐置于砂锅内，加清水2.5升、白酒少许，武火煮沸后改用文火熬1.5小时，精盐调味即可。

功用： 簕苋菜根性微寒味甘，善于清利湿热、凉血止血、解毒消痈；薏苡仁性凉味甘、淡，长于健脾渗湿、除痹止泻、清热排脓；赤小豆性平味甘、酸，功擅利水消肿、解毒；白鲫鱼功擅健脾和胃、利水消肿、通利血脉；佐以连皮生姜，既可发越水气，又可去除白鲫鱼的腥臊味。诸物合用，味道鲜美，药性清凉，有良好的健脾祛湿、凉血解毒等作用，适宜一般人群于暮春时节食用。也可用于血热出血、湿热泄泻、带下、小便涩痛、湿疹、痈肿等症的辅助治疗。

注：簕苋菜在珠三角地区常被称为"马齿苋"，而正品马齿苋则被称为"瓜子菜"。

簕苋葛豆黄骨鱼汤

食材： 鲜簕苋菜根、鲜葛根各500克，赤小豆、白眉豆各50克，甜玉米1根（约150克），黄骨鱼3条（约600克），猪瘦肉250克，生姜片30克。

做法： 将黄骨鱼宰杀，除鳞、鳃、内脏，洗净，用干布吸干水，放进加有生姜片的生油锅中，用慢火煎至两面金黄（煎时洒点白酒）；猪瘦肉洗净，切成小方块，放进沸水中稍焯，捞出用冷水冲洗干净血沫；鲜簕苋菜根洗净，斩成段；鲜葛根刮去表皮（不去皮），洗净，切厚块；甜玉米去苞叶及须，洗净，横切为6段。上述食材连同洗净的其他食材一齐置于砂锅内，加清水3升、白酒少许，武火煮沸后改用文火熬2小时，精盐调味即可。

功用： 簕苋菜性微寒味甘，善于凉血止血、清利湿热、解毒消痈；葛根性凉味甘、辛，长于解肌退热、生津止渴、升阳止泻、通经活络、解酒毒；赤小豆性平味甘、酸，功擅利水消肿、解毒；白眉豆性平味甘、咸，能补中益气、健脾益肾；玉米性平味甘，能调中开胃、利湿；黄骨鱼性平味甘，功擅祛风利水、解毒敛疮；猪瘦肉能补肾滋阴、养血润燥、益气、消肿；佐连皮生姜，既可发越水气，又可去除鱼、肉的腥臊味。诸物合用，味道鲜美，药性清凉而无败泄之弊，既可清热利湿、凉血解毒、调中开胃、解肌通络，又可健脾益肾、益气养血、滋阴生津，适宜一般人群于暮春时节食用。

　　注：脾胃虚寒者慎服。

瓜笋二仁龙骨汤

　　食材：节瓜2条（约750克），芦笋150克，胡萝卜1根（约150克），花生仁、白眉豆各50克，猪脊骨500克，鸡脚6只，干贝50克。

　　做法：猪脊骨洗净，斩成小段，与洗净的鸡脚放进沸水中稍焯，捞出冲净血沫；节瓜、胡萝卜分别刮净表皮，洗干净，滚刀切厚块；芦笋洗净，切段；干贝置于盘中用微波炉中火烤30秒，取出，趁热拆丝。上述食材连同洗净的其他食材一齐置于砂锅内，加清水3升、白酒少许，武火煮沸后改用文火熬2小时，精盐调味即可。

　　功用：节瓜性平味甘，不寒不热，不腻不燥，颇为"正气"，善于健脾开胃、生津止渴、祛湿、通利二便；芦笋性平味甘，长于清热利湿、活血散结；胡萝卜性平味甘、辛，能健脾和中、养肝明目、化痰止咳；白眉豆性平味甘、咸，功擅补中益气、健脾益肾；花生仁性平味甘，能健脾养胃、润肺化痰；猪脊骨性平味甘，功擅益肾滋阴、止渴；鸡脚性温味甘，功擅温中益气、益精填髓、强筋骨；干贝性平味甘、咸，能滋阴补肾、调中消食。诸物合用，味道鲜美，汤性平和，清补兼备，既能清热利湿、开胃消食、化痰散结，又能健脾益肺、益气养血、生津止渴、滋阴补肾、益精填髓，适宜一般人群于暮春时节食用，尤其适宜肺脾肾三脏虚弱、水湿失运壅滞者食用。

四神二沙猪瘦肉汤

　　食材：怀山药、茯苓、莲子、芡实各30克，沙葛1个（约250克），沙虫干100克，猪瘦肉250克，生姜3片。

　　做法：将沙虫干放进锅内，微火略炒，取出，去沙囊，用温水浸泡2小时后纵向剪开虫体，清洗干净；沙葛剥皮，洗净，切宽丝；怀山药、茯苓、莲子、芡实一起洗净，用温水浸泡30分钟；猪瘦肉洗净，切厚块；生姜洗净。把所有食材一齐置于砂锅内，加清水3升、白酒少许，武火煮沸后改用文火熬2小时，精盐调味即可。

功用： 沙葛性凉味甘，善于清肺生津、利尿、通乳、解酒毒。"健脾补肺益肾祛湿四神"中之山药性平味甘，长于补脾益肺、养胃生津、补肾涩精；茯苓性平味甘、淡，能利水渗湿、健脾宁心；莲子性平味甘、涩，功擅补脾止泻、止带、益肾涩精、养心安神；芡实性平味甘、涩，能益肾固精、补脾止泻、除湿止带。沙虫性寒味咸，功擅滋阴降火；猪瘦肉性微寒味甘、咸，功擅补肾滋阴、养血润燥、益气、消肿。诸物合用，味道鲜美，汤性清凉而不败泄，清补兼备，既可渗利水湿、清热生津，又能健脾补肺、补气养血、补肾滋阴、养胃生津、补气养阴、宁心安神，适宜一般人群于春夏之交食用。

苦瓜笋豆老鸭汤

食材： 苦瓜2条（约750克），春笋、黄豆各100克，胡萝卜1根（约150克），广陈皮15克，老白鸭1只（约1250克）。

做法： 将老白鸭宰杀，去除羽毛及内脏，洗净，斩大块，放进加有广陈皮（或柑、橘、柚叶）的沸水中稍焯，捞出用冷水冲洗干净血沫；苦瓜去瓤，洗净，切长段块；春笋剥去外壳，洗净，切片，用开水煮5～10分钟，捞出放入冷水中浸泡1小时左右，以去除笋的苦涩味；胡萝卜削皮，洗净，滚刀切厚块；黄豆洗净，用温水浸泡30分钟；广陈皮洗净，切宽丝。把所有食材一齐置于砂锅内，加清水3升、白酒少许，武火煮沸后改用文火熬2小时，精盐调味即可。

功用： 苦瓜性寒味苦，善于清暑涤热、明目、解毒，《滇南本草》说它可"泻六经实火，清暑益气，止烦渴"；春笋性寒味甘、苦，长于清热除烦、利水除湿；胡萝卜性平味甘、辛，能健脾和中、养肝明目、化痰止咳；黄豆性平味甘，功擅健脾利水、宽中导滞、解毒消肿；老白鸭性平味咸，功擅补益气阴、利水消肿；佐以性温味苦、辛的广陈皮，既可健脾理气、燥湿化痰，使汤补而不滞，又可去除鸭之腥臊味。诸物合用，汤性清凉，清热不伤气、利水不伤阴，有良好的补益气阴、利湿解毒、清暑涤热、除烦止渴、清肝明目、宽中导滞等作用，适宜一般人群于春夏之交食用。

生地黄土茯龙骨汤

食材： 生地黄30克，鲜土茯苓300克（干品用60克），白眉豆50克，猪脊骨500克，鸡脚6只，大枣3枚，生姜3片。

做法：猪脊骨洗净，斩大块，和鸡脚一齐放进沸水中稍焯，捞出冲洗干净血沫；鲜土茯苓洗净，斩块；大枣劈开，去核。上述食材连同洗净的其他食材一齐置于砂锅内，加清水3升、白酒少许，武火煮沸后改用文火熬2小时，精盐调味即可。

功用：生地黄性寒味甘，善于清热凉血、养阴生津；土茯苓性平味甘、淡，长于清热解毒、除湿泄浊、通利关节；白眉豆性平味甘、咸，能补中益气、健脾益肾；猪脊骨性平味甘，功擅益肾滋阴；鸡脚性温味甘，功擅温中益气、益精填髓、强筋骨；佐大枣、生姜可调和脾胃。诸物合用，有良好的健脾益肾、清热祛湿、凉血解毒、通经活络等作用，适宜一般人群于暮春时节食用。也可用于脾肾不足，水湿内停或湿热蕴毒所致诸证的辅助治疗。

三草茯苓鲫鱼汤

食材：绵茵陈、白花蛇舌草、白茅根各30克，茯苓50克，无花果6个，生姜3片，白鲫鱼2条（约750克）。

做法：将白鲫鱼宰杀，去除鱼鳞、鳃及内脏，放进加有生姜片的油锅内慢火煎至两面金黄（煎时洒点白酒），然后连同洗净的其他食材一齐置于砂锅内，加清水2.5升、白酒少许，武火煮沸后改用文火熬1.5小时，精盐调味即可。

功用：绵茵陈性微寒味苦、辛，功擅清利湿热、利胆退黄；白花蛇舌草性凉味甘、淡，长于清热解毒、利尿消肿、活血止痛；白茅根性寒味甘，能凉血止血、清热利尿；茯苓性平味甘、淡，功擅利水渗湿、健脾宁心；无花果性凉味甘，能清热生津、健脾开胃；白鲫鱼性平味甘，功擅健脾和胃、利水消肿、通利血脉。诸物合用，有良好的健脾和胃、清热利湿、凉血解毒等作用，适宜一般人群于暮春时节食用。也可用于脾胃虚弱，水湿内停，郁久化热或感受湿热邪毒所致诸证的辅助治疗。

桑叶莲薏老鸽汤

食材：鲜桑叶100克（干品用30克），鲜莲子150克（干品用50克），薏苡仁30克，老鸽2只（约750克）。

做法：将老鸽宰杀，去除羽毛及内脏，洗净，斩大块，放进沸水中稍焯，捞出冲洗干净血沫，然后连同洗净的其他食材一齐置于砂锅内，加清水3升、白酒少许，武火煮沸后改用文火熬2小时，精盐调味即可。

功用：桑叶性寒味甘、苦，善于疏散风热、清肺润燥、清肝明目；莲子性平味甘、涩，长于补脾止泻、止带、益肾涩精、养心安神；薏苡仁性凉味甘、淡，功擅健脾渗湿、除痹止泻、清热排脓；老鸽性平味咸，能滋肾益气、祛风解毒。诸物合用，有良好的健脾益肾、清肺平肝、祛风除湿、清热解毒等作用，适宜一般人群于晚春湿热天气时食用。也可用于脾肾虚弱，水湿内停，或风热犯肺、肝阳上亢所致诸证的辅助治疗。

薏莲绿豆老鸭汤

食材：薏苡仁30克，莲子、绿豆各50克，广陈皮15克，老白鸭1只（约1250克）。

做法：将老白鸭宰杀，去除羽毛及内脏，洗净，斩大块，放进沸水中稍焯，捞出冲洗干净血沫，然后连同洗净的其他食材一齐置于砂锅内，加清水3升、白酒少许，武火煮沸后改用文火熬2小时，精盐调味即可。

功用：薏苡仁性凉味甘、淡，善于健脾渗湿、除痹止泻、清热排脓；莲子性平味甘、涩，素有"脾果"美誉，长于补脾止泻、止带、益肾涩精、养心安神；绿豆性寒味甘，功擅清热解毒、消暑、利水；老白鸭性平味咸，能补益气阴、利水消肿；佐以性温味苦、辛的广陈皮，既可健脾理气、燥湿化痰，使汤补而不滞，又可去除鸭之腥臊味。诸物合用，有良好的健脾益肾、清热祛湿、消暑解毒等作用，适宜一般人群于岭南春夏之交湿热熏蒸天气时食用。也可用于脾肾不足，水湿壅滞，郁久化热或感受暑湿热毒之邪所致诸证的辅助治疗。

金刚灵芝乌龟汤

食材：鲜金刚头500克（干品用120克），赤灵芝30克，乌龟1只（约1250克），猪蹄肉150克。

做法：金刚头洗净，切片；将乌龟宰杀，洗净，斩大块；猪蹄肉洗净，切厚块，与乌龟一齐放进沸水中稍焯，捞出冲洗干净血沫。上述食材连同洗净的赤灵芝片一齐置于砂锅内，加清水3升、白酒少许，武火煮沸后改用文火熬2小时，精盐调味即可。

功用：金刚头（即菝葜）性平味甘、酸，善于祛风利湿、解毒消痈；灵芝性平味甘，长于补气安神、化痰止咳，现代研究表明，灵芝有抗惊厥、镇静、镇痛、强心、抗心肌缺血、耐缺氧、抗血小板凝集、抗血栓、祛痰止咳、护肝、抗肿瘤、抗氧化、延缓衰老、增强免疫调节等作用；乌龟性平味甘、咸，能滋阴潜阳、养血补心、补肾健骨、固经止血；猪瘦肉性微寒味甘、咸，功擅益气消肿、补肾滋阴、养血润燥（因金刚头含有皂素及鞣酸等杂质，对胃肠道黏膜有一定的刺激性，而加用猪肉同煎可中和皂素及杂质，避免胃肠刺激引起恶心、呕吐）。诸物合用，清而不伤正，补而不留邪，有良好的健脾益肾、养血滋阴、祛风除湿、解毒消痈等作用，适宜一般人群于岭南春夏之交食用。也可用于脾肾不足，水湿内停，或感受湿热毒邪所致诸证及癌症（如胃癌、食管癌、直肠癌、乳腺癌、宫颈癌、鼻咽癌等）的辅助治疗，其中以胃癌和食管癌的效果较好，这是因为本品具有增进食欲、减少呕吐、疏通狭窄食管、利尿消肿、增强体力、提高红细胞和血红蛋白含量及一定的止痛安眠作用。

夏枯草茵陈横脷汤

食材：夏枯草、绵茵陈各30克，广陈皮10克，无花果4个，猪横脷1条（约300克），猪瘦肉250克。

做法：分别将猪横脷、猪瘦肉洗净，切大块，放进沸水中稍焯，捞出冲洗干净血沫，然后连同洗净的其他食材一齐置于砂锅内，加清水2.5升、白酒少许，武火煮沸后改用文火熬2小时，精盐调味即可。

功用：夏枯草性寒味辛、苦，善于清火、明目、散结、消肿；绵茵陈性微寒味苦、辛，长于清利湿热、利胆退黄；无花果性凉味甘，能清热生津、健脾开胃；猪横脷性平味甘，功擅益肺止咳、健脾止痢、通乳、润燥；猪瘦肉性微寒味甘、咸，功擅益气消肿、补肾滋阴、养血润燥；佐以性温味苦、辛的广陈皮，既可健脾理气、燥湿化痰，使汤补而不滞，又可去除猪横脷之腥臊味。诸物合用，健脾滋肾而不留邪，清热利湿而不伤正，有良好的健脾益气、滋阴生津、清热利湿、消痰散结等作用，适宜一般人群于春夏之交、湿热节气食用。也可用于脾胃不足，水湿失运，郁久化热或感受湿热之邪所致诸证的辅助治疗。

黄骨鱼豆腐芫荽汤

食材： 黄骨鱼3条（约750克），豆腐3块，芫荽100克，生姜、香葱适量。

做法： 豆腐洗净，每块切成6小块；芫荽拆散，洗净；生姜切丝；香葱切粒；黄骨鱼宰杀，去除内脏及鳃，洗净，放入油锅中煎至八成熟（煎时洒少许料酒），下豆腐，加清水1.5升，煮沸15分钟，加入生姜丝、芫荽，再煮5分钟，精盐调味、撒上香葱粒即可。

功用： 本馔以性平味甘，善于祛风利水、解毒敛疮的黄骨鱼，以及性凉味甘，长于益气和中、生津润燥、清热解毒的豆腐为主料，搭配性温味辛，能发表透疹、消食开胃、止痛解毒的芫荽，诸物合用，共奏益气和中、祛风除湿、清热解毒之功，适宜一般人群于春夏之交食用。也可用于脾虚失运，水湿内停，或风湿热毒所致诸证的辅助治疗。

地胆女青老鸽汤

食材： 鲜地胆头、鲜鸡矢藤各250克（干品各用50克），广陈皮10克，老鸽2只（约750克）。

做法： 将老鸽宰杀，去除羽毛及内脏，洗净，斩大块，放进沸水中稍焯，捞出冲洗干净血沫，然后连同洗净的其他食材一齐置于砂锅内，加清水3升、白酒少许，武火煮沸后改用文火熬2小时，精盐调味即可。

功用： 地胆头性寒味苦、甘，善于清热、除湿、解毒；鸡矢藤（又名女青）性平味甘、酸，长于祛风除湿、消食化积、解毒消肿、活血止痛；老鸽性平味咸，功擅滋肾益气、祛风解毒；佐以性温味苦、辛的广陈皮，既可健脾理气、燥湿化痰，使汤补而不滞，又可去除鸽肉之腥臊味。诸物合用，有良好的健脾益肾、祛风除湿、解毒消积等作用，适宜一般人群于春季湿热熏蒸期间食用。也可用于脾肾不足，水湿内停，郁而化热或风毒壅盛所致诸证的辅助治疗。

夏季篇

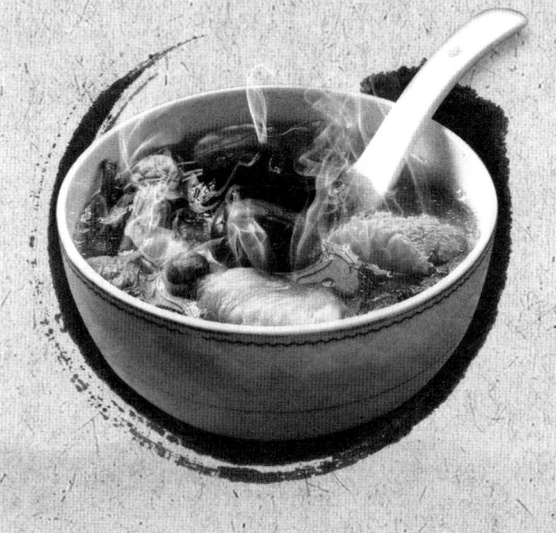

夏季食疗养生

1. 夏季气候与人体的关系

夏季是从立夏之日始，至立秋之日止，中间经过小满、芒种、夏至、小暑、大暑等节气。夏季是万物生长旺盛的季节，这时人体血液循环加快，心脏负担也随之加重，是心脏最累的季节。夏季阳气旺于外，心气旺盛，加之天气炎热，人们出汗较多，损耗了大量的水和营养物质。中医谓"血汗同源"，汗液、血液、唾液、泪液同出一源，均为人之津液，而心主血液，夏季与心气相通，多汗则易使心气涣散，中医又有"汗为心之液"之说，大量出汗耗损的就是心气，所以中医认为，夏季养生之道，在于养心，心安则血畅，血畅则神清气爽，养心可以最有效地保护心气，达到事半功倍之效。

2. 食疗药膳调养原则

应遵循"春夏养阳、养心为先"的食疗药膳调养原则。夏季人体阳气外发、伏阴在内，形成阳气外盛内虚的状态，最宜进行冬病夏治，使人体阳气得自然界阳气之助。夏季养阳的原则：减苦增辛，养心调肺；减甘增咸，养脾调肾，保护肠胃。夏季养阳、养心，长夏养脾，宁静聚气养心神，神要静养，形要动养。

3. 宜忌食物

宜食黄瓜、西红柿、苦瓜、丝瓜、冬瓜、鲫鱼、泥鳅、鸭肉、芹菜、莲藕、茄子、秋葵、泥鳅、鸭肉、西瓜、酸梅、杨梅、绿豆、草莓、杏仁、百合、莲子、桃子、橄榄、菠萝、梨等。可适当饮用绿茶、白茶、金银花茶、菊花茶、乌龙茶等。

忌食大辛、大热、油腻的食物（如牛、羊、鹅、狗肉、辣椒、芥末等），不干净、不新鲜的食物。另外，过食生冷的食物容易引起肠胃不适，甚至会导致食物中毒，也需注意。

4. 食疗药膳举隅

百合绿豆汤： 取绿豆、百合各适量。绿豆洗净，放在开水里浸泡10分钟左右，捞出放凉，然后冷冻三四个小时，再放在锅里煮，加上洗净的百合，煮好后加适量冰糖即可。本品夏季食用清爽而不黏腻，消暑又降脂。

鸡蛋炒苦瓜：取鸡蛋、苦瓜各适量。将鸡蛋打在碗里，加适量的盐搅拌均匀；苦瓜切成薄片。锅里放油烧热，放入打好的蛋液，炒熟后盛出；锅里放入苦瓜片翻炒几分钟，加少许盐、蒜末，最后加入炒好的鸡蛋、少许鸡精，翻拌均匀即可。苦瓜虽苦，但夏季食用清热又解暑。

辛凉饮：取薏苡仁30克，藿香3克，佩兰3克，白豆蔻仁3克。先用热水煎煮薏苡仁半小时，然后用煮出来的水冲泡另外3种食材即可。暑湿季节服用本品可以帮助脾胃化解体内的湿气。

益肺养胃汤：取葛根500克，怀山药250克，胡萝卜1根（约150克），玉米1根（约150克），马蹄10只，竹蔗200克，老鸽1只（约750克）。将老鸽宰杀，去除羽毛及内脏，洗净，斩大块，放进沸水中稍焯，捞出冲洗干净血沫；葛根洗净（不去皮），切厚片；怀山药、胡萝卜分别削皮、洗净，滚刀切厚块；玉米去苞叶及须，洗净，横切成6段；马蹄削皮，竹蔗洗净，斩成约5厘米长的段，再破成小条块。把所有备好的食材一齐置于砂锅内，加清水3升、白酒少许，武火煮沸后改用文火熬1.5小时，精盐调味即可。本品可健脾益肺、开胃消食、生津止渴、化痰止咳，适宜一般人群食用，尤其适宜过食肥甘厚腻、肺胃积热者食用。

荠菜饺：取面粉800克，荠菜1500克，虾皮50克。荠菜去杂，洗净切碎，放入盆中，加入虾皮及精盐、味精、酱油、葱花、花生油、芝麻油，拌匀成馅；将面粉用水和成软硬适度的面团，切成小面剂，擀成饺子皮，包馅成饺，下沸水锅煮熟，捞出装碗即可。本品适宜高血压、眼底出血、眩晕头痛、吐血、肾炎水肿患者食用。

哈密瓜炖排骨：取哈密瓜、排骨各适量，炖食。本品可清热去火。

虾仁炒苋菜：取苋菜250克，虾仁20克。苋菜洗净，取嫩尖；虾仁洗净剁碎。锅置旺火上，加油烧热，下苋菜干炒，放入虾仁，炒熟。起锅时加精盐少许即可。本品可补虚助长。

椰子煲鸡汤：取鸡1只，椰肉50克，洋葱、蒜末、红辣椒、茴香、杏仁各适量。鸡肉切块，椰肉切丝，洋葱切片；将鸡块放入沸水中煮至半熟捞出；起油锅，爆香蒜末、洋葱片，倒入砂锅内，再倒入鸡块、椰丝、红辣椒、茴香、杏仁，精盐调味，加清水适量煮沸后，改文火煮至汤稠即可。本品可益气生津，润泽养颜。

山楂荷叶饮：取山楂、荷叶、决明子各30克。加水适量，文火煎煮半小时，去渣，代茶饮。本品可健脾消食，清暑化湿，润肠通便，化浊降脂。既适用于暑湿困脾、食欲不振者，亦适用于高血压、高脂血症及减肥者。

青芒番茄炒鸡肉：取青芒果250克，鸡肉500克，番茄和洋葱各1个。青芒果洗净，去皮切片；洋葱和番茄洗净，切成块；鸡肉洗净，切成块，放入碗内，加入生粉拌匀。锅放火上，加入花生油烧热，投入洋葱，炒出香味时放入鸡肉炒匀，加入牛油、白糖、胡椒粉、精盐，倒入青芒果、番茄，注入适量清水，然后用勺轻轻搅几下，待熟后出锅，倒入碗内即成。本品可用于脾胃虚弱、食欲不振、气血亏虚、咽干口渴等症的辅助治疗。

橄榄猪瘦肉汤：取新鲜橄榄150克，猪瘦肉200克，芫荽末适量。新鲜橄榄洗净，去核，捣烂；猪瘦肉洗净，切丝。两种食材同放入锅中，加适量水，煮沸，调入精盐，文火煮20分钟，再放入味精、酱油、芫荽末稍煮即可。本品适用于唇干舌燥。

立　夏

斗指巽，太阳黄经为45度，阳历5月5—7日交节

【养生小贴士】

1. 节气特点

为夏季的开始，此后气候开始炎热，雷雨增多。

2. 养生特点

饮食宜清淡，忌食油腻或辛辣之物，宜多吃易消化、富含维生素的食物；可多喝点牛奶，多吃豆制品、鸡肉、猪瘦肉等，这样既能补充营养，又可达到养心强心的目的；平时宜多吃蔬菜、水果及粗粮，以增加纤维素、维生素C和维生素B的供给，起到预防动脉硬化的作用；多饮水，可促进体内致热物质从尿、汗中排出，达到清热排毒之目的；老年人每天清晨可吃少许葱头、喝少量的酒（根据个人体质选择是否饮酒或咨询医生），以促使气血流通、心脉无阻，预防心脏病的发生；必要时可在医生指导下服用一些清火的药物。

【食疗药膳】

鸡骨草赤小豆猪胰汤

材料： 鸡骨草、赤小豆各120克，猪胰2条。

做法： 先将猪胰切段，焯水捞起，然后连同洗净的鸡骨草、赤小豆放进砂锅内，加清水2升、白酒少许，武火煮开，文火煎熬1.5小时，精盐调味即可。

功效： 鸡骨草性凉味甘、微苦，归肝、胃经，能利湿退黄、清热解毒、疏肝止痛；赤小豆性平味甘、酸，归心、小肠经，长于利水消肿、解毒排脓；猪胰性平味甘，归肺、脾、大肠经，功擅益肺止咳、健脾止痢、通乳润燥。三物合用，有良好的疏肝健脾益肺、清热利湿、解毒止痢、生津止渴的功效。本品

既为夏季清热利湿、解毒、生津止渴的佳汤，亦适用于肝胆湿热、胁肋不舒、胃脘胀痛、乳痈肿痛、水肿胀满、脚气浮肿、黄疸尿赤、风湿热痹、痈肿疮毒、肠痈腹痛、肺痿咳嗽、肺胀喘急、咯血、脾虚下痢、乳汁不通、消渴等的辅助治疗。

洋参石斛水鸭汤

材料： 西洋参10克，耳环石斛10克，水鸭1只（约750克），广陈皮1克。

做法： 将水鸭宰杀，除去内脏、剥掉外皮，洗净后斩成大块，用开水烫煮一下捞起待用；西洋参、耳环石斛分别用清水浸泡，西洋参泡约30分钟，耳环石斛泡2小时以上。将所有汤料一齐放进炖盅内，加入沸水1.5升及少许白酒、精盐，隔水炖2小时即可。

功效： 水鸭善补阴益气、和胃消食、利水解毒；西洋参性凉味甘，功擅补气养阴、清火生津；耳环石斛性凉味甘而不寒，长于益胃生津、滋阴清热，且能益肝肾而明目强腰。诸物共奏补气养阴、清火生津、益胃消食之功。该汤为益气滋阴的清补良汤，不仅适宜暑伤气阴较重者，亦适宜素体气阴不足者经常食用。

冬瓜薏米水鸭汤

材料： 冬瓜1000克，薏苡仁30克，白扁豆30克，鲜荷叶1张（干品用30克），广陈皮3克，水鸭1只（750～1000克）。

做法： 冬瓜洗净后连皮切成大块；水鸭宰杀，除去内脏、剥掉外皮，洗净后斩成大块，用开水烫煮一下捞起待用；荷叶洗净，切块；薏苡仁、白扁豆洗净；广陈皮浸软，切丝。在砂罐内加清水3升、生姜3片，待水沸腾后，将所有汤料倒进砂罐内，滴入少许白酒，用文火煮2小时，精盐调味即可。

功效： 汤中冬瓜、荷叶善清热消暑、生津止渴，薏苡仁、白扁豆是健脾利湿、消暑之佳品，加善补阴益气、和胃消食、利水解毒的水鸭，以及健脾燥湿、行气和胃的广陈皮，共奏清热消暑、健脾祛湿、益气生津、和胃消食之功，清而不泄，补而不滞，乃夏季食疗养生之妙品。

草绿莲山老鸽汤

食材： 草菇250克，绿豆50克，山药250克，鲜莲子100克，老鸽2只（约750克）。

做法： 将老鸽宰杀，去除羽毛及内脏，洗净，斩大块，放进沸水中稍焯，捞出冲洗干净血沫；草菇洗净，对半切开，放进沸水中稍焯，捞出冲洗干净血沫；山药削皮，洗净，滚刀切厚块。把备好的鸽子、山药连同洗净的鲜莲子、绿豆一齐置于砂锅内，加清水3升、白酒少许，武火煮沸后改用文火熬1.5小时，加入备好的草菇，再煮20分钟，精盐、鸡精调味即可。

功用： 草菇性寒味甘，善于清热解暑、补益气血、降血压、抗癌；绿豆性寒味甘，长于清热解毒、消暑、利水；莲子性平味甘、涩，功擅补脾止泻、止带、益肾涩精、养心安神；山药性平味甘，能补脾益肺、养胃生津、补肾涩精；老鸽性平味咸，功擅滋肾益气、祛风解毒。诸物合用，味道鲜美，清补兼备，既能清热解暑、祛湿解毒，又可健脾益肾、补益气血，适宜一般人群于炎夏酷暑时节食用，尤其适宜脾肾虚弱者食用。

仙草绿豆水鸭汤

食材： 仙草60克，绿豆100克，茯苓50克，广陈皮15克，无花果4个，水鸭1只（约750克）。

做法： 将水鸭宰杀，去除羽毛及内脏，洗净，斩大块，放进加有广陈皮（或柑、橘、柚叶）的沸水中稍焯，捞出冲洗干净血沫，然后连同洗净的其他食材一齐置于砂锅内，加清水3升、白酒少许，武火煮沸后改用文火熬2小时，精盐调味即可。

功用： 仙草性寒味甘、淡，善于清热解暑、清热利湿、凉血解毒；绿豆性寒味甘，长于清热解毒、消暑、利水；茯苓性平味甘、淡，功擅利水渗湿、健脾宁心；无花果性凉味甘，能清热生津、健脾开胃；水鸭性凉味甘，功擅补中益气、和胃消食、利水、解毒；佐以性温味苦、辛的广陈皮，既可健脾理气、燥湿化痰，使汤补而不滞，又可去除水鸭的腥臊味。诸物合用，有良好的健脾祛湿、开胃消食、清热解暑、生津止渴、凉血解毒等作用，适宜一般人群于酷暑时节食用，也可用于脾胃湿热，运化不力或感受暑湿热毒所致诸证的辅助治疗。

注：脾胃虚寒者慎服。

藕瓜绿豆墨鱼汤

食材： 莲藕500克，节瓜2条（约500克），绿豆、墨鱼干各100克，猪腱肉250克。

做法： 莲藕、节瓜分别削皮，洗净，滚刀切厚块；墨鱼干水发，洗净，切块；猪腱肉洗净，切厚块。上述食材连同洗净的绿豆一齐置于砂锅内，加清水3升、白酒少许，武火煮沸后改用文火熬2小时，精盐调味即可。

功用： 莲藕（熟者）性温味甘，善于健脾开胃、益血补心；节瓜性平味甘，长于健脾开胃、生津止渴、解暑湿、通利二便；绿豆性寒味甘，功擅清热解毒、消暑、利水；墨鱼干性平味咸，功擅养血滋阴；猪腱肉性微寒味甘、咸，能补肾滋阴、养血润燥、补中益气。诸物合用，汤性清凉，清不伤正，补不敛邪，有良好的健脾开胃、养血安神、补肾滋阴、清热解暑、祛湿解毒等作用，适宜一般人群于炎夏时节食用。也可用于脾肾虚弱，阴血不足或感受暑湿热毒所致诸证的辅助治疗。

白瓜绿马鲫鱼汤

食材： 白瓜2条（约500克），绿豆100克，马蹄6个，白鲫鱼2条（约750克），生姜3片。

做法： 白瓜削皮、去瓤，洗净，切大块；马蹄削皮，洗净，切开两半；白鲫鱼宰杀，去净鱼鳞、鳃及内脏，洗净，沥干水，放进加有生姜片的生油锅中慢火煎至两面金黄（煎时洒点白酒）。上述食材连同洗净的绿豆一齐置于砂锅内，加清水2.5升、白酒少许，武火煮沸后改用文火熬1.5小时，精盐调味即可。

功用： 白瓜性寒味甘，善于清热利水、生津止渴、除烦、利胃肠，《食物本草》说它"主涤胃消渴，清暑益气"；绿豆性寒味甘，长于清热解毒、消暑、利水；马蹄性寒味甘，功擅清热生津、化痰、消积；白鲫鱼性平味甘，功擅健脾和胃、利水消肿、通利血脉。诸物合用，汤性清凉，有良好的健脾祛湿、开胃消食、除烦止渴、清热解暑等作用，适宜一般人群于炎夏酷暑时节食用。也可用于脾胃湿热或感受暑湿热毒所致诸证的辅助治疗。

注：脾胃虚寒者不宜服。

香芋水瓜花蛤汤

食材： 香芋250克，水瓜1条（约300克），花蛤500克，生姜5克。

做法： 花蛤加适量清水煮开，取肉，保留澄清煮花蛤的汁；水瓜削皮，洗净，切块；生姜洗净，切丝；香芋削皮，洗净，切小方块，置于生油锅内炒香，加清水2升，武火煮沸后改用文火煮20分钟，然后放进备好的水瓜块、花蛤肉再煮10分钟，精盐、鸡精、姜丝调味即可。

功用： 香芋性平味甘、辛，善于健脾补虚，散结解毒，《本草拾遗》称其"吞之开胃，通肠闭，产后煮食之破血，饮其汁，止血、渴"，《滇南本草》说它能"治中气不足，久服补肝肾，添精益髓"；水瓜（又名丝瓜）性凉味甘，长于清热化痰、凉血解毒，《本草求真》言"丝瓜性属寒物，味甘体滑。凡人风痰湿热，蛊毒血积，留滞经络，发为痈疽疮疡，崩漏肠风，水肿等症者，服之有效，以其通经达络，无处不至"，《陆川本草》又称其可"生津止渴，解暑除烦。治热病口渴，身热烦躁"；花蛤肉性寒味咸，功擅滋阴、利水、化痰、软坚，《嘉祐本草》谓其可"润五脏，止消渴，开胃，解酒毒，主老癖能为寒热者及妇人血块，煮食之"。诸物合用，味道鲜香可口，汤性清凉，有良好的健脾益肺、滋阴生津、解暑除烦、化痰散结等作用，适宜一般人群于炎夏时节食用。也可用于脾肺虚弱，阴津不足所致诸证的辅助治疗。

注：脾虚便溏者慎服。

五仁冬瓜水鸭汤

食材： 莲子50克，芡实50克，薏苡仁50克，白扁豆50克，绿豆50克，冬瓜1000克，广陈皮15克，水鸭1只（约750克），猪瘦肉200克。

做法： 将水鸭宰杀，去除羽毛及内脏，洗净，斩大块；猪瘦肉洗净，切厚块，与水鸭一齐放进加有广陈皮（或柑、橘、柚叶）的沸水中稍焯，捞出冲洗干净血沫；冬瓜刮去表皮，洗净，滚刀切厚块。上述食材连同洗净的其他食材一齐置于砂锅内，加清水3升、白酒少许，武火煮沸后改用文火熬2小时，精盐调味即可。

功用： 莲子性平味甘、涩，善于补脾止泻、止带、益肾涩精、养心安神；芡实性平味甘、涩，长于益肾固精、补脾止泻、除湿止带；薏苡仁性凉味甘、淡，功擅健脾渗湿、除痹止泻、清热排脓；白扁豆性微温味甘，能健脾化湿、和中；绿豆性寒味甘，功擅清热解毒、消暑、利水；冬瓜性微寒味甘、淡，功擅清热、利尿、化痰、生津、解暑、解毒；水鸭性凉味甘，功擅补中益气、和胃消食、利水、解毒；猪瘦肉性微寒味甘、咸，能补肾滋阴、养血润燥、补中益气；佐以性温味苦、辛的广陈皮，既可健脾理气、燥湿化痰，使汤补而不滞，又可去除水鸭的腥臊味。诸物合用，味鲜可口，汤性清凉，清补兼备，清而不伤气阴，补而不敛暑湿，有良好的健脾益肾、滋阴养血、清热解暑、祛湿解毒等作用，适宜一般人群于炎夏酷暑时节食用。也可用于脾肾虚弱，水湿不化或感受暑湿热毒所致诸证的辅助治疗。

五汁消暑老鸭汤

食材： 绿豆100克，白萝卜半根（约150克），胡萝卜1根（约150克），大枣6枚，香菇6只，广陈皮15克，老白鸭1只（约1250克）。

做法： 将老白鸭宰杀，去除羽毛及内脏，洗净，斩大块，放进加有广陈皮（或柑、橘、柚叶）的沸水中稍焯，捞出冲洗干净血沫；白萝卜、胡萝卜分别削皮，洗净，滚刀切厚块；大枣劈开，去核；香菇用清水泡软后，去除硬梗，洗净。上述食材连同洗净的绿豆一齐置于砂锅内，加清水3升、白酒少许，武火煮沸后改用文火熬2小时，精盐调味即可。

功用： 绿豆性寒味甘，善于清热解毒、消暑、利水；白萝卜（熟者）性平味甘，长于消食、下气、化痰；胡萝卜性平味甘、辛，功擅健脾和中、养肝明目、化痰止咳；大枣性温味甘，能补中益气、养血安神；香菇性平味甘，能扶正补虚、健脾开胃、化痰理气、解毒、抗癌；老白鸭性平味咸，功擅补益气阴、利水消肿；佐以性温味苦、辛的广陈皮，既可健脾理气、燥湿化痰，使汤补而不滞，又可去除鸭之腥臊味。诸物合用，味美鲜香可口，汤性平和，清而不泄，补而不滞，安和五脏，既有良好的健脾益肺、滋肾养肝、养血宁心之效，又有消暑祛湿、消食化痰之功，实为炎夏时节的养生佳馔，适宜一般人群食用。也可用于体质虚弱、感受暑湿所致诸证的辅助治疗。

芦笋绿豆排骨汤

食材：芦笋250克，绿豆50克，土豆250克，猪排骨500克。

做法：猪排骨洗净，斩成小段，放进沸水中稍焯，捞出冲洗干净血沫；芦笋洗净，切段；土豆削皮，洗净，滚刀切厚块。上述食材连同洗净的绿豆一齐置于砂锅内，加清水2.5升、白酒少许，武火煮沸后改用文火熬1.5小时，精盐调味即可。

功用：芦笋性平味甘，善于清热利湿、活血散结，现代药理研究表明，芦笋有显著提高人体免疫力、抗肿瘤、降血脂及护肝等作用；土豆性平味甘，长于健脾和中、解毒消肿；绿豆性寒味甘，功擅清热解毒、消暑、利水；猪排骨性微寒味甘、咸，功擅益肾滋阴、益气养血、生津润燥。诸物合用，汤性清凉，有良好的益气养血、养阴生津、清热解暑、祛湿解毒等作用，适宜一般人群于炎夏时节食用。也可用于脾胃虚弱或感受暑湿热毒所致诸证的辅助治疗。

双菇豆腐黄骨鱼汤

食材：金针菇、草菇各150克，嫩豆腐3块，黄骨鱼3条（约600克），芫荽、生姜适量。

做法：草菇洗净，对半切开，放进沸水中稍焯，捞出用冷水冲洗干净；金针菇洗干净，拆散；嫩豆腐洗净，每块切成6小块；生姜洗净，切丝；芫荽洗净，切长段；黄骨鱼宰杀，去除鳃及内脏，洗净，沥干水分，放进加有生姜片的油锅中煎至两面金黄（煎时洒点白酒），接着加清水1.5升，武火煮沸10分钟后加入金针菇、草菇、嫩豆腐，再煮沸5分钟，加入姜丝、芫荽，精盐调味即可。

功用：金针菇性寒味甘、咸，善于补肝、益肠胃、抗癌；草菇性寒味甘，长于清热解暑、补益气血、降血压、抗癌；黄骨鱼性平味甘，功擅祛风利水、解毒敛疮；豆腐性凉味甘，功擅益气和中、生津润燥、清热解毒；少佐芫荽、生姜可温中散寒、开胃消食。诸物合用，味道鲜美，汤性清凉，有良好的益气和中、开胃消食、清热解暑、祛湿解毒、防癌抗癌等作用，适宜一般人群于初夏食用。

瓜笋马蹄鲫鱼汤

食材：白瓜2条（约500克），胡萝卜1根（约150克），马蹄3个，生姜4片，香葱2根，白鲫鱼2条（约750克）。

做法：白瓜去皮、瓤，洗净，切薄片；胡萝卜削皮，洗净，切丝；马蹄削皮，洗净，切薄片；生姜洗净，切片；香葱洗净，切粒。白鲫鱼宰杀，去除内脏及鳞、鳃，洗净，沥干水分，放进加有生姜片的生油锅中慢火煎至两面金黄（煎时洒点白酒），加入所有备好的食材、清水1.5升、白酒少许，武火煮沸后改用文火煮30分钟，精盐调味，撒上香葱粒即可。

功用：白瓜性寒味甘，善于除烦热、生津液、利小便；胡萝卜（又名金笋）性平味甘、辛，长于健脾和中、养肝明目、化痰止咳；马蹄性寒味甘，能清热生津、化痰、消积；白鲫鱼性平味甘，功擅健脾和胃、利水消肿、通利血脉。诸物合用，味道鲜美，汤性清凉，有良好的健脾和中、化痰消积、除烦止渴、利水去湿、养肝明目等作用，适宜一般人群于初夏食用。

冬瓜干贝菇鱼汤

食材：冬瓜1000克，干贝50克，香菇6只，生姜3片，白鲫鱼2条（约750克）。

做法：冬瓜刮去表皮，洗净，滚刀切厚块；干贝用微波炉中火加热20秒，取出，趁热拆丝（此法可增香，亦可省这一步）；香菇用清水泡软后，去除硬梗，对半切开；白鲫鱼宰杀，去除内脏及鳞、鳃，洗净，放进加了生姜片的油锅中慢火煎至两面金黄（煎时洒点白酒）。把所有备好的食材一齐置于砂锅内，加清水2.5升、白酒少许，武火煮沸后改用文火熬1.5小时，精盐调味即可。

功用：主料冬瓜性微寒味甘、淡，善于利尿、清热、化痰、生津、解毒，《随息居饮食谱》言"（冬瓜）清热，养胃生津，涤秽治烦，消痈行水，治胀满，泻痢霍乱，解鱼、酒等毒。亦治水肿，消暑湿"；香菇性平味甘，长于扶正补虚、健脾开胃、化痰理气、解毒、抗癌；干贝性平味甘、咸，功擅滋阴补肾、调中消食；白鲫鱼性平味甘，功擅健脾和胃、利水消肿、通利血脉。诸物合用，有良好的健脾去湿、滋阴生津、祛暑解毒等作用，适宜一般人群于初夏食用。也可用于脾胃不足，运化不力或暑湿热毒壅盛所致诸证的辅助治疗。

三笋鲜蚝汤

食材： 春笋、茭笋各100克，胡萝卜1根（约150克），鲜蚝肉500克，生姜、大蒜各10克。

做法： 春笋剥去外壳，洗净，切丝，用开水煮5～6分钟，捞出放入冷水中浸泡1小时左右，以去除笋的苦涩味；茭笋、胡萝卜分别削皮，洗净，切丝；生姜洗净，切片；大蒜拆瓣，洗净，切片；鲜蚝肉洗净，沥干水分，放进加有生姜片、大蒜片的生油锅中煎香（煎时洒点白酒），然后加入1.5升清水，待煮沸后，加入其他备好的食材，再煮沸15分钟，精盐调味即可。

功用： 春笋性寒味甘、苦，善于清热除烦、除湿、利水；茭笋性寒味甘，长于清热解毒、除烦止渴、通利二便；胡萝卜（又名金笋）性平味甘、辛，能健脾和中、养肝明目、化痰止咳；鲜蚝肉性平味甘、咸，功擅滋阴养血、宁心安神；少佐生姜、大蒜既可调中开胃，又可去除鲜蚝肉的腥臊味。诸物合用，味道鲜美可口，汤性清凉，清补兼备，既能祛湿解毒、除烦止渴，又能健脾和中、养肝明目、养血安神，适宜一般人群于初夏食用。

沙葛金笋鸽子汤

食材： 沙葛2个（约500克），胡萝卜1根（约150克），马蹄6个，广陈皮10克，老鸽2只（约750克），猪瘦肉250克。

做法： 分别将沙葛、胡萝卜洗净，去皮，滚刀切厚块；马蹄削皮，洗净，对半切开；老鸽宰杀，去除羽毛及内脏，洗净，斩大块；猪瘦肉洗净，切厚块，与老鸽一齐放进沸水中稍焯，捞出冲洗干净。上述食材连同洗净的广陈皮及其他备好的食材一齐置于砂锅内，加清水3升、白酒少许，武火煮沸后改用文火熬2小时，精盐调味即可。

功用： 沙葛性凉味甘，善于清肺生津、利尿、通乳、解酒毒；胡萝卜（又名金笋）性平味甘、辛，长于健脾和中、养肝明目、化痰止咳；马蹄性寒味甘，功擅清热生津、化痰、消积；老鸽性平味咸，功擅滋肾益气、祛风解毒；

猪瘦肉性微寒味甘、咸，能补肾滋阴、益气养血、润燥；佐以性温味苦、辛的广陈皮，既可健脾理气、燥湿化痰，使汤补而不滞，又可去除鸽肉之腥臊味而增香。诸物合用，有良好的健脾补肾、开胃消食、滋阴生津、清肺化痰等作用，适宜一般人群于初夏食用。也可用于脾胃不足，运化不力，或肺热津伤所致诸证的辅助治疗。

三仁干贝节瓜汤

食材： 薏苡仁、芡实、眉豆各30克，无花果4个，节瓜2条（约750克），干贝30克，鸡脚6只。

做法： 节瓜刮净表皮，洗干净，每条横切成4段，然后连同洗净的其他食材一齐置于砂锅内，加清水2.5升、白酒少许，武火煮沸后改用文火熬1.5小时，精盐调味即可。

功用： 主料节瓜性平味甘，善于健脾开胃、生津止渴、解暑湿、通利二便；薏苡仁性凉味甘、淡，长于健脾渗湿、除痹止泻、清热排脓；芡实性平味甘、涩，功擅益肾固精、补脾止泻、除湿止带；眉豆性平味甘、咸，能补中益气、健脾益肾；无花果性凉味甘，能清热生津、健脾开胃；干贝性平味甘、咸，功擅滋阴补肾、调中消食；鸡脚性温味甘，能温中益气、益精填髓、强筋骨。诸物合用，寒热相配，清补兼施，汤性平和，有良好的健脾益肾、开胃生津、祛湿除痹、清热解暑等作用，适宜一般人群于初夏食用。也可用于脾肾不足，水湿失运，或感受暑湿所致诸证的辅助治疗。

南芪思仙牛狗猪尾汤

食材： 五指毛桃50克，杜仲30克，牛大力50克，狗脊30克，大枣3枚，生姜3片，猪尾巴1条（连骶骨，约750克）。

做法： 猪尾巴洗净，斩大块，放进沸水中稍焯，捞出冲洗干净血沫；大枣劈开，去核。上述食材连同洗净的其他食材一齐置于砂锅内，加清水3升、白酒少许，武火煮沸后改用文火熬2小时，精盐调味即可。

功用： 五指毛桃（又名南芪）性平味甘，善于健脾补肺、行气利湿、舒筋活络；杜仲（又名思仙）性温味甘，长于补肝肾、强筋骨；牛大力性平味甘，功擅补虚润肺、强筋活络；狗脊性温味苦、甘，能补肝肾、强腰脊、祛风湿；猪尾巴性平味甘，功擅益肾滋阴、生肌壮骨；佐大枣、生姜可调和脾胃。诸物合用，汤性平和，有良好的健脾补肺、补肝肾、强腰膝、舒筋活络等作用，适宜一般人群于淫雨绵绵、湿邪壅盛的初夏食用。也可用于脾肺虚弱，肝肾不足所致诸证的辅助治疗。

三草水鸭汤

食材： 鲜积雪草、鲜地胆草各250克（干品各50克），鸡骨草50克，广陈皮15克，水鸭1只（约750克）。

做法： 将水鸭宰杀，去除羽毛及内脏，洗净，斩大块，放进加有广陈皮（或柑、橘、柚叶）的沸水中稍焯，捞出冲洗干净血沫，然后连同洗净的其他食材一齐置于砂锅内，加清水3升、白酒少许，武火煮沸后改用文火熬2小时，精盐调味即可。

功用： 积雪草性寒味苦、辛，善于清热利湿、解毒消肿；地胆草性寒味苦、甘，长于清热、除湿、解毒；鸡骨草性凉味甘、微苦，能利湿退黄、清热解毒、疏肝止痛；水鸭性凉味甘，功擅补中益气、和胃消食、利水、解毒；佐以性温味苦、辛的广陈皮，既可健脾理气、燥湿化痰，使汤补而不滞，又可去除水鸭的腥臊味。诸物合用，味道鲜香可口，汤性清凉，清补兼备，既能清热利湿、清热解毒、疏肝止痛，又能健脾益气、开胃消食、理气化痰，适宜一般人群于初夏食用，尤其适宜肝胆湿热者食用。

菇荪冬瓜排骨汤

食材： 鲜草菇100克，竹荪8根，冬瓜750克，干荷叶30克，猪排骨500克。

做法： 猪排骨洗净，斩块，放进沸水中稍焯，捞出用冷水冲洗干净血沫；鲜草菇洗净，对半切开，放进沸水中稍焯，捞出冲洗干净；竹荪用淡盐水浸泡，去除头盖伞状部分，清洗干净，切段；冬瓜刮去表皮，洗净，滚刀切厚块；干荷叶洗净。把所有备好的食材一齐置于砂锅内，加清水及椰子水共2.5升、白酒少许，武火煮沸后改用文火熬1.5小时，精盐调味即可。

功用： 草菇性寒味甘，善于清热解暑、补益气血、降血压、抗癌；竹荪性凉味甘，长于补气养阴、润肺止咳、清热利湿；冬瓜性微寒味甘、淡，功擅清热、利尿、化痰、生津、解暑、解毒；荷叶性平味苦，功擅清热解暑、升发清阳、凉血；猪排骨性微寒味甘、咸，功擅益肾滋阴、益气养血、生津润燥。诸物合用，味道鲜美，汤性清凉而无败泄之弊，既能清热解暑、利湿解毒、化痰止咳，又能健脾益肺、补气养血、滋阴生津，适宜一般人群于初夏食用以御暑热湿毒。

马山金玉排骨汤

食材： 马蹄、铁棍山药各150克，胡萝卜1根（约150克），甜玉米1根（约150克），猪排骨750克，鸡脚6只，干贝50克。

做法： 猪排骨洗净，斩块，和洗净的鸡脚放进锅内，加入适量清水煮沸后捞出，用冷水冲洗干净血沫；干贝置于盘中用微波炉中火烤20秒，取出，趁热拆丝；铁棍山药、胡萝卜分别削皮，洗净，滚刀切厚块；马蹄削皮，洗净，对半切开；甜玉米去除苞叶、须，洗净，横切成6段。上述食材连同洗净的其他食材一齐置于砂锅内，加清水3升、白酒少许，武火煮沸后改用文火熬2小时，精盐调味即可。

功用： 马蹄性寒味甘，善于清热生津、化痰、消积；铁棍山药性平味甘，长于补脾益肺、养胃生津、补肾涩精；胡萝卜（又名金笋）性平味甘、辛，功擅健脾和中、养肝明目、化痰止咳；玉米性平味甘，能调中开胃、利湿；猪排骨性微寒味甘、咸，功擅益肾滋阴、益气养血、生津润燥；鸡脚性温味甘，功擅温中益气、益精填髓、强筋骨；干贝性平味甘、咸，能滋阴补肾、调中消食。诸物合用，味道鲜美，汤性平和，既能补脾益肺、补气养血、养胃生津、滋肾益精、养肝明目，又能清热利湿、调中开胃、消食化痰，适宜一般人群食用。

土茯三仁猪骨汤

材料： 鲜土茯苓250克（干品用60克），绿豆、白扁豆、莲子各50克，猪脊骨500克，鸡脚6只。

做法： 猪脊骨洗净，斩成小段，与洗净的鸡脚放进沸水中稍焯，捞出用冷水冲净血沫，然后连同洗净的其他食材一齐置于砂锅内，加清水3升、白酒少许，武火煮沸后改用文火熬2小时，精盐调味即可。

功用：土茯苓性平味甘、淡，善于清热解毒、除湿泄浊、通利关节；绿豆性寒味甘，长于清热解毒、消暑、利水；白扁豆性微温味甘，能健脾化湿、和中；莲子性平味甘、涩，功擅补脾止泻、止带、益肾涩精、养心安神；猪脊骨性平味甘，功擅益肾滋阴、止渴；鸡脚性温味甘，功擅温中益气、益精填髓、强筋骨。诸物合用，味道鲜美，汤性平和，既可清暑解毒、和中止渴、除湿泄浊、舒筋活络，又可健脾益气、益肾滋阴、养心安神，适宜一般人群初夏食用，尤其适宜脾肾虚弱、湿浊蕴蓄者食用。

藕尖二笋菇鱼汤

食材：鲜藕尖、鲜芦笋各250克，鲜春笋、草菇各100克，白鲫鱼1条（约500克），生姜少许。

做法：鲜春笋剥去外壳，洗净，切薄片，用开水煮5～10分钟，捞出放入冷水中浸泡1小时左右（以去除笋的苦涩味），切宽丝；草菇洗净，对半切开，放进沸水中稍焯，捞出冲洗干净；鲜芦笋洗净，斜刀切薄片；鲜藕尖洗净，切小段；白鲫鱼宰杀，去除鱼鳞、鳃及内脏，洗净，放入有生姜片的油锅中文火煎至两面金黄色（煎时洒点白酒），加入适量清水煮沸5分钟，然后加入备好的其他食材，再煮10分钟，精盐调味即可。

功用：藕尖性凉味甘，善于清热除烦、凉血解毒；芦笋性平味甘，长于清热利湿、活血散结，现代药理研究表明，其有显著提高人体免疫力、抗肿瘤、降血脂及护肝等作用；春笋性寒味甘、苦，功擅清热除烦、利水除湿；草菇性寒味甘，能清热解暑、补益气血、降血压、抗癌；白鲫鱼性平味甘，功擅健脾和胃、利水消肿、通利血脉。诸物合用，味道鲜美，汤性清凉，有良好的健脾开胃、清热解暑、除烦止渴、清热利湿、凉血解毒等作用，适宜一般人群于闷热潮湿的夏季食用以解暑热湿毒。

三鲜节瓜白鲫汤

食材：鲜草菇、鲜莲子、鲜芡实各100克，节瓜2条（约500克），白鲫鱼2

条（约750克），生姜10克。

做法：将白鲫鱼宰杀，去除鱼鳞、鳃及内脏，洗净，放入有生姜片的油锅中，文火煎至两面金黄色（煎时洒点白酒）；鲜草菇洗净，对半切开，放进沸水中稍焯，捞出冲洗干净；节瓜刮净表皮，洗净，滚刀切厚块。上述食材连同洗净的鲜莲子、鲜芡实一齐置于砂锅内，加清水2.5升、白酒少许，武火煮沸后改用文火熬1.5小时，精盐调味即可。

功用：草菇性寒味甘，善于清热解暑、补益气血、降血压、抗癌；莲子性平味甘、涩，长于补脾止泻、止带、益肾涩精、养心安神；芡实性平味甘、涩，功擅益肾固精、补脾止泻、除湿止带；节瓜性平味甘，能健脾开胃、生津止渴、解暑湿、通利二便；白鲫鱼性平味甘，功擅健脾和胃、利水消肿、通利血脉。诸物合用，味道鲜美，汤性平和，清补兼备，既能清热解暑、利水除湿、通利二便，又能健脾益气、养胃生津、益肾固精、养心安神，适宜一般人群初夏食用以御暑湿。

四神冬瓜排骨汤

食材：山药、茯苓、莲子、芡实各30克，冬瓜1000克，猪排骨500克。

做法：猪排骨斩小段，放进沸水中稍焯，捞出冲洗干净血沫；冬瓜刮净表皮，去除瓤，洗净，滚刀切厚块。连同洗净的山药、茯苓、莲子、芡实一齐置于砂锅内，加清水2.5升、白酒少许，武火煮沸后改用文火熬1.5小时，精盐调味即可。

功用：山药性平味甘，善于补脾益肺、养胃生津、补肾涩精；茯苓性平味甘、淡，长于利水渗湿、健脾宁心；莲子性平味甘、涩，功擅补脾止泻、止带、益肾涩精、养心安神；芡实性平味甘、涩，能益肾固精、补脾止泻、除湿止带。上四味常合称为"健脾补肺益肾祛湿四神"。冬瓜性微寒味甘、淡，能清热、利尿、化痰、生津、解暑、解毒；猪排骨性微寒味甘、咸，功擅益肾滋阴、益气养血、生津润燥。诸物合用，味道鲜美，汤性清凉而无败泄之弊，既能清热解暑、除烦止渴、利湿解毒，又能健脾补肺、滋阴生津、益气养血、宁心安神，适宜一般人群初夏食用。

八味老鸭汤

食材：山药、茯苓、莲子、芡实、炒薏苡仁各30克，竹笋干100克，荷叶（干品）50克，广陈皮15克，老白鸭1只（约1250克）。

做法：将老白鸭宰杀，去除羽毛及内脏，洗净，斩大块，放进加有广陈皮（或柑、橘、柚叶）的沸水中稍焯，捞出冲洗干净血沫；竹笋干先用温水浸泡几个小时，待变软后，煮半小时，捞出，切薄块，再用清水浸泡12小时。上述食材连同洗净的其他食材一齐置于砂锅内，加清水3升、白酒少许，武火煮沸后改用文火熬2小时，精盐调味即可。

功用：山药性平味甘，善于补脾益肺、养胃生津、补肾涩精；茯苓性平味甘、淡，长于利水渗湿、健脾宁心；莲子性平味甘、涩，功擅补脾止泻、止带、益肾涩精、养心安神；芡实性平味甘、涩，能益肾固精、补脾止泻、除湿止带；炒薏苡仁性凉味甘、淡，功偏健脾渗湿、除痹止泻；竹笋性寒味甘、苦，能清热除烦、除湿、利水；荷叶性平味苦，能清热解暑、升发清阳、凉血；老白鸭性平味咸，功擅补益气阴、利水消肿；佐以性温味苦、辛的广陈皮，既可健脾理气、燥湿化痰，使汤补而不滞，又可去除鸭之腥臊味。诸物合用，味道鲜香可口，汤性平和，有良好的健脾益肺、益肾固精、去湿除痹、清热解暑、宁心除烦、生津止渴等作用，适宜一般人群初夏食用，尤其适宜脾肺肾三脏虚弱，运化不力，暑湿壅盛者食用。

两番鲍菇汤

食材：西葫芦1条（约300克），西红柿2个（200克），草菇150克，鲜鲍鱼8只，鸡蛋2个。

做法：西葫芦洗净，对剖后，斜刀切薄片；西红柿用沸水稍焯，剥皮，切块；草菇洗净，对半切开，放进沸水中稍焯，捞出冲洗干净；鲜鲍鱼清除干净内脏，洗净，用刀轻切十字花；鸡蛋打破于碗内，将鸡蛋清、鸡蛋黄搅拌均匀。把鲍鱼放进加有生姜片的油锅中稍煎（煎时洒点料酒），加清水适量，武火煮沸后加入备好的西葫芦片、西红柿块、草菇块，武火再煮沸5分钟，接着倒入调好的鸡蛋，搅拌煮沸，精盐、鸡精调味即可。

功用：西葫芦（又名番瓜）性凉味甘，能除烦止渴、清热利尿、润肺止咳、消肿散结，现代研究表明其能增强免疫功能，发挥抗病毒、抗肿瘤的作用，能促进人体内胰岛素的分泌，可有效防治糖尿病，预防肝肾病变，有助于增强肝肾细胞的再生能力。西红柿（又名番茄）性微寒味酸、甘，善于生津止渴、健胃消食，现代研究表明，其所含番茄红素对心血管具有保护作用，能减少心脏病的发作，还有抑制细菌的作用，所含的苹果酸、柠檬酸和糖类有助消化、利尿作用，所含烟酸能维持胃液的正常分泌，促进红细胞的形成，有利于保持血管壁的弹性和保护皮肤，对防治动脉硬化、高血压和冠心病也有帮助；番茄还富含维生素C、胡萝卜素、蛋白质、微量元素等，可使皮肤色素沉着减退或者消失。草菇性寒味甘，长于清热解暑、补益气血、降血压、抗癌；鲍鱼性平味甘、咸，功擅滋阴清热、益精明目、调经润肠；鸡蛋性平味甘，能滋阴降火、养血润燥。诸物合用，味道酸甘可口，汤性清凉，清补兼备，既能清热解暑、除烦止渴、清热利湿，又能健脾消食、益气养血、滋阴益精，适宜一般人群初夏食用。

健脾益肾祛湿汤

食材：怀山药、茯苓、莲子、芡实各30克，五指毛桃50克，广陈皮15克，老白鸭1只（约1250克）。

做法：将老白鸭宰杀，去除羽毛及内脏，洗净，斩大块，放进加有广陈皮（或柑、橘、柚叶）的沸水中稍焯，捞出冲洗干净血沫，然后连同洗净的其他食材一齐置于砂锅内，加清水3升、白酒少许，武火煮沸后改用文火熬2小时，精盐调味即可。

功用：山药性平味甘，善于补脾益肺、养胃生津、补肾涩精；茯苓性平味甘、淡，长于利水渗湿、健脾宁心；莲子性平味甘、涩，功擅补脾止泻、止带、益肾涩精、养心安神；芡实性平味甘、涩，能益肾固精、补脾止泻、除湿止带；五指毛桃性平味甘，能健脾补肺、行气利湿、舒筋活络；老白鸭性平味咸，功擅补益气阴、利水消肿；佐以性温味苦、辛的广陈皮，既可健脾理气、燥湿化痰，使汤补而不滞，又可去除鸭之腥臊味。诸物合用，味道鲜香可口，汤性平和，有良好的补脾益肺、益肾固精、行气利湿、舒筋活络等作用，适宜一般人群于潮湿时节食用。

苦瓜笋豆咸蛋汤

食材： 苦瓜2条（约500克），春笋、鲜黄豆各100克，咸鸭蛋2个。

做法： 苦瓜去瓢，洗净，斜刀切薄片；春笋剥去外壳，洗净，切薄片，用开水煮5～10分钟，捞出放入冷水中浸泡1小时左右，以去除笋的苦涩味；咸鸭蛋打破装在碗中，把蛋黄剪碎。在锅内加水1.5升，待水煮沸后，放入备好的苦瓜片、春笋片、鲜黄豆，煮沸10分钟，加进备好的咸鸭蛋，再煮5分钟，精盐调味即可。

功用： 苦瓜性寒味苦，善于清暑涤热、明目、解毒，《滇南本草》说它能"泻六经实火，清暑益气，止烦渴"；春笋性寒味甘、苦，长于清热除烦、利水除湿；黄豆性平味甘，功擅健脾利水、宽中导滞、解毒消肿；咸鸭蛋性凉味甘，功擅滋阴降火、清肺润燥、平肝。诸物合用，汤性清凉，清热不伤气、利水不伤阴，有良好的清暑涤热、滋阴清肺、除烦止渴、宽中导滞、利湿解毒等作用，适宜一般人群初夏食用。

粉葛三仁鲮鱼汤

食材： 鲜粉葛750克，赤小豆、莲子、茨实各50克，广陈皮10克，鲮鱼1条（约500克），猪脊骨500克。

做法： 将鲮鱼宰杀，去除鱼鳞、鳃及内脏，洗净，放入有生姜片的油锅中文火煎至两面金黄色（煎时洒点白酒）；猪脊骨洗净，斩大块，放进沸水中稍焯，捞出冲洗干净血沫；鲜粉葛洗净（不去皮），切厚块。上述食材连同洗净的其他食材一齐置于砂锅内，加清水2.5升、白酒少许，武火煮沸后改用文火熬2小时，精盐调味即可。

功用： 粉葛性凉味甘、辛，善于解肌退热、生津止渴、升阳止泻、通经活络、解酒毒；赤小豆性平味甘、酸，长于利水消肿、解毒；莲子性平味甘、涩，功擅补脾止泻、止带、益肾涩精、养心安神；茨实性平味甘、涩，能益肾固精、补脾止泻、除湿止带；鲮鱼性平味甘，功擅清热利水除湿，《本草纲目拾遗》称其能"健筋骨，活血行气，逐水利湿"；猪脊骨性平味甘，功擅益肾滋阴、止渴；少佐性温味苦、辛的广陈皮，既可健脾理气、燥湿化痰，使汤补而不滞，又可增加汤之香气。诸物合用，味道鲜香可口，汤性清凉而不败泄，既能清热解毒、祛湿除痹、通经活络，又能健脾益肾、滋阴生津、养心安神，适宜一般人群初夏食用，尤其适宜脾肾虚弱者食用。

积雪绿荷玉鸽汤

食材： 鲜积雪草500克，绿豆100克，鲜荷叶200克（干品用50克），玉米1根（约250克），老鸽2只（约750克）。

做法： 将老鸽宰杀，去除羽毛及内脏，洗净，斩大块，放进沸水中稍焯，捞出冲洗干净血沫；鲜荷叶洗净，切宽丝；玉米去苞叶及须，洗净，横切成6段。上述食材连同洗净的鲜积雪草、绿豆一齐置于砂锅内，加清水2.5升，武火煮沸后改用文火熬1.5小时，精盐调味即可。

功用： 积雪草性寒味苦、辛，善于清热利湿、解毒消肿；绿豆性寒味甘，长于清热解毒、消暑、利水；荷叶性平味苦，功擅清热解暑、升发清阳、凉血；玉米性平味甘，长于调中开胃、利湿；老鸽性平味咸，功擅滋肾益气、祛风解毒。诸物合用，味道鲜美，汤性清凉，既善清热解暑、利湿、解毒，又可健脾开胃、滋肾益气，清补兼备，诚为初夏御暑热湿毒之良汤，适宜一般人群食用。

三草三仁泥鳅汤

食材： 鲜鱼腥草、鲜积雪草、鲜车前草各120克，莲子、芡实、绿豆、茯苓各30克，泥鳅750克，生姜少许。

做法： 把买回来后用清水养了1～2天（让它吐干净肚子里的脏物）的泥鳅清洗干净，放进加有生姜片的油锅中煎至两面金黄（煎时洒点白酒），然后置于砂锅内，加清水2.5升、白酒少许，武火煮沸后放进洗净的鲜鱼腥草、鲜积雪草、鲜车前草、莲子、芡实、绿豆及茯苓，用文火熬1.5小时，精盐调味即可。

功用： 鱼腥草性微寒味辛，善于清热解毒、消痈排脓、利尿通淋；积雪草性寒味苦、辛，长于清热利湿、解毒消肿；车前草性寒味甘，功擅清热利尿、祛痰、凉血、解毒；莲子性平味甘、涩，能补脾止泻、止带、益肾涩精、养心安神；芡实性平味甘、涩，能益肾固精、补脾止泻、除湿止带；绿豆性寒味甘，能清热解毒、消暑、利水；茯苓性平味甘、淡，能利水渗湿、健脾宁心；泥鳅性平味甘，功擅补益脾肾、利水、解毒。诸物合用，味道鲜美，汤性清凉而无败泄之弊，既能清热消暑、利湿解毒，又能健脾益肾、养心安神，适宜一般人群初夏食用以御暑湿热毒。

枸杞金斛河蚌汤

食材： 鲜枸杞根500克（干品用50克），枸杞子30克，胡萝卜1根（约150克），鲜铁皮石斛100克，河蚌6只（约1500克），生姜少许。

做法： 河蚌洗净，放进锅中，加清水适量，武火煮至河蚌开口，捞出取肉，去除杂质，洗净，切块，汤自然沉淀后取上清液备用；枸杞根洗净；胡萝卜削皮，洗净，滚刀切厚块；鲜铁皮石斛洗净，切成小段。把鲜枸杞根、胡萝卜、鲜铁皮石斛一齐置于砂锅内，加清水2升、白酒少许，武火煮沸后改用文火熬1小时，然后加入河蚌肉及河蚌上清液、枸杞子、生姜片，再煮30分钟，精盐调味即可。

功用： 枸杞根性寒味甘，善于清肺降火、凉血除蒸，《神农本草经》称其"主五内邪气，热中消渴，周痹"，《食疗本草》说它能"去骨热消渴"；枸杞子性平味甘，长于滋补肝肾、益精明目、润肺、止渴；胡萝卜（又名金笋）性平味甘、辛，功擅健脾和中、养肝明目、化痰止咳；铁皮石斛性微寒味甘，能益胃生津、滋阴清热、益肝肾明目、强筋骨；河蚌肉性寒味甘、咸，功擅清热、滋阴、明目、解毒。诸物合用，味道鲜美，汤性清凉，有良好的清肺降火、化痰止咳、健脾和中、养胃生津、滋养肝肾、益精明目等作用，适宜一般人群初夏食用，尤其适宜长期熬夜、长期使用电脑者食用。

注：脾胃虚寒者慎服。

丝瓜番茄鲍菇汤

食材： 广东丝瓜2条（约750克），番茄2个（约200克），草菇100克，鲜鲍鱼8只，鸡蛋2个。

做法： 广东丝瓜削皮，洗净，斜切成小条块；番茄用沸水稍焯，剥皮，切薄块；草菇洗净，对半切开，放进沸水中稍焯，捞出冲洗干净；鲜鲍鱼清除干净内脏，洗净，斜刀切薄片；鸡蛋打破于碗内，将鸡蛋清、鸡蛋黄搅拌均匀。把鲍鱼放进加有生姜片的油锅中稍煎（煎时洒点料酒），加清水适量，用武火煮沸5分钟后放进丝瓜块、番茄块、草菇再煮5分钟，倒进备好的鸡蛋煮沸，精盐调味即可。

功用： 广东丝瓜（即棱角丝瓜）性凉味甘，善于清热化痰、凉血解毒，《陆川本草》称其能"生津止渴，解暑除烦"；番茄性微寒味酸、甘，长于生津止渴、健胃消食；草菇性寒味甘，能清热解暑、补益气血、降血压、抗癌；鲍鱼性平味甘、咸，功擅滋阴清热、益精明目、调经润肠；鸡蛋性平味甘，能滋阴降火、养血润燥。诸物合用，味道鲜美，汤性清凉，既能清热解暑、除烦止渴、凉血解毒，又能健脾益气、开胃消食、滋阴降火，非常适宜一般人群初夏食用。

苦瓜笋菇白鲫汤

食材： 苦瓜1条（约500克），鲜春笋、草菇各250克，白鲫鱼2条（约750克）。

做法： 苦瓜去瓤，洗净，斜刀切薄片；鲜春笋剥去外壳，洗净，切片，用开水煮5～10分钟，捞出放入冷水中浸泡1小时左右，以去除笋的苦涩味；草菇洗净，对半切开，放进沸水中稍焯，捞出冲洗干净；白鲫鱼宰杀，去除鱼鳞、鳃及内脏，洗净，放入有生姜片的油锅中文火煎至两面金黄色（煎时洒点白酒），加清水适量，用武火煮沸5分钟，加进上述备好的食材，再煮10分钟，精盐调味即可。

功用： 苦瓜性寒味苦，善于清暑涤热、明目、解毒，《滇南本草》说它能"泻六经实火，清暑益气，止烦渴"；春笋性寒味甘、苦，长于清热除烦、利水除湿；草菇性寒味甘，功擅清热解暑、补益气血、降血压、抗癌；白鲫鱼性平味甘，功擅健脾和胃、利水消肿、通利血脉。诸物合用，味道鲜美，汤性清凉，有良好的健脾和胃、清热解暑、除烦止渴、利湿解毒等作用，诚为清热解暑去湿之佳馔，适宜一般人群于初夏湿热时节食用。

莲山斛豆水鸭汤

食材： 怀山药30克，石斛10克，广陈皮15克，莲子30克，绿豆50克，水鸭1只（约750克）。

做法： 将水鸭宰杀，去除羽毛及内脏，洗净，斩大块，放进加有广陈皮（或柑、橘、柚叶）的沸水中稍焯，捞出冲洗干净血沫，然后连同洗净的其他食材一齐置于砂锅内，加清水3升、白酒少许，武火煮沸后改用文火熬2小时，精盐调味即可。

功用： 怀山药性平味甘，善于补脾益肺、养胃生津、补肾涩精；莲子性平味甘、涩，长于补脾止泻、止带、益肾涩精、养心安神；石斛性微寒味甘，功擅益胃生津、滋阴清热、益肝肾明目、强筋骨；绿豆性寒味甘，能清热解毒、消暑、利水；水鸭性凉味甘，功擅补中益气、和胃消食、利水、解毒；佐以性温味苦、辛的广陈皮，既可健脾理气、燥湿化痰，使汤补而不滞，又可去除水鸭的腥臊味。诸物合用，汤性平和，有良好的补脾益肺、滋养肝肾、消暑祛湿、生津止渴等作用，适宜一般人群夏季食用，尤其适宜脾肾虚弱者食用。

八宝消暑茶

食材： 西洋参10克，鸡蛋花、水翁花、茉莉花、金银花、莲子心各5克，广陈皮3克，绿茶10克。

做法： 把所有食材快速清洗干净，置于砂锅内，加清水1.5升，浸泡30分钟，武火煮沸后改用文火熬30分钟，倒出，代茶饮。

功用： 西洋参性凉味甘、微苦，善于补气养阴、清热生津；鸡蛋花性凉味甘、微苦，能清热、利湿、解暑；水翁花性凉味苦、甘，长于清热解毒、祛暑生津、消滞利湿；金银花性寒味甘，功擅清热解毒、疏散风热；茉莉花性温味辛、微甘，能理气止痛、避秽开郁；莲子心性寒味苦，功擅清心安神、交通心肾、涩精止血；广陈皮性温味苦、辛，能健脾理气、燥湿化痰；茶叶性凉味苦、甘，能清利头目、除烦止渴、消食化滞、化痰、利尿、解毒。诸物合用，茶性清凉，清补兼备，既能清热解暑、清心除烦、利湿解毒、开胃消食、避秽开郁，又能补气健脾、养阴生津、交通心肾，适宜一般人群于炎夏酷暑时节饮用。

白鲫豆腐豆芽汤

食材： 黄豆芽、绿豆芽各150克，嫩豆腐2块，白鲫鱼1条（约500克），生姜、芫荽适量。

做法： 黄豆芽、绿豆芽洗净；嫩豆腐洗净，每块切成6小块；白鲫鱼宰杀，去除鱼鳞、鳃及内脏，洗净；芫荽洗净，切粒；生姜洗净，切丝。把白鲫鱼置于烧热的花生油锅内慢火煎至两面金黄色（煎时洒点白酒），加入适量清水煮沸10分钟后放进备好的黄豆芽、绿豆芽、豆腐块，再煮5分钟，放入姜丝、芫荽，精盐调味即可。

功用： 黄豆芽性凉味甘，善于清热利湿、消肿除痹；绿豆芽性凉味甘，长于清热消暑、解毒利尿；白鲫鱼性平味甘，功擅健脾和胃、利水消肿、通利血脉；豆腐性凉味甘，功擅益气和中、生津润燥、清热解毒；少佐芫荽、生姜可温中散寒、开胃消食。诸物合用，味道鲜美，汤性清凉，有良好的健脾和胃、清热解暑、除烦止渴、利湿解毒等作用，适宜一般人群于炎夏酷暑时节食用。

注：脾胃虚寒者不宜服。

丝瓜菇耳黄鱼汤

食材： 丝瓜2条（约750克），香菇4个，黑木耳50克，黄骨鱼3条（约500克），生姜3片。

做法： 香菇用清水泡软，去掉硬梗，洗净，切丝；黑木耳用温水泡发，去除硬梗，洗净；丝瓜削皮，洗净，滚刀切厚块；黄骨鱼宰杀，去除鳃及内脏，洗净，放进加有生姜片的油锅中煎至两面金黄（煎时洒点白酒），加清水2升及备好的香菇丝、黑木耳，武火煮沸后改用文火煮10分钟，再加入丝瓜块煮10分钟，精盐调味即可。

功用： 主料丝瓜性凉味甘，善于清热化痰、凉血解毒，《本草求真》言丝瓜"性属寒物，味甘体滑。凡人风痰湿热，蛊毒血积，留滞经络，发为痈疽疮疡、崩漏肠风、水肿等症者，服之有效，以其通经达络，无处不至"，《陆川本草》称其可"生津止渴，解暑除烦。治热病口渴，身热烦躁"；香菇性平味甘，功擅扶正补虚、健脾开胃、化痰理气、解毒、抗癌，现代药理研究表明，香菇有增强机体免疫功能、抗肿瘤、抗病毒、抗肝炎、抗氧化、抑制血小板聚集等作用；黑木耳性平味甘，长于补气养血、润肺止咳、止血、降血压、抗癌，现代药理研究表明，黑木耳有抗凝血、抗血小板聚集、抗血栓、升白细胞、增强免疫功能、降血脂、抗动脉粥样硬化、降血糖、延缓衰老、抗辐射、抗炎、抗溃疡、抗癌、抗突变、抗真菌等作用；黄骨鱼性平味甘，功擅祛风利水、解毒敛疮。诸物合用，汤性平和，味道鲜美，有良好的健脾开胃、清热化痰、解暑除烦、解毒抗癌等作用，适宜一般人群于炎夏酷暑时节食用，更是"三高"（高血脂、高血糖、高血压）人群及癌症患者的暑日佳馔。也可用于脾胃虚弱，运化不力，或感受暑湿热毒所致诸证的辅助治疗。

三花玉梨清暑饮

食材： 水翁花、杭白菊、金银花各10克，玉米1根（约200克），沙梨2个（约200克）。

做法： 玉米去苞叶及须，洗净，横切为6段；沙梨洗净，切小块。上述食材连同洗净的其他食材一齐置于砂锅内，加清水2升，武火煮沸后改用文火熬30分钟即可。

功用： 水翁花性凉味苦、甘，善于清热解毒、祛暑生津、消滞利湿；金银花性寒味甘，长于清热解毒、疏散风热；白菊花性微寒味甘、苦，功擅平肝明目、散风清热、清热解毒；玉米性平味甘，能调中开胃、利湿；沙梨性凉味甘、涩，功擅清暑解渴、生津收敛。诸物合用，汤性清凉，有良好的清热解暑、疏散风热、生津止渴、开胃消食、解毒利湿等作用，适宜一般人群于炎夏酷暑时节饮用以御暑热湿毒。

南芪四神豆鸭汤

食材： 五指毛桃50克，怀山药、茯苓、莲子、芡实各30克，白扁豆50克，广陈皮15克，老白鸭1只（约1250克）。

做法： 将老白鸭宰杀，去除羽毛及内脏，洗净，斩大块，放进加有广陈皮（或柑、橘、柚叶）的沸水中稍焯，捞出冲洗干净血沫，然后连同洗净的其他食材一齐置于砂锅内，加清水3升、白酒少许，武火煮沸后改用文火熬2小时，精盐调味即可。

功用： 五指毛桃（又名南芪）性平味甘，善于健脾补肺、行气利湿、舒筋活络；山药性平味甘，长于补脾益肺、养胃生津、补肾涩精；茯苓性平味甘、淡，功擅利水渗湿、健脾宁心；莲子性平味甘、涩，能补脾止泻、止带、益肾涩精、养心安神；芡实性平味甘、涩，能益肾固精、补脾止泻、除湿止带；白扁豆性微温味甘，能健脾化湿、和中消暑；老白鸭性平味咸，功擅补益气阴、利水消肿；佐以性温味苦、辛的广陈皮，既可健脾理气、燥湿化痰，使汤补而不滞，又可去除鸭之腥臊味。诸物合用，味道鲜香可口，汤性平和，有良好的健脾补肺、益肾固精、行气祛湿、和中消暑，宁心安神等作用，适宜一般人群于潮湿的夏季食用，尤其适宜肺脾肾虚弱、运化不力、水湿壅盛者食用。

两葛双莲排骨汤

食材： 葛根250克，沙葛1个（约250克），莲藕500克，鲜荷叶100克，猪排骨500克，墨鱼干50克。

做法： 猪排骨洗净，斩块，放进沸水中稍焯，捞出用冷水冲洗干净血沫；墨鱼干用温水泡开，洗净，切成宽丝；葛根（不去皮）洗净，切厚块；沙葛削皮，洗净，滚刀切厚块；莲藕削皮，洗净，滚刀切厚块；鲜荷叶洗净，切宽丝。把所有食材置于砂锅内，加清水3升、白酒少许，武火煮沸后改用文火熬2小时，精盐调味即可。

功用： 葛根性凉味甘、辛，善于解肌退热、生津止渴、升阳止泻、通经活络、解酒毒；沙葛性凉味甘，长于清肺生津、利尿、通乳、解酒毒；莲藕（熟者）性温味甘，能健脾开胃、益血补心；荷叶性平味苦，功擅清热解暑、升发清阳、凉血；猪排骨性微寒味甘、咸，功擅益肾滋阴、益气养血、生津润燥；墨鱼干性平味咸，功擅养血滋阴。诸物合用，味道鲜美，汤性清凉，清补兼备，既能清热解暑、生津止渴、凉血解毒、解肌通络，又能健脾益气、养血补心、益肾滋阴，适宜一般人群初夏食用。

小　满

斗指巳，太阳黄经为60度，阳历5月20—22日交节

【养生小贴士】

1. 节气特点

对应夬卦，兑卦在上，乾卦在下，呈阳蒸阴成雨落地面而为泽之意。此时五阳生，气温继续升高，雨水继续增多，故民间俗谚云"小满小满，江满河满"。

2. 养生特点

艾灸： 小满湿热重，为避免风疹发病，宜艾灸肝俞、肾俞，以健脾祛湿。

饮食： 应以清淡素食为主，少食海鱼、羊肉、冷饮等。

【食疗药膳】

清暑饮

材料： 鲜西瓜皮500克，鲜白茅根250克，鲜荷叶250克，竹蔗250克，马蹄100克，绿豆60克。

做法： 鲜西瓜皮洗净，切碎；鲜白茅根洗净，切段；鲜荷叶洗净，切碎；竹蔗洗净，切段。上述食材连同洗净的其他食材一起置于砂锅内，加水3升，武火煮沸，文火继煎1小时即可。倒出煎出液，代茶饮用。

功效： 西瓜皮性寒味甘、淡，归心、胃经，能清解暑热、泻热除烦、利尿；荷叶性平味苦，归肝、脾、胃经，能清热解暑、升发清阳、凉血止血；绿豆性寒味甘，归心、胃经，能清热、消暑、利水、解毒。三物均为清热解暑佳品。白茅根性寒味甘，功擅清热凉血、生津止渴；马蹄长于清热生津、化痰、消积；竹蔗性寒味甘，功擅清热生津、润燥和中、解毒。六物合用，有良好的

清热解暑、生津止渴作用，为夏日佳饮。既适宜一般人群饮用，亦可用于暑热烦渴、头痛目赤、咽喉肿痛、口舌生疮、痰热咳嗽，或暑湿泄泻、小便短赤、浮肿等症的辅助治疗。

丝瓜草菇鱼头汤

材料： 广东丝瓜1条，鲩鱼头1只，鲜草菇200克，豆腐1块。

做法： 广东丝瓜去皮洗净，开边去瓤，切如筷子头大粒；豆腐洗净切粒；鲜草菇洗净切开边。鲩鱼头斩成8块，并用少许生油煎至八成熟，加清水1升，待烧开后，再加入豆腐、鲜草菇、丝瓜煮，熟后下姜、葱，精盐调味即可。

功效： 本汤以广东丝瓜搭配性寒味甘能清热解暑、补益气血、降血压的草菇，性凉味甘能泻火解毒、生津润燥、补中益气的豆腐，以及性温味甘能平肝祛风、温中和胃的鲩鱼头，不仅味道鲜美可口，且有较好的清暑益气、平肝降压的作用，适宜于夏日养生食用，尤其适宜暑热烦渴、体质虚弱、头晕乏力及高血压患者食用。

薏木赤豆鲫鱼汤

食材： 薏苡仁、木棉花各30克，赤小豆120克，广陈皮10克，白鲫鱼2条（约750克）。

做法： 将白鲫鱼宰杀，去除鱼鳞及内脏，洗净，用少许花生油煎至八成熟（煎时洒点白酒并翻动），然后连同洗净的其他食材一齐置于砂锅内，加清水2.5升、白酒少许，武火煮沸后改用文火熬1.5小时，精盐调味即可。

功用： 薏苡仁性凉味甘、淡，善于健脾渗湿、除痹止泻、清热排脓；木棉花性凉味甘、淡，长于清热利湿、解毒；赤小豆性平味甘、酸，功擅利水消肿、解毒；白鲫鱼性平味甘，能健脾和胃、利水消肿、通利血脉；广陈皮性温味苦、辛，既可健脾理气、燥湿化痰，使汤补而不滞，又可去除鱼之腥臊味。诸物合用，有良好的健脾和胃、清热利湿、清热解毒等作用，适宜一般人群食用。也可用于脾虚湿困所致诸证的辅助治疗。

土茯苓煲龟汤

材料：鲜土茯苓750克，乌龟1只（750～1000克），猪瘦肉250克。

做法：鲜土茯苓洗净，切成片；宰杀洗净的乌龟，斩成大块；猪瘦肉切成大块，用沸水焯过后捞起。在砂罐中加清水3升、姜3片，待水煮沸后，把所有汤料放进罐中，滴入少许白酒，文火煎熬2小时，精盐调味即可。

功效：土茯苓性平味甘、淡，能清热解毒、除湿泄浊、通利关节；乌龟性平味甘、咸，长于滋阴潜阳、养血补心、补肾健骨、固经止血；猪瘦肉性微寒味甘、咸，能益气消肿、补肾滋阴、养血润燥。诸物合用，有良好的滋阴养血、解毒祛湿、强壮筋骨之效。适用于暑湿证、湿热疮毒、湿热痿痹及癌症患者的辅助治疗。

金银花水鸭汤

材料：金银花10克，生地黄30克，水鸭1只，猪瘦肉250克，广陈皮3克。

做法：将各药材洗净，稍浸泡。将水鸭宰杀，除去内脏，剥掉外皮，洗净，切大块；猪瘦肉洗净，切大块，和水鸭一起用开水烫煮一下捞起待用。在砂罐内加清水3升、生姜3片，待水沸腾后，将所有汤料倒进砂罐内，滴入少许白酒，用文火煮2小时，精盐调味即可。

功效：此汤以善补阴益气、和胃消食、利水解毒的水鸭，配以性寒味甘，长于清热解毒、疏散风热的金银花，以及性寒味甘、苦，功擅清热凉血、养阴生津之养生佳品生地黄，性微寒味甘、咸，能益气消肿、补肾滋阴、养血润燥的猪瘦肉，辅以广陈皮，既可健脾燥湿、行气和胃，又能去除肉食的腥臊气味。诸物合用，共奏清热解毒、健脾利湿、滋阴凉血之功。既为夏季去除暑湿之良剂，亦是辅助治疗湿热疮痈及各种皮肤瘙痒症的有益汤品。

老鸭广陈皮汤

食材：老白鸭1只（约1250克），猪瘦肉150克，火腿肉50克，广陈皮50克。

做法：将老白鸭宰杀，去除羽毛及内脏，清洗干净，斩块；猪瘦肉洗净，切小方块；火腿肉切粒。上述食材连同洗净的广陈皮一齐置于炖盅内，加清水2升、白酒少许，隔水炖1.5小时，精盐调味即可。

功用：老白鸭性平味咸，长于补益气阴、利水消肿，《随息居饮食谱》称它能"滋五脏之阴，清虚劳之热，补血行水，养胃生津，止嗽息惊，消螺蛳积"；猪瘦肉性微寒味甘、咸，能补肾滋阴、养血润燥、益气、消肿；火腿肉性温味甘、咸，能健脾开胃、滋肾益精、补气养血；广陈皮性凉味辛、甘，能下气、调中、化痰、醒酒。四物入馔，不但味道鲜美香馥，且有良好的健脾开胃、消食化痰、补气养血、滋肾益阴等作用，适宜一般人群食用。也可用于虚劳骨蒸、血虚萎黄、腰脚软弱、咳喘短气、气虚水肿、饮食失调、上气烦满、津伤口渴、内热消渴、伤酒口渴等症的辅助治疗。

冬瓜海带排骨汤

材料：冬瓜1000克，猪排骨500克，海带50克，鲜荷叶1张（若是干品，用30克）。

做法：冬瓜洗净后连皮切成大块；猪排骨洗净后斩成大块，用开水烫煮一下捞起待用；鲜荷叶洗净，切块；海带切成大块或切长条打结。在砂罐中放进3升（约12碗）清水，待水烧开后，把所有汤料全部倒进煲内，用文火煲1.5小时，精盐调味即可。

功效：汤中以善清热消暑、生津止渴的冬瓜、荷叶，配以能生津止渴、解毒止痢的猪排骨，以及清热消痰软坚、利水消肿的海带，共奏清热消暑、生津止渴、健脾利湿之功。尤其适宜暑湿或痰热较盛者食用。

三菇春笋老鸭汤

食材：茶树菇、草菇、香菇各50克，鲜春笋100克，广陈皮15克，老白鸭1只（约1250克），火腿肉30克。

做法：将老白鸭宰杀，去除羽毛及内脏，洗净，斩大块，放进加有广陈皮（或柑、橘、柚叶）的沸水中稍焯，捞出冲洗干净血沫；火腿肉切粒；茶树菇、草菇、香菇用清水泡发，除去杂质，洗净；鲜春笋剥去外壳，洗净，切片，用开水煮5～10分钟，捞出放入冷水中浸泡1小时左右，以去除笋的苦涩味。上述食材连同洗净的广陈皮一齐置于砂锅内，加清水3升、白酒少许，武火煮沸后改用文火熬2小时，精盐调味即可。

功用： 茶树菇性平味甘，能健脾、利尿；草菇性寒味甘，善于清热解暑、补益气血、降血压、抗癌；香菇性平味甘，长于扶正补虚、健脾开胃、化痰理气、解毒、抗癌；春笋性寒味甘、苦，功擅清热除烦、除湿、利水；老白鸭性平味咸，功擅补益气阴、利水消肿；火腿肉性温味甘、咸，能健脾开胃、滋肾益精、补气养血；佐以性温味苦、辛的广陈皮，既可健脾理气、燥湿化痰，使汤补而不滞，又可去除鸭之腥臊味。诸物合用，味道鲜香可口，汤性平和，清而不败泄，补而不腻滞，既能清热解暑、祛湿解毒、除烦止渴，又能健脾开胃、补益气血、滋肾益阴，诚为炎夏酷暑时节的食疗养生佳馔，适宜一般人群食用。也可用于脾肾虚弱，水湿失运或感受暑湿热毒所致诸证的辅助治疗。

芦笋马菇鲫鱼汤

食材： 芦笋、草菇各250克，马蹄6个，生姜3片，白鲫鱼2条（约750克）。

做法： 芦笋洗净，斜刀切小段；马蹄削皮，洗净，切薄片；草菇洗净，对半切开，放进沸水中稍焯，捞出冲洗干净；白鲫鱼宰杀，去除鱼鳞、鳃及内脏，洗净，放入加有生姜片的油锅中文火煎至两面金黄色（煎时洒点白酒），加清水1.5升，文火煮10分钟后，加入其他备好的食材，再煮15分钟，精盐、鸡精调味即可。

功用： 芦笋性平味甘，善于清热利湿、活血散结，现代药理研究表明，芦笋有显著提高人体免疫力、抗肿瘤、降血脂及护肝等作用；草菇性寒味甘，长于清热解暑、补益气血、降血压、抗癌；马蹄性寒味甘，功擅清热生津、化痰、消积；白鲫鱼性平味甘，功擅健脾和胃、利水消肿、通利血脉。诸物合用，味道鲜美可口，汤性清凉，无伤气阴之弊，有良好的健脾益气、开胃消食、解暑祛湿、生津止渴等作用，适宜一般人群于炎夏酷暑时节食用。也可用于脾胃虚弱，运化无力或感受暑湿所致诸证，以及癌症患者的辅助治疗。

夜兰金马生鱼汤

食材： 夜香花200克，胡萝卜1根（约150克），马蹄6个，生鱼1条（约500克），生姜3片。

做法： 胡萝卜、马蹄分别削皮，洗净，切薄片；夜香花去除硬梗，洗净；生鱼宰杀，去净鱼鳞、鳃及内脏，洗净，取肉切片，用适量花生油、淀粉、盐及姜丝拌腌，头、尾、骨腩斩块，放进加有生姜片的生油锅中煎香（煎时洒点白酒），加清水2升，武火煮沸后改用文火煮10分钟，加入备好的夜香花、胡萝卜片、马蹄片，煮沸5分钟后，放进腌好的生鱼肉片，再煮沸2分钟，精盐、鸡精调味即可。

功用： 夜香花（又名夜兰花）性平味微甘，善于清肝明目、去翳、拔毒生肌；胡萝卜（又名金笋）性平味甘、辛，长于健脾和中、养肝明目、化痰止咳；马蹄性寒味甘，功擅清热生津、化痰、消积；生鱼性凉味甘，功擅补脾益胃、利水消肿。诸物合用，味道鲜香可口，汤性清凉，有良好的健脾祛湿、开胃消食、清肝明目、化痰止咳等作用，适宜一般人群于炎夏时节食用。也可用于脾失健运，肝失所养而致诸证的辅助治疗。

节瓜山药金马排骨汤

食材： 节瓜2条（约500克），怀山药1根（约250克），胡萝卜1根（约150克），马蹄6个，猪排骨500克。

做法： 节瓜、怀山药、胡萝卜分别削皮，洗净，滚刀切厚块；马蹄削皮，洗净，切开两半；猪排骨洗净，斩小段，放进沸水中稍焯，捞出冲洗干净血沫。把所有备好的食材置于砂锅内，加清水3升、白酒少许，武火煮沸后改用文火熬2小时，精盐调味即可。

功用： 节瓜性平味甘，善于健脾开胃、生津止渴、解暑湿、通利二便；怀山药性平味甘，长于补脾益肺、养胃生津、补肾涩精；胡萝卜（又名金笋）性平味甘、辛，功擅健脾和中、养肝明目、化痰止咳；马蹄性寒味甘，能清热生津、化痰、消积；猪排骨性微寒味甘、咸，功擅益肾滋阴、益气养血、生津润燥。诸物合用，汤性清凉而不伤正，有良好的补脾益肺、补肾滋阴、清热解暑、养胃生津等作用，适宜一般人群于炎夏酷暑时节食用。也可用于脾肾虚弱，阴血不足或感受暑湿之邪所致诸证的辅助治疗。

莲山双豆水鸭汤

食材：鲜莲子、鲜山药各250克，绿豆、白扁豆各50克，广陈皮15克，水鸭1只（约750克）。

做法：将水鸭宰杀，去除羽毛及内脏，洗净，斩大块，放进加有广陈皮（或柑、橘、柚叶）的沸水中稍焯，捞出冲洗干净血沫；鲜山药削皮，洗净，滚刀切厚块。上述食材连同洗净的其他食材一齐置于砂锅内，加清水3升、白酒少许，武火煮沸后改用文火熬2小时，精盐调味即可。

功用：莲子性平味甘、涩，善于补脾止泻、止带、益肾涩精、养心安神；山药性平味甘，长于补脾益肺、养胃生津、补肾涩精；绿豆性寒味甘，功擅清热解毒、消暑、利水；白扁豆性微温味甘，能健脾化湿、和中消暑；水鸭性凉味甘，功擅补中益气、和胃消食、利水、解毒；佐以性温味苦、辛的广陈皮，既可健脾理气、燥湿化痰，使汤补而不滞，又可去除水鸭的腥臊味。诸物合用，汤性平和，有良好的健脾益肺、滋肾养心、清热解暑、祛湿解毒等作用，适宜一般人群于炎夏酷暑时节食用。也可用于体质虚弱，气血津精不足或感受暑湿热毒所致诸证的辅助治疗。

八宝冬瓜汤

食材：冬瓜1000克，猪瘦肉、家鸭肉各100克，鲜草菇、鲜莲子、鲜芡实各100克，干贝、火腿肉各25克，竹荪10克。

做法：冬瓜削皮去瓤，洗净，切厚块；猪瘦肉、家鸭肉、火腿肉分别洗净，切丁；竹荪用淡盐水浸泡，去除头盖伞状部分，清洗干净，切段；草菇洗净，对半纵切开，放进沸水中稍焯，捞出冲洗干净。上述食材连同洗净的其他食材一齐置于砂锅内，加清水3升、白酒少许，武火煮沸后改用文火熬1小时，精盐、鸡精调味即可。

功用：主料冬瓜性微寒味甘、淡，善于清热、利尿、化痰、生津、解暑、解毒；莲子性平味甘、涩，长于补脾止泻、止带、益肾涩精、养心安神；芡实性平味甘、涩，功擅益肾固精、补脾止泻、除湿止带；草菇性寒味甘，能清热解暑、补益气血、降血压、抗癌；竹荪性凉味甘，能补气养阴、润肺止咳、清热利湿；猪瘦肉性微寒味甘、咸，功擅补肾滋阴、养血润燥、补中益气；家鸭肉性平味咸，能补益气阴、利水消肿；干贝性平味甘、咸，功擅滋阴补肾、调中消食；火腿肉性温味甘、咸，能健脾开胃、滋肾益精、补气养血。诸物合用，味鲜可口，汤性清凉，清补兼备，清不伤正，补不敛邪，有良好的健脾益肾、补气养血、滋阴生津、清热解暑、祛湿解毒等作用，实为炎夏食疗养生佳馔，适宜一般人群食用。也可用于脾肾虚弱，气血阴津不足或感受暑湿热毒所致诸证的辅助治疗。

三草荷豆鲫鱼汤

食材： 鲜鱼腥草、鲜车前草、鲜积雪草各120克（干品各用30克），鲜荷叶1张（干品用30克），绿豆50克，白鲫鱼2条（约750克）。

做法： 将白鲫鱼宰杀，去除鱼鳞、鳃及内脏，洗净，放入有生姜片的油锅中文火煎至两面金黄色（煎时洒点白酒），然后连同洗净的其他食材一齐置于砂锅内，加清水2.5升、白酒少许，武火煮沸后改用文火熬1.5小时，精盐调味即可。

功用： 鱼腥草性微寒味辛，善于清热解毒、消痈排脓、利尿通淋；车前草性寒味甘，长于清热利尿、祛痰、凉血、解毒；积雪草性寒味苦、辛，功擅清热利湿、解毒消肿；荷叶性平味苦，能清热解暑、升发清阳、凉血止血；绿豆性寒味甘，功擅清热解毒、消暑、利水；白鲫鱼性平味甘，功擅健脾和胃、利水消肿、通利血脉。诸物合用，汤性清凉，有良好的健脾和胃、清热解暑、利湿、祛痰、凉血、解毒等作用，适宜一般人群于炎夏暑湿熏蒸时节食用。也可用于暑热烦渴、痰热咳嗽、热淋、血淋、湿热黄疸、暑湿泻痢、痈肿疮毒等症的辅助治疗。

注：脾胃虚寒者不宜食用。

如意佛手鲫鱼汤

食材： 绿豆芽、黄豆芽各100克，佛手瓜2条（约500克），白鲫鱼1条（约

500克），生姜、香葱少许。

做法： 佛手瓜洗净，纵向对半切开，去瓤，斜刀切薄片；绿豆芽、黄豆芽洗净；生姜洗净，切丝；香葱洗净，切粒；白鲫鱼宰杀，去除鱼鳞、鳃及内脏，洗净，放入有生姜片的油锅中文火煎至两面金黄色（煎时洒点白酒），加入适量清水煮沸5分钟，然后加进其他备好的食材（姜、葱除外），再煮10分钟，加入生姜丝、香葱粒，精盐调味即可。

功用： 佛手瓜性凉味甘，善于祛风解热、健脾开胃、清热利湿，现代研究表明，常食佛手瓜对增强人体抗病能力有益。佛手瓜还有利尿排钠、扩张血管、降血压等作用，且含锌较多，可提高儿童智力，对男女因营养原因引起的不孕不育，尤其对男士性功能衰退疗效明显，还可缓解老年人视力衰退；绿豆芽、黄豆芽合称如意菜，其中绿豆芽性凉味甘，功擅清热消暑、解毒利尿，黄豆芽性凉味甘，长于清热利湿、消肿除痹；白鲫鱼性平味甘，功擅健脾和胃、利水消肿、通利血脉。诸物合用，味道鲜美，汤性清凉，有良好的清热解暑、除烦止渴、利湿解毒、健脾开胃等作用，适宜一般人群于炎夏酷暑时节食用。

益气生津清暑饮

食材： 太子参30克，鲜西瓜皮300克，绿豆30克，鲜荷叶1张（干品用30克），胡萝卜1根（约150克），玉米1根（约200克），马蹄6个，鲜白茅根100克（干品用30克）。

做法： 鲜西瓜皮刮净红瓤及表皮，洗净，切大块；鲜荷叶洗净，切宽丝；胡萝卜削皮，洗净，滚刀切厚块；玉米去苞叶及须，洗净，横切为6段；马蹄削皮，洗净，对半切开；鲜白茅根洗净，切段。连同洗净的太子参、绿豆一齐置于砂锅内，加清水3升，武火煮沸后改用文火熬1.5小时，精盐调味即可。

功用： 太子参性平味甘、微苦，善于益气健脾、生津润肺，现代药理研究表明，其对机体具有适应原样作用（即能增强机体对各种有害刺激的防御能力），还可增强人体内的物质代谢；西瓜皮性凉味甘，长于清热解暑、除烦止渴、利尿；绿豆性寒味甘，能清热解毒、消暑、利水；荷叶性平味苦，能清热解暑、升发清阳、凉血止血；胡萝卜性平味甘、辛，能健脾和中、养肝明目、化痰止咳；玉米性平味甘，能调中开胃、利湿；马蹄性寒味甘，能清热生津、化痰、消积；白茅根性寒味甘，能清肺胃热、生津止渴、凉血止血、清热利尿。诸物合用，味道鲜甜可口，汤性清凉而不伤气阴，有良好的益气健脾、开胃消食、清热解暑、生津止渴、凉血解毒、清热利湿等作用，实为炎夏酷暑时节食疗养生之佳饮，适宜一般人群饮用。

六根清净汤

食材： 鲜百合1个，竹笋、茭笋各100克，莲藕200克，马蹄6个，胡萝卜1根，生蚝肉500克，大蒜头1个。

做法： 竹笋剥去外壳，洗净，切片，用开水煮5～6分钟，捞出放入冷水中浸泡1小时左右，以去除笋的苦涩味；茭笋削去老皮，洗净，斜刀切薄片；莲藕、马蹄分别削皮，洗净，切薄片；鲜百合折瓣，洗净；大蒜头扒瓣，切片。生蚝肉洗净，沥干水，放进加有大蒜片的油锅中炒香（炒时洒料酒），然后加入其他备好的食材、2升清水，文火煮10分钟，精盐调味即可。

功用： 百合性寒味甘，善于养阴润肺、清心安神，《日华子本草》谓其能"安心，定胆，益智，养五脏"；竹笋性寒味甘、苦，长于清热除烦、除湿、利水；茭笋性寒味甘，功擅清热解毒、除烦止渴、通利二便；莲藕（熟者）性温味甘，能健脾开胃、益血补心；胡萝卜性平味甘、辛，能健脾和中、养肝明目、化痰止咳；马蹄性寒味甘，能清热生津、化痰、消积；生蚝肉性平味甘、咸，功擅滋阴养血、宁心安神，崔禹锡的《食经》称它能"治夜不眠，志意不定"。诸物合用，汤性清凉，味鲜可口，能安和五脏，有良好的健脾益肺、滋阴养血、除烦止渴、宁心安神等作用，实为炎夏酷暑时节的养生佳馔，适宜一般人群食用。也可用于脾肺虚弱，阴津不足或暑伤气阴所致诸证的辅助治疗。

葫芦草菇排骨汤

食材： 葫芦1只（约1000克），鲜草菇250克，猪排骨300克，生姜、香葱适量。

做法： 葫芦削皮，洗净，切厚块；排骨洗净，斩小段，放入沸水中稍焯，捞出冲洗干净血沫；鲜草菇洗净，纵切开两半，放入沸水中稍焯后捞起。在砂锅内加水3升、生姜3片，待水烧开后，放进备好的猪排骨、葫芦，武火煮沸后改用文火煮1.5小时，加入鲜草菇，再煮10分钟，加入香葱，精盐调味即可。

功用： 本汤食材中，主料葫芦性平味甘、淡，善于利水、消肿、通淋、散结，《滇南本草》称其能"利水道，通淋，除心肺烦热"；草菇性寒味甘，长于清热解暑、补益气血、降血压、抗癌；猪排骨性微寒味甘、咸，功擅益肾滋阴、益气养血、生津润燥。诸物合用，共奏清暑益气、生津止渴、利水通淋之功，适宜一般人群炎夏食用（中寒者不宜）。也可用于脾失健运，水湿内停，郁久化热，或膀胱湿热，感受暑湿之邪所致诸证的辅助治疗。

芒　种

斗指丙，太阳黄经75度，阳历6月5—7日交节

【养生小贴士】

1. 节气特点

气候更加炎热，雨水多，湿度大，北方进入雷雨、阵雨天，南方则进入阴雨连绵的梅雨天，天气异常湿热。

2. 养生特点

应注意防暑，衣服宜勤洗勤换，重视睡子午觉；饮食宜清淡，多食益气生津止渴的新鲜蔬菜水果，多喝水。

饮食养生：吃苦、饮酸、吃粥、清补。芒种时节宜多饮水，但不宜一次性喝大量的白开水或糖水，或者只喝果汁、饮料，而应少量多次补给白开水，若出汗过多，宜饮用淡盐水，以补充体内丢失的电解质；饮食宜清淡，多食用新鲜的蔬菜、水果，少吃坚果、辛辣食物及肥甘厚腻之品，因其易滋生湿热；天气炎热，宜食用祛暑益气、生津止渴的食物，如苦瓜、黄瓜、番茄、莴笋、芹菜、葡萄、草莓、菠萝、山楂。

起居养生：适当晚睡早起，接受阳光照射，以顺应阳气的充盛，利于气血的运行，振奋精神。饭后小憩，睡子午觉。子时睡觉，最能养阴；午时睡觉，有利于养阳。晚上睡觉时间再晚也不应超过23点，中午11点至下午1点之间应小憩。勤洗澡，勤换衣，穿透气的衣服，并注意防晒，出汗时不要立即洗澡，以免"汗出见湿，乃生痤疮"。

运动养生：可进行游泳、跑步、打球等运动，以促进排汗，增强体质。

节气灸：为预防湿热对身体的影响，治疗消化性疾病，化湿健脾，可灸脾俞、中脘、关元、足三里等穴。

情志养生：宜保持轻松、愉快的状态，使气机宣畅，通泄自如，避免恼怒忧郁。

【食疗药膳】

三鸡荷兔汤

材料： 鲜鸡矢藤120克（干品用60克），鸡骨草60克，鸡内金30克，鲜荷叶120克（干品用60克），兔肉500克。

做法： 将兔肉斩件，置沸水中稍焯后，用冷水冲净，连同鲜鸡矢藤（切段）、鸡骨草（切段）、鸡内金、鲜荷叶（切宽丝）等，置于砂锅内，加清水3升、白酒少许，武火煮沸，文火熬1.5小时，精盐调味即可。

功效： 本汤取能消食化积、解毒消肿、祛风除湿、活血止痛的鸡矢藤，功擅利湿退黄、清热解毒、疏肝止痛的鸡骨草，配以荷叶以增强清热解暑、升发清阳的作用，更入鸡内金与鸡矢藤相须为用，使消食化积力大增，搭配的兔肉长于健脾补中、凉血解毒。诸物合用，共奏清热解暑、健脾祛湿、开胃消食之功。既适宜一般人群（尤其是儿童）于长夏时节饮用，亦适用于食积腹胀、小儿疳积、中暑、暑湿泄泻、暑湿烦渴、头痛眩晕、脾虚腹胀、大便溏泄、湿热黄疸、胃热消渴、反胃吐食、风湿痹痛、湿疹湿疮、疮痈肿毒等疾患的辅助治疗。

莴笋豆芽鲫鱼汤

食材： 莴笋1根（约300克），绿豆芽250克，白鲫鱼2条（约750克），生姜、香葱少许。

做法： 莴笋削皮，洗净，切丝；绿豆芽洗干净；白鲫鱼宰杀，去除内脏及鳞、鳃，洗净，放进加了生姜片的油锅中慢火煎至两面金黄（煎时洒点白酒），接着加清水1.5升，武火煮沸后改用文火煮10分钟，加入备好的莴笋丝、绿豆芽，再煮沸5分钟，放入香葱粒，精盐调味即可。

功用： 莴笋性凉味苦、甘，善于清热利尿、清热解毒、通乳，《日用本草》称其能"利五脏，补筋骨，开膈热，通经脉，去口气，白齿牙"；绿豆芽性凉味甘，长于清热消暑、解毒利尿；白鲫鱼性平味甘，功擅健脾和胃、利水消肿、通利血脉。诸物合用，汤性清凉，味鲜可口，有良好的健脾开胃、清热解毒、消暑祛湿等作用，实为炎夏酷暑天食疗养生佳馔，适宜一般人群食用，尤其适宜夏季乳妇食用。也可用于脾胃虚弱或暑湿热毒所致诸证的辅助治疗。

注：脾胃虚寒者不宜食用。

苦瓜黄豆排骨汤

材料： 苦瓜750克，黄豆50克，干贝50克，猪排骨500克，酸咸菜100克。

做法： 苦瓜洗净去瓤切段；猪排骨洗净后斩成大块，用开水烫煮一下捞起待用；干贝、黄豆洗净后用温水浸泡；酸咸菜切宽丝。在砂罐内加清水3升、姜3片，待水沸腾后，将所有汤料（除酸咸菜）倒进砂罐内，滴入少许白酒，用文火煮1.5小时，然后放进酸咸菜，再煮15分钟，精盐调味即可。

功效： 苦瓜性寒味苦，能清暑涤热、解毒、明目；黄豆性平味甘，能健脾利水、宽中导滞、解毒消肿；干贝性微温味甘、咸，能滋阴、养血、补肾、调中。诸物同用，辅以酸咸菜，酸甘化阴、开胃增食，共奏清热消暑、健脾调中、开胃进食、滋阴生津之功，不失为夏季食疗养生之佳品。

苦瓜三笋白鲫汤

食材： 苦瓜2条（约750克），竹笋100克，茭笋100克，胡萝卜1根（约150克），白鲫鱼2条（约750克），猪瘦肉250克，生姜3片。

做法： 将白鲫鱼宰杀，去除鱼鳞、鳃及内脏，洗净，沥干水分，放入加有生姜片的生油锅中，文火煎至两面金黄色（煎时洒点白酒）；苦瓜洗净，每条连瓤横切成6段；竹笋剥去外壳，洗净，切片，用开水煮5～6分钟，捞出放入冷水中浸泡1小时左右，以去除笋的苦涩味；茭笋削皮洗净，切厚片；胡萝卜削皮，洗净，滚刀切厚块；猪瘦肉洗净，切厚块。把所有备好的食材一齐置于砂锅内，加清水3升、白酒少许，武火煮沸后改用文火熬1.5小时，精盐、鸡精调味即可。

功用： 主料苦瓜性寒味苦，善于清暑涤热、明目、解毒，《滇南本草》说它能"泻六经实火，清暑益气，止烦渴"；竹笋性寒味甘、苦，长于清热除烦、除湿、利水；茭笋性寒味甘，功擅清热解毒、除烦止渴、通利二便；胡萝卜（又名金笋）性平味甘、辛，能健脾和中、养肝明目、化痰止咳；白鲫鱼性平味甘，功擅健脾和胃、利水消肿、通利血脉；猪瘦肉性微寒味甘、咸，能补肾滋阴、养血润燥、补中益气。诸物合用，汤性清凉，有良好的清暑除烦、祛湿解毒、健脾益气、滋养肝肾等作用，适宜一般人群于长夏时节食用。也可用于脾肾虚弱，水湿失运或感受暑湿热毒所致诸证的辅助治疗。

黄瓜三仁排骨汤

食材： 老黄瓜1条（约500克），薏苡仁、绿豆、白扁豆各30克，玉米1根，猪排骨500克。

做法： 老黄瓜削皮，去瓤，洗净，切大块；玉米除净苞叶及须，洗净，横切成6段；猪排骨洗净，斩段，放进沸水中稍焯，捞出冲洗干净血沫。上述食材连同洗净的其他食材一齐置于砂锅内，加清水3升、白酒少许，武火煮沸后改用文火熬1.5小时，精盐调味即可。

功用： 黄瓜性凉味甘，善于清热、利水、解毒；薏苡仁性凉味甘、淡，长于健脾渗湿、除痹止泻、清热排脓；绿豆性寒味甘，功擅清热解毒、消暑、利水；白扁豆性微温味甘，能健脾化湿、和中；玉米性平味甘，能调中开胃、利湿；猪排骨性微寒味甘、咸，功擅益肾滋阴、益气养血、生津润燥。诸物合用，汤性清凉，有良好的清热解暑、祛湿解毒、健脾益肾、益气滋阴等作用，适宜一般人群于炎夏酷暑时节食用。也可用于脾肾虚弱，水湿内蕴化热或感受暑湿热毒所致诸证的辅助治疗。

注：脾胃虚寒者慎服。

豌豆茄菇鸡蛋汤

食材： 鲜豌豆、鲜草菇各100克，番茄2个，鸡蛋2个。

做法： 番茄用沸水稍焯，剥皮，切薄块；鲜草菇洗净，对半切开，放进沸水中稍焯，捞出冲洗干净；鸡蛋打破于碗内，将鸡蛋清、鸡蛋黄搅拌均匀。用花生油起锅爆炒一下洗净的豌豆，再加入备好的番茄片、草菇稍炒，加清水适量，煮沸10分钟，倒进备好的鸡蛋液拌匀煮沸，精盐调味即可。

功用： 豌豆性平味甘，能和中下气、利小便、解疮毒，《本草求真》称"豌豆……利湿除热，凡人病因湿热，而见胀满消渴、溺闭寒热、热中吐逆泄者，服此最宜"；番茄性微寒味酸、甘，善于生津止渴、健胃消食；草菇性寒味甘，长于清热解暑、补益气血、降血压、抗癌；鸡蛋性平味甘，功擅滋阴降火、养血润燥。诸物合用，味道酸甘可口，汤性清凉，有良好的清热解暑、利湿解毒、健胃消食、生津止渴、滋阴降火等作用，适宜一般人群夏季食用。

清暑解毒开胃菜

食材： 苦瓜1条（约300克），藕尖200克，胡萝卜1根（约150克），泡椒2颗。

做法： 苦瓜洗净，纵切开，去瓤，横切成3段，纵切成小条块；藕尖洗净，切段；胡萝卜洗净，切条。锅内煮水，水煮沸后，把上述备好的食材放进焯烫。捞出后放进凉开水中再捞起沥干水，加入泡椒、白醋、白糖、精盐、香油，搅拌均匀即可。

功用： 苦瓜性寒味苦，善于清暑涤热、明目、解毒，《滇南本草》说它能"泻六经实火，清暑益气，止烦渴"；藕尖性凉味甘，长于清热除烦、凉血解毒；胡萝卜性平味甘、辛，功擅健脾和中、养肝明目、化痰止咳。三物凉拌，不仅酸辣爽口，更有良好的清热解暑、除烦止渴、凉血解毒、清肝明目等作用，诚为夏季开胃美食，适宜一般人群食用。

鲍鱼凉瓜汤

食材： 鲜鲍鱼3只，凉瓜200克，黄豆30克。

做法： 鲜鲍鱼洗净取肉，凉瓜去瓤切段，黄豆洗净。把食材放入炖盅内，加水300毫升、白酒少许、精盐适量，隔水炖1小时即可。

功用： 鲍鱼性平味咸，归心、肝、肾经，功擅滋阴清热、补心缓肝、益精明目；苦瓜性寒味苦，归心、脾、肺经，功擅清暑涤热、明目、解毒；黄豆性平味甘，归脾、胃、大肠经，能健脾利水、宽中导滞、解毒消肿。三物合用，共奏清暑涤热、除烦止渴、滋阴清热、健脾利湿、润肠通便之功，适宜一般人群暑天食用，尤其是暑热伤阴或暑湿困脾者，亦可用于阴虚火旺、骨蒸劳热、阴虚燥咳、肠燥便秘者食用。

苦瓜草菇咸蛋汤

食材： 苦瓜2条（约500克），草菇250克，咸鸭蛋2个。

　　做法：苦瓜洗净，对半纵切开，去净瓤，斜刀切薄片，拌上点精盐，5分钟后挤出苦瓜水，冲洗干净；草菇洗净，对半纵切开，放进沸水中稍焯，捞出冲洗干净；咸鸭蛋打破装在碗中，把蛋黄剪碎。在锅内加水1.5升，待水煮开后，放入备好的苦瓜片、草菇，用文火煮10分钟，加入备好的咸鸭蛋，再煮2分钟，用适量生油、鸡精、精盐调味即可。

　　功用：主料苦瓜性寒味苦，善于清暑涤热、明目、解毒，《滇南本草》说它能"泻六经实火，清暑益气，止烦渴"；草菇性寒味甘，长于清热解暑、补益气血、降血压、抗癌；咸鸭蛋性凉味甘，能滋阴降火、清肺润燥、平肝。诸物合用，汤性清凉，有良好的清暑益气、除烦止渴、清肝明目等作用。适宜一般人群于炎夏酷暑食用。也可用于心肝热盛或感受暑热邪毒所致诸证的辅助治疗。

　　注：脾胃虚寒者不宜服。

健脾开胃汤

　　食材：茯苓30克，山药20克，谷芽、麦芽各30克，鲜、干鸭肫各1个。

　　做法：把上述食材洗净，置于砂罐内，加水1.5升、白酒少许，武火煮沸，文火煎煮1.5小时，精盐调味即可。

　　功用：本汤中茯苓善于健脾、利湿、宁心，山药长于平补肺、脾、肾三脏气阴，谷芽、麦芽善于消食导滞，鸭肫有良好的健运脾胃、消食化积作用。诸物合用，共奏健脾益气祛湿、开胃消积之功，为长夏健运脾胃的良汤，适宜一般人群饮用，尤其适用于小儿脾胃虚弱，消化不良，不思饮食。

仙草莲茯荷瓜水鸭汤

　　食材：仙草、莲子各30克，茯苓50克，鲜荷叶1张（干品用30克），冬瓜1000克，广陈皮15克，水鸭1只（约750克）。

　　做法：将水鸭宰杀，去除羽毛及内脏，洗净，斩大块，放进加有广陈皮（或柑、橘、柚叶）的沸水中稍焯，捞出冲洗干净血沫；冬瓜刮净表皮，去瓤，洗净，滚刀切厚块；鲜荷叶洗净，切宽丝。上述食材连同洗净的其他食材，加清水3升、白酒少许，武火煮沸后改用文火熬2小时，精盐、鸡精调味即可。

　　功用：仙草性寒味甘、淡，善于清热解暑、清热利湿、凉血解毒；莲子性平味甘、涩，长于补脾止泻、止带、益肾涩精、养心安神；茯苓性平味甘、淡，功擅利水渗湿、健脾宁心；荷叶性平味苦，能清热解暑、升发清阳、凉血止血；冬瓜性微寒味甘、淡，功擅清热、利尿、化痰、生津、解暑、解毒；水鸭性凉味甘，功擅补中益气、和胃消食、利水、解毒；佐以性温味苦、辛的广陈皮，既可健脾理气、燥湿化痰，使汤补而不滞，又可去除水鸭的腥臊味。诸物合用，汤性清凉，既能清热解暑、清热解毒、利水祛湿，又能健脾益肾、养心安神，为长夏食疗养生佳馔，适宜一般人群食用。也可用于脾肾虚弱，气阴不足，水湿内阻或感受暑湿热毒所致诸证的辅助治疗。

清暑解毒祛湿汤

食材： 鲜土茯苓、鲜葛根各250克，赤小豆、绿豆各50克，广陈皮10克，白鲫鱼2条（约750克）。

做法： 将白鲫鱼宰杀，去除鱼鳞及鳃、内脏，洗净，放入加有生姜片的油锅中文火煎至两面金黄色（煎时洒点白酒）；鲜葛根洗净（不去皮），切片；鲜土茯苓洗净，切片。上述食材连同洗净的其他食材一齐置于砂锅内，加清水3升、白酒少许，武火煮沸后改用文火熬2小时，精盐调味即可。

功用： 土茯苓性平味甘、淡，善于清热解毒、除湿泄浊、通利关节；葛根性凉味甘、辛，长于解肌退热、生津止渴、升阳止泻、通经活络、解酒毒；赤小豆性平味甘、酸，功擅利水消肿、解毒；绿豆性寒味甘，能清热解毒、消暑、利水；白鲫鱼性平味甘，功擅健脾和胃、利水消肿、通利血脉；佐以性温味苦、辛的广陈皮，可健脾理气、燥湿化痰，使汤补而不滞。诸物合用，汤性清凉，有良好的清热解暑、清热解毒、生津止渴、健脾祛湿、通经活络等作用，适宜一般人群于炎夏酷暑时节食用。也可用于暑湿热毒所致诸证的辅助治疗。

注：脾胃虚寒者慎服。

三草三豆水鸭汤

食材： 鲜积雪草、鲜地胆草、鲜车前草各150克（干品各用30克），绿豆、白扁豆、赤小豆各50克，无花果6个，广陈皮15克，水鸭1只（约750克），猪瘦肉250克。

做法：将水鸭宰杀，去除羽毛及内脏，洗净，斩大块，放进加有广陈皮（或柑、橘、柚叶）的沸水中稍焯，捞出用冷水冲洗干净血沫；猪瘦肉洗净，切厚块；广陈皮洗净，润软切宽丝。上述食材连同洗净的其他食材一齐置于砂锅内，加清水3升、白酒少许，武火煮沸后改用文火熬2小时，精盐调味即可。

功用：积雪草性寒味苦、辛，善于清热利湿、解毒消肿；地胆草性寒味苦、甘，长于清热、除湿、解毒；车前草性寒味甘，功擅清热利尿、凉血解毒、清肝明目、祛痰止咳；赤小豆性平味甘、酸，能利水消肿、解毒；绿豆性寒味甘，能清热解毒、消暑、利水；白扁豆性微温味甘，善于健脾化湿、和中消暑；无花果性凉味甘，能清热生津、健脾开胃；水鸭性凉味甘，功擅补中益气、和胃消食、利水、解毒；猪瘦肉性微寒味甘、咸，能补中益气、补肾滋阴、养血润燥；佐以性温味苦、辛的广陈皮，既可健脾理气、燥湿化痰，使汤补而不滞，又可去除水鸭的腥臊味。诸物合用，味道鲜美，汤性清凉，清补兼备，既善清热解暑、清热利湿、凉血解毒、消食化痰，又可健脾益肾、补益气血、滋阴生津，诚为炎夏时节御暑热湿毒之良汤，适宜一般人群食用，尤其适宜脾肾虚弱，水湿失运，感受暑热邪毒者食用。

丝瓜番茄猪瘦肉汤

材料：广东丝瓜1条，番茄2个，猪瘦肉200克，葱花适量。

做法：番茄洗净，切成薄片；广东丝瓜去皮洗净，切片；猪瘦肉切片，用精盐、生粉、生油腌制。锅中放入清水500毫升烧开，将猪瘦肉放入煮至八成熟，再加进丝瓜片、番茄片，待熟时，加入葱花，精盐、味精调味即可（亦可用上列食材炒食）。

功效：本汤以清热凉血的广东丝瓜，配以生津止渴、健胃消食的番茄，以及益气消肿、补肾滋阴、养血润燥的猪瘦肉，有较好的清暑益气、生津止渴、健胃消食作用，适宜一般人群食用，尤其适宜暑热烦闷、口渴咽干、大便干结者食用。

冬瓜草菇河蚬汤

食材：冬瓜1000克，草菇250克，河蚬500克，生姜、香葱适量。

做法：冬瓜刮去表皮，洗净，滚刀切厚块；草菇清洗干净，放进沸水中稍焯，捞出冲洗干净；河蚬用清水浸泡半天，待其吐净泥沙，洗净；生姜切丝；香葱切粒。把备好的冬瓜、河蚬一齐置于砂锅内，加清水3升、白酒少许，武火煮沸后改用文火熬1小时，加入备好的草菇再煮15分钟，放进姜丝、香葱粒，精盐调味即可。

功用：主料冬瓜性微寒味甘、淡，善于清热、利尿、化痰、生津、解暑、解毒，《随息居饮食谱》称其可"清热，养胃生津，涤秽治烦，消痈行水，治胀满、泻痢、霍乱，解鱼、酒等毒。亦治水肿，消暑湿"；草菇性寒味甘，长于清热解暑、补益气血、降血压、抗癌，其肉质肥嫩，味道鲜美，营养丰富，富含氨基酸及维生素C（维生素C可与铅、砷、苯等结合，随小便排出体外，因此具有抗坏血病和预防重金属中毒的作用），草菇还能避免血清胆固醇过多积累，从而防治高血压、冠心病、动脉硬化等；河蚬性寒味甘、咸，功擅清热、利湿、解毒，《日华子本草》言其能"去暴热，明目，利小便，下热气、脚气湿毒，解酒毒目黄，浸取汁服，主消渴"。诸物合用，汤性清凉，味鲜可口，有良好的健脾祛湿、清热解暑、养胃生津、解毒等作用，适宜一般人群于炎夏酷暑天食用。也可用于脾失健运，水湿内停，或感受暑湿热毒所致诸证及"三高"的辅助治疗。

注：因汤性寒凉，脾胃虚寒者慎服。

仙草生地黄龟苓汤

食材：仙草100克，生地黄50克，鲜土茯苓500克（干品用100克），乌龟1只（约1250克），猪瘦肉250克。

做法：鲜土茯苓洗净，斩小块；宰杀洗净的乌龟，斩成大块，和猪瘦肉（切块）一起放进沸水中稍焯，捞起冲净血沫。上述食材连同洗净的其他食材一齐置于砂锅内，加清水3升、白酒少许，武火煮沸后改用文火熬2小时，精盐调味即可。

功用：仙草性寒味甘、淡，善于清热解暑、清热利湿、凉血解毒；生地黄性寒味甘，长于清热凉血、养阴生津；土茯苓性平味甘、淡，功擅清热解毒、除湿泄浊、通利关节；乌龟性平味甘、咸，功擅滋阴潜阳、养血补心、补肾健骨、固经止血；猪瘦肉性微寒味甘、咸，能补中益气、补肾滋阴、养血润燥。诸物合用，味道鲜美，汤性清凉，清补兼备，既能清热解暑、去湿除痹、凉血解毒，又能补中益气、补肾滋阴、养心安神，适宜一般人群于炎夏酷暑时节食用。

香瓜翠衣笋鱼汤

食材：香瓜1只（约150克），鲜西瓜皮200克，茭笋2根（约150克），白鲫鱼2条（约750克），生姜、香葱适量。

做法：香瓜削皮、去瓤，洗净，切薄片；鲜西瓜皮刮净表皮及红瓤，洗净，切薄片；茭笋洗净，切薄片；生姜洗净，切丝；香葱洗净，切粒；白鲫鱼宰杀，去除鱼鳞、鳃及内脏，洗净，放入有生姜的油锅中文火煎至两面金黄色（煎时洒点白酒），加入适量清水煮沸5分钟，然后加进其他备好的食材（姜、葱除外），再煮10分钟，加入生姜丝、香葱粒，精盐调味即可。

功用：香瓜性寒味甘，善于清暑热、解烦渴、利小便，《食疗本草》谓其可"止渴，益气，除烦热，利小便，通三焦壅塞气"；西瓜皮（又名西瓜翠衣）性凉味甘，长于清热解暑、除烦止渴、利尿；茭笋性寒味甘，能清热解毒、除烦止渴、通利二便；白鲫鱼性平味甘，功擅健脾和胃、利水消肿、通利血脉。诸物合用，味道鲜香可口，汤性清凉，有良好的清热解暑、除烦止渴、利湿解毒、健脾益气等作用，适宜一般人群仲夏食用。

注：脾胃虚寒者慎食。

西洋菜鸭肫白鲫汤

食材：西洋菜500克，无花果6个，广陈皮10克，生姜3片，腊鸭肫3只，白鲫鱼1条（约500克），猪瘦肉250克。

做法：将白鲫鱼宰杀，去除内脏，洗净，沥干水，置于铁锅内，放入少许生油和生姜片，微火慢煎至半熟（煎时洒点白酒）；猪瘦肉洗净，切方块；腊鸭肫洗净，切厚片；西洋菜择好，洗净。上述食材（除西洋菜）连同洗净的其他食材一齐置于砂锅内，加清水3升、白酒少许，先武火煮沸，再把西洋菜放进锅内，改用文火熬2小时，精盐调味即可。

功用：西洋菜性凉味甘、淡，善于清肺、凉血、利尿、解毒；无花果性凉味甘，长于清热生津、健脾开胃；腊鸭肫性平味咸，功擅健运脾胃、消食化积；白鲫鱼性平味甘，功擅健脾和胃、利水消肿、通利血脉；猪瘦肉性微寒味甘、咸，能补肾滋阴、养血润燥、益气、消肿；佐以性温味苦、辛的广陈皮，既可健脾理气、燥湿化痰，使汤补而不滞，合生姜又可去除鱼的腥味。诸物合用，味道鲜美，汤性清润而无腻滞败泄之弊，有良好的健脾益气、滋阴生津、开胃消食、清肺化痰、养血润燥等作用，适宜一般人群食用。也可用于脾肺气虚、短气食少、肺燥干咳、津伤口渴、内热消渴、便秘、虚肿、月经过少、痛经等症的辅助治疗。

注：有研究表明，西洋菜有一定的干扰卵子着床及阻止妊娠的作用，故备孕妇女及孕妇不宜食用，但可用于通经、避孕等。

椰菇荪水鸭汤

食材： 鲜椰子1个，鲜草菇100克，竹荪8根，广陈皮15克，水鸭1只（约750克）。

做法： 将鲜椰子打孔，把椰子水倒出备用，取椰肉，削去棕色部分，洗净，切薄片；鲜草菇洗净，对半切开，放进沸水中稍焯，捞出冲洗干净；竹荪用淡盐水浸泡，去除头盖伞状部分，清洗干净，切段；水鸭宰杀，去除羽毛及内脏，洗净，斩大块，放进加有广陈皮（或柑、橘、柚叶）的沸水中稍焯，捞出冲洗干净血沫。把所有备好的食材连同洗净的广陈皮一齐置于砂锅内，加清水及椰子水共2.5升、白酒少许，武火煮沸后改用文火熬1.5小时，精盐调味即可。

功用： 椰子水性凉味甘，能生津、利尿、止血，《中国药用植物图鉴》称其有"滋补，清暑，解渴"的作用；椰肉性平味甘，善于健脾益气、杀虫、消疳；草菇性寒味甘，长于清热解暑、补益气血、降血压、抗癌；竹荪性凉味甘，功擅补气养阴、润肺止咳、清热利湿；水鸭性凉味甘，功擅补中益气、和胃消食、利水、解毒；佐以性温味苦、辛的广陈皮，既可健脾理气、燥湿化痰，使汤补而不滞，又可去除水鸭的腥臊味。诸物合用，味道鲜香可口，汤性清凉，有良好的清热解暑、利湿解毒、健脾益气、养阴生津、开胃消食、化痰止咳等作用，适宜一般人群仲夏食用，以御暑热湿毒。

葫芦茭菇白鲫汤

食材： 葫芦瓜1只（约500克），茭笋2根（约150克），草菇100克，白鲫鱼2条（约750克），香葱、生姜少许。

做法： 葫芦瓜削皮，洗净，切丝；茭笋洗净，切丝；草菇洗净，对半切开，放进沸水中稍焯，捞出冲洗干净；生姜洗净，切丝；香葱洗净，切粒；白鲫鱼宰杀，去除鱼鳞、鳃及内脏，洗净，放入有生姜片的油锅中，文火煎至两面金黄（煎时洒点白酒），加入适量清水煮沸5分钟，然后加进其他备好的食材（姜、葱除外），再煮10分钟，加生姜丝、香葱粒，精盐调味即可。

功用： 葫芦瓜性平味甘、淡，善于利水、消肿、通淋、散结，《滇南本草》称其能"利水道，通淋，除心肺烦热"；茭笋性寒味甘，长于清热解毒、除烦止渴、通利二便；草菇性寒味甘，功擅清热解暑、补益气血、降血压、抗癌；白鲫鱼性平味甘，功擅健脾和胃、利水消肿、通利血脉。诸物合用，味道鲜美，汤性清凉，有良好的健脾开胃、清热解暑、除烦止渴、利湿解毒、通利二便等作用，适宜一般人群仲夏食用，以御暑热湿毒。

四神两豆双鸡横脷汤

食材： 山药、茯苓、莲子、芡实各30克，赤小豆、白扁豆、鸡骨草各50克，猪横脷2条，鸡脚6只。

做法： 猪横脷洗净，切大块，与洗净的鸡脚一齐放进沸水中稍焯，捞出冲洗干净血沫，然后连同洗净的其他食材一齐置于砂锅内，加清水3升、白酒少许，武火煮沸后改用文火熬2小时，精盐调味即可。

功用： 山药性平味甘，善于补脾益肺、养胃生津、补肾涩精；茯苓性平味甘、淡，长于利水渗湿、健脾宁心；莲子性平味甘、涩，能补脾止泻、止带、益肾涩精、养心安神；芡实性平味甘、涩，功擅益肾固精、补脾止泻、除湿止带。上四味常合称为"健脾补肺益肾祛湿四神"。赤小豆性平味甘、酸，能利水消肿、解毒；白扁豆性微温味甘，能健脾化湿、和中消暑；鸡骨草性凉味甘、微苦，能利湿退黄、清热解毒、疏肝止痛；猪横脷性平味甘，功擅益肺止咳、健脾止痢、通乳、润燥；鸡脚性温味甘，能温中益气、益精填髓、强筋骨。诸物合用，味道鲜香可口，汤性平和，既能清热解暑、去湿解毒、疏肝止痛，又能健脾益肺、养胃生津、滋肾益精、宁心安神，适宜一般人群仲夏食用，尤其适宜肺脾肾虚弱，运化不力，水湿壅盛者食用。

夏　至

斗指午，太阳黄经90度，阳历6月20—22日交节

【养生小贴士】

1. 节气特点

气温高，日照充足，作物生长速度快，需水量多。暴雨、梅雨天气多，高温，潮湿。

2. 养生特点

宜防暑、防晒，适当晚睡早起，适当午休；避免过度寒凉；保持神清气爽，做到心静自然凉。

饮食养生：可适当多吃酸味和咸味食物，食酸以固表，食咸以补心。忌过食冰镇寒凉之品，寒伤脾胃，令人吐泻。

起居养生：夏至白昼最长、夜晚最短，宜晚睡早起，适当午休。夏至时气候炎热，人体腠理开泄，易受风寒湿邪侵袭，故睡觉时不宜久吹风扇、空调。衣着宜宽松，以红色、黑色、藏青色衣服及牛仔布料衣服防晒效果较好。

运动养生：可选择散步、慢跑、太极拳等舒缓的运动方式，运动强度不宜过大，否则易致大汗淋漓，汗泄太多，不但伤阴气，也易损阳气，不利于养阳。

节气灸："暑易伤气"，因此灸疗时间宜短，若汗泄太过，会令人头昏胸闷，心悸口渴。可灸脾俞、中脘、关元、足三里、神阙（用于外热内寒，温脾胃）。

情志养生：宜保持心情舒畅，积极乐观向上，顺应万物生长，利于气机的疏泄。嵇康在《养生论》中说："更宜调息静心，常如冰雪在心，炎热亦于吾心少减，不可热为热，更生热矣。"此即"心静自然凉"。

【食疗药膳】

青榄螺贝猪瘦肉汤

食材：青橄榄15颗，胡萝卜1根（约150克），响螺片200克，干贝50克，猪瘦肉250克，大枣3枚，生姜3片。

做法：青橄榄洗净，横砍成两半；胡萝卜削皮，洗净，滚刀切厚块；响螺片洗净，用温水浸泡2小时；猪瘦肉洗净，切成小方块；大枣劈开，去核。上述食材连同洗净的干贝、生姜片一齐置于炖盅内，加清水2升、白酒少许，隔水炖2小时，精盐调味即可。

功用：青橄榄性平味甘、涩、酸，善于清热、利咽、生津、解毒；胡萝卜性平味甘、辛，长于健脾和中、养肝明目、化痰止咳；响螺肉性平味甘，功擅滋阴补气；干贝性平味甘、咸，功擅滋阴补肾、调中消食；猪瘦肉性微寒味甘、咸，能补中益气、补肾滋阴、养血润燥；佐大枣、生姜可调和脾胃。诸物合用，味道鲜甘可口，汤性平和，有良好的益气养阴、调中开胃、生津止渴、利咽解毒等作用，适宜一般人群于炎夏酷暑时节食用。

百香瓜蜜饮

食材：百香果4个，香瓜3个（约1000克），蜂蜜50克。

做法：百香果、香瓜洗净，连瓤切碎放进榨汁机中榨取果汁，然后取果汁加入蜂蜜和适量凉开水，即成。

功用：百香果性平味甘、酸，善于清肺润燥、安神止痛、和血止痢；香瓜性寒味甘，长于清暑热、解烦渴、利小便；蜂蜜性平味甘，功擅补虚、润燥、止痛、解毒。诸物合用，味道酸甘可口，饮性清凉，有良好的清热解暑、除烦止渴、宁心安神、利湿解毒等作用，适宜一般人群于炎夏酷暑时节食用。

双马绿豆老鸽汤

食材： 鲜马齿苋500克（干品用100克），马蹄6个，绿豆100克，老鸽2只（约750克）。

做法： 将老鸽宰杀，去除羽毛及内脏，洗净，斩人块，放进沸水中稍焯，捞出冲洗干净血沫；马蹄削皮，洗净，对半切开。上述食材连同洗净的鲜马齿苋、绿豆一齐置于砂锅内，加清水2.5升、白酒少许，武火煮沸后改用文火熬1.5小时，精盐调味即可。

功用： 马齿苋性寒味酸，善于清热解毒、凉血止血、除湿通淋，《滇南本草》称它能"益气，清暑热，宽中下气，润肠，消积滞，杀虫，疗疮红肿疼痛"，又《本草纲目》言其可"散血消肿，利肠滑胎，解毒通淋"；马蹄性寒味甘，长于清热生津、化痰、消积；绿豆性寒味甘，能清热解毒、消暑、利水；老鸽性平味咸，功擅滋肾益气、祛风解毒。诸物合用，味道酸甘，汤性清凉，有良好的清热解暑、生津止渴、利湿解毒、凉血散瘀、开胃消食、滋肾益气等作用，适宜一般人群于炎夏酷暑时节食用。

注：孕妇禁服，脾胃虚寒便溏者慎服。

黄皮香瓜水鸭汤

食材： 黄皮果20颗，香瓜3个（约750克），水鸭1只（约750克）。

做法： 将水鸭宰杀，去除羽毛及内脏，洗净，斩大块，放进加有广陈皮（或柑、橘、柚叶）的沸水中稍焯，捞出冲洗干净血沫；香瓜削皮、去瓤，洗净，切薄片；黄皮果洗净，用刀纵向十字切开果皮。把所有备好的食材一齐置于砂锅内，加清水2.5升、白酒少许，武火煮沸后改用文火熬1.5小时，精盐调味即可。

功用： 黄皮果性微温味辛、甘、酸，善于行气、消食、化痰，《广志》称其能"消食，顺气，除暑热"；香瓜性寒味甘，长于清暑热、解烦渴、利小便，《食疗本草》谓其可"止渴，益气，除烦热，利小便，通三焦壅塞气"；水鸭性凉味甘，功擅补中益气、和胃消食、利水、解毒。诸物合用，味道酸甘，香馥可口，汤性清凉，有良好的清热解暑、除烦止渴、利湿解毒、健脾益气、开胃消食等作用，适宜一般人群炎夏食用，以解暑热湿毒。

榄斛竹荪鲍鱼汤

食材：鲜青橄榄15个，耳环石斛30克，竹荪10根，鲜大连鲍8只，火腿肉50克。

做法：鲜青橄榄洗净，横斩成两半；竹荪用淡盐水浸泡，去除头盖伞状部分，清洗干净，切段；耳环石斛用温水泡软后，剪成小段；火腿肉洗净，切成小粒。上述食材连同洗净的鲜大连鲍一齐置于炖盅内，加清水2升、白酒少许，隔水炖1.5小时，精盐调味即可。

功用：青橄榄性平味甘、涩、酸，善于清热、利咽、生津、解毒；石斛性微寒味甘，能益胃生津、滋阴清热、益肝肾明目、强筋骨；竹荪性凉味甘，功擅补气养阴、润肺止咳、清热利湿；鲍鱼性平味甘、咸，功擅滋阴清热、益精明目、润肠；火腿肉性温味甘、咸，能健脾开胃、滋肾益精、补气养血。诸物合用，味道鲜美，汤性清凉，清补兼备，既能清热利湿、解毒利咽，又能补气滋阴、健脾开胃、生津止渴、益精明目，适宜一般人群仲夏食用，尤其适宜暑伤气阴、倦怠烦渴者食用。

四鲜鲍鱼猪瘦肉汤

食材：鲜莲子100克，鲜芡实100克，鲜百合1个（约50克），鲜草菇200克，鲜大连鲍10只，猪瘦肉250克。

做法：将鲜大连鲍用毛刷刷洗干净贝壳，取肉、清除内脏，洗净；鲜草菇纵切为两半，洗净，放进沸水中稍焯，捞出冲洗干净；鲜百合拆瓣，洗净；猪瘦肉洗净，切成小方块。上述食材连同洗净的鲜莲子、鲜芡实一齐置于砂锅内，加清水2.5升、白酒少许，武火煮沸后改用文火熬1小时，精盐、鸡精调味即可。

功用：莲子性平味甘、涩，善于补脾止泻、止带、益肾涩精、养心安神；芡实性平味甘、涩，长于益肾固精、补脾止泻、除湿止带；百合性寒味甘，功擅养阴润肺、清心安神，《日华子本草》谓其能"安心，定胆，益智，养五脏"；草菇性寒味甘，能清热解暑、补益气血、降血压、抗癌；鲍鱼性平味甘、咸，功擅滋阴清热、益精明目、调经润肠；猪瘦肉性微寒味甘、咸，能补肾滋阴、养血润燥、补中益气。诸物合用，汤性清凉，清补兼备，五脏同调，既能清热、解暑、祛湿，又能益气、养血、滋阴，实为长夏食疗养生佳馔，适宜一般人群食用，尤其适宜体质虚弱者于炎夏酷暑时节食用。

白花菜咸蛋猪肉汤

食材： 鲜白花菜嫩叶500克，咸鸭蛋2个，猪瘦肉250克。

做法： 猪瘦肉洗净，切薄片，用精盐、生粉、酱油、白酒、生油各适量拌腌30分钟；咸鸭蛋打开，把蛋黄剪碎；鲜白花菜嫩叶洗净。在锅内加清水约1.5升，用武火煮沸，放入备好的猪瘦肉片，煮5分钟，再放进备好的咸鸭蛋、鲜白花菜嫩叶，煮沸5分钟，精盐调味即可。

功用： 白花菜性寒味微苦，善于清热解毒、利湿消肿，其嫩叶中粗蛋白、粗纤维、灰分和可溶性总糖含量分别为2.95%、1.57%、1.73%和0.46%，维生素C和维生素B_1的含量也很丰富，为夏季药食两用之妙品佳蔬；咸鸭蛋性凉味甘，长于滋阴降火、清肺润燥、平肝；猪瘦肉性微寒味甘、咸，功擅补肾滋阴、养血润燥、补中益气。诸物合用，汤性清凉，有良好的清热解毒、健脾祛湿、清肺润燥、滋阴平肝等作用，适宜一般人群炎夏食用。也可用于热毒咽喉肿痛、肺热咳嗽、湿热泻痢及高血压的辅助治疗。

注：脾胃虚寒者不宜食用。

菜瓜草菇蛏肉汤

食材： 菜瓜2条（约500克），鲜草菇100克，蛏子750克，香葱、生姜少许。

做法： 把买回来的蛏子放进盆中，加清水和适量盐，养2小时左右，捞起，洗净，放进沸水锅中煮5分钟，捞出，取肉，煮出液倒出澄清备用；鲜草菇洗净，放进沸水中稍焯，捞出洗净，对半切开；菜瓜削皮、去瓤，洗净，斜刀切薄片；香葱洗净，切粒；生姜洗净，切丝。用花生油起锅，放进蛏肉炒香（炒时洒点白酒），加入蛏子煮出液和适量清水、草菇、菜瓜片，煮沸10分钟，加入香葱粒、生姜丝，精盐调味即可。

功用： 菜瓜性寒味甘，善于清热解暑、除烦止渴、清热利尿、益气涤胃；

草菇性寒味甘，长于清热解暑、补益气血、降血压、抗癌；蛏肉性寒味咸，功擅养阴清热、除烦止渴。诸物合用，味道鲜美，汤性清凉，有良好的清热解暑、除烦止渴、清热利尿、益气养阴等作用，适宜一般人群于炎夏酷暑时节食用。

注：脾胃虚寒者慎服。

河蚬香瓜草菇汤

食材： 香瓜3个（约1000克），鲜草菇150克，河蚬750克，生姜、香葱适量。

做法： 香瓜去瓤，洗净，滚刀切厚块；鲜草菇洗净，放进沸水中稍焯，捞出冲洗干净，对半切开；河蚬用清水浸泡半天，待其吐净泥沙，洗净；生姜切丝；香葱切粒。把备好的香瓜、河蚬一齐置于锅内，加清水2升、白酒少许，武火煮沸后改用文火熬30分钟，接着加入备好的草菇再煮15分钟，放进生姜丝、香葱粒，精盐调味即可。

功用： 香瓜性寒味甘，善于清暑热、解烦渴、利小便；草菇性寒味甘，长于清热解暑、补益气血、降血压、抗癌；河蚬性寒味甘、咸，功擅清热、利湿、解毒。诸物合用，汤性清凉，味鲜可口，有良好的清热解暑、除烦止渴、健脾益气、利湿解毒等作用，适宜一般人群于炎夏酷暑天食用。

注：脾胃虚寒者慎服。

雾水积雪豆鸭汤

食材： 鲜雾水葛、积雪草各150克，绿豆100克，广陈皮15克，老白鸭1只（约1250克）。

做法： 将老白鸭宰杀，去除羽毛及内脏，洗净，斩大块，放进加有广陈皮（或柑、橘、柚叶）的沸水中稍焯，捞出冲洗干净血沫，然后连同洗净的其他食材一齐置于砂锅内，加清水3升、白酒少许，武火煮沸后改用文火熬2小时，精盐调味即可。

功用： 雾水葛性寒味甘、淡，善于清热解毒、利水通淋、消肿排脓；积雪草性寒味苦、辛，长于清热利湿、解毒消肿；绿豆性寒味甘，能清热解毒、消暑、利水；老白鸭性平味咸，功擅补益气阴、利水消肿；佐以性温味苦、辛的广陈皮，既可健脾理气、燥湿化痰，使汤补而不滞，又可去除鸭之腥臊味。诸物合用，味道鲜美，汤性清凉，有良好的清热解暑、利湿解毒、补益气阴等作用，适宜一般人群于炎夏酷暑时节食用以御暑热湿毒。

二金如意黄姑汤

食材： 鲜金虫草、鲜金针菇、绿豆芽、黄豆芽各100克，黄骨鱼3条（约750克），生姜、香葱适量。

做法： 将黄骨鱼宰杀，去除鳃及内脏，洗净，放进加有生姜片的油锅中煎至两面金黄（煎时洒点白酒），加清水适量，武火煮沸10分钟，然后加入洗净的鲜金虫草、鲜金针菇、绿豆芽、黄豆芽，再煮5分钟，加入生姜（切丝）、香葱（切粒），精盐调味即可。

功用： 金虫草性温味甘，善于补肺益肾，现代药理研究表明，它有耐疲劳、耐缺氧、抗氧化、抗肿瘤、抗菌及雄性激素样作用；金针菇性寒味甘、咸，长于补肝、益肠胃、抗癌，现代药理研究表明，其有增强免疫功能、抗疲劳、抗炎、抗肿瘤、降血脂及促进血红蛋白合成等作用；如意菜中的黄豆芽性凉味甘，能清热利湿、消肿除痹，绿豆芽性凉味甘，功擅清热消暑、解毒利尿；黄骨鱼（又名黄姑子）性平味甘，功擅祛风利水、解毒敛疮。诸物合用，味道鲜美，汤性清凉，有良好的补肺益肾、健脾开胃、清热解暑、利湿解毒等作用，适宜一般人群仲夏食用，以提高免疫力、抗病能力，消除暑热湿毒。

豆莲广陈皮小米粥

食材： 绿豆、莲子各50克，广陈皮10克，小米250克，白砂糖少许。

做法： 先将绿豆、莲子、小米清洗干净，用清水浸泡30分钟；广陈皮水润软，切细丝。在锅内加入适量清水，用武火煮沸后加入备好的食材，用文火熬1小时，白砂糖调味即可。

功用： 绿豆性寒味甘，善于清热解毒、消暑、利水；莲子性平味甘、涩，长于补脾止泻、止带、益肾涩精、养心安神；小米性凉味甘、咸，功擅和中益肾、清热解毒；广陈皮性温味苦、辛，能健脾理气、燥湿化痰；白糖性平味甘，能和中缓急、生津润燥。诸物合用，味道甘香可口，粥性清凉，有良好的清热解暑、祛湿解毒、理气和中、生津止渴、健脾益肾、养心安神作用，诚为盛夏时节食疗养生佳品，适宜一般人群食用。

绞股山楂荷佩茶

食材： 绞股蓝、山楂各10克，荷叶、佩兰各5克。

做法： 把食材清洗、捣碎后，置于茶壶内，加入适量沸水泡10分钟，倒出药汁代茶饮。

功用： 绞股蓝性凉味微甘，善于益气健脾、养心安神、化痰止咳、清热解毒，现代药理研究表明，绞股蓝有通过降血脂、调血压、抗血栓而防治心血管疾患，以及调节血糖、促进睡眠、提高免疫力、调节人体生理功能、延缓衰老、护肝、抗癌等作用；山楂性微温味酸、甘，长于消食健胃、行气散瘀、化浊降脂；荷叶性平味苦，能清热解暑、升发清阳、凉血；佩兰性平味辛，功擅芳香化湿、醒脾开胃、发表解暑。诸物合用，味道酸甘芳香，茶性平和，有良好的清热解暑、化湿解毒、健脾益气、开胃消食、化痰止咳、化浊降脂、养心安神等作用，适宜一般人群于炎夏酷暑时节饮用，尤其适宜脾虚失运，湿浊内蕴之肥胖者饮用。

地胆女青豆鸭汤

食材： 鲜地胆头、鲜鸡矢藤各250克（干品各用50克），绿豆、白扁豆各50克，无花果4个，广陈皮15克，老白鸭1只（约1250克）。

做法： 将老白鸭宰杀，去除羽毛及内脏，洗净，斩大块，放进加有广陈皮（或柑、橘、柚叶）的沸水中稍焯，捞出用冷水冲洗干净血沫，然后连同洗净的其他食材一齐置于砂锅内，加清水3升、白酒少许，武火煮沸后改用文火熬2小时，精盐调味即可。

功用： 地胆头性寒味苦、甘，善于清热、除湿、解毒；鸡矢藤（又名女青）性平味甘、酸，长于祛风除湿、消食化积、解毒消肿、活血止痛；绿豆性寒味甘，能清热解毒、消暑、利水；白扁豆性微温味甘，功擅健脾化湿、和中消暑；无花果性凉味甘，能清热生津、健脾开胃；老白鸭性平味咸，功擅补益气阴、利水消肿；佐以性温味苦、辛的广陈皮，既可健脾理气、燥湿化痰，使汤补而不滞，又可去除鸭之腥臊味。诸物合用，汤味鲜美，汤性清凉，有良好的清热解暑、利湿解毒、开胃消食、化痰止咳、健脾益气、滋阴生津等作用，适宜一般人群于炎夏酷暑时节食用。

五花罗汉茅荸饮

食材： 鸡蛋花、水翁花、茉莉花、金银花、白菊花各5克，罗汉果1/4个，白茅根30克，荸荠3个。

做法： 荸荠削皮，洗净，切薄片，余下食材快速清洗干净，然后一齐置于砂锅内，加清水1.5升，浸泡30分钟，武火煮沸后改用文火熬30分钟，倒出，代茶饮。

功用： 鸡蛋花性凉味甘、微苦，善于清热、利湿、解暑；水翁花性凉味苦、甘，长于清热解毒、祛暑生津、消滞利湿；金银花性寒味甘，功擅清热解毒、疏散风热；白菊花性微寒味甘、苦，能平肝明目、散风清热、清热解毒；茉莉花性温味辛、微甘，能理气止痛、避秽开郁；罗汉果性凉味甘，能清热利咽、润肺化痰、润肠通便；白茅根性寒味甘，功擅清肺胃热、生津止渴、凉血止血、清热利尿；荸荠（常称马蹄）性寒味甘，能清热生津、化痰、消积。诸物配伍，甘香可口，饮性清凉，有良好的清热解暑、利湿解毒、避秽开郁、消食化痰、生津止渴、清肝润肺等作用，适宜一般人群于炎夏酷暑时节饮用。

芪茯四仁老鸭汤

食材： 五指毛桃、土茯苓各30克，莲子、芡实、绿豆、白扁豆各50克，无花果4个，广陈皮10克，老白鸭1只（约1250克）。

做法： 将老白鸭宰杀，去除羽毛及内脏，洗净，斩大块，放进加有广陈皮（或柑、橘、柚叶）的沸水中稍焯，捞出用冷水冲洗干净血沫，然后连同洗净的其他食材一齐置于砂锅内，加清水3升，白酒少许，武火煮沸后改用文火熬2小时，精盐调味即可。

功用： 五指毛桃（又名南芪）性平味甘，善于健脾补肺、行气利湿、舒筋活络；土茯苓性平味甘、淡，长于清热解毒、除湿泄浊、通利关节；莲子性平味甘、涩，功擅补脾止泻、止带、益肾涩精、养心安神；芡实性平味甘、涩，能益肾固精、补脾止泻、除湿止带；绿豆性寒味甘，善于清热解毒、消暑、利水；白扁豆性微温味甘，能健脾化湿、和中消暑；无花果性凉味甘，能清热生津、健脾开胃；老白鸭性平味咸，功擅补益气阴、利水消肿；佐以性温味苦、辛的广陈皮，既可健脾理气、燥湿化痰，使汤补而不滞，又可去除鸭之腥臊味。诸物合用，味道鲜香可口，汤性平和，清补兼备，既可清热解暑、除湿解毒、调中开胃、舒筋活络，又可健脾补肺、滋肾益精、养阴生津，适宜一般人群于炎夏酷暑时节食用，尤其适宜肺脾肾三脏虚弱，运化不力，暑湿温毒蕴蓄者食用。

瓜菇番茄蛤蜊汤

食材：冬瓜500克，草菇100克，番茄2个（约150克），蛤蜊500克，生姜、鱼香少许。

做法：蛤蜊洗净，加适量清水煮至裂开口，取肉，保留煮出液，澄清备用；冬瓜刮去表皮及瓤，洗净，切薄块；草菇洗净，对半切开，放进沸水中稍焯，捞出用冷水冲洗干净；番茄洗净，用开水烫一下，冷水再冲一下，剥去表皮，切成小块；生姜洗净，切丝；鱼香洗净。把蛤蜊肉和生姜放进热油锅中炒香，接着将所有备好的食材放入，加入蛤蜊煮出液和适量清水，武火煮沸20分钟，撒上鱼香，精盐调味即可。

功用：冬瓜性微寒味甘、淡，善于清热、利尿、化痰、生津、解暑、解毒；草菇性寒味甘，长于清热解暑、补益气血、降血压、抗癌；番茄性微寒味酸、甘，功擅生津止渴、健胃消食；蛤蜊性寒味咸，功擅滋阴、利水、化痰、软坚，《嘉祐本草》谓其能"润五脏，止消渴，开胃，解酒毒"；鱼香（正名罗勒，又名九层塔）性温味辛、甘，能疏风解表、化湿和中、行气活血、解毒消肿。诸物合用，味道酸甘可口，汤性清凉，有良好的清热解暑、利湿解毒、生津止渴、消食化痰、健脾益气等作用，适宜一般人群于炎夏酷暑时节食用。

荽菇豆腐黄骨鱼汤

食材：茭笋1根（约100克），草菇150克，嫩豆腐3块（约300克），黄骨鱼3条（约600克），生姜、芫荽、香葱适量。

做法：草菇洗净，对半切开，放进沸水中稍焯，捞出用冷水冲洗干净；茭笋削去老皮，洗净，斜刀切薄片；嫩豆腐洗净，每块切成6小块；生姜洗净，切薄片；芫荽洗净，切小段；香葱洗净，切粒；黄骨鱼宰杀，去除鳃及内脏，洗净，沥干水分，放进加有生姜片的油锅中煎至两面金黄（煎时洒点白酒），接着加清水1.5升，武火煮沸10分钟后加入备好的茭笋片、草菇、豆腐块，再煮沸10分钟，撒上芫荽段、香葱粒，精盐调味即可。

功用：茭笋性寒味甘，善于清热解毒、除烦止渴、通利二便；草菇性寒味甘，长于清热解暑、补益气血；黄骨鱼性平味甘，功擅祛风利水、解毒敛疮；豆腐性凉味甘，功擅益气和中、生津润燥、清热解毒；少佐芫荽、生姜、香葱可温中散寒、开胃消食。诸物合用，味道鲜美，汤性清凉，有良好的清热解暑、利湿解毒、除烦止渴、益气和中、开胃消食等作用，适宜一般人群于炎夏酷暑时节食用。

冬瓜黄豆白鲫汤

食材：冬瓜500克，草菇100克，鲜黄豆150克，生姜3片，白鲫鱼1条（约500克）。

做法：冬瓜刮去表皮及瓤，洗净，切薄片；草菇洗净，对半切开，放进沸水中稍焯，捞出用冷水冲洗干净；鲜黄豆洗净；生姜连皮洗净，切片。白鲫鱼宰杀，去除鱼鳞、鳃及内脏，洗净，沥干水分，放入加有生姜片的热油锅中文火煎至两面金黄（煎时洒点白酒），放入清水1.5升，用武火煮沸10分钟后，加入备好的冬瓜片、草菇、鲜黄豆，再煮沸15分钟，精盐调味即可。

功用：冬瓜性微寒味甘、淡，善于清热、利尿、化痰、生津、解暑、解毒；草菇性寒味甘，长于清热解暑、补益气血；黄豆性平味甘，能健脾利水、宽中导滞、解毒消肿；白鲫鱼性平味甘，功擅健脾和胃、利水消肿、通利血脉；少佐连皮生姜，既可调中开胃、发越水气，又可去除鱼之腥臊味。诸物合用，味鲜可口，汤性清凉，有良好的清热解暑、利湿解毒、消食化痰、健脾益气、生津止渴等作用，诚为炎夏酷暑时节食疗养生之佳馔，适宜一般人群食用。

杨梅莲芡笋鸭汤

食材： 鲜杨梅、鲜春笋各150克，莲子、芡实各30克，广陈皮10克，水鸭1只（约750克），猪瘦肉250克。

做法： 将水鸭宰杀，去除羽毛及内脏，洗净，斩大块，和洗净切好的猪瘦肉块一齐放进加有广陈皮（或柑、橘、柚叶）的沸水中稍焯，捞出用冷水冲洗干净血沫；鲜杨梅用清水洗一遍，接着倒入盐水中浸泡30分钟，捞出用清水冲洗干净；鲜春笋剥去外壳，洗净，切厚片，用开水煮5～10分钟，捞出放入冷水中浸泡1小时左右。上述食材连同洗净的其他食材一齐置于砂锅内，加清水2.5升、白酒少许，武火煮沸后改用文火熬1.5小时，精盐调味即可。

功用： 杨梅性平味甘、酸，善于生津解烦、和中消食、解酒、涩肠止泻，《医林纂要》言其可"生津解渴，解暑辟秽，止泻"，《食疗本草》也称它能"和五脏，调腹胃，除烦愦，消恶气，去痰实……甚能断下痢"；春笋性寒味甘、苦，长于清热除烦、除湿、利水；莲子性平味甘、涩，功擅补脾止泻、止带、益肾涩精、养心安神；芡实性平味甘、涩，能益肾固精、补脾止泻、除湿止带；水鸭性凉味甘，功擅补中益气、和胃消食、利水、解毒；猪瘦肉性微寒味甘、咸，功擅补肾滋阴、养血润燥、补中益气；佐以性温味苦、辛的广陈皮，既可健脾理气、燥湿化痰，使汤补而不滞，又可去除鸭之腥臊味。诸物合用，味道酸甘可口，汤性清凉，清补兼备，既能清热消暑、利湿解毒、除烦止渴、开胃消食、理气化痰，又可补益脾肾、益气养血、滋阴生津，适宜一般人群于炎夏酷暑时节食用。

瓜菇五仁沙虫汤

食材： 冬瓜500克，猴头菇50克，绿豆、白扁豆、莲子、芡实、薏苡仁各30克，广陈皮10克，沙虫干100克，老白鸭半只（约500克）。

做法： 沙虫干放进锅内，微火略炒，取出，去沙囊，用温水浸泡2小时后纵向剪开虫体，清洗干净；老白鸭宰杀，去除羽毛及内脏，洗净，斩大块，放进加有广陈皮（或柑、橘、柚叶）的沸水中稍焯，捞出用冷水冲洗干净血沫；冬瓜刮净表皮，洗净，滚刀切厚块；猴头菇用温水泡发，洗净，切小块。上述食材连同洗净的其他食材一齐置于砂锅内，加清水3升、白酒少许，武火煮沸后改用文火熬2小时，精盐调味即可。

功用：冬瓜性微寒味甘、淡，善于清热、利尿、化痰、生津、解暑、解毒；猴头菇性平味甘，长于健脾养胃、安神、抗癌；绿豆性寒味甘，能清热解毒、消暑、利水；白扁豆性微温味甘，功擅健脾化湿、和中消暑；莲子性平味甘、涩，善于补脾止泻、止带、益肾涩精、养心安神；芡实性平味甘、涩，能益肾固精、补脾止泻、除湿止带；薏苡仁性凉味甘、淡，能健脾渗湿、除痹止泻、清热排脓；沙虫性寒味咸，功擅滋阴降火；老白鸭性平味咸，功擅补益气阴、利水消肿；佐以性温味苦、辛的广陈皮，既可健脾理气、燥湿化痰，使汤补而不滞，又可去除鸭和沙虫的腥臊味。诸物合用，味道鲜香可口，汤性清凉，清补兼备，清而不败泄，补而不腻滞，既能清热解暑、利湿解毒、清热生津、理气化痰，又能健脾益肾、补益气阴、养心安神，适宜一般人群于炎夏酷暑时节食用，尤其适宜脾肾虚弱者食用。

三仁冬瓜老鸭汤

材料：绿豆、白扁豆、莲子各30克，冬瓜500克，灯心草5扎，广陈皮10克，老白鸭1只（约1000克）。

做法：将老白鸭宰杀，去除羽毛及内脏，洗净，斩大块，放进加有广陈皮（或柑、橘、柚叶）的沸水中稍焯，捞出用冷水冲洗干净血沫；冬瓜刮净表皮，洗净，滚刀切厚块。上述食材连同洗净的其他食材一齐置于砂锅内，加清水3升、白酒少许，武火煮沸后改用文火熬2小时，精盐调味即可。

功用：绿豆性寒味甘，善于清热解毒、消暑、利水；白扁豆性微温味甘，长于健脾化湿、和中消暑；莲子性平味甘、涩，功擅补脾止泻、止带、益肾涩精、养心安神；冬瓜性微寒味甘、淡，能清热、利尿、化痰、生津、解暑、解毒；灯心草性微寒味甘、淡，能清心火、利小便；老白鸭性平味咸，能补益气阴、利水消肿；佐以性温味苦、辛的广陈皮，既可健脾理气、燥湿化痰，使汤补而不滞，又可去除鸭之腥臊味。诸物合用，味道鲜美，汤性清凉，清补兼备，既能清热解暑、利湿解毒、清热生津、理气化痰、清心宁神，又能健脾益肾、补益气阴，适宜一般人群于炎夏酷暑时节食用。

黄皮双笋水鸭汤

食材： 鲜黄皮果、鲜春笋各150克，茭笋2根（约100克），水鸭1只（约750克），猪瘦肉250克，广陈皮15克。

做法： 将水鸭宰杀，去除羽毛及内脏，洗净，斩大块，和洗净切好的猪瘦肉块一齐放进加有广陈皮（或柑、橘、柚叶）的沸水中稍焯，捞出用冷水冲洗干净血沫；鲜黄皮果洗净，纵切开两半；鲜春笋剥去外壳，洗净，切厚片，用开水煮5～10分钟，捞出放入冷水中浸泡1小时左右；茭笋削去老皮，洗净，斜刀切厚片。把所有备好的食材一齐置于砂锅内，加清水2.5升、白酒少许，武火煮沸后改用文火熬1.5小时，精盐调味即可。

功用： 黄皮果性微温味辛、甘、酸，善于行气、消食、化痰，《广志》称其能"消食，顺气，除暑热"；春笋性寒味甘、苦，长于清热除烦、除湿、利水；茭笋性寒味甘，能清热解毒、除烦止渴、通利二便；水鸭性凉味甘，功擅补中益气、和胃消食、利水、解毒；猪瘦肉性微寒味甘、咸，功擅补肾滋阴、养血润燥、补中益气。诸物合用，味道酸甘可口，汤性清凉，清补兼备，既能清热消暑、利湿解毒、除烦止渴、开胃消食、顺气化痰，又可补中益气、滋阴养血，适宜一般人群于炎夏酷暑时节食用。

一青二白草菇汤

食材： 芦笋150克，白瓜2条（约500克），草菇250克，白鲫鱼2条（约750克），香葱粒、生姜丝少许。

做法： 芦笋洗净，斜刀切薄片；白瓜削皮，去瓤，洗净，斜刀切薄片；草菇洗净，对半切开，放进沸水中稍焯，捞出用冷水冲洗干净；白鲫鱼宰杀，去除鱼鳞、鳃及内脏，洗净，沥干水分，放入有生姜片的油锅中文火煎至两面金黄（煎时洒点白酒），放入1.5升清水，用武火煮沸15分钟，接着加入备好的芦笋片、白瓜片、草菇，再煮沸10分钟，撒上香葱粒、生姜丝，精盐调味即可。

功用： 芦笋性平味甘，善于清热利湿、活血散结；白瓜性寒味甘，长于除烦热、生津液、利小便，《食物本草》称其"主涤胃消渴，清暑益气"；草菇性寒味甘，功擅清热解暑、补益气血；白鲫鱼性平味甘，功擅健脾和胃、利水消肿、通利血脉；少佐生姜、香葱，既可悦脾开胃，又可去除鱼之腥臊味。诸物合用，味道鲜美，汤性清凉而无败泄之弊，既能清热解暑、除烦止渴、清热利湿、活血通脉，又可健脾和胃、益气生津，适宜一般人群于炎夏酷暑时节食用。

节瓜鲍贝猪骨汤

食材： 节瓜2条（约750克），薏苡仁、绿豆、白扁豆各30克，胡萝卜1根（约150克），竹荪8根，鲜大连鲍5只，猪脊骨250克，鸡脚4只，干贝30克。

做法： 猪脊骨洗净，斩大块，和洗净的鸡脚一齐放进沸水中稍焯，捞起用冷水冲洗干净血沫；节瓜刮净表皮，洗干净，滚刀切厚块；胡萝卜削皮，洗净，滚刀切厚块；竹荪用淡盐水浸泡15分钟，去除头盖伞状部分，洗净，每根横切为2段；干贝置于盘中用微波炉中火烤20秒，取出，趁热拆丝。上述食材连同洗净的其他食材一齐置于砂锅内，加清水2.5升、白酒少许，武火煮沸后改用文火熬1.5小时，精盐调味即可。

功用： 节瓜性平味甘，善于健脾开胃、生津止渴、解暑湿、通利二便；薏苡仁性凉味甘、淡，长于健脾渗湿、除痹止泻、清热排脓；绿豆性寒味甘，能清热解毒、消暑、利水；白扁豆性微温味甘，功擅健脾化湿、和中消暑；竹荪性凉味甘，善于补气养阴、润肺止咳、清热利湿；胡萝卜性平味甘、辛，能健脾和中、养肝明目、化痰止咳；猪脊骨性平味甘，功擅益肾滋阴、止渴；鲍鱼性平味甘、咸，功擅滋阴清热、益精明目、调经润肠；鸡脚性温味甘，善温中益气、益精填髓、强筋骨；干贝性平味甘、咸，能滋阴补肾、调中消食。诸物合用，味道鲜美，汤性平和，清补兼施，既能清热解暑、利湿解毒、生津止渴、消食化痰，又能健脾调中、滋养肝肾、补气养阴、益精明目，适宜一般人群于炎夏酷暑时节食用以御暑湿热毒，尤其适宜脾肾虚弱者食用。

丝瓜菇笋黄骨鱼汤

食材： 丝瓜1条（约500克），鲜草菇150克，茭笋1根（约100克），黄骨鱼3条（约500克），生姜、香葱适量。

做法： 丝瓜削皮，洗净，滚刀切厚块；鲜草菇洗净，对半切开，放进沸水中稍焯，捞出用冷水冲洗干净；茭笋削去老皮，洗净，斜刀切薄片；生姜洗净，切片；香葱切粒；黄骨鱼宰杀，去除鳃及内脏，洗净，沥干水分，放进加有生姜片的油锅中煎至两面金黄（煎时洒点白酒），然后放进备好的丝瓜、茭笋，加清水1.5升、白酒少许，武火煮沸后改用文火煮15分钟，接着加入备好的草菇再煮10分钟，撒上香葱粒，精盐调味即可。

功用： 丝瓜性凉味甘，善于清热化痰、凉血解毒，《陆川本草》称其能生津止渴、解暑除烦；草菇性寒味甘，善于清热解暑、补益气血；茭笋性寒味甘，功擅清热解毒、除烦止渴、通利二便；黄骨鱼性平味甘，功擅祛风利水、解毒敛疮；少佐生姜、香葱，既可健脾开胃，又可去除鱼的腥臊味。诸物合用，味道鲜美，汤性清凉，味鲜可口，有良好的清热解暑、清热利湿、凉血解毒、除烦止渴、健脾益气等作用，适宜一般人群于炎夏酷暑时节食用。

注：脾胃虚寒者慎服。

三菇石斛老鸽汤

食材： 茶树菇50克，鲜草菇150克，竹荪8根，铁皮石斛50克，无花果6个，老鸽2只（约750克），猪瘦肉250克。

做法： 将老鸽宰杀，去除羽毛及内脏，洗净，斩大块，连同洗净切成小块的猪瘦肉一齐放入沸水中稍焯，捞出用冷水冲洗干净血沫；茶树菇用清水泡发，除去杂质，洗净；鲜草菇洗净，对半切开，放进沸水中稍焯，捞出用冷水冲洗干净；竹荪用淡盐水浸泡15分钟，去除头盖伞状部分，洗净，每根切为2段；铁皮石斛用温水浸泡2小时；无花果洗净。把所有备好的食材一齐置于砂锅内，加清水3升、白酒少许，武火煮沸后改用文火熬2小时，精盐调味即可。

功用： 茶树菇性平味甘，善于健脾、利尿；草菇性寒味甘，长于清热解暑、补益气血、降血压、抗癌；竹荪性凉味甘，能补气养阴、润肺止咳、清热利湿；铁皮石斛性微寒味甘，功擅益胃生津、滋阴清热、益肝肾明目、强筋骨；无花果性凉味甘，能清热生津、健脾开胃；老鸽性平味咸，功擅滋肾益气、祛风解毒；猪瘦肉性微寒味甘、咸，功擅补中益气、补肾滋阴、养血润燥。诸物合用，味道鲜香可口，汤性清凉，清补兼备，既能清热解暑、利湿解毒，又能健脾开胃、益胃生津、补益气血、滋养肝肾，适宜一般人群于炎夏酷暑时节食用。

老黄瓜菇茭白鲫汤

食材：老黄瓜1条（约500克），茭笋2根（约100克），草菇100克，马蹄6个，生姜3片，白鲫鱼1条（约500克）。

做法：老黄瓜去皮、瓤，洗净，切薄块；茭笋削去老皮，洗净，斜刀切薄片；草菇洗净，对半切开，放进沸水中稍焯，捞出用冷水冲洗干净；马蹄削皮，洗净，切薄片；生姜洗净，切片；白鲫鱼宰杀，去除鱼鳞、鳃及内脏，洗净，放入加有生姜片的热油锅中文火煎至两面金黄（煎时洒点白酒）。把其他备好的食材一齐放进锅内，加清水1.5升、白酒少许，武火煮沸后改用文火煮30分钟，精盐调味即可。

功用：老黄瓜性凉味甘，善于清热、利水、解毒；草菇性寒味甘，长于清热解暑、补益气血、降血压、抗癌；茭笋性寒味甘，功擅清热解毒、除烦止渴、通利二便；马蹄性寒味甘，能清热生津、化痰、消积；白鲫鱼性平味甘，功擅健脾和胃、利水消肿、通利血脉。诸物合用，味道鲜美可口，汤性清凉而无败泄之弊，有良好的清热解暑、利湿解毒、健脾益气、开胃消食、生津止渴等作用，适宜一般人群于炎夏酷暑时节食用以御暑湿热毒。

注：脾胃虚寒者慎服。

四根地豆水鸭汤

食材：五指毛桃、牛蒡根、土茯苓、生地黄各30克，绿豆100克，鲜葛根500克，广陈皮10克，水鸭1只（约750克），猪瘦肉250克。

做法：将水鸭宰杀，去除羽毛及内脏，洗净，斩大块，和洗净切好的猪瘦肉块一齐放进加有广陈皮（或柑、橘、柚叶）的沸水中稍焯，捞出用冷水冲洗干净血沫；鲜葛根洗净（不去皮），切厚片。上述食材连同洗净的其他食材一齐置于砂锅内，加清水3升、白酒少许，武火煮沸后改用文火熬2小时，精盐调味即可。

功用：五指毛桃性凉味苦、微甘，长于散风热、消毒肿；土茯苓性平味甘、淡，功擅清热解毒、除湿泄浊、通利关节；生地黄性寒味甘，能清热凉血、养阴生津；葛根性凉味甘、辛，善于解肌退热、生津止渴、升阳止泻、通经活络、解酒毒；绿豆性寒味甘，能清热解毒、消暑、利水；水鸭性凉味甘，功擅补中益气、和胃消食、利水、解毒；猪瘦肉性微寒味甘、咸，功擅补中益气、补肾滋阴、养血润燥；佐以性温味苦、辛的广陈皮，既可健脾理气、燥湿化痰，使汤补而不滞，又可去除水鸭的腥臊味。诸物合用，味道鲜香可口，汤性清凉，清补兼备，既能祛湿解暑、凉血解毒、解肌通络、消食化痰，又可健脾补肺、益气养血、滋阴生津，适宜一般人群于炎夏酷暑时节食用以御暑湿疫毒。

冬瓜菇贝鲮鱼汤

食材： 冬瓜500克，草菇150克，鲮鱼1条（约500克），白贝250克，生姜、香葱适量。

做法： 冬瓜刮净表皮，去瓤，洗净，切薄块；草菇纵切为两半，洗净，放进沸水中稍焯，捞出用冷水冲洗干净；生姜洗净，切片；香葱洗净，切粒；鲮鱼宰杀，去净鳞、鳃及内脏，洗净，沥干水分，放进加有生姜片的热油锅中慢火煎至两面金黄（煎时洒上点白酒），然后加入洗净的白贝及清水1.5升，武火煮沸后改用文火煮10分钟，再加入备好的冬瓜块、草菇，煮沸10分钟，撒上香葱粒，精盐调味即可。

功用： 冬瓜性微寒味甘、淡，善于清热、利尿、化痰、生津、解暑、解毒；草菇性寒味甘，长于清热解暑、补益气血、降血压、抗癌；鲮鱼性平味甘，功擅清热利水除湿；白贝性凉味咸，功擅清热利尿、明目退翳。诸物合用，味道鲜美可口，汤性清凉，有良好的清热解暑、生津止渴、利湿解毒等作用，适宜一般人群于炎夏酷暑时节食用以御暑热湿毒。

注：*脾胃虚寒者慎服。*

三豆公英双鱼汤

食材： 赤小豆、白扁豆、绿豆、蒲公英、鱼腥草各30克，无花果6个，生姜15克，黄骨鱼3条（约600克）。

做法： 将黄骨鱼宰杀，去除鳃及内脏，洗净，沥干水分，放进加有生姜片的油锅中煎至两面金黄（煎时洒点白酒），然后连同洗净的其他食材一齐置于砂锅内，加清水2.5升、白酒少许，武火煮沸后改用文火熬1.5小时，精盐调味即可。

做法：赤小豆性平味甘、酸，善于利水消肿、解毒；白扁豆性微温味甘，长于健脾化湿、和中消暑；绿豆性寒味甘，功擅清热解毒、消暑、利水；蒲公英性寒味苦、甘，能清热解毒、消肿散结、利尿通淋；无花果性凉味甘，能清热生津、健脾开胃；黄骨鱼性平味甘，功擅祛风利水、解毒敛疮；少佐连皮生姜，既可发越水气、和中开胃，又可去除鱼的腥腻味。诸物合用，味道鲜美，汤性清凉，有良好的清热解毒、清热解暑、健脾化湿、和中开胃等作用，适宜一般人群于炎夏酷暑时节食用以御暑热湿毒。

三花三叶清暑饮

食材：水翁花、金银花、木棉花、荷叶、竹叶、佩兰叶各10克。

做法：把上述食材洗净后，用冷水浸渍30分钟，然后置于砂锅内，加清水约1.5升，武火煮沸后改用文火熬30分钟即可。

功用：水翁花性凉味苦、甘，善于清热解毒、祛暑生津、消滞利湿；金银花性寒味甘，长于清热解毒、疏散风热；木棉花性凉味甘、淡，功擅清热利湿、解毒；荷叶性平味苦，能清热解暑、升发清阳、凉血；竹叶性寒味甘、淡，能清热除烦、生津利尿；佩兰性平味辛，功擅芳香化湿、醒脾开胃、发表解暑。诸物合用，汤性清凉，有良好的清热解暑、疏散风热、除烦止渴、开胃消食、利湿解毒等作用，适宜一般人群于炎夏酷暑时节饮用以御暑热湿毒。

羊肚菌斛荪莲鸭汤

食材：羊肚菌8只，铁皮石斛30克，竹荪8根，莲子50克，无花果6个，广陈皮10克，水鸭1只（约750克）。

做法：将水鸭宰杀，去除羽毛及内脏，洗净，斩大块，放进加有广陈皮（或柑、橘、柚叶）的沸水中稍焯，捞出用冷水冲洗干净血沫；羊肚菌用温水浸泡，并不停旋转搅拌，捞出冲洗干净，保留泡发液澄清备用；铁皮石斛用温水浸泡2小时；竹荪用淡盐水浸泡15分钟，去除头盖伞状部分，洗净，每根切为2段；广陈皮水润软，切宽丝。上述食材连同洗净的莲子、无花果一齐置于砂锅内，加入羊肚菌泡发液及清水共3升、白酒少许，武火煮沸后改用文火熬2

小时，精盐调味即可。

功用： 羊肚菌性平味甘，善于和胃消食、理气化痰；铁皮石斛性微寒味甘，长于益胃生津、滋阴清热、益肝肾明目、强筋骨；竹荪性凉味甘，能补气养阴、润肺止咳、清热利湿；莲子性平味甘、涩，功擅补脾止泻、止带、益肾涩精、养心安神；无花果性凉味甘，能清热生津、健脾开胃；水鸭性凉味甘，功擅补中益气、和胃消食、利水、解毒；佐以性温味苦、辛的广陈皮，既可健脾理气、燥湿化痰，使汤补而不滞，又可去除水鸭的腥臊味。诸物合用，味道鲜美，汤性清凉，清补兼备，既能清热解暑、祛湿解毒、开胃消食、理气化痰，又能补中益气、滋阴生津、滋养肝肾、养心安神，诚为御暑热湿毒之佳馔，适宜一般人群于炎夏酷暑时节食用。

参麦石斛翠衣饮

食材： 西洋参、麦冬各10克，鲜铁皮石斛100克（干品用30克），鲜西瓜皮500克。

做法： 鲜西瓜皮刮净表皮及红瓤，洗净，切成小块；鲜铁皮石斛洗净，切段（若用干品，则先用温水浸泡2小时）。上述食材连同洗净的西洋参、麦冬一齐置于砂锅内，加清水1.5升，武火煮沸后改用文火熬30分钟即可，代茶饮。

功用： 西洋参性凉味甘、微苦，善于补气养阴、清热生津；麦冬性微寒味甘、微苦，长于滋阴润肺、益胃生津、清心除烦；铁皮石斛性微寒味甘，功擅益胃生津、滋阴清热、益肝肾明目、强筋骨；西瓜皮（又名西瓜翠衣）性凉味甘，能清热解暑、除烦止渴、利尿。诸物合用，饮性清凉，清补兼备，既能清热解暑、清心除烦、清热利湿，又能补益气阴、益胃生津、养肝明目，诚为清暑益气佳饮，适宜一般人群于炎夏酷暑时节饮用以固气阴。

椰菇莲子老鸽汤

食材： 鲜椰子1个，鲜草菇、鲜莲子各100克，无花果6个，老鸽2只（约750克），猪瘦肉250克。

做法： 将老鸽宰杀，去除羽毛及内脏，洗净，斩大块，连同洗净切成小块的猪瘦肉一齐放入沸水中稍焯，捞出用冷水冲洗干净血沫；鲜椰子打孔，把椰子水倒出备用，取椰肉，削去棕色部分，洗净，切薄片；鲜草菇洗净，对半切开，放进沸水中稍焯，捞出用冷水冲洗干净。上述食材连同洗净的鲜莲子、无花果一齐置于砂锅内，加清水及椰子水共3升、白酒少许，武火煮沸后改用文火熬2小时，精盐调味即可。

功用： 椰子水性凉味甘，善于生津、利尿、止血，《中国药用植物图鉴》称其有"滋补，清暑，解渴"的作用；椰肉性平味甘，长于健脾益气、杀虫、消疳；草菇性寒味甘，功擅清热解暑、补益气血、降血压、抗癌；莲子性平味甘、涩，能补脾止泻、止带、益肾涩精、养心安神；无花果性凉味甘，能清热生津、健脾开胃；老鸽性平味咸，功擅滋肾益气、祛风解毒；猪瘦肉性微寒味甘、咸，功擅补中益气、补肾滋阴、养血润燥。诸物合用，味道鲜香可口，汤性清凉，清补兼备，既能清热解暑、利湿解毒、开胃消食、生津止渴，又能补益气血、养心安神、补肾滋阴，适宜一般人群炎夏食用，以御暑热湿毒。

丝瓜草菇青蟹汤

食材： 广东丝瓜1条（约500克），草菇100克，青蟹3只（约450克），生姜、香葱少许。

做法： 广东丝瓜削皮，洗净，滚刀切厚块；草菇洗净，对半切开，放进沸水中稍焯，捞出冲洗干净；生姜洗净，切片；香葱切粒；青蟹清洗干净，每只切开4块，放进加有生姜片的热油锅中炒香（炒时洒点料酒），加入1.5升清水、白酒少许，用武火煮沸10分钟，然后加入备好的丝瓜块、草菇再煮沸10分钟，撒上香葱粒，精盐调味即可。

功用： 广东丝瓜性凉味甘，善于清热化痰、凉血解毒，《陆川本草》称其能生津止渴、解暑除烦；草菇性寒味甘，善于清热解暑、补益气血、降血压、抗癌；青蟹性寒味咸，功擅化瘀止痛、利水消肿、滋补强壮。诸物合用，味道鲜美，汤性清凉，有良好的清热解暑、凉血解毒、除烦止渴、清热化痰、化瘀止痛、补益气血等作用，适宜一般人群于炎夏时节食用。

注：脾胃虚寒者慎服，孕妇忌服。

瓜藕秋葵白鲫汤

食材： 苦瓜1条（约300克），藕尖100克，秋葵150克，白鲫鱼1条（约500克），生姜、香葱适量。

做法： 苦瓜洗净，纵切开，去瓤，斜刀切薄片，放进盆中加少许精盐拌匀，腌制10分钟后清洗干净；藕尖洗净，斜刀切薄片；秋葵洗净，斜刀切片；生姜洗净，切片；香葱洗净，切粒；白鲫鱼宰杀，去除鱼鳞、鳃及内脏，洗净，沥干水分，放进加有生姜片的油锅中文火煎至两面金黄（煎时洒点白酒），加入1.5升清水，用武火煮沸15分钟，接着加入备好的苦瓜片、藕尖片、秋葵片再煮沸15分钟，撒上香葱粒，精盐调味即可。

功用： 苦瓜性寒味苦，善于清暑涤热、明目、解毒，《滇南本草》说它能"泻六经实火，清暑益气，止烦渴"；藕尖性凉味甘，长于清热除烦、凉血解毒；秋葵性寒味甘、淡，功擅清热利咽、利尿通淋、调经下乳、开胃消食；白鲫鱼性平味甘，功擅健脾和胃、利水消肿、通利血脉；少佐生姜、香葱，既可悦脾开胃，又可去除鱼之腥臊味。诸物合用，味道鲜美，汤性清凉，有良好的清热解暑、除烦止渴、开胃消食、利湿解毒等作用，适宜一般人群于炎夏时节食用。

龙葵草菇猪瘦肉汤

食材： 鲜龙葵叶500克，鲜草菇100克，猪瘦肉250克。

做法： 猪瘦肉洗净，切薄块，加入少许花生油、酱油、料酒、精盐、味精、生粉等拌匀腌制30分钟；鲜草菇洗净，对半切开，放进沸水中稍焯，捞出用冷水冲洗干净；鲜龙葵叶洗净，放入沸水中汆烫片刻，捞出用冷水过凉，沥干水分。起油锅，倒入备好的鲜龙葵叶、鲜草菇翻炒片刻，加清水1升煮沸5分钟，接着放进腌制好的猪瘦肉片，再煮沸15分钟，精盐调味即可。

功用： 龙葵性寒味苦、微甘，善于清热解毒、活血消肿，《新修本草》谓其"食之解劳少睡，去虚热肿"，《本草纲目》称它能"消热散血，压丹石毒"，现代研究表明其有抗菌消炎、防癌抗癌及降血压等作用；草菇性寒味甘，长于清热解暑、补益气血、降血压、抗癌；猪瘦肉性微寒味甘、咸，功擅补肾滋阴、养血润燥、益气、消肿。诸物合用，汤性清凉而不败泄，既能清热解毒、清热解暑、活血消肿、抗癌、降血压，又能益气养血、养阴生津，适宜一般人群炎夏食用。也可用于高血压及癌症患者的辅助治疗。

注：龙葵所含的龙葵碱和澳洲茄碱均有毒，能溶解血细胞，过量食用会引起呕吐、头痛、腹痛、腹泻，甚至昏迷。未成熟的龙葵果实毒性很强。因此，食用龙葵时要小心。脾胃虚寒者慎食。

节瓜草菇白鲫汤

食材： 节瓜2条（约750克），草菇250克，白鲫鱼2条（约750克），干贝50克，生姜10克。

做法： 草菇洗净，对半切开，放进沸水中稍焯，捞出冲洗干净；节瓜刮净表皮，洗净，滚刀切厚块；干贝置于盘中用微波炉中火烤30秒，取出，趁热拆丝；生姜洗净，切片；白鲫鱼宰杀，去除鱼鳞、鳃及内脏，洗净，沥干水分，放入加有生姜片的热油锅中文火煎至两面金黄（煎时洒点白酒）。把所有备好的食材一齐置于砂锅内，加清水2.5升、白酒少许，武火煮沸后改用文火熬1.5小时，精盐调味即可。

功用： 节瓜性平味甘，善于健脾开胃、生津止渴、解暑湿、通利二便；草菇性寒味甘，长于清热解暑、补益气血、降血压、抗癌；白鲫鱼性平味甘，功擅健脾和胃、利水消肿、通利血脉；干贝性平味甘、咸，功擅滋阴补肾、调中消食。诸物合用，汤性清凉而不伤气阴，有良好的清热解暑、健脾祛湿、开胃消食、生津止渴、益气养阴等作用，适宜一般人群炎夏食用，尤其适宜脾肾虚弱者食用。

冬瓜两豆海带排骨汤

食材： 冬瓜1000克，绿豆、白扁豆各30克，水发海带200克，猪排骨500克。

做法： 冬瓜刮去表皮，去瓤，洗净，滚刀切厚块；猪排骨洗净，斩小段，放进沸水中稍焯，捞出冲洗干净血沫；海带洗净，切宽丝，打结。上述食材连同洗净的绿豆、白扁豆一齐置于砂锅内，加清水2.5升、白酒少许，武火煮沸后改用文火熬1.5小时，精盐调味即可。

功用：主料冬瓜性微寒味甘、淡，善于利尿、清热、化痰、生津、解毒，《随息居饮食谱》言"（冬瓜）清热，养胃生津，涤秽治烦，消痈行水，治胀满，泻痢霍乱，解鱼、酒等毒。亦治水肿，消暑湿"；绿豆性寒味甘，长于清热解毒、消暑、利水；白扁豆性微温味甘，功擅健脾化湿、和中；海带性寒味咸，能软坚散结、消痰、利水，现代药理研究表明，其能纠正由缺碘而引起的甲状腺功能不足，同时也可暂时抑制甲状腺功能亢进导致的新陈代谢率增高而减轻症状，并具有降血压、降血糖、降血脂、抗凝及抗辐射等作用；猪排骨性微寒味甘、咸，功擅益肾滋阴、益气养血、生津润燥。诸物合用，汤性清凉，味鲜可口，有良好的健脾益气、养阴生津、清热解暑、祛湿消痰等作用，为炎夏酷暑食疗养生之佳馔，适宜一般人群食用。也可用于脾胃不足，水湿内停，郁久化热或感受暑热、暑湿所致诸证的辅助治疗。

簕苋绿豆水鸭汤

食材：鲜簕苋根茎750克，绿豆50克，广陈皮15克，水鸭1只（约750克）。

做法：将水鸭宰杀，去除羽毛及内脏，洗净，斩大块，放进加有广陈皮（或柑、橘、柚叶）的沸水中稍焯，捞出冲洗干净血沫；鲜簕苋根茎洗净，切长段。上述食材连同洗净的绿豆、广陈皮一齐置于砂锅内，加清水3升、白酒少许，武火煮沸后改用文火熬2小时，精盐调味即可。

功用：簕苋根茎性微寒味甘，善于清利湿热、凉血止血、解毒消痈；绿豆性寒味甘，长于清热解毒、消暑、利水；水鸭性凉味甘，功擅补中益气、和胃消食、利水、解毒；佐以性温味苦、辛的广陈皮，既可健脾理气、燥湿化痰，使汤补而不滞，清而不泄，又可去除水鸭的腥臊味。诸物合用，有良好的健脾祛湿、和胃消食、清热解暑、凉血解毒等作用，适宜一般人群食用。也可用于脾胃虚弱，运化不力，或感受暑湿热毒之邪所致诸证的辅助治疗。

注：孕妇、脾胃虚寒者不宜食用。

二参斛荷水鸭汤

食材：西洋参10克，北沙参30克，鲜荷叶1张（干品用30克），石斛15

克，广陈皮10克，水鸭1只（约1000克）。

做法： 将水鸭宰杀，去除羽毛及内脏，洗净，斩大块，放进加有广陈皮（或柑、橘、柚叶）的沸水中稍焯，捞出冲洗干净血沫；鲜荷叶洗净，切碎；石斛用温水浸泡3小时。上述食材连同洗净的西洋参、北沙参、广陈皮一齐置于砂锅内，加清水3升、白酒少许，武火煮沸后改用文火熬2小时，精盐调味即可。

功用： 西洋参性凉味甘、微苦，善于补气养阴、清热生津，现代药理研究表明，西洋参有抗疲劳、抗利尿、耐缺氧、抗惊厥，以及促进凝血、降低血浆比黏度，增加红细胞膜流动性、抑制血小板聚集等作用；北沙参性凉味甘，长于养阴清肺、益胃生津；石斛性微寒味甘，功擅益胃生津、滋阴清热、益肝肾明目、强筋骨，《神农本草经》谓其"主伤中，除痹，下气，补五脏虚劳羸瘦，强阴，久服厚肠胃"，《本草纲目拾遗》称它可"清胃除虚热，生津，已劳损。以之代茶，开胃健脾"，现代药理研究表明，石斛能促进胃液的分泌而助消化，使其蠕动亢进而通便，但若用量增大，反可使肠肌麻痹，石斛还具有提高免疫力、抗癌、延缓衰老、延缓白内障的产生、镇痛解热、减慢呼吸、降低心率及血压等作用；荷叶性平味苦，能清热解暑、升发清阳、凉血止血；水鸭性凉味甘，功擅补中益气、和胃消食、利水、解毒；佐以性温味苦、辛的广陈皮，既可健脾理气、燥湿化痰，使汤补而不滞，又可去除水鸭的腥臊味。诸物合用，有良好的健脾益气、养阴生津、清热解毒、解暑祛湿等作用，适宜一般人群炎夏食用，尤其适宜暑热耗伤气阴者食用。也可用于气阴不足或感受暑湿，耗伤气阴所致诸证的辅助治疗。

节瓜双豆鲍贝汤

食材： 节瓜2条（约1000克），白眉豆、绿豆各50克，鲜大连鲍6只，干贝30克，鸡脚6只，生姜3片。

做法： 节瓜刮去表皮，洗净，滚刀切厚块；干贝置于盘中用微波炉中火烤30秒，取出，趁热拆丝；生姜洗净，切片。上述食材连同洗净的其他食材一齐置于砂锅内，加清水2.5升、白酒少许，武火煮沸后改用文火熬1.5小时，精盐调味即可。

功用： 节瓜性平味甘，颇为"正气"，善于健脾开胃、生津止渴、解暑湿、通利二便；绿豆性寒味甘，功擅清热解毒、消暑、利水；白眉豆性平味甘、咸，能补中益气、健脾益肾；鲍鱼性平味甘、咸，功擅滋阴清热、益精明目、调经润肠；干贝性微温味甘、咸，功擅滋阴、养血、补肾、调中；鸡脚性温味甘，能温中益气、益精填髓、强筋骨；少佐连皮生姜，既可发越水气、和中开胃，又可去除鱼肉类的腥臊味。诸物合用，味道鲜美，汤性平和，清补兼备，既能清热解暑、利湿解毒、调中开胃、生津止渴，又可补益气血、滋养肝肾、益精明目，适宜一般人群于仲夏时节食用以御暑湿热毒，尤其适宜脾肾不足，运化无力，暑湿蕴蓄者食用。

小　暑

斗指丁，太阳黄经105度，阳历7月6—8日交节

【养生小贴士】

1. 节气特点

气温升高，天气炎热，但还不是最热的时候，同时降雨增多，进入雷暴期。

2. 养生特点

解热防暑，补充体力。

饮食养生：宜多食用荷叶、土茯苓、白扁豆、薏苡仁、猪苓、泽泻等清热祛暑材料煲成的汤或粥，以及西瓜、黄瓜、丝瓜、冬瓜等蔬菜瓜果。

起居养生：冬不坐石，夏不坐木。不宜在木质凳椅上久坐，因为小暑时节气温高、湿度大，露天的木料含水分较多，太阳一晒，温度升高，会向外散发潮气。如果人在上面坐久了，可能诱发痔疮、风湿和关节炎等病。

运动养生：少动多静，运动强度不宜过大，以免阳气外泄太过，可选择散步、太极拳、游泳、瑜伽等运动方式。

节气灸：重点艾灸扶阳补肾气和健脾胃的穴位，如脾俞、中脘、关元、足三里、神阙（用于外热内寒，温脾胃）等穴。

情志养生：小暑气候炎热，人易烦躁不安，应保持"心静"，戒躁戒怒，保持心气平和。

【食疗药膳】

六子冬瓜荷鸭汤

食材：莲子、芡实、薏苡仁各30克，白扁豆、绿豆、赤小豆各50克，冬瓜

1000克，鲜荷叶1张（干品用30克），广陈皮15克，水鸭1只（约750克），猪瘦肉250克。

做法：将水鸭宰杀，去除羽毛及内脏，洗净，斩大块；猪瘦肉洗净，切小方块。两者一齐放进加有广陈皮（或柑、橘、柚叶）的沸水中稍焯，捞出冲洗干净血沫。冬瓜刮去表皮，洗净，滚刀切厚块。上述食材连同洗净的其他食材一齐置于砂锅内，加清水3升、白酒少许，武火煮沸后改用文火熬2小时，精盐调味即可。

功用：莲子性平味甘、涩，善于补脾止泻、止带、益肾涩精、养心安神；芡实性平味甘、涩，长于益肾固精、补脾止泻、除湿止带；薏苡仁性凉味甘、淡，功擅健脾渗湿、除痹止泻、清热排脓；白扁豆性微温味甘，能健脾化湿、和中消暑；绿豆性寒味甘，能清热解毒、消暑、利水；赤小豆性平味甘、酸，能利水消肿、解毒；冬瓜性微寒味甘、淡，功擅清热、利尿、化痰、生津、解暑、解毒；荷叶性平味苦，能清热解暑、升发清阳、凉血；水鸭性凉味甘，功擅补中益气、和胃消食、利水、解毒；猪瘦肉性微寒味甘、咸，功擅补肾滋阴、养血润燥、补中益气；佐以性温味苦、辛的广陈皮，既可健脾理气、燥湿化痰，使汤补而不滞，又可去除水鸭的腥臊味。诸物合用，味道鲜香可口，汤性清凉，清而不伤气阴，补而不敛暑湿，既能清热解暑、除烦止渴、利湿解毒、消食化痰，又能健脾益肾、滋阴养血、养心安神，适宜一般人群于三伏时节食用。也可用于脾肾虚弱，水湿不化或感受暑湿热毒所致诸证的辅助治疗。

参麦三叶翠衣饮

食材：西洋参、麦冬各10克，荷叶、竹叶、佩兰叶各15克，鲜西瓜皮500克。

做法：鲜西瓜皮刮净表皮及红瓤，洗净，切成小块，连同洗净的其他食材一齐置于砂锅内，加清水1.5升，浸泡30分钟，武火煮沸后改用文火熬30分钟即可，代茶饮。

功用：西洋参性凉味甘、微苦，善于补气养阴、清热生津，现代药理研究表明，西洋参有镇静、抗惊厥、增强免疫、抗心律失常、抗心肌缺血、强心、抗休克，以及护肝、抗缺氧、抗疲劳、抗应激等作用；麦冬性微寒味甘、微苦，长于滋阴润肺、益胃生津、清心除烦；荷叶性平味苦，功擅清热解暑、升发清阳、凉血；竹叶性寒味甘、淡，能清热除烦、生津利尿；佩兰叶性平味辛，能芳香化湿、醒脾开胃、发表解暑；西瓜皮（又名西瓜翠衣）性凉味甘，功擅清热解暑、除烦止渴、利尿。诸物合用，饮性清凉，清补兼备，既能清热解暑、清心除烦、利水祛湿，又能补气养阴、生津止渴、醒脾开胃，诚为清暑益气佳饮，适宜一般人群于炎夏酷暑时节食用。

地胆荷叶水鸭汤

食材： 鲜地胆头250克（干品用100克），鲜荷叶1张（干品用50克），广陈皮15克，水鸭1只（约750克）。

做法： 将水鸭宰杀，去除羽毛及内脏，洗净，斩大块，放进加有广陈皮（或柑、橘、柚叶）的沸水中稍焯，捞出冲洗干净血沫，然后连同洗净的其他食材一齐置于砂锅内，加清水2.5升、白酒少许，武火煮沸后改用文火熬2小时，精盐调味即可。

功用： 地胆头（地胆草根）性寒味苦、甘，善于清热、除湿、解毒，《本草求原》称其能"解暑热，治牙痛"，《南宁市药物志》说它能"治斑痧发热、胃痛、咳、痢"；荷叶性平味苦，长于清热解暑、升发清阳、凉血；水鸭性凉味甘，功擅补中益气、和胃消食、利水、解毒；佐以性温味苦、辛的广陈皮，既可健脾理气、燥湿化痰，使汤补而不滞，又可去除水鸭的腥臊味。诸物合用，味道鲜美，汤性清凉，既能清热解暑、利湿解毒，又能健脾开胃、消食化痰，适宜一般人群于炎夏酷暑时节食用。

注：孕妇忌服。

白瓜三豆排骨汤

食材： 白瓜2条（约750克），绿豆、白扁豆、白眉豆各50克，猪排骨500克。

做法： 猪排骨洗净，斩成小段，放进沸水中稍焯，捞出冲洗干净血沫；白瓜削皮，去瓤，洗净，滚刀切厚块。上述食材连同洗净的绿豆、白扁豆、白眉豆一齐置于砂锅内，加清水3升、白酒少许，武火煮沸后改用文火熬2小时，精盐调味即可。

功用：白瓜性寒味甘，善于除烦热、生津液、利小便，《食物本草》说它"主涤胃消渴，清暑益气"；绿豆性寒味甘，长于清热解毒、消暑、利水；白扁豆性微温味甘，功擅健脾化湿、和中；白眉豆性平味甘、咸，能补中益气、健脾益肾；猪排骨性微寒味甘、咸，功擅益肾滋阴、益气养血、生津润燥。诸物合用，汤性清凉，既能清热解暑、祛湿解毒，又能健脾益肾、益气养阴，适宜一般人群于三伏天食用。也可用于脾肾虚弱，水湿失运或感受暑湿热毒所致诸证的辅助治疗。

清心解暑去湿汤

食材：薏苡仁、绿豆、白扁豆各30克，冬瓜500克，新鲜荷叶1张（干品用30克），茯苓30克，灯心草5扎，广陈皮10克，老白鸭1只（约1000克）。

做法：将老白鸭宰杀，去除羽毛及内脏，洗净，斩大块，放进加有广陈皮（或柑、橘、柚叶）的沸水中稍焯，捞出冲洗干净血沫；冬瓜刮净表皮，洗净，滚刀切厚块。上述食材连同洗净的其他食材一齐置于砂锅内，加清水3升、白酒少许，武火煮沸后改用文火熬2小时，精盐调味即可。

功用：薏苡仁性凉味甘、淡，善于健脾渗湿、除痹止泻、清热排脓；白扁豆性微温味甘，功擅健脾化湿、和中；绿豆性寒味甘，长于清热解毒、消暑、利水；冬瓜性微寒味甘、淡，功擅清热、利尿、化痰、生津、解暑、解毒；荷叶性平味苦，能清热解暑、升发清阳、凉血止血；茯苓性平味甘、淡，功擅利水渗湿、健脾宁心；灯心草性微寒味甘、淡，能清心火、利小便；老白鸭性平味咸，能补益气阴、利水消肿；佐以性温味苦、辛的广陈皮，既可健脾理气、燥湿化痰，使汤补而不滞，又可去除鸭之腥臊味。诸物合用，清补并施，有良好的补益气阴、清心宁神、健脾祛湿、清热解暑等作用，适宜一般人群于炎夏酷暑时节食用。也可用于脾肺虚弱，气阴不足，水湿困扰或感受暑湿热毒所致诸证的辅助治疗。

南芪茯牛扁豆猪尾汤

食材：五指毛桃、牛大力各50克，茯苓、白扁豆各30克，无花果4个，猪尾巴1条（连骶骨，约500克）。

做法：猪尾巴洗净，斩大块，放进沸水中稍焯，捞出冲洗干净血沫，然后连同洗净的其他食材一齐置于砂锅内，加清水3升、白酒少许，武火煮沸后改用文火熬2小时，精盐调味即可。

功用：五指毛桃（又名南芪）性平味甘，善于健脾补肺、行气利湿、舒筋活络；牛大力性平味甘，功擅补虚润肺、强筋活络；茯苓性平味甘、淡，长于利水渗湿、健脾宁心；白扁豆性微温味甘，功擅健脾化湿、和中；无花果性凉味甘，能清热生津、健脾开胃；猪尾巴性平味甘，功擅益肾滋阴、生肌壮骨。诸物合用，汤性平和，有良好的健脾益肺、化湿祛暑、益肾宁心、强筋活络等作用，适宜一般人群于暑湿熏蒸时节食用。也可用于脾肺虚弱，运化不力，水湿内停，或暑湿困阻所致诸证的辅助治疗。

地胆三豆瓜鸭汤

食材：鲜地胆头120克（干品用50克），绿豆、白扁豆、赤小豆各30克，节瓜1条（约300克），广陈皮10克，水鸭半只（约350克）。

做法：将水鸭宰杀，去除羽毛及内脏，洗净，斩大块，放进加有广陈皮（或柑、橘、柚叶）的沸水中稍焯，捞出冲洗干净血沫；节瓜刮去表皮，洗净，滚刀切厚块。上述食材连同洗净的其他食材一齐置于砂锅内，加清水2.5升、白酒少许，武火煮沸后改用文火熬1.5小时，精盐调味即可。

功用：地胆头性寒味苦、甘，善于清热、除湿、解毒；绿豆性寒味甘，长于清热解毒、消暑、利水；白扁豆性微温味甘，功擅健脾化湿、和中消暑；赤小豆性平味甘、酸，能利水消肿、解毒；节瓜性平味甘，能健脾开胃、生津止渴、祛湿、通利二便；水鸭性凉味甘，功擅补中益气、和胃消食、利水、解毒；佐以性温味苦、辛的广陈皮，既可健脾理气、燥湿化痰，使汤补而不滞，又可去除水鸭的腥臊味。诸物合用，味道鲜香可口，汤性清凉，有良好的清热解暑、除烦止渴、利湿解毒、健脾开胃等作用，适宜一般人群于三伏时节食用。

两地三豆水鸭汤

食材：枸杞根、地胆头、绿豆、白眉豆、赤小豆各50克，广陈皮15克，水鸭1只（约750克），火腿肉50克。

做法： 将水鸭宰杀，去除羽毛及内脏，洗净，斩大块，放进加有广陈皮（或柑、橘、柚叶）的沸水中稍焯，捞出冲洗干净血沫；火腿肉洗净，切小粒。上述食材连同洗净的其他食材一齐置于砂锅内，加清水3升、白酒少许，武火煮沸后改用文火熬2小时，精盐调味即可。

功用： 枸杞根（即地骨皮）性寒味甘，善于清肺降火、凉血除蒸；地胆头性寒味苦、甘，长于清热、除湿、解毒；绿豆性寒味甘，能清热解毒、消暑、利水；白扁豆性微温味甘，功擅健脾化湿、和中消暑；赤小豆性平味甘、酸，能利水消肿、解毒；水鸭性凉味甘，功擅补中益气、和胃消食、利水、解毒；火腿肉性温味甘、咸，能健脾开胃、滋肾益精、补气养血；佐以性温味苦、辛的广陈皮，既可健脾理气、燥湿化痰，使汤补而不滞，又可去除水鸭的腥臊味。诸物合用，味道鲜香可口，汤性清凉，清补兼备，既能清热解暑、清肺降火、清热利湿、凉血解毒，又能健脾开胃、补气养血、滋肾益精，适宜一般人群于三伏时节食用。

三豆莲芡老鸽汤

食材： 绿豆、白扁豆、白眉豆各50克，莲子、芡实各30克，大枣3枚，生姜3片，老鸽1只（约350克），鸡脚6只，猪瘦肉150克。

做法： 将老鸽宰杀，去除羽毛及内脏，洗净，斩大块，连同切成小方块的猪瘦肉、洗净的鸡脚放进沸水中稍焯，捞出冲洗干净血沫，然后连同洗净的其他食材一齐置于砂锅内，加清水2.5升、白酒少许，武火煮沸后改用文火熬1.5小时，精盐调味即可。

功用： 绿豆性寒味甘，善于清热解毒、消暑、利水；白扁豆性微温味甘，长于健脾化湿、和中消暑；白眉豆性平味甘、咸，能补中益气、健脾益肾；莲子性平味甘、涩，功擅补脾止泻、止带、益肾涩精、养心安神；芡实性平味甘、涩，能益肾固精、补脾止泻、除湿止带；老鸽性平味咸，功擅滋肾益气、祛风解毒；鸡脚性温味甘，功擅温中益气、益精填髓、强筋骨；猪瘦肉性微寒味甘、咸，能补中益气、补肾滋阴、养血润燥；佐大枣、生姜可调和脾胃。诸物合用，味道鲜美，汤性平和，清补兼备，既能清热解暑、去湿解毒、生津止渴，又能健脾益肾、益气养血、养心安神，适宜一般人群于三伏天食用。

参麦莲豆西瓜饮

食材： 西洋参10克，麦冬15克，莲子30克，绿豆50克，鲜西瓜皮500克（干品用60克）。

做法： 鲜西瓜皮刮净表皮及红瓤，洗净，切小块，然后连同洗净的其他食材一齐置于砂锅内，加清水2升，武火煮沸后改用文火熬1小时即可。代茶饮。

功用： 西洋参性凉味甘、微苦，善于补气养阴、清热生津，现代药理研究表明，西洋参有抗疲劳、耐缺氧、抗惊厥，以及促进凝血、降低血浆比黏度、增加红细胞膜流动性、抑制血小板聚集等作用；麦冬性微寒味甘、微苦，长于滋阴润肺、益胃生津、清心除烦，现代药理研究表明，麦冬能提高人体耐缺氧能力、增加冠脉流量，对心肌缺血有明显保护作用，并能抗心律失常，改善心肌收缩力，还有提高免疫力、降血糖、镇静、促进胃肠推进及抑菌等作用；莲子性平味甘、涩，功擅补脾止泻、止带、益肾涩精、养心安神；绿豆性寒味甘，能清热解毒、消暑、利水；西瓜皮性凉味甘，功擅清热解暑、除烦止渴、利尿。诸物合用，味道甘润可口，有良好的清热解暑、益气养阴、除烦止渴、健脾祛湿等作用，适宜一般人群于三伏酷暑时节食用。

冬瓜绿豆汤

材料： 冬瓜1000克，绿豆50克。

做法： 冬瓜（不去皮）切小块放入锅内，加适量清水，用武火煮20分钟，然后放入洗净的绿豆，用文火煮约30分钟，以绿豆刚裂开为度，精盐调味即可。

功效： 连皮冬瓜甘淡微寒，能解暑利湿、清热解毒、生津止渴；绿豆甘寒，能利水消暑、清热解毒。两者合用，清热解毒、消暑止渴、利水祛湿之效优胜，尤其适宜暑热较盛时食用。

冬瓜鸡腿菇花蟹汤

食材： 冬瓜1000克，鸡腿菇250克，花蟹4只（约500克），生姜3片、香葱适量。

做法： 冬瓜刮去表皮，洗净，切薄片；鸡腿菇洗净，斜刀切片；香葱洗净切粒。花蟹清洗干净，每个斩为6块，放进加有生姜片的油锅中稍炒（炒时洒点白酒）后，加清水1.5升，武火煮沸后改用文火煮5分钟，接着放进备好的冬瓜片、鸡腿菇片，再煮10分钟，撒上葱粒，精盐调味即可。

功用： 主料冬瓜性微寒味甘、淡，善于清热、利尿、化痰、生津、解暑、解毒；鸡腿菇性平味甘，长于健脾开胃、平肝醒神，现代研究表明，鸡腿菇具有高蛋白、低脂肪，氨基酸种类齐全，富含矿物质、维生素、不饱和脂肪酸等特性，还有增强免疫功能，抗肿瘤，降血糖、血脂，助消化等作用；花蟹性寒味咸，能滋阴养血、解毒疗伤。诸物合用，汤性清凉，味鲜可口，有良好的健脾开胃、滋阴平肝、清热解暑、去湿解毒等作用，适宜一般人群炎夏食用。也可用于脾胃虚弱，运化不力或感受暑湿热毒所致诸证的辅助治疗。

注：脾胃虚寒者不宜食用。

冬瓜笋菇广陈皮鸭汤

食材： 冬瓜750克，鲜春笋150克，鲜草菇100克，广陈皮50克，水鸭1只（约750克），猪瘦肉250克。

做法： 将水鸭宰杀，去除羽毛及内脏，洗净，斩大块，放进加有广陈皮（或柑、橘、柚叶）的沸水中稍焯，捞出冲洗干净血沫；猪瘦肉洗净，切成小方块；鲜草菇洗净，纵切成两半，放进沸水冲稍焯，捞出冲洗干净；鲜春笋剥去外壳，洗净，切薄片，用开水煮5～10分钟，捞出放入冷水中浸泡1小时左右；冬瓜刮净表皮，洗净，滚刀切厚块。把所有备好的食材连同洗净的广陈皮一齐置于砂锅内，加清水3升、白酒少许，武火煮沸后改用文火熬2小时，精盐调味即可。

功用： 冬瓜性微寒味甘、淡，善于清热、利尿、化痰、生津、解暑、解毒；春笋性寒味甘、苦，长于清热除烦、除湿、利水；草菇性寒味甘，功擅清热解暑、补益气血、降血压、抗癌；水鸭性凉味甘，功擅补中益气、和胃消食、利水、解毒；猪瘦肉性微寒味甘、咸，能补中益气、补肾滋阴、养血润燥；佐以性温味苦、辛的广陈皮，既可健脾理气、燥湿化痰，使汤补而不滞，又可去除水鸭的腥臊味。诸物合用，味道鲜香可口，汤性清凉，清补兼备，清而不败泄，补而不敛邪，既能清热解暑、除烦止渴、利湿解毒、消食化痰，又能补益气血、健脾开胃、补肾滋阴，适宜一般人群于炎夏酷暑时节食用。

冬瓜绿豆生鱼汤

食材： 冬瓜1000克，绿豆100克，生鱼1条（约750克）。

做法： 冬瓜刮净表皮，去瓤，洗净，滚刀切厚块；生鱼宰杀，清除内脏，刮净鱼鳞，洗净，放进加有生姜片的油锅中煎香（煎时洒点白酒）。上述食材连同洗净的绿豆一齐置于砂锅内，加清水2.5升、白酒少许，武火煮沸后改用文火熬1.5小时，精盐调味即可。

功用： 冬瓜性微寒味甘、淡，善于清热、利尿、化痰、生津、解暑、解毒；绿豆性寒味甘，长于清热解毒、消暑、利水；生鱼（正名乌鳢）性凉味甘，功擅补脾益胃、利水消肿，《医林纂要》谓其能"补心养阴，澄清肾水，行水渗湿，解毒去热"，《本草经疏》亦说"蠡鱼（乌鳢）乃益脾除水之要药也。上虚则水泛滥，上坚则水自清。凡治浮肿之药，或专于利水，或专于补脾。其性各自为用。惟蠡鱼能导横流上势，补其不足，补泻兼施，故主下大水及湿痹，面目浮肿，五痔因湿热所生，水去则湿热自除"。诸物合用，味道鲜美，汤性清凉而不败泄，有良好的健脾益胃、清热解暑、生津止渴、利湿解毒等作用，适宜一般人群于炎夏酷暑时节食用，尤其适宜水湿壅盛之肥胖者食用。

注：脾胃虚寒者慎食。

豆芪陈皮小米粥

食材： 五指毛桃、牛大力、牛蒡根各30克，赤小豆、绿豆、白扁豆各50克，无花果4个，广陈皮15克，水鸭1只（约750克），猪瘦肉250克。

做法： 将水鸭宰杀，去除羽毛及内脏，斩大块，和洗净切好的猪瘦肉放进沸水中稍焯，捞出用冷水冲洗干净血沫，然后连同洗净的其他食材一齐置于砂锅内，加清水3升、白酒少许，武火煮沸后改用文火熬2小时，精盐调味即可。

功用： 五指毛桃（又名南芪）性平味甘，善于健脾补肺、行气利湿、舒筋活络；牛大力性平味甘，长于补虚润肺、强筋活络；牛蒡根性凉味苦、微甘、功擅散风热、消毒肿；赤小豆性平味甘、酸，能利水消肿、解毒；绿豆性寒味甘，善于清热解毒、消暑、利水；白扁豆性微温味甘，能健脾化湿、和中消暑；无花果性凉味甘，能清热生津、健脾开胃；水鸭性凉味甘，功擅补中益气、和胃消食、利水、解毒；猪瘦肉性微寒味甘、咸，功擅补中益气、补肾滋阴、养血润燥；佐以性温味苦、辛的广陈皮，既可健脾理气、燥湿化痰，使汤补而不滞，又可去除鸭之腥臊味。诸物合用，味道鲜香可口，汤性清凉，清补兼备，既能清热消暑、疏散风热、利湿解毒、消食化痰、舒筋活络，又能补脾益肺、补益气血、养阴润肺，适宜一般人群于三伏时节食用以御暑湿温毒。

椰菇三仁老鸭汤

食材： 鲜椰子1个，鲜草菇100克，绿豆、白扁豆、莲子各50克，无花果4个，广陈皮15克，老白鸭1只（约1250克）。

做法： 将老白鸭宰杀，去除羽毛及内脏，洗净，斩大块，放进加有广陈皮（或柑、橘、柚叶）的沸水中稍焯，捞出用冷水冲洗干净血沫；鲜椰子打孔，椰子水倒出备用，打破椰壳取肉，削去棕色部分，洗净，切薄片；鲜草菇洗净，对半切开，放进沸水中稍焯，捞出用冷水冲洗干净。上述食材连同洗净的其他食材一齐置于砂锅内，加清水及椰子水共3升、白酒少许，武火煮沸后改用文火熬2小时，精盐调味即可。

功用： 椰子水性凉味甘，善于生津、利尿、止血，《中国药用植物图鉴》称其有"滋补，清暑，解渴"的作用；椰肉性平味甘，长于健脾益气、杀虫、消疳；草菇性寒味甘，功擅清热解暑、补益气血、降血压、抗癌；绿豆性寒味甘，能清热解毒、消暑、利水；白扁豆性微温味甘，能健脾化湿、和中消暑；莲子性平味甘、涩，功擅补脾止泻、止带、益肾涩精、养心安神；无花果性凉味甘，能清热生津、健脾开胃；老白鸭性平味咸，功擅补益气阴、利水消肿；佐以性温味苦、辛的广陈皮，既可健脾理气、燥湿化痰，使汤补而不滞，又可去除鸭之腥臊味。诸物合用，味道鲜香可口，汤性清凉，清补兼备，既能清热解暑、利湿解毒、调中开胃、生津止渴，又能健脾益肾、补益气阴、养心安神，适宜一般人群于三伏时节食用。

香瓜笋菇鲫鱼汤

食材： 香瓜3个（约500克），春笋、茭笋、草菇各100克，白鲫鱼2条（约750克），生姜少许。

做法： 香瓜削皮，去瓤，洗净，切薄片；春笋剥去外壳，洗净，切片，用开水煮5～6分钟，捞出放入冷水中浸泡1小时左右（以去除笋的苦涩味），冲洗干净，切丝；茭笋削去老皮，洗净，斜刀切薄片；草菇洗净，对半切开，放进沸水中稍焯，捞出用冷水冲洗干净；生姜洗净，切片。白鲫鱼宰杀，去除鱼鳞、鳃及内脏，洗净，沥干水分，放进加有生姜片的热油锅内用慢火煎至两面金黄（煎时洒点白酒）后，接着加入其他备好的食材和适量清水，武火煮沸15分钟，精盐调味即可。

功用： 香瓜性寒味甘，善于清暑热、解烦渴、利小便；春笋性寒味甘、苦，长于清热除烦、利水除湿；茭笋性寒味甘，功擅清热解毒、除烦止渴、通利二便；草菇性寒味甘，能清热解暑、补益气血、降血压、抗癌；白鲫鱼性平味甘，功擅健脾和胃、利水消肿、通利血脉。诸物合用，味道鲜香可口，汤性清凉，有良好的清热解暑、利湿解毒、除烦止渴、健脾开胃等作用，适宜一般人群于三伏时节食用。

清暑益气水鸭汤

食材： 西洋参15克，麦冬、广陈皮各10克，鲜西瓜皮500克，薏苡仁、莲子各30克，马蹄6个（约100克），水鸭1只（约750克），猪瘦肉250克。

做法： 将水鸭宰杀，去除羽毛及内脏，洗净，斩大块，和洗净切好的猪瘦肉块一齐放进加有广陈皮（或柑、橘、柚叶）的沸水中稍焯，捞出用冷水冲洗干净血沫；鲜西瓜皮刮净表皮及红瓤，洗净，切大块；马蹄削皮，洗净，对半切开；西洋参、麦冬、薏苡仁、莲子、广陈皮洗净，用清水浸泡30分钟。把所有备好的食材一齐置于砂锅内，加清水3升、白酒少许，武火煮沸后改用文火熬2小时，精盐调味即可。

功用： 西洋参性凉味甘、微苦，善于补气养阴、清热生津；麦冬性微寒味甘、微苦，长于滋阴润肺、益胃生津、清心除烦；西瓜皮性凉味甘，功擅清热解暑、除烦止渴、利尿；薏苡仁性凉味甘、淡，能健脾渗湿、除痹止泻、清热排脓；莲子性平味甘、涩，能补脾止泻、止带、益肾涩精、养心安神；马蹄性寒味甘，能清热生津、化痰、消积；水鸭性凉味甘，功擅补中益气、和胃消食、利水、解毒；猪瘦肉性微寒味甘、咸，功擅补中益气、补肾滋阴、养血润燥；佐以性温味苦、辛的广陈皮，既可健脾理气、燥湿化痰，使汤补而不滞，又可去除水鸭的腥臊味。诸物合用，汤性清凉，清补兼备，既能清热解暑、利湿解毒、除烦止渴、消食化痰，又能补益脾肾、补气养阴、养血安神，诚为清暑益气、利湿解毒之佳馔，适宜一般人群于三伏时节食用。

三白二黄老鸭汤

食材： 白瓜2条（约750克），白扁豆、白眉豆、黄豆各50克，鲜黄皮果150克，老白鸭1只（约1250克），广陈皮15克。

做法： 将老白鸭宰杀，去除羽毛及内脏，洗净，斩大块，放进加有广陈皮（或柑、橘、柚叶）的沸水中稍焯，捞出用冷水冲洗干净血沫；白瓜削皮，去瓤，洗净，滚刀切厚块。上述食材连同洗净的其他食材一齐置于砂锅内，加清水3升、白酒少许，武火煮沸后改用文火熬2小时，精盐调味即可。

功用： 白瓜性寒味甘，善于除烦热、生津液、利小便，《食物本草》说它"主涤胃消渴，清暑益气"；白扁豆性微温味甘，长于健脾化湿、和中消暑；白眉豆性平味甘、咸，能补中益气、健脾益肾；黄豆性平味甘，功擅健脾利水、宽中导滞、解毒消肿；黄皮果性微温味辛、甘、酸，善于行气、消食、化痰，《广志》称其能"消食，顺气，除暑热"；老白鸭性平味咸，功擅补益气阴、利水消肿。诸物合用，味道酸甘可口，汤性清凉，既能清热解暑、祛湿解毒、除烦止渴、消食化痰，又能健脾益肾、益气养阴，适宜一般人群于三伏天食用。

冬瓜菇芽白鲫汤

食材： 冬瓜500克，草菇100克，绿豆芽150克，白鲫鱼1条（约500克），生姜、香葱适量。

做法： 冬瓜刮去表皮，去瓤，洗净，切薄片；草菇洗净，对半切开，放进沸水中稍焯，捞出用冷水冲洗干净；绿豆芽洗净；生姜连皮洗净，切片；香葱洗净，切粒。白鲫鱼宰杀，去除鱼鳞、鳃及内脏，洗净，沥干水分，放入加有生姜片的热油锅中文火煎至两面金黄（煎时洒点白酒），放入清水1.5升，用武火煮沸10分钟后，加入备好的冬瓜片、草菇、绿豆芽，再煮沸15分钟，撒上香葱粒，精盐调味即可。

功用： 冬瓜性微寒味甘、淡，善于清热、利尿、化痰、生津、解暑、解毒；草菇性寒味甘，长于清热解暑、补益气血；绿豆芽性凉味甘，能清热消暑、解毒利尿；白鲫鱼性平味甘，功擅健脾和胃、利水消肿、通利血脉；少佐生姜、香葱，既可悦脾开胃、发越水气，又可去除鱼之腥臊味。诸物合用，味鲜可口，汤性清凉，有良好的清热解暑、利湿解毒、消食化痰、健脾益气、生津止渴等作用，诚为小暑时节食疗养生之佳馔，适宜一般人群食用。

大　暑

斗指未，太阳黄经为120度，阳历7月22—24日交节

【养生小贴士】

1. 节气特点

高温酷热，潮湿多雨，雨热同期。

2. 养生特点

防暑降温，还要着重祛湿。

饮食养生：多吃燥湿健脾、益气养阴的食物。可用橘皮10克加适量冰糖，用开水冲泡后代茶饮。也可食一些芳香化浊、清解湿热之药膳，如清暑祛湿茶、藿香叶粥等。此时节人出汗较多，易耗气伤阴，应多喝水、常食粥，多吃新鲜蔬菜水果，还应多食用益气养阴的食物，如山药、大枣、蜂蜜、莲藕、百合等。遵循"春夏养阳，秋冬养阴"的原则，勿"因暑贪凉"伤及阳气。

起居养生：预防中暑，避免在烈日下曝晒，应注意室内降温，防蚊驱虫。

运动养生：避免强度较大的运动，可采用散步、爬山、游泳、太极拳等舒缓的运动方式，大量流汗时应适当饮用淡盐水。

节气灸：宜行穴位敷贴，冬病夏治。可选大椎、肺俞、膻中、膏肓、足三里等穴位。

情志养生：保持"心静"，避免不良情绪，以免出现"夏季情感障碍症"，俗称"情绪中暑"，表现为心烦意乱、无精打采、思维紊乱、食欲不振、焦躁易怒等。

【食疗药膳】

黄皮莲山水鸭汤

食材：鲜黄皮果250克，铁棍山药100克，鲜莲子100克，水鸭1只（约750

克），猪瘦肉250克，广陈皮15克。

做法：将水鸭宰杀，去除羽毛及内脏，洗净，斩大块，放进加有广陈皮（或柑、橘、柚叶）的沸水中稍焯，捞出冲洗干净血沫；鲜黄皮果洗净，纵切开两半；铁棍山药削皮，洗净，滚刀切厚片；猪瘦肉洗净，切厚块。上述食材连同洗净的鲜莲子一齐置于砂锅内，加清水3升、白酒少许，武火煮沸后改用文火熬1.5小时，精盐调味即可。

功用：黄皮果性微温味辛、甘、酸，能行气、消食、化痰，《广志》称其能"消食，顺气，除暑热"；铁棍山药性平味甘，善于补脾益肺、养胃生津、补涩精；莲子性平味甘、涩，长于补脾止泻、止带、益肾涩精、养心安神；水鸭性凉味甘，功擅补中益气、和胃消食、利水、解毒；猪瘦肉性微寒味甘、咸，功擅补肾滋阴、养血润燥、补中益气。诸物合用，味道酸甘可口，汤性平和，有良好的消暑祛湿、开胃消食、健脾益气、滋阴养血等作用。适宜一般人群于夏秋之交食用。

金玉莲山鹌鹑汤

食材：胡萝卜1根（约150克），甜玉米1根，鲜莲子100克，铁棍山药150克，绿豆50克，鹌鹑2只（约500克），猪瘦肉250克。

做法：将鹌鹑宰杀，去除羽毛及内脏，洗净，斩大块，放进沸水中稍焯，捞出冲洗干净；猪瘦肉洗净，切厚块；胡萝卜削皮，洗净，滚刀切厚块；甜玉米去苞叶及须，洗净，横切为6段；铁棍山药削皮，洗净，滚刀切厚块。上述食材连同洗净的鲜莲子、绿豆一齐置于砂锅内，加清水3升、白酒少许，武火煮沸后改用文火熬1.5小时，精盐调味即可。

功用：胡萝卜（又名金笋）性平味甘、辛，善于健脾和中、养肝明目、化痰止咳；甜玉米性平味甘，长于调中开胃、利湿；莲子性平味甘、涩，功擅补脾止泻、止带、益肾涩精、养心安神；铁棍山药性平味甘，能补脾益肺、养胃生津、补肾涩精；绿豆性寒味甘，能清热解毒、消暑、利水；鹌鹑性平味甘，功擅益中气、止泄痢、壮筋骨；猪瘦肉性微寒味甘、咸，功擅补肾滋阴、养血润燥、补中益气。诸物合用，味道鲜甜可口，汤性平和，既可清热解暑、祛湿解毒，又可滋阴生津、健脾益肾、补益气血，实为三伏天食疗养生佳汤，适宜一般人群食用，尤其适宜体质虚弱者食用。

莲芡怀山菇蛏汤

食材： 鲜莲子、鲜芡实、鲜草菇各100克，铁棍山药200克，蛏子750克，大枣3枚，生姜3片。

做法： 把买回来的蛏子放进盆中，加清水和适量盐，养2小时左右后捞起，洗净，放进沸水锅中煮5分钟，捞出，取肉，煮出液倒出澄清备用；鲜草菇清洗干净，放进沸水中稍焯，捞出冲洗干净，对半切开；铁棍山药削皮，洗净，斜刀切厚片；大枣劈开，去核。将洗净的鲜莲子、鲜芡实、铁棍山药片、大枣一齐置于砂锅内，加清水1.5升，武火煮沸后改用文火熬30分钟，加入蛏肉及其煮出液、鲜草菇、生姜片、少许白酒，再煮10分钟，精盐调味即可。

功用： 莲子性平味甘、涩，善于补脾止泻、止带、益肾涩精、养心安神；芡实性平味甘、涩，长于益肾固精、补脾止泻、除湿止带；铁棍山药性平味甘，功擅补脾益肺、养胃生津、补肾涩精；草菇性寒味甘，能清热解暑、补益气血、降血压、抗癌；蛏肉性寒味甘、咸，功擅养阴清热、除烦止渴；佐大枣、生姜可调和脾胃。诸物合用，味道鲜美，汤性清凉，有良好的清热解暑、除烦止渴、补脾除湿、益肾滋阴、养心安神等作用，适宜一般人群于炎夏酷暑时节食用，尤其适宜肺、脾、肾三脏虚弱者食用。

四神冬瓜水鸭汤

食材： 山药、茯苓、莲子、芡实各30克，冬瓜1000克，干荷叶30克，广陈皮15克，水鸭1只（约750克）。

做法： 将水鸭宰杀，去除羽毛及内脏，洗净，斩大块，放进加有广陈皮（或柑、橘、柚叶）的沸水中稍焯，捞出冲洗干净血沫；冬瓜刮净表皮，去瓤，洗净，滚刀切厚块。上述食材连同洗净的其他食材一齐置于砂锅内，加清水3升、白酒少许，武火煮沸后改用文火熬2小时，精盐调味即可。

功用： 山药性平味甘，善于补脾益肺、养胃生津、补肾涩精；茯苓性平味甘、淡，长于利水渗湿、健脾宁心；莲子性平味甘、涩，功擅补脾止泻、止带、益肾涩精、养心安神；芡实性平味甘、涩，能益肾固精、补脾止泻、除湿止带。上四味常合称为"健脾补肺益肾祛湿四神"。冬瓜性微寒味甘、淡，能清热、利尿、化痰、生津、解暑、解毒；荷叶性平味苦，能清热解暑、升发清阳、凉血；水鸭性凉味甘，功擅补中益气、和胃消食、利水、解毒；佐以性温味苦、辛的广陈皮，既可健脾理气、燥湿化痰，使汤补而不滞，又可去除水鸭的腥臊味。诸物合用，味道鲜香可口，汤性清凉而无败泄之弊，既能清热解暑、除烦止渴、利湿解毒，又能补脾益肺、益气养血、补肾固精、宁心安神，适宜一般人群于炎夏酷暑时节食用。

莲子山药百合汤（羹）

食材： 鲜莲子、鲜山药各250克，鲜百合120克，绿豆100克，大枣3枚，生姜3片，猪排骨250克。

做法： 鲜山药去皮、洗净，切厚片；鲜百合扒瓣，洗净；鲜莲子洗净；绿豆浸半小时后洗净；大枣劈开，去核；生姜洗净，连皮切片；猪排骨斩段。将准备好的上述食材置于砂锅内，加清水2升，白酒少许，武火煮沸，文火煮1小时（若做羹，则煮1.5小时），精盐调味即可。

功用： 本汤（羹）以善于补脾止泻、止带、益肾涩精、养心安神的莲子及长于补脾养胃、生津益肺、补肾涩精的山药为主料，配以善于养阴润肺、清心安神的百合及善于清热、消暑、利水、解毒的绿豆，加入大枣，既可补中益气、养血安神，与生姜同用又可调和脾胃，而猪排骨有良好的益肾滋阴、益气养血、生津润燥的作用。诸物合用，共奏健脾益气化湿、清暑生津止渴、养心除烦安神之功，实为安度三伏天的良汤（羹），适宜一般人群食用。

金银莲合排骨汤

食材： 金针菜、银耳各50克，百合、莲子各30克，大枣3枚，生姜3片，猪排骨500克。

做法： 金针菜、银耳用清水泡发，去除硬梗，洗净；大枣劈开，去核；猪排骨洗净，斩小段，放进沸水中稍焯，捞出冲洗干净血沫。上述食材连同洗净的莲子、百合、生姜片一齐置于砂锅内，加清水2.5升、白酒少许，武火煮沸后改用文火熬1.5小时，精盐调味即可。

功用： 金针菜性凉味甘，善于清热利湿、宽胸解郁、凉血解毒，《本草图经》称它能"安五脏,利心志,明目";百合性寒味甘,长于养阴润肺、清心安神,《日华子本草》谓其能"安心,定胆,益智,养五脏";银耳性平味甘、淡,功擅滋补生津、润肺养胃;莲子性平味甘、涩,能补脾止泻、止带、益肾涩精、养心安神;猪排骨性微寒味甘、咸,功擅益肾滋阴、益气养血、生津润燥;大枣性温味甘,能补中益气、养血安神,与生姜同施,又可调和脾胃。诸物合用,汤性清凉,有良好的清热利湿、凉血解毒、益气养阴、养心安神等作用,适宜一般人群于三伏天食用,尤其适宜暑热耗伤气阴、困乏口渴、烦躁不安者食用。

百薏参马瓜鸭汤

食材:百合、薏苡仁、北沙参各15克,马蹄6个,冬瓜1000克,广陈皮15克,水鸭1只(约750克)。

做法:将水鸭宰杀,去除羽毛及内脏,洗净,斩大块,放进加有广陈皮(或柑、橘、柚叶)的沸水中稍焯,捞出冲洗干净血沫;冬瓜刮去表皮,洗净,滚刀切厚块;马蹄削皮,洗净,切开两半。上述食材连同洗净的其他食材一齐置于砂锅内,加清水3升、白酒少许,武火煮沸后改用文火熬2小时,精盐调味即可。

功用:百合性寒味甘,善于养阴润肺、清心安神;薏苡仁性凉味甘、淡,长于健脾渗湿、除痹止泻、清热排脓;北沙参性凉味甘,功擅养阴清肺、益胃生津;马蹄性寒味甘,能清热生津、化痰、消积;冬瓜性微寒味甘、淡,能清热、利尿、化痰、生津、解暑、解毒;水鸭性凉味甘,功擅补中益气、和胃消食、利水、解毒;佐以性温味苦、辛的广陈皮,既可健脾理气、燥湿化痰,使汤补而不滞,又可去除水鸭的腥臊味。诸物合用,味道鲜香可口,汤性清凉,清补兼备,既能清热解暑、除烦止渴、利湿解毒、消食化痰,又能健脾补气、益胃生津、养阴清肺,适宜一般人群于夏秋之交食用。

参斛莲豆水鸭汤

食材:西洋参10克,石斛15克,莲子、绿豆各50克,干荷叶30克,广陈皮15克,水鸭1只(约750克)。

做法： 将水鸭宰杀，去除羽毛及内脏，洗净，斩大块，放进加有广陈皮（或柑、橘、柚叶）的沸水中稍焯，捞出冲洗干净血沫，然后连同洗净的其他食材一齐置于炖盅内，加清水2.5升、白酒少许，隔水炖2小时，精盐调味即可。

功用： 西洋参性凉味甘、微苦，善于补气养阴、清热生津，《本草从新》称其能"补肺降火，生津液，除烦倦，虚而有火者相宜"，现代药理研究表明，西洋参有镇静、抗惊厥、增强免疫、抗心律失常、抗心肌缺血、强心、抗休克，以及护肝、抗缺氧、抗疲劳、抗应激等作用；石斛性微寒味甘，长于益胃生津、滋阴清热、益肝肾明目、强筋骨；莲子性平味甘、涩，能补脾止泻、止带、益肾涩精、养心安神；绿豆性寒味甘，功擅清热解毒、消暑、利水；荷叶性平味苦，能清热解暑、升发清阳、凉血；水鸭性凉味甘，功擅补中益气、和胃消食、利水、解毒；佐以性温味苦、辛的广陈皮，既可健脾理气、燥湿化痰，使汤补而不滞，又可去除水鸭的腥臊味。诸物合用，味道鲜美，汤性清凉，清补兼备，既能清热解暑、利湿解毒、除烦止渴、开胃消食，又能补气养阴、健脾益肾、养肝明目、宁心安神，诚为盛夏养生保健之佳馔美食，适宜一般人群食用。

八宝冬瓜水鸭汤

食材： 莲子、芡实、山药、茯苓、炒薏苡仁各15克，白扁豆、绿豆各50克，干荷叶30克，广陈皮15克，冬瓜1000克，水鸭1只（约750克）。

做法： 将水鸭宰杀，去除羽毛及内脏，洗净，斩大块，放进加有广陈皮（或柑、橘、柚叶）的沸水中稍焯，捞出冲洗干净血沫；冬瓜刮去表皮，洗净，滚刀切厚块。上述食材连同洗净的其他食材一齐置于砂锅内，加清水3升、白酒少许，武火煮沸后改用文火熬2小时，精盐调味即可。

功用： 山药性平味甘，善于补脾益肺、养胃生津、补肾涩精；茯苓性平味甘、淡，长于利水渗湿、健脾宁心；莲子性平味甘、涩，能补脾止泻、止带、益肾涩精、养心安神；芡实性平味甘、涩，功擅益肾固精、补脾止泻、除湿止带；炒薏苡仁性凉味甘、淡，功偏健脾渗湿、除痹止泻；绿豆性寒味甘，能清热解毒、消暑、利水；白扁豆性微温味甘，能健脾化湿、和中消暑；荷叶性平味苦，能清热解暑、升发清阳、凉血。以上八味常被称为"御暑八宝"。冬瓜性微寒味甘、淡，功擅清热、利尿、化痰、生津、解暑、解毒；水鸭性凉味甘，功擅补中益气、和胃消食、利水、解毒；佐以性温味苦、辛的广陈皮，既可健脾理气、燥湿化痰，使汤补而不滞，又可去除水鸭的腥膻味。诸物合用，味道鲜香可口，汤性清凉，清补兼备，清而不败泄，补而不敛邪，既能清热解暑、利湿解毒、除烦止渴、和胃消食，又能补肺健脾、益气养血、养心安神、益肾固精，诚为盛夏保健养生之佳馔靓汤，适宜一般人群食用。

酸笋草菇水鸭汤

食材：酸笋200克，鲜草菇250克，广陈皮15克，生姜3片，水鸭1只（约750克）。

做法：将水鸭宰杀，去除羽毛及内脏，洗净，斩大块，放进加有广陈皮（或柑、橘、柚叶）的沸水中稍焯，捞出冲洗干净血沫；鲜草菇纵切为两半，洗净，放进沸水中稍焯，捞出冲洗干净；酸笋洗净，切片；生姜片洗净。把备好的水鸭、酸笋片、广陈皮、生姜片一齐置于砂锅内，加清水2.5升、白酒少许，武火煮沸后改用文火熬1.5小时，加入备好的草菇，再煮沸10分钟，精盐、鸡精调味即可。

功用：酸笋性寒味酸、甘、苦，善于清热除烦、除湿利水、健脾开胃，《本草纲目拾遗》谓竹笋可"利九窍，通血脉，化痰涎，消食胀"；草菇性寒味甘，长于清热解暑、补益气血、降血压、抗癌；水鸭性凉味甘，功擅补中益气、和胃消食、利水、解毒；佐以性温味苦、辛的广陈皮，既可健脾理气、燥湿化痰，使汤补而不滞，又可去除水鸭的腥膻味。诸物合用，味鲜可口，汤性清凉，有良好的健脾益气、开胃消食、解暑去湿、除烦止渴等作用，适宜一般人群于大暑前后食用。也可用于脾胃虚弱，运化无力或感受暑湿热毒所致诸证的辅助治疗。

梨苹金马玉骨汤

食材：沙梨1只（约120克），苹果1只（约120克），胡萝卜1根（约150克），马蹄6个，玉米1根，猪排骨500克。

做法：猪排骨斩小段，放进沸水中稍焯，捞出冲洗干净血沫；沙梨、苹果洗净，每个切成6块；胡萝卜削皮，洗净，滚刀切厚块；马蹄削皮，洗净，切开两半；玉米去苞叶及须，洗净，横切为6段。把所有备好的食材一齐置于砂锅内，加清水2.5升、白酒少许，武火煮沸后改用文火熬1.5小时，精盐调味即可。

功用：沙梨性凉味甘、涩，善于清暑解渴、生津收敛；苹果性凉味甘、酸，长于益胃生津、除烦止渴；胡萝卜（又名金笋）性平味甘、辛，功擅健脾和中、养肝明目、化痰止咳；马蹄性寒味甘，能清热生津、化痰、消积；玉米性平味甘，能调中开胃、利湿；猪排骨性微寒味甘、咸，功擅益肾滋阴、益气养血、生津润燥。诸物合用，味道鲜美，汤性清凉，清补兼备，既能清热解暑、除烦止渴、开胃消食、祛湿化痰，又能健脾益气、益胃生津、滋阴润燥，适宜一般人群于夏秋之交食用。

菇瓜干贝水鸭汤

食材：草菇250克，节瓜2条（约750克），干贝50克，水鸭1只（约750克），广陈皮15克。

做法：将水鸭宰杀，去除羽毛及内脏，洗净，斩大块，放进加有广陈皮（或柑、橘、柚叶）的沸水中稍焯，捞出冲洗干净血沫；草菇洗净，对半切开，放进沸水中稍焯，捞出冲洗干净；干贝用微波炉中火烤20秒，拿出趁热拆丝；节瓜刮净表皮，洗净，滚刀切厚块。把备好的水鸭、干贝、节瓜连同洗净的广陈皮一齐置于砂锅内，加清水3升、白酒少许，武火煮沸后改用文火熬1.5小时，加入备好的草菇，再煮30分钟，精盐、鸡精调味即可。

功用：草菇性寒味甘，善于清热解暑、补益气血、降血压、抗癌；节瓜性平味甘，长于健脾开胃、生津止渴、解暑湿、通利二便；水鸭性凉味甘，功擅补中益气、和胃消食、利水、解毒；干贝性平味甘、咸，功擅滋阴补肾、调中消食；佐以性温味苦、辛的广陈皮，既可健脾理气、燥湿化痰，使汤补而不滞，又可去除水鸭的腥臊味。诸物合用，汤性清凉而不伤气阴，有良好的清热解暑、健脾祛湿、开胃消食、益气养阴等作用，适宜一般人群三伏天食用，尤其适宜脾肾虚弱者食用。也可用于脾肾虚弱，水湿失运或感受暑湿所致诸证的辅助治疗。

苦瓜三豆排骨汤

食材： 苦瓜2条（约750克），绿豆、赤小豆、黄豆各50克，猪排骨500克，蚝豉6只。

做法： 猪排骨洗净，斩小段，放进沸水中稍焯，捞出冲洗干净血沫；苦瓜洗净，去瓤，切大块。上述食材连同洗净的其他食材一齐置于砂锅内，加清水3升、白酒少许，武火煮沸后改用文火熬2小时，精盐、鸡精调味即可。

功用： 主料苦瓜性寒味苦，善于清暑涤热、明目、解毒，《滇南本草》说它能"泻六经实火，清暑益气，止烦渴"；绿豆性寒味甘，长于清热解毒、消暑、利水；赤小豆性平味甘、酸，功擅利水消肿、解毒；黄豆性平味甘，能健脾利水、宽中导滞、解毒消肿；猪排骨性微寒味甘、咸，功擅益肾滋阴、益气养血、生津润燥；蚝豉性平味甘、咸，能滋阴养血、宁心安神。诸物合用，汤性清凉，清不伤正，补不敛邪，既能清热解暑、除烦止渴、祛湿解毒，又能健脾益气、养血滋阴、宁心安神，实为三伏天食疗养生佳馔，适宜一般人群食用。也可用于脾肾虚弱，水湿内蕴或感受暑湿热毒所致诸证的辅助治疗。

红黄白汤

食材： 猪排骨250克，胡萝卜150克，玉米200克，竹蔗150克，鲜白茅根120克，马蹄200克。

做法： 猪排骨洗净，斩段；胡萝卜洗净，去皮，切厚块；竹蔗洗净，横切段后再纵切成条；玉米去苞叶、须后洗净，切段；马蹄削皮后洗净。把上述食材置于砂锅内，加清水3升、白酒少许，武火煮沸，文火熬1.5小时，精盐调味即可。

功用： 本汤取功擅清热凉血、生津止渴、利尿去湿的白茅根和长于清热生津、润燥和中、解毒的竹蔗，配以调中开胃、利尿消肿的玉米，健脾和中、养肝明目、化痰止咳、清热解毒的胡萝卜，清热生津、化痰、消积的马蹄，搭配益肾滋阴、益气养血、生津润燥的猪排骨，清热生津而不腻滞，利尿去湿而不伤津，为清热去湿、生津润燥的良汤。既适宜一般人群夏末秋初饮用，亦可用于温热病烦热口渴、咽喉肿痛、痰热咳嗽、目赤、消渴、食欲不振、湿热泻痢、湿热黄疸、热淋涩痛、大便燥结等症的辅助治疗。

南芪生地黄猪鸡汤

食材： 五指毛桃100克，生地黄30克，大枣6枚，猪尾巴1条（连骶骨，约750克），鸡脚6只。

做法： 猪尾巴洗净，斩大块，与洗净的鸡脚一齐放进沸水中稍焯，捞出冲洗干净血沫；大枣劈开，去核。上述食材连同洗净的五指毛桃、生地黄一齐置于砂锅内，加清水3升、白酒少许，武火煮沸后改用文火熬2小时，精盐、鸡精调味即可。

功用： 五指毛桃（又名南芪）性平味甘，善于健脾补肺、行气利湿、舒筋活络；生地黄性寒味甘，长于清热凉血、养阴生津；大枣性温味甘，能补中益气、养血安神；猪尾巴性平味甘，功擅益肾滋阴、生肌壮骨；鸡脚性温味甘，功擅温中益气、益精填髓、强筋骨。诸物合用，汤性平和，有良好的健脾益肾、益气养血、滋阴生津、利湿舒筋等作用，适宜一般人群于三伏天暑伤气阴时食用。也可用于脾、肺、肾虚弱，气血阴津不足或暑湿耗伤气阴所致诸证的辅助治疗。

番茄草菇带鱼汤

食材： 番茄2个，草菇100克，带鱼500克，生姜、鱼香少许。

做法： 番茄洗净，用开水烫一下，冷水再冲一下，剥去表皮，切成小块；草菇洗净，放进沸水中稍焯，捞出冲洗干净，纵切开两半；生姜洗净，切片；鱼香洗净；带鱼洗净后用厨房纸巾吸干水分，切成长5厘米左右的小段，用花生油、精盐、料酒腌30分钟后，放进加有生姜的热油锅中煎至两面金黄（煎时洒点白酒），加入适量清水，武火煮沸15分钟，再加入备好的番茄块、草菇、鱼香，继续煮沸2分钟，精盐调味即可。

功用： 番茄性微寒味酸、甘，功擅生津止渴、健胃消食；草菇性寒味甘，能清热解暑、补益气血、降血压、抗癌；带鱼性平味甘，功擅补虚、解毒、暖胃、泽肤；鱼香（正名罗勒，又名九层塔）性温味辛、甘，能疏风解表、化湿和中、行气活血、解毒消肿。诸物合用，味道鲜香，汤性清凉，共奏清热解暑、化湿和中、开胃消食、健脾益气之功，适宜一般人群于夏季或初秋时节食用。

车前蒲茯薏鲫汤

食材： 鲜车前草、鲜蒲公英各120克（干品各用30克），茯苓、炒薏苡仁各30克，赤小豆100克，生姜3片，白鲫鱼2条（约750克）。

做法： 将白鲫鱼宰杀，去除鱼鳞、鳃及内脏，洗净，放入有生姜片的油锅中文火煎至两面金黄（煎时洒点白酒），然后连同洗净的其他食材一齐置于砂锅内，加清水3升、白酒少许，武火煮沸后改用文火熬2小时，精盐调味即可。

功用： 车前草性寒味甘，善于清热利水通淋、渗湿止泻、清肝明目、祛痰止咳；蒲公英性寒味苦，长于清热解毒、消肿散结、利尿通淋；茯苓性平味甘、淡，能利水渗湿、健脾宁心；炒薏苡仁性凉味甘、淡，功擅健脾渗湿、除痹止泻、清热排脓；赤小豆性平味甘、酸，能利水消肿、解毒；白鲫鱼性平味甘，功擅健脾和胃、利水消肿、通利血脉；少佐生姜既可发越水气，又可去除鱼的腥臊味。诸物合用，汤性清凉，有良好的健脾和胃、清热利湿、凉血解毒、清肺化痰、清肝明目等作用，适宜一般人群于潮湿闷热季节食用以御湿温疫毒。

注：脾胃虚寒者慎服。

茄菇豆腐鲑鱼汤

食材： 番茄3个，草菇100克，鲑鱼头及鱼排500克，嫩豆腐3块，生姜、鱼香少许。

做法： 番茄洗净，用开水烫一下，冷水再冲一下，剥去表皮，切成小块；草菇洗净，放进沸水中稍焯，捞出用冷水冲洗干净，纵切开两半；嫩豆腐洗净，每大块切为6小块；生姜洗净，切片；鱼香洗净；鲑鱼头及鱼排洗净，斩大块，放进加有生姜片的热油锅中煎至发白（煎时洒点白酒），加入适量清水，武火煮沸15分钟，再加入其他备好的食材，继续煮沸10分钟，撒上鱼香，精盐调味即可。

功用： 番茄性微寒味酸、甘，善于生津止渴、健胃消食；草菇性寒味甘，长于清热解暑、补益气血、降血压、抗癌；鲑鱼（常称三文鱼）性微温味甘，功擅补虚、健胃、利水；豆腐性凉味甘，功擅益气和中、生津润燥、清热解毒；鱼香性温味辛、甘，能疏风解表、化湿和中、行气活血、解毒消肿。诸物合用，味道鲜香可口，共奏清热解暑、利湿解毒、益气和中、开胃消食、生津止渴之功，适宜一般人群于大暑时节食用。

仙草三仁老鸭汤

材料： 仙草、绿豆、白扁豆、莲子各50克，百合30克，广陈皮10克，老白鸭半只（约600克），猪瘦肉250克。

做法： 将老白鸭宰杀，去除羽毛及内脏，洗净，斩大块，和洗净切好的猪瘦肉块一齐放进加有广陈皮（或柑、橘、柚叶）的沸水中稍焯，捞出用冷水冲洗干净血沫，然后连同洗净的其他食材一齐置于砂锅内，加清水3升、白酒少许，武火煮沸后改用文火熬2小时，精盐调味即可。

功用： 仙草性寒味甘、淡，善于清热解暑、清热利湿、凉血解毒；绿豆性寒味甘，长于清热解毒、消暑、利水；白扁豆性微温味甘，功擅健脾化湿、和中消暑；莲子性平味甘、涩，能补脾止泻、止带、益肾涩精、养心安神；百合性寒味甘，能养阴润肺、清心安神；老白鸭性平味咸，功擅补益气阴、利水消肿；猪瘦肉性微寒味甘、咸，功擅补中益气、补肾滋阴、养血润燥；佐以性温味苦、辛的广陈皮，既可健脾理气、燥湿化痰，使汤补而不滞，又可去除水鸭的腥臊味。诸物合用，味道鲜香可口，汤性清凉，有良好的清热解暑、利湿解毒、健脾益肾、补益气阴、养心安神等作用，适宜一般人群于大暑时节食用。

苦瓜茭菇生蚝汤

食材： 苦瓜2条（约750克），茭笋2根（约200克），草菇150克，生姜3片，生蚝肉12只。

做法： 苦瓜洗净，纵切开，去瓤，斜刀切薄片，放进盆中，加少许精盐拌匀，腌制10分钟后清洗干净；茭笋削去老皮，洗净，斜刀切薄片；草菇洗净，对半切开，放进沸水中稍焯，捞出用冷水冲洗干净；生蚝肉洗净，沥干水分，放进加有生姜片的生油锅中稍煎（煎时洒点白酒），加入其他备好的食材和清水1.5升，武火煮沸后改用文火煮20分钟，精盐、鸡精调味即可。

功用：苦瓜性寒味苦，善于清暑涤热、明目、解毒；茭笋性寒味甘，长于清热解毒、除烦止渴、通利二便；草菇性寒味甘，功擅清热解暑、补益气血、降血压、抗癌；生蚝肉性平味甘、咸，功擅滋阴养血、宁心安神。诸物合用，味鲜可口，汤性清凉，既能清热解暑、利湿解毒、除烦止渴，又能益气养血、滋阴生津、宁心安神，适宜一般人群于大暑时节食用。

冬瓜双菇鱼头汤

食材：冬瓜1000克，金针菇150克，香菇6只，鲩鱼头1只（约500克），生姜3片。

做法：香菇用清水泡软后，去除硬梗，洗净，切宽丝；冬瓜刮净表皮，去瓤，切成约1厘米见方的厚块；鲩鱼头洗净，斩大块，放进加有生姜片的油锅中慢火微煎（煎时洒点白酒），然后把备好的冬瓜、鲩鱼头一齐置于砂锅内，加清水2升、白酒少许，武火煮沸后改用文火熬40分钟，加入洗净的金针菇、香菇丝再煮10分钟，精盐调味即可。

功用：主料冬瓜性微寒味甘、淡，善于清热、利尿、清热、化痰、生津、解暑、解毒；金针菇性寒味甘、咸，长于补肝、益肠胃、抗癌，现代药理研究表明，其有增强免疫功能、抗疲劳、抗炎、抗肿瘤、降血脂及促进血红蛋白合成等作用；香菇性平味甘，功擅扶正补虚、健脾开胃、化痰理气、解毒、抗癌，现代药理研究表明，香菇有增强机体免疫功能、抗肿瘤、抗病毒、抗肝炎、抗氧化、抑制血小板聚集等作用；鲩鱼头性温味甘，能平肝祛风、温中和胃。诸物合用，共奏健脾开胃、清热平肝、解暑祛湿、解毒抗癌之功。既适宜一般人群暑天食用，亦可用于高血压、高脂血症及癌症的辅助治疗。

冬瓜赤豆鲤鱼汤

食材：冬瓜1000克，赤小豆60克，鲤鱼1条（约400克），大蒜头1个，生姜3片。

做法：冬瓜刮净表皮，去瓤，洗净，滚刀切厚块；鲤鱼宰杀，去除鳃及内脏，洗净，放进加有大蒜瓣、生姜片的油锅中慢火煎至两面金黄（煎时洒点白酒）。上述食材连同洗净的赤小豆一齐放进砂锅内，加清水2.5升、白酒少许，武火煮沸后改用文火熬1.5小时，精盐调味即可。

功用：主料冬瓜性微寒味甘、淡，善于利尿、清热、化痰、生津、解毒，《随息居饮食谱》言冬瓜可"清热，养胃生津，涤秽治烦，消痈行水，治胀满，泻痢霍乱，解鱼、酒等毒。亦治水肿，消暑湿"；鲤鱼性平味甘，功擅健脾和胃、下气利水；赤小豆性平味甘、酸，长于利水消肿、解毒，《食疗本草》言赤小豆"和鲤鱼烂煮食之，甚治脚气及大腹水肿，散气，去关节烦热，令人心孔开，止小便数"。诸物合用，有较好的健脾和胃、清热解毒、利湿解暑等作用。既是暑湿较盛时宜食的佳汤，亦是辅助治疗慢性肾炎水肿、肝硬化腹水及妊娠水肿之良剂。

芪茯赤地乌龟汤

食材：五指毛桃50克，鲜土茯苓250克（干品用50克），赤小豆100克，生地黄50克，无花果6个，广陈皮15克，乌龟1只（约1250克），猪脊骨250克。

做法：将宰杀后清洗干净的乌龟斩成大块，和猪脊骨（切块）放进沸水中稍焯，捞起用凉水冲洗干净血沫；鲜土茯苓洗净，斩小块。上述食材连同洗净的其他食材一齐置于砂锅内，加清水3升、白酒少许，武火煮沸后改用文火熬2小时，精盐调味即可。

功用：五指毛桃（又名南芪）性平味甘，善于健脾补肺、行气利湿、舒筋活络；土茯苓性平味甘、淡，长于清热解毒、除湿泄浊、通利关节；赤小豆性平味甘、酸，功擅利水消肿、解毒；生地黄性寒味甘，能清热凉血、养阴生津；无花果性凉味甘，能清热生津、健脾开胃；乌龟性平味甘、咸，功擅滋阴潜阳、养血补心、补肾健骨、固经止血；猪脊骨性平味甘，功擅益肾滋阴、止渴；少佐性温味苦、辛的广陈皮，既可健脾理气、燥湿化痰，使汤补而不滞，又可去除乌龟之腥臊味。诸物合用，味道鲜美，汤性平和，清补兼备，既可凉血解毒、除湿泄浊、舒筋活络，又可健脾补肺、滋阴生津、养血补心、补肾健骨。适宜一般人群于潮湿闷热时节食用以御温邪湿毒，尤其适宜肺、脾、肾虚弱，水湿运化不力，湿毒壅滞者食用。

秋季篇

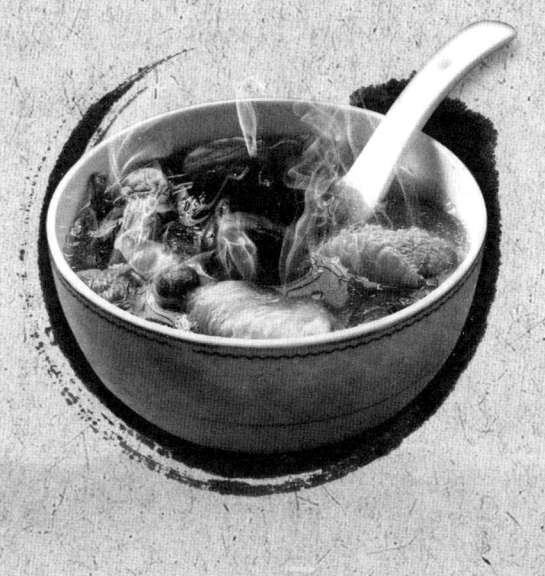

秋季食疗养生

1. 秋季气候与人体的关系

秋季是从立秋之日起，到立冬之日止，其间经过立秋、处暑、白露、秋分、寒露、霜降等6个节气，并以中秋（农历八月十五日）作为气候转化的分界点。秋季3个月，正如《管子》中所指出的，"秋者阴气始下，故万物收"，就是说在秋天由于阳气渐收敛隐藏，而阴气逐渐生长起来，气候由热转凉，开始变得干燥，为燥邪盛行之时，即"阳消阴长"的过渡阶段；从"夏长"到"秋收"，万物成熟，到了收获之时，故有"秋气收而敛"之说。

秋季，人的肌肤腠理开始变得致密，阳气开始收敛，人体的生理活动亦相应改变。秋属金，其气燥，通于肺。人体受外界影响，在夏季所耗的阴津尚未复原，又受秋燥耗伤，容易出现口干、唇干、鼻干、咽干、舌干少津、大便干结、皮肤干甚至皲裂等症，中医称之为"津亏体燥"。《黄帝内经》言"秋冬养阴"，是指在秋冬养"收"气、养"藏"气，以适应自然界阴气渐生而旺的规律，从而为来年阳气生发打下基础，此时不应耗精而伤阴气。

秋季保养体内阴气的关键是要防燥护阴，正如《饮膳正要》所说："秋气燥，宜食麻以润其燥，禁寒饮食寒衣服。"秋季养生贵在养阴防燥润肺，故日常膳食以润燥、护阴、养肺为准则。秋季宜早睡早起，注意添加衣物，防止因受凉而伤及肺部。同时保持内心宁静舒畅、避免产生悲伤情绪，也是秋季养肺的一个好方法。值得注意的是，深秋时节气候虽渐寒冷，但不宜终日闭户，要养成勤开窗通风、夜间露头而睡的习惯，以减少呼吸道疾病的发生。

中医认为"秋燥伤肺"，故秋季宜食用滋阴生津润燥类食物或药物，以适应秋季的气候变化。

2. 食疗药膳调养原则

宜甘润平和，慎辛温寒凉，以养肺生津；宜增酸降气，以保肝益肺。总之，以生津润燥、滋阴润肺为主要原则。

3. 宜忌食物

宜食鳖肉、猪瘦肉、猪肺、鸭肉、乌鸡、豆制品、牛乳、藕、菠菜、秋梨、甘蔗、橄榄、苹果、石榴、葡萄、花生、柚子、猕猴桃、马蹄、西番莲、柠檬、山楂、西洋参、沙参、石斛、玉竹、天冬、麦冬、甜杏仁、川贝母、银耳、百合、山药、蜂蜜、饴糖、黑芝麻、燕窝、鱼肚等。

早上宜多食粥，如山楂粳米粥、鸭梨粳米粥、兔肉粳米粥、白萝卜粳米粥、杏仁粳米粥、橘皮粳米粥、柿饼粳米粥、百合莲子粥、银耳冰糖糯米粥、杏仁川贝糯米粥、黑芝麻粥等，以健脾养胃、养阴润肺。每日午餐、晚餐可喝些健脾汤，如百合冬瓜汤、猪皮番茄汤、海带排骨汤、萝卜鲫鱼汤、鸭架豆腐汤、枸杞叶豆腐汤、平菇豆腐汤、平菇鸡蛋汤、冬菇紫菜汤等，以渗湿健脾、滋阴防燥。

忌食辛热香燥之品及炸、熏、烤、煎类食物，以免助燥伤津。

4. 食疗药膳举隅

洋参生鱼汤： 取西洋参10克、生鱼1条（约250克）、大枣6枚、生姜3片，加白酒少许、水适量，隔水炖1.5小时，温服。适用于阴虚内热、口干舌燥、声音嘶哑、久咳、潮热、失眠。

鱼鳔煮青瓜： 取鱼鳔50克（发泡，切件）、青瓜500克（去皮，切厚片）、香芹2根（切段），加水适量，煮15分钟即可。本品可养血润燥、润肤养颜，适用于血亏面色萎黄、皮肤干燥。

鲍鱼洋参汤： 取鲜鲍鱼2只、西洋参5克、麦冬10克，放入炖盅内，加水300毫升，隔水炖1小时即可。本品可益气养阴、清热除蒸，适用于肺结核、淋巴结核、潮热盗汗及虚性高血压。

燕窝更年宝： 取白燕盏用纯净水浸发4～8小时，百合洗净待用，冰糖加适量清水煲滚溶成糖浆，木瓜剖开去瓤。将白燕盏、鲜奶、百合注入木瓜盅内，盖好木瓜上盖，慢火炖45分钟，食时加入适量糖浆即可。本品可延缓衰老、润肤美容。

银耳炖雪哈： 取哈蟆油6克（用清水浸泡一夜，去除杂质）、银耳（用清水浸泡后，除去杂质）、冰糖3克，隔水炖1小时，趁热食用。适用于肺虚、肺燥咳嗽，皮肤干燥。

参斛炖乌鸡： 取红参5克、石斛10克、竹丝鸡半只（切块）、生姜3片、大枣3枚（去核），共放入炖盅内，加清水600毫升，隔水炖2小时即可。本品可补脾益肺、养血滋阴，适用于气阴两虚、神疲乏力、虚劳烦热、口干舌燥、失眠多梦、崩中带下，或妇女经后调养。

虫草炖水鸭： 取冬虫夏草5克、西洋参10克、大枣6枚、生姜3片、水鸭1

只（去皮），加白酒少许、水适量，隔水炖2小时。本品可益气养阴、补益肺肾，适用于肺肾虚、气阴不足。

青榄炖猪肺：取鲜橄榄150克、猪肺200克（或鲜鲍鱼3只或角螺1只）。橄榄洗净、横砍成两半，猪肺洗净、切块，共放入炖盅内，加适量水、精盐和少许白酒，隔水炖1小时即可。本品可滋阴润肺、利咽止咳，适用于燥热伤阴、唇干舌燥、咽喉不适、咳嗽。

月季雪梨银耳羹：取月季花3朵、贝母5克、雪梨2个、银耳50克、冰糖100克。月季花洗净，贝母用醋浸，雪梨切片，银耳泡软、去掉硬根。加水适量，煮半小时即可。本品可益气、滋阴、止咳，适用于肺虚短气干咳等。

山薏柿饼粥：取山药60克、薏苡仁60克、粳米100克、柿饼30克。先将薏苡仁、山药煮至烂熟，再加入粳米、柿饼（切成小块），同煮成粥。本品可补肺健脾、养阴润燥，适用于脾肺气虚、阴虚内热、劳嗽干咳、大便泄泻、食欲减退等。

萝卜茶：取白萝卜100克、茶叶5克。将白萝卜洗净、切片、煮烂，加食盐少许，再将冲泡5分钟的茶水倒入萝卜汁内服用。本品可清热化痰、理气开胃，适用于咳嗽痰多、纳食不香等。

乌梅橄榄茶：取乌梅3枚、橄榄2枚，沸水冲泡，晾凉至室温后，加适量蜂蜜饮用。本品可养阴润肺、利咽喉，适用于秋季咽喉不适、口舌干燥等。

参麦石斛茶：取沙参、麦冬、石斛各10克，煎水代茶饮。本品可滋阴润肺、益胃生津，能有效缓解秋燥导致的咽干舌燥等症状。

杏仁枇杷茶：取甜杏仁、枇杷叶、百部各10克，煎水代茶饮。本品可润肺止咳，能有效缓解秋季干咳、咽喉干燥等症状。

无花果大海茶：取无花果3枚、胖大海10克，沸水冲泡，蜂蜜调味。本品可润肺利咽、润肠通便，适用于秋燥伤津、口干咽燥、大便燥结等。

银耳茶：取银耳20克、茶叶5克、冰糖20克。先将银耳洗净，加水与冰糖炖熟，再将冲泡5分钟的茶水混入银耳汤中，搅拌均匀服用。本品可滋阴降火、润肺止咳，适用于阴虚咳嗽。

杞菊石斛茶：取枸杞子15克、杭白菊10克、石斛10克（剪碎），加水煎煮半小时，代茶饮。本品可养肝明目、润肺生津，既适用于燥热伤肺，亦适用于长期使用电脑所致的眼睛酸涩、疲劳。

黄芪枸杞粥：取黄芪、枸杞各30克，大米200克。将黄芪放入锅内，加清水300毫升，煎煮15分钟后倒出药汁；药渣再加沸水200毫升，煮15分钟后倒出药汁；如前法再煎一次。把3次煎出的药汁倒进锅内，加入适量清水，放进洗净的枸杞、大米，武火煮沸后改用文火熬1小时，精盐调味即可。本品能补脾益肺、养血生津、补肾滋阴、益精明目，有提高人体免疫力的作用。

百合莲子粥：取百合、莲子各30克，大枣3枚，大米200克。大枣劈开，去核，切碎，然后连同洗净的百合、莲子、大米一齐置于锅内，加入适量清水，煮约1小时成粥，精盐调味即可。本品可健脾益气，养阴润肺，养血安神。

冰糖炖香蕉百合：取香蕉2条，百合15克，冰糖适量。香蕉去皮，加冰糖、百合和适量水，炖15～30分钟。饮汁、吃香蕉和百合，早晚各1次。本品适用于慢性咽炎的辅助治疗。

西洋菜猪肺汤：取西洋菜500克，罗汉果1/4个，猪肺1副，甜杏仁15克，苦杏仁9克，广陈皮1片，银耳若干。罗汉果、甜杏仁、苦杏仁及广陈皮洗净，银耳泡发；西洋菜洗净并择好；猪肺洗净，放入滚水中汆烫，去掉腥味，切大块备用。煲中放入八分满的水，先放广陈皮，煮至水滚后一次性放进其他准备好的食材；武火煮约20分钟，再以文火炖3～4小时即可。本品可用于肺燥热咳嗽痰多的辅助治疗。

莲子百合煮鸽蛋：取鸽蛋3枚，百合20克，莲子肉30克，白糖少许。鸽蛋煮熟，去壳，与百合、莲子肉加水煮熟，加白糖调味即可。吃蛋喝汤，每日1次，连服15天。本品可用于阴虚火旺所致阳痿、早泄的辅助治疗。

立　秋

斗指坤，太阳黄经为135度，阳历8月6—8日交节

【养生小贴士】

1. 节气特点

阳气渐收，阴气渐长，阳盛逐渐转变为阴盛。盛夏余热未尽，秋阳肆虐。降雨、风暴、湿度等趋下降或减少。

2. 养生特点

滋阴润燥，也要防暑热，谨防"秋老虎"伤人。

饮食养生： 少辛增酸。辛味泄肺，酸味收肺。饮食上要少吃葱、姜、蒜等辛辣食物，多吃橘子、石榴、杨梅、葡萄等酸味食物。立秋后燥邪当令，应食用一些滋阴润肺的食物，如芝麻、百合、蜂蜜、菠萝等，此时暑热之气还没有完全消，可食用绿豆汤、莲子粥、百合粥等防暑降温之品以消暑敛汗、健脾开胃。

起居养生： 立秋后阳气开始收敛，宜早卧早起以敛阳，可晚上9—10点睡觉，早上5—6点起床。

运动养生： 可选择散步、太极拳、爬山等运动项目，以解除"秋乏"，运动量和强度可比夏季稍增加，但不宜太大以免耗伤阳气。

节气灸： 秋对应肺经，肺金之气应秋而旺，此时肺的制约和收敛功能强盛。因此立秋时节的灸疗以调理肺经为主，以平稳收养为原则，不宜过分宣散。可选肺俞、膻中、膏肓、足三里等穴。

情志养生： 秋三月，应使秋气平，肺气清，内心平静，心情舒畅，切忌悲忧而伤肺。

房事养生： 立秋时阳消阴长，人体也到了收敛的时候，应减少房事的次数。

【食疗药膳】

三沙百竹鹧鸪汤

食材： 沙葛1个（约250克），沙梨2个（约300克），北沙参、百合、玉竹各30克，鹧鸪2只（约750克），猪瘦肉250克。

做法： 将鹧鸪宰杀，去除羽毛及内脏，洗净，斩大块，同洗净切好的猪瘦肉块放进沸水中稍焯，捞出用冷水冲洗干净血沫；沙葛剥皮，洗净，滚刀切厚块；沙梨洗净，每个切为6块。上述食材连同洗净的北沙参、百合、玉竹一齐置于砂锅内，加清水3升、白酒少许，武火煮沸后改用文火熬2小时，精盐调味即可。

功用： 沙葛性凉味甘，善于清肺生津、利尿、通乳、解酒毒；沙梨性凉味甘、涩，长于清暑解渴、生津收敛；北沙参性凉味甘，功擅养阴清肺、益胃生津；百合性寒味甘，能养阴润肺、清心安神；玉竹性微寒味甘，善于养阴润燥、生津止渴；鹧鸪性温味甘，功擅滋养补虚、开胃化痰；猪瘦肉性微寒味甘、咸，功擅补中益气、补肾滋阴、养血润燥。诸物合用，味道鲜美，汤性甘凉滋润，有良好的清热解暑、生津止渴、益气养阴、清肺润燥、开胃化痰、养心安神等作用，适宜一般人群于夏秋之交食用以御燥热。

双花桑杏梨合饮

食材： 金银花、白菊花、桑叶各15克，甜杏仁10克，百合30克，沙梨2个（约300克），无花果4个。

做法： 沙梨洗净，每个切为6块，然后连同洗净的其他食材一齐置于砂锅内，加清水1.5升，武火煮沸后改用文火慢熬30分钟即可。倒出汤汁代茶饮。

功用： 金银花性寒味甘，善于清热解毒、疏散风热；白菊花性微寒味甘、苦，长于平肝明目、散风清热、清热解毒；桑叶性寒味甘、苦，功擅疏散风热、清肺润燥、清肝明目；甜杏仁性平味甘，能润肺止咳平喘、润肠通便；百合性寒味甘，能养阴润肺、清心安神；沙梨性凉味甘、涩，功擅清暑解渴、清肺化痰；无花果性凉味甘，能清热生津、健脾开胃。诸物合用，汤性清凉滋润，有良好的疏散风热、清热解暑、清热解毒、清肺化痰、健脾开胃、生津止渴等作用，适宜一般人群于夏秋之交饮用以御燥热温毒。

柚皮内金猪瘦肉汤

食材： 鲜柚皮120克（干品30克），鸡内金30克，山楂肉15克，鸡矢藤30克，猪瘦肉500克，大枣3枚，生姜3片。

做法： 鲜柚皮用微火烤外部约3分钟，用水清洗干净，切厚片；猪瘦肉洗净，切厚块；大枣劈开，去核。上述食材连同洗净的鸡内金、山楂肉、鸡矢藤、生姜片一齐置于砂锅内，加清水3升、白酒少许，武火煮沸后改用文火熬1.5小时，精盐调味即可。

功用： 柚皮性温味辛、甘、苦，能宽中理气、消食，化痰止咳；鸡内金性平味甘，善于健脾消食、涩精止遗、通淋化石；山楂肉性微温味酸、甘，长于消食健胃、行气散瘀、化浊降脂；鸡矢藤性平味甘、酸，功擅祛风除湿、消食化积、解毒消肿、活血止痛；猪瘦肉性微寒味甘、咸，功擅补肾滋阴、养血润燥、益气、消肿；佐大枣、生姜可调和脾胃。诸物合用，有较好的健脾理气、开胃消食、润肺化痰等作用。适宜一般人群服用，尤其适宜饮食甘肥厚腻、血脂高者服用。也可用于气郁胸闷、宿食不消、脘腹胀痛、咳喘痰多等症的辅助治疗。

塘葛菜煲生鱼汤

食材： 生鱼1条（约500克），鲜塘葛菜1000克，猪瘦肉250克，罗汉果1/4个。

做法： 先将生鱼宰杀，去除鳞及内脏，洗干净；猪瘦肉洗净，切方块；鲜塘葛菜拣去杂质，洗干净。上述食材连同罗汉果一齐置于砂锅内，加清水3升、白酒少许，猛火煮沸后改文火熬1.5小时，精盐调味即可。

功用： 生鱼（即乌鳢）性凉味甘，能补脾益胃、利水消肿，为益脾除水之要药；塘葛菜性凉味辛、甘、淡，能祛痰止咳、解表清热、活血解毒、利湿退黄；猪瘦肉性微寒味甘、咸，能补肾滋阴、养血润燥、益气、消肿；罗汉果性凉味甘，能清热润肺、利咽开音、润肠通便。诸物合用，有较好的健脾益气、化痰止咳、滋阴润燥等作用，适宜一般人群秋季饮用。也可用于肺热燥咳、感冒发热、咽痛失音、风湿痹痛、疮痈肿毒、黄疸、水肿、经闭、肠燥便秘等症的辅助治疗。

注：广东传统煲汤用蜜枣，因其是糖制品，所以从保健角度考虑，最好改用罗汉果、无花果来增加汤的甜度。

簕苋白鲫汤

食材： 鲜簕苋菜根500克，白鲫鱼2条（约500克），猪瘦肉250克，生姜30克。

做法： 鲜簕苋菜根洗净，斩成段；猪瘦肉洗净，切块；白鲫鱼除鳞、内脏，洗净，用干布吸干，用锅两面煎香。将以上食材放入砂锅内，加清水2.5升、白酒少许，武火煮沸后用文火煲1.5小时，精盐调味即可。

功用： 本汤选用性微寒味甘，能凉血止血、清利湿热、解毒消痈的簕苋菜根为主料，配伍健脾和胃、利水消肿、通利血脉的白鲫鱼，以及补肾滋阴、养血润燥、益气、消肿的猪瘦肉，佐以连皮生姜，既可发越水气，又可去除鱼、肉的腥臊味。诸物合用，药性平和，不仅味道鲜美，且有良好的健脾祛湿、凉血解毒、滋阴润燥的作用。适用于秋季祛除燥热。也可用于血热出血、胆胀胁痛、胆石湿热泄泻、带下、小便涩痛、湿疹、痈肿等症的辅助治疗。

注：珠三角地区把簕苋称为"马齿苋"，把正品马齿苋称作"瓜子菜"。

二冬石斛炖鲍鱼

食材： 麦冬、天冬各15克，石斛10克，鲍鱼3只。

做法： 鲍鱼去除内脏、杂质，洗净；石斛先用清水浸泡2小时，剪碎。连同麦冬、天冬一齐置于炖盅内，加清水500毫升、白酒少许、精盐适量，隔水炖1.5小时即可。

功用： 本汤所选鲍鱼，性平味甘、咸，善于滋阴清热、益精明目，配伍能养阴润燥、清肺胃热、生津止渴的"二冬"，以及长于益胃生津、滋阴清热、益肝肾明目、强筋骨的石斛，清热养阴润燥、益精明目力倍增，为清热滋阴润燥良汤，适宜一般人群于夏、秋两季食用。也可用于热病津伤、口干烦渴、胃阴不足、食少干呕、肺燥干咳、阴虚火旺、骨蒸潮热、目暗不明等症的辅助治疗。

玫瑰川贝雪耳羹

食材： 玫瑰花6克，川贝母5克，雪梨2个，银耳50克，冰糖100克。

做法： 玫瑰花洗净，川贝母用醋浸、捣碎，雪梨切片，银耳泡软、去掉硬梗。将上述食材置于砂锅内，加水适量，煮半小时即可。

功用： 本羹所选玫瑰花能行气解郁、和血、止痛，川贝母能清热润肺、化痰止咳，雪梨能清肺化痰、生津止渴，银耳能滋补生津、润肺养胃，冰糖能健脾和胃、润肺止咳。诸物合用，滋而不腻，药性平和，甘润清甜，有较好的健脾益气、滋阴润肺、化痰止咳、生津止渴的作用，为润燥良羹，适宜一般人群服用，尤其适宜女性经前食用。也可用于脾肺气虚、短气乏力、干咳少痰、阴虚劳嗽、咯痰带血、皮肤干燥等症的辅助治疗。

五汁饮

食材： 鲜莲藕、鲜马蹄、甘蔗各500克，梨2个（白梨、沙梨、秋子梨均可），鲜白茅根250克。

做法： 把以上食材清洗干净，切碎，榨汁。每次饮用1小杯，每日饮3～4杯。亦可把上述食材加清水3升，煎煮1小时，取汤饮。

功用： 莲藕甘寒，能清热生津、凉血止血，《滇南本草》谓"多服润肠肺，生津液"；梨能清肺化痰、生津止渴；马蹄能清热生津、化痰、消积；甘蔗能清热生津、润燥和中、解毒；白茅根能凉血止血、清热利尿。诸物合用，有良好的清热生津、凉血润燥、和中消积的功效，且味道甘甜鲜美。适用于秋季防燥热，也可用于肺燥咳嗽，热病烦渴，津少口干，消渴，血热吐血、衄血、尿血等症的辅助治疗。

三榄响螺汤

食材： 青橄榄、余甘子各10个，鲜石仙桃150克，响螺肉片300克，猪瘦肉

250克。

做法： 响螺肉片洗净，用温水浸泡3小时，切小片；猪瘦肉洗净，切厚块。上述食材连同洗净的青橄榄、余甘子、鲜石仙桃一齐置于炖盅内，加清水2升、白酒少许，隔水炖2小时，精盐调味即可。

功用： 青橄榄性平味甘、涩、酸，善于清肺利咽、生津止渴、解毒；余甘子（又名滇橄榄）性凉味甘、酸、涩，长于清热凉血、消食健胃、生津止咳；石仙桃（又名石橄榄）性凉味甘、微苦，能养阴润肺、清热解毒、利湿消瘀；响螺肉片性平味甘，功擅滋阴补气；猪瘦肉性微寒味甘、咸，功擅补中益气、补肾滋阴、养血润燥。诸物合用，味道鲜美，汤性清凉滋润，有良好的益气养阴、清肺利咽、生津止渴、健胃消食、养血润燥等作用，适宜一般人群食用以御秋燥。也可用于肺肾气阴两虚或燥热伤肺、咳嗽痰黏或痰中带血、咽喉干痛、声嘶、口渴，或小儿痰热、食积、秋季腹泻等的辅助治疗。

注：脾胃虚寒者不宜食用。

杞菊石斛河蚌汤

食材： 枸杞叶250克，鲜白菊花瓣50克，鲜铁皮石斛100克，河蚌4只（约1000克），生姜10克。

做法： 河蚌洗净，放进锅中，加清水2升，武火煮至河蚌开口，捞出取肉，去除杂质，洗净，切片，煮出液自然沉淀，澄清备用；鲜铁皮石斛洗净，切成小段；生姜洗净，切薄片。用少许花生油起锅，放进生姜片和河蚌肉片稍炒，加入煮出液和清水共2升，武火煮沸后加入鲜铁皮石斛和洗净的枸杞叶、鲜白菊花瓣，再煮10分钟，精盐调味即可。

功用： 枸杞叶性凉味苦、甘，善于补虚益精、清肝明目；白菊花性微寒味甘、苦，长于平肝明目、散风清热、清热解毒；铁皮石斛性微寒味甘，功擅益胃生津、滋阴清热、益肝肾明目、强筋骨；河蚌肉性寒味甘、咸，能清热、滋阴、明目、解毒。诸物合用，味道鲜美，汤性清凉滋润，有良好的滋阴清热、益胃生津、滋养肝肾、益精明目等作用。适宜一般人群食用，尤其适宜熬夜、长期使用电脑者食用。

注：脾胃虚寒者慎服。

杞菊石斛茶

食材： 枸杞子15克，杭白菊10克，石斛10克。

做法： 将上述中药材洗净，石斛剪碎，一起置于砂锅内，加水500毫升，煎煮半小时，取汁代茶饮（或直接将中药材放在保温杯中，用开水冲泡）。

功用： 本茶选用功擅滋补肝肾、益精明目、润肺止咳的枸杞子，辅以长于平肝明目的杭白菊及益胃生津、滋阴清热、补肾养肝明目力胜的石斛。三药合用，益肾养肝明目、润肺生津效优，实为长期使用电脑者防治眼睛酸涩、疲劳及腰酸背痛的佳饮。也可用于燥热伤肺、干咳，热病津伤、口干烦渴，内热消渴，以及虚劳精亏、腰膝酸痛、眩晕耳鸣、阳痿遗精、血虚萎黄、目昏不明等症的辅助治疗。

葛菜青榄生鱼汤

食材： 塘葛菜500克，青橄榄10个，无花果6个，生姜3片，广陈皮10克，生鱼1条（约750克），鸡脚6只。

做法： 将生鱼宰杀，清除内脏，刮净鱼鳞，洗净，放进加有生姜片的油锅中煎香（煎时洒点白酒）；青橄榄洗净，横斩开两半。上述食材连同洗净的其他食材一齐置于砂锅内，加清水2.5升、白酒少许，武火煮沸后改用文火熬1.5小时，精盐调味即可。

功用： 塘葛菜性凉味辛、甘、淡，善于祛痰止咳、解表清热、活血解毒、利湿退黄；青橄榄性平味甘、涩、酸，长于清热、利咽、生津、解毒；无花果性凉味甘，功擅清热生津、健脾开胃；生鱼（即乌鳢）性凉味甘，功擅补脾益胃、利水消肿；鸡脚性温味甘，能温中益气、益精填髓、强筋骨；佐以性温味苦、辛的广陈皮，既可健脾理气、燥湿化痰，使汤补而不滞，又可去除生鱼的腥味。诸物合用，味道鲜美，汤性清凉滋润，有良好的补脾益气、理气开胃、生津利咽、化痰止咳、活血解毒、化痰止咳等作用，适宜一般人群秋季食用以御秋燥，尤其适宜燥热犯肺、咽喉干痛、咳嗽痰黏者及长期吸烟者食用。

桑菊决明罗汉茶

食材： 桑叶15克，杭白菊10克，决明子30克，罗汉果10克。

做法： 把上述食材一齐放入壶内，加清水1.5升左右，煎煮40分钟即可，代茶饮。

功用： 桑叶性寒味甘、苦，能疏散风热、清肺润燥、清肝明目；杭白菊性微寒味甘、苦，能平肝明目、散风清热、清热解毒；决明子性微寒味甘、苦、咸，可清热明目、润肠通便；罗汉果性凉味甘，可清热利咽、润肺化痰、润肠通便。诸物合用，烹煮成茶，甘润可口，有良好的清肺润燥、清肝明目兼降血脂、降血压等作用，适宜一般人群初秋饮用。也可用于燥热伤肺、咽干咳嗽，或肝热目赤、肝阳上亢及高脂血症等的辅助治疗。

葛根芪牛生鱼汤

食材： 鲜葛根1000克，五指毛桃、牛大力各50克，大枣6枚，生姜3片，生鱼1条（约750克），猪瘦肉250克，鸡脚6只。

做法： 将生鱼宰杀，去除鱼鳞、鳃及内脏，洗净，放入有生姜片的油锅中文火煎至两面金黄（煎时洒点白酒）；猪瘦肉洗净，切大块，与洗净的鸡脚放进沸水中稍焯，捞出冲洗干净血沫；鲜葛根洗净（不去皮），切厚块；大枣劈开，去核。上述食材连同洗净的其他食材一齐置于砂锅内，加清水3升、白酒少许，武火煮沸后改用文火熬2小时，精盐调味即可。

功用： 葛根性凉味甘、辛，善于解肌退热、生津止渴、升阳止泻、通经活络、解酒毒；五指毛桃（又名南芪）性平味甘，长于健脾补肺、行气利湿、舒筋活络；牛大力性平味甘，功擅补虚润肺、强筋活络；生鱼（即乌鳢）性凉味甘，功擅补脾益胃、利水消肿；猪瘦肉性微寒味甘、咸，功擅补中益气、补肾滋阴、养血润燥；鸡脚性温味甘，能温中益气、益精填髓、强筋骨；大枣性温味甘，能补中益气、养血安神，与生姜同施，又可调和脾胃。诸物合用，味道鲜香可口，汤性清凉滋润，有良好的健脾益气、滋阴润肺、生津止渴、舒筋活络、养血润燥等作用，适宜一般人群食用以御秋燥。也可用于脾肺气虚、阴血不足，或肾虚湿滞所致诸证的辅助治疗。

芦仙马蛤汤

食材： 芦笋、石仙桃各100克，马蹄6个，蛤仔750克，生姜少许。

做法： 将蛤仔放入少量水中，表面撒一点盐，放置1小时，让其吐干净肚子里的沙，吐好后洗净待用；芦笋洗净，斜刀切厚片；马蹄削皮，洗净，切厚片；生姜洗净，切片；石仙桃洗净。锅中加入清水1.5升，煮沸，放进所有备好的食材，煮沸5分钟左右（以蛤仔全部开口为度），滴点香油，精盐调味即可。

功用： 芦笋性平味甘，善于清热利湿、活血散结，现代药理研究表明，其有显著提高人体免疫力、抗肿瘤、降血脂及护肝等作用；石仙桃性凉味甘、微苦，长于养阴润肺、清热解毒、利湿消瘀；马蹄性寒味甘，功擅清热生津、化痰、消积；蛤仔性寒味甘、咸，功擅清热解毒，现代药理研究表明，其有延缓衰老、抗肿瘤、降血压等作用。诸物合用，味道鲜美，汤性清凉滋润，有良好的清热解毒、利湿消瘀、养阴生津、清肺化痰等作用，适宜一般人群秋季食用，以提高免疫力、御燥热。

注：脾胃虚寒者慎服。

二参水鸭汤

食材： 西洋参10克，北沙参30克，川贝母5克，罗汉果5克，广陈皮3克，水鸭1只。

做法： 将水鸭宰杀，去皮及内脏，洗净，斩块，然后与上述药材一齐置于炖盅内，加清水2升、白酒少许，隔水炖1.5小时，精盐调味即可。

功用： 本汤取功擅补气养阴、清热生津的西洋参及长于养阴清肺、益胃生津的北沙参，两参同用，养肺胃气阴、清燥热之力倍增；配伍的川贝母、罗汉果善于清热润肺止咳，水鸭补阴益气、和胃消食力优，少佐广陈皮可健脾理气和中。诸物合用，共奏补气养阴、清热生津、润肺止咳之功，为秋季益肺胃气阴、清燥热止咳的良汤，适宜一般人群食用。也可用于肺气阴两虚，有痰热或燥热所致的久咳、燥咳痰黏，或咳嗽痰血及燥热损伤气津，口燥咽干，虚热烦倦，内热消渴等症的辅助治疗。

菜干猪肺汤

食材： 白菜干150克，猪肺1副，苦、甜杏仁各15克，无花果60克。

做法： 白菜干洗净，切段，浸泡2小时；猪肺洗净，切块，用铁锅炒干水分。把准备好的上述两物连同苦、甜杏仁及无花果置于砂锅内，加水3升、白酒少许，武火煮沸，文火慢熬1.5小时，精盐调味即可。

功用： 本汤中白菜干性凉味甘，功擅清热除烦、生津止渴、清肺消痰、通利肠胃，苦、甜杏仁长于润肺止咳、润肠通便；无花果能清热生津、健脾开胃，猪肺则善于补肺止咳。诸物合用，共奏清燥润肺、消痰止咳、生津止渴、润肠通便之功。此汤味道鲜美，既适宜一般人群于初秋燥热天气时饮用，亦可用于燥热犯肺、咳嗽气喘、热病烦渴及肠燥便秘的辅助治疗。

三叶三果汤

食材： 龙脷叶30克，桑叶30克，枇杷叶30克，秋梨2个，无花果60克，罗汉果15克，猪瘦肉250克。

做法： 将食材洗净，秋梨、猪瘦肉切厚块，置于砂锅内，加清水2升、白酒少许，武火煮沸，文火熬1小时即可。

功用： 本汤取功擅清肺润燥、化痰止咳的龙脷叶、桑叶与枇杷叶，配伍长于清肺化痰、生津止渴的秋梨，能清热生津、健脾开胃的无花果及清肺利咽、化痰止咳、润肠通便的罗汉果，搭配有良好补肾滋阴、养血润燥、益气作用的猪瘦肉。"三叶"与"三果"相配，清热生津、清肺润燥、化痰止咳效优，既适宜一般人群于初秋燥热天气时饮用，亦可用于感受燥邪、肺热燥咳、口干燥渴、咽喉干痛、肠热便秘及肝热目赤、头晕头痛等症的辅助治疗。

无花果麦冬银花水

食材： 鲜无花果5个，麦冬12克，金银花20克。

做法： 鲜无花果切片，连同麦冬、金银花用沸水浸泡半小时后代茶饮，连饮5～7天。

功用：无花果性凉味甘，归肺、胃、大肠经，能清热生津、润肺通肠、健脾开胃、解毒消肿，一般人群均可食用，它含有苹果酸、柠檬酸、脂肪酶、蛋白酶、水解酶等，能促进消化、增加食欲，且能降低、分解血脂，进而起到降血压、预防冠心病的作用；无花果含有多种脂类，具有润肠通便的作用；其有效成分还有抗炎消肿的功效，可利咽消肿。麦冬性微寒味甘、微苦，归心、肺、胃经，可养阴生津、润肺止咳。金银花性寒味甘，归肺、胃经，可清热解毒、消炎退肿。诸物合用，可缓解慢性咽炎症状。对于咽喉肿痛者，也可用干无花果研末，吹喉治疗。

藕葛玉竹排骨汤

食材：莲藕500克，沙葛1个（约200克），花生仁50克，玉竹30克，罗汉果1/4个，猪排骨500克。

做法：猪排骨洗净，斩成小段，放进沸水中稍焯，捞出冲洗干净血沫；莲藕削皮，洗净，滚刀切厚块；沙葛剥皮，洗净，滚刀切厚块。上述食材连同洗净的其他食材一齐置于砂锅内，加清水3升、白酒少许，武火煮沸后改用文火熬2小时，精盐调味即可。

功用：莲藕（熟者）性温味甘，善于健脾开胃、益血补心；沙葛性凉味甘，长于清肺生津、利尿、通乳、解酒毒；花生仁性平味甘，能健脾养胃、润肺化痰；玉竹性微寒味甘，功擅养阴润燥、生津止渴；罗汉果性凉味甘，能清热利咽、润肺化痰、润肠通便；猪排骨性微寒味甘、咸，功擅益肾滋阴、益气养血、生津润燥。诸物合用，汤性清凉滋润，有良好的健脾开胃、滋阴生津、润肺化痰、养血润燥等作用，适宜一般人群于初秋燥热时节食用。也可用于燥热耗伤气阴所致诸证的辅助治疗。

竹芋山葛龙骨汤

食材：鲜竹芋500克，铁棍山药250克，沙葛1个（约200克），胡萝卜1根（约150克），猪脊骨500克。

做法：猪脊骨洗净，斩大块，放进沸水中稍焯，捞出冲洗干净血沫；铁棍山药削皮，洗净，滚刀切厚块；沙葛剥皮，洗净，滚刀切厚块；胡萝卜削皮，滚刀切厚块。把所有备好的食材一齐置于砂锅内，加清水3升、白酒少许，武火煮沸后改用文火熬2小时，精盐调味即可。

功用：竹芋性凉味甘、淡，善于清肺止咳、清热利尿；铁棍山药性平味甘，长于补脾益肺、养胃生津、补肾涩精；沙葛性凉味甘，功擅清肺生津、利尿、通乳、解酒毒；胡萝卜性平味甘、辛，能健脾和中、养肝明目、化痰止咳；猪脊骨性平味甘，功擅益肾滋阴、止渴。诸物合用，味道鲜美，汤性清凉滋润，有良好的健脾祛湿、清肺润燥、化痰止咳、补益肝肾、滋阴生津等作用，适宜一般人群于初秋燥热季节食用。也可用于肺、脾、肾三脏气阴不足所致诸证的辅助治疗。

银山梨瓜猪脚汤

食材：银耳15克，铁棍山药100克，雪梨2个，青皮番木瓜1个（约500克），花生仁50克，猪脚2只（约750克）。

做法：猪脚洗净，斩大块，放进沸水中稍焯，捞出冲洗干净血沫；银耳用清水泡发后，去除硬梗，洗净，拆散；铁棍山药削皮，洗净，滚刀切厚块；青皮番木瓜削皮，去瓤，洗净，切厚块；雪梨洗净，每个纵切成6块。把所有备好的食材一齐置于砂锅内，加清水3升、白酒少许，武火煮沸后改用文火熬2小时，精盐调味即可。

功用：银耳性平味甘、淡，善于滋补生津、润肺养胃；铁棍山药性平味甘，长于补脾益肺、养胃生津、补肾涩精；雪梨性凉味甘、微酸，能清肺化痰、生津止渴；青皮番木瓜性平味甘，功擅健胃消食、滋补下乳、除湿通络；花生仁性平味甘，能健脾养胃、润肺化痰；猪脚性平味甘、咸，功擅补气血、润肌肤。诸物合用，味道鲜美，汤性平和滋润，有良好的健脾益气、润肺化痰、滋阴生津、润肤养颜等作用，诚为御秋燥之佳汤，适宜一般人群食用。也可用于脾、肺、肾三脏气阴不足所致诸证的辅助治疗。

丝瓜银鱼猪瘦肉汤

食材：丝瓜2条（约500克），银鱼干100克，猪瘦肉250克，生姜10克。

做法：丝瓜削皮，洗净，切薄片；银鱼干洗净，沥干水；猪瘦肉洗净，切薄片，用生油、酱油、精盐、料酒、淀粉拌匀腌制；生姜洗净，切片。用花生油起锅，把备好的丝瓜片、银鱼干、生姜片放进锅中稍炒，加入适量清水煮沸5分钟，再放入腌好的猪瘦肉片，煮沸2分钟，精盐调味即可。

功用： 丝瓜性凉味甘，善于清热化痰、凉血解毒，《陆川本草》称其能"生津止渴，解暑除烦"；银鱼性平味甘，长于补虚、润肺、健胃；猪瘦肉性微寒味甘、咸，功擅补中益气、补肾滋阴、养血润燥。诸物合用，味道鲜美，汤性清凉滋润，既能清热化痰、凉血解毒，又能健脾益气、滋阴润肺、养血润燥，适宜一般人群于初秋季节食用以解燥热。

四神玉斛葛鱼汤

食材： 莲子、芡实、山药、茯苓、玉竹、耳环石斛各15克，鲜粉葛750克，大枣3枚，生姜3片，生鱼1条（约750克），猪脊骨250克。

做法： 将生鱼宰杀，去除鱼鳞、鳃及内脏，洗净，放入有生姜片的油锅中文火煎至两面金黄（煎时洒点白酒）；猪脊骨洗净，斩大块，放进沸水中稍焯，捞出冲洗干净血沫；鲜粉葛洗净（不去皮），切厚块；大枣劈开，去核。上述食材连同洗净的其他食材一齐置于砂锅内，加清水3升、白酒少许，武火煮沸后改用文火熬2小时，精盐调味即可。

功用： 山药性平味甘，善于补脾益肺、养胃生津、补肾涩精；茯苓性平味甘、淡，长于利水渗湿、健脾宁心；莲子性平味甘、涩，功擅补脾止泻、止带、益肾涩精、养心安神；芡实性平味甘、涩，能益肾固精、补脾止泻、除湿止带。以上即"健脾补肺益肾祛湿四神"。玉竹性微寒味甘，功擅养阴润燥、生津止渴；耳环石斛性微寒味甘，能益胃生津、滋阴清热、益肝肾明目、强筋骨；粉葛性凉味甘、辛，功擅解肌退热、生津止渴、升阳止泻、通经活络、解酒毒；生鱼性凉味甘，功擅补脾益胃、利水消肿；猪脊骨性平味甘，能益肾滋阴、止渴；少佐大枣、生姜可调和脾胃。诸物合用，味道鲜香可口，汤性清凉滋润，既能清热解肌、祛湿除痹、通经活络，又能健脾益肺、滋补肝肾、养阴润燥、宁心安神，适宜一般人群于初秋时节食用，尤其适宜脾肺肾虚弱者食用。

藕葛罗马长生排骨汤

食材：莲藕500克，沙葛1个（约200克），罗汉果1/4个，马蹄6个，花生仁50克，猪排骨500克。

做法：猪排骨洗净，斩成小段，放进沸水中稍焯，捞出冲洗干净血沫；莲藕削皮，洗净，滚刀切厚块；沙葛剥皮，洗净，滚刀切厚块；马蹄削皮，洗净，对半切开。上述食材连同洗净的其他食材一齐置于砂锅内，加清水3升、白酒少许，武火煮沸后改用文火熬2小时，精盐调味即可。

功用：莲藕（熟者）性温味甘，善于健脾开胃、益血补心；沙葛性凉味甘，长于清肺生津、利尿、通乳、解酒毒；罗汉果性凉味甘，能清热利咽、润肺化痰、润肠通便；马蹄性寒味甘，功擅清热生津、化痰、消积；花生仁（别称长生果）性平味甘，能健脾养胃、润肺化痰；猪排骨性微寒味甘、咸，功擅益肾滋阴、益气养血、生津润燥。诸物合用，汤性清凉滋润，有良好的健脾益气、开胃消食、生津利咽、润肺化痰、养血润燥等作用，适宜一般人群于初秋燥热时节食用。也可用于燥热耗伤气阴所致诸证的辅助治疗。

桑杞马菇猪肝汤

食材：鲜桑叶、鲜枸杞叶各250克，马蹄3个，鲜草菇100克，猪肝、猪瘦肉各250克。

做法：将猪肝、猪瘦肉分别洗净切薄片，用适量花生油、精盐、酱油、马蹄粉拌匀；鲜枸杞叶、鲜桑叶用淘米水（或小苏打水）浸泡30分钟（目的为去除残留的农药），冲洗干净；马蹄削皮，洗净，切薄片；鲜草菇洗净，放进沸水中稍焯，捞出冲洗干净，切成两半。起锅，锅内放入2升清水，煮至水沸腾后，放进所有备好的食材，再煮沸5分钟，花生油、精盐调味即可。

功用：桑叶性寒味甘、苦，善于疏散风热、清肺润燥；枸杞叶性凉味苦、甘，长于补虚益精、清热明目；马蹄性寒味甘，能清热生津、化痰、消积；草菇性寒味甘，功擅清热解暑、补益气血、降血压、抗癌；猪肝性温味甘、苦，功擅养肝明目、补气健脾；猪瘦肉性微寒味甘、咸，功擅补中益气、补肾滋阴、养血润燥。诸物合用，味道鲜美，汤性清凉，清补兼备，清而不伤正，补而不敛邪，既能清热解暑、消食化痰、清肺润燥，又能养肝明目、滋阴生津、益气养血，适宜一般人群于初秋时节食用。

三仁百合剑花龙骨汤

食材： 薏苡仁30克，甜杏仁10克，花生仁50克，百合30克，剑花150克，猪脊骨500克。

做法： 猪脊骨洗净，斩大块，放进沸水中稍焯，捞出冲洗干净血沫；剑花浸泡1小时，清洗干净。上述食材连同洗净的其他食材一起置于砂锅内，加清水3升、白酒少许，用武火煮沸后改用文火熬2小时，精盐调味即可。

功用： 本汤食材中，薏苡仁性凉味甘、淡，善于健脾渗湿、除痹止泻、清热排脓；甜杏仁性平味甘，长于润肺止咳平喘、润肠通便；花生仁性平味甘，能健脾养胃、润肺化痰；百合性寒味甘，善养阴润肺、清心安神；剑花（又名霸王花、龙骨花）性微寒味甘，可清热润肺、止咳化痰、解毒消肿；猪脊骨性平味甘，擅长益肾滋阴、止渴。诸物合用，汤性清润，既能健脾祛湿、益胃生津，又能清热润肺、化痰止咳，适宜一般人群保健服用。

两叶双果茶

食材： 桑叶、龙脷叶各10克，无花果2个，罗汉果1/4个。

做法： 把全部食材快速洗净，置于砂锅内，加清水1.5升，武火煮沸后改用文火熬30分钟即可。取汁代茶饮。

功用： 桑叶性寒味甘、苦，善于疏散风热、清肺润燥、清肝明目；龙脷叶性平味甘，长于清热润肺、化痰止咳；无花果性凉味甘，功擅清热生津、健脾开胃、解毒消肿；罗汉果性凉味甘，能清肺利咽、化痰止咳、润肠通便。四物相配，茶性甘凉滋润，有良好的健脾开胃、清热生津、解毒利咽、清肺润燥、化痰止咳等作用，适宜一般人群秋季饮用以御燥热。

注：脾胃虚寒者不宜饮用。

桑杏枇杷罗汉茶

食材： 桑叶、枇杷叶各5克，甜杏仁10克，罗汉果1/4个。

做法： 把全部食材置于养生壶中，加水适量，煎煮15分钟；或直接用开水焗泡。取汁代茶饮。

功用： 桑叶性寒味甘、苦，善于疏散风热、清肺润燥、清肝明目；甜杏仁性平味甘，长于润肺止咳平喘、润肠通便；枇杷叶性微寒味苦，功擅清肺止咳、降逆止呕；罗汉果性凉味甘，能清热利咽、润肺化痰、润肠通便。四物配伍，茶性清凉甘润，有良好的清热利咽、清肺润燥、化痰止咳、平肝明目、润肠通便等作用，适宜一般人群秋季食用以御燥热。

注：脾胃虚寒者不宜饮用。

桑葛百马猪瘦肉汤

食材： 鲜桑叶250克，鲜塘葛菜500克，鲜百合1茎（约75克），马蹄6个，猪瘦肉500克。

做法： 猪瘦肉洗净，切薄片，用适量花生油、精盐、酱油、淀粉、料酒拌匀，腌制30分钟；鲜塘葛菜洗净，摘下嫩叶备用；马蹄削皮，洗净，切薄片；鲜百合拆瓣，洗净。把鲜塘葛菜的根、茎放进锅内，加适量清水，武火煮沸30分钟，把渣捞净，放进备好的鲜桑叶、马蹄、鲜百合再煮沸5分钟，接着加入腌制好的猪瘦肉片、鲜塘葛菜嫩叶，继续煮沸10分钟，精盐调味即可。

功用： 桑叶性寒味甘、苦，善于疏散风热、清肺润燥、清肝明目；塘葛菜性凉味辛、甘、淡，长于祛痰止咳、解表清热、活血解毒、利湿退黄；百合性寒味甘，功擅养阴润肺、清心安神；马蹄性寒味甘，能清热生津、化痰、消积；猪瘦肉性微寒味甘、咸，功擅补肾滋阴、养血润燥、益气、消肿。诸物合用，味道鲜美，汤性清凉滋润，有良好的疏散风热、利湿解毒、清肺润燥、化痰止咳、生津止渴、滋养阴血等作用，适宜一般人群秋季食用以御燥热。

注：脾胃虚寒者不宜饮用。

萝卜蛤蜊干贝粥

食材： 白萝卜1根（约300克），鲜蛤蜊肉250克，干贝30克，粳米250克。

做法： 白萝卜削皮，洗净，切丝；干贝置于盘中用微波炉中火烤20秒，取出，趁热拆丝；鲜蛤蜊肉洗净；生姜洗净，切丝；香葱洗净，切粒。把洗净的粳米、干贝丝置于砂锅内，加入适量清水，武火煮沸后改用文火熬1小时，接着放进备好的白萝卜丝、鲜蛤蜊肉，继续煮沸15分钟，撒上生姜丝、香葱粒、精盐、鸡精调味即可。

功用： 白萝卜（熟者）性平味甘，善于消食、下气、化痰；蛤蜊肉性寒味咸，功擅滋阴、利水、化痰、软坚，《嘉祐本草》谓其可"润五脏，止消渴，开胃，解酒毒"；干贝性平味甘、咸，能滋阴补肾、调中消食；粳米性平味甘，功擅补气健脾、除烦止渴、止泻痢。诸物一齐熬粥，味道鲜美，粥性平和，有良好的补气健脾、开胃消食、滋阴润肺、下气化痰、养胃生津等作用，适宜一般人群食用以御秋燥，尤其适宜燥热耗伤气阴者食用。

合贝银耳雪梨羹

食材： 百合30克，川贝母5克，银耳50克，雪梨2个，冰糖50克。

做法： 雪梨洗净，切片；银耳用温水泡软，去掉硬梗，洗净，拆散。上述食材连同洗净的百合、川贝母一齐放进锅内，加入适量清水，煮沸30分钟，放入冰糖搅溶即可。

功用： 百合性寒味甘，善于养阴润肺、清心安神；川贝母性微寒味苦、甘，长于清热润肺、化痰止咳；银耳性平味甘、淡，功擅滋补生津、润肺养胃；雪梨性凉味甘、微酸，能清肺化痰、生津止渴；冰糖性平味甘，功擅补中益气、益胃生津、润肺止咳。诸物合用，羹性清凉滋润，共奏益气养阴、清热润肺、化痰止咳、益胃生津之功，适宜一般人群食用以御秋燥。

注：脾胃虚寒者慎服。

松茸鲜鲍土鸡汤

食材： 鲜松茸菌150克，鲜鲍鱼8个，黄雌鸡1只（约1250克），生姜少许。

做法： 将黄雌鸡宰杀，去除羽毛及内脏，洗净，斩块；鲜松茸菌洗净，用陶瓷刀切薄片；鲜鲍鱼洗净，斜刀切薄片；生姜洗净，切片。在砂锅内加适量清水，待水沸腾后，放进鸡块、少许白酒，煮沸5分钟，去净上浮泡沫，接着加入鲜鲍鱼片、鲜松茸菌片、生姜片，再煮沸2分钟，精盐、鸡精调味即可。

功用： 松茸菌性平味甘，善于理气化痰、利湿别浊、舒筋活络，现代药理研究表明，松茸多糖能提高人体的自身免疫能力，有抗肿瘤、抗菌、抗病毒、抗真菌、抗糖尿病、抗炎等作用；鲍鱼性平味甘、咸，功擅滋阴清热、益精明目、调经润肠；黄雌鸡性温味甘，功擅温中益气、益精填髓。诸物合用，味道鲜香可口，汤性平和滋润，有良好的健脾益气、滋阴清热、益精明目、润肺化痰、利湿别浊、舒筋活络等作用，诚为秋季食疗养生之佳馔良汤，适宜一般人群食用以御秋燥。也可用于肺、脾、肾三脏气阴不足所致诸证的辅助治疗。

三榄石斛猪肺汤

食材： 鲜石仙桃150克，青橄榄、余甘子各10只，铁皮石斛30克，猪肺1副，猪瘦肉250克。

做法： 猪肺清洗干净，切小块，放进白锅中炒干水分（爆炒时洒点白酒，以去其腥臊味）；猪瘦肉洗净，切小立方块；鲜石仙桃清洗干净；铁皮石斛用温水浸泡2小时；青橄榄洗净，横斩为两半；余甘子洗净。把所有备好的食材一齐置于炖盅内，加清水2升、白酒少许，隔水炖2小时，精盐调味即可。

功用： 石仙桃（又名石橄榄）性凉味甘、微苦，善于养阴润肺、清热解毒、利湿消瘀；青橄榄性平味甘、涩、酸，长于清肺利咽、生津止渴、解毒；余甘子（又名滇橄榄）性凉味甘、酸、涩，能清热凉血、消食健胃、生津止咳；铁皮石斛性微寒味甘，能益胃生津、滋阴清热、益肝肾明目、强筋骨；猪肺性平味甘，功擅补肺止咳、止血；猪瘦肉性微寒味甘、咸，功擅补中益气、补肾滋阴、养血润燥。诸物合用，味道鲜美，汤性清凉滋润，有良好的益气养阴、润肺止咳、解毒利咽、生津止渴、健胃消食、滋养肝肾等作用，适宜一般人群食用以御秋燥。也可用于肺肾气阴两虚或燥热伤肺，咳嗽痰黏或痰中带血、咽喉干痛、声嘶、口渴，或小儿痰热、食积等的辅助治疗。

注：脾胃虚寒者不宜食用。

双沙竹马汤

食材： 鲜沙虫500克（干品用150克），沙葛1个（约250克），竹荪6根，马蹄6个，生姜、香葱少许。

做法： 先将鲜沙虫（若用沙虫干，则先用温水浸泡2小时）尾部剪去，纵向剪开虫体，清洗干净；沙葛剥皮，洗净，切丝；竹荪用淡盐水浸泡15分钟，去除头盖伞状部分，清洗干净，每根横切为2段；马蹄削皮，洗净，切丝；生姜洗净，切丝；香葱洗净，切粒。把沙虫放进加有生姜丝的热油锅中稍炒（炒时洒点料酒），加入适量清水，用武火煮沸10分钟后，加进其他备好的食材，继续煮沸10分钟，撒上香葱粒，精盐调味即可。

功用： 沙葛性凉味甘，善于清肺生津、利尿、通乳、解酒毒；竹荪性凉味甘，长于补气养阴、润肺止咳、清热利湿；马蹄性寒味甘，能清热生津、化痰、消积；沙虫性寒味咸，功擅滋阴降火、清肺补虚。诸物合用，味道鲜美，汤性清凉滋润，有良好的清热利湿、清肺润燥、消食化痰、补气养阴、养胃生津等作用，适宜一般人群于初秋时节食用以御燥热。

双花百莲龙骨汤

食材： 金针菜50克，霸王花150克，百合、莲子各30克，甜杏仁15克，无花果4个，猪脊骨750克。

做法： 将猪脊骨清洗干净，斩块，放进锅中，加入适量清水煮沸，捞出用冷水冲洗干净血沫；其他食材洗净，用温水浸泡30分钟。把所有备好的食材一齐置于砂锅内，加清水2.5升、白酒少许，武火煮沸后改用文火熬1.5小时，精盐调味即可。

功用： 金针菜性凉味甘，善于清热利湿、宽胸解郁、凉血解毒；霸王花性微寒味甘，长于清热润肺、止咳化痰、解毒消肿；百合性寒味甘，功擅养阴润肺、清心安神；莲子性平味甘、涩，能补脾止泻、止带、益肾涩精、养心安神；甜杏仁性平味甘，能润肺止咳平喘、润肠通便；无花果性凉味甘，能清热生津、健脾开胃；猪脊骨性平味甘，功擅益肾滋阴、止渴。诸物合用，味道鲜美，汤性清凉滋润，有良好的补脾润肺、滋阴生津、利湿解毒、化痰止咳、宁心安神等作用，适宜一般人群于初秋时节食用以御燥热。

桑菊杞合瘦肉汤

食材： 鲜桑叶、鲜枸杞叶各250克，鲜白菊花50克，鲜百合1茎（约50克），猪瘦肉250克。

做法： 猪瘦肉洗净，切薄片，用适量花生油、精盐、酱油、淀粉、料酒拌匀，腌制30分钟；鲜枸杞叶、鲜桑叶用淘米水（或小苏打水）浸泡15分钟，用清水冲洗干净；鲜白菊花拆散花瓣，洗净；鲜百合拆瓣，洗净。锅内放入1.5升清水、适量花生油，武火煮沸腾后加入所有备好的食材，再煮沸10分钟，精盐、鸡精调味即可。

功用： 桑叶性寒味甘、苦，善于疏散风热、清肺润燥；白菊花性微寒味甘、苦，长于平肝明目、疏风清热、清热解毒；枸杞叶性凉味苦、甘，功擅补虚益精、清热明目；百合性寒味甘，能养阴润肺、清心安神；猪瘦肉性微寒味甘、咸，功擅补中益气、补肾滋阴、养血润燥。诸物合用，味道鲜美，汤性清凉，清补兼备，既能疏散风热、清热解毒、清肺润燥、清心安神，又能益气养血、养肝明目、益肾滋阴，适宜一般人群于初秋时节食用。

银莲百合大枣粥

食材： 银耳50克，百合、莲子各30克，大枣3枚，粳米150克。

做法： 银耳用清水泡发，去除硬梗，洗净，拆散切碎；大枣劈开，去核，切碎；莲子、百合、粳米洗净，用清水浸泡30分钟。把备好的食材置于砂锅内，加入适量清水，武火煮沸后改用文火熬1小时，精盐调味即可。

功用： 银耳性平味甘、淡，善于滋补生津、润肺养胃；莲子性平味甘、涩，长于补脾止泻、止带、益肾涩精、养心安神；百合性寒味甘，功擅养阴润肺、清心安神；大枣性温味甘，能补中益气、养血安神；粳米性平味甘，功擅补气健脾、除烦止渴、止泻痢。诸物合用，味道鲜美，粥性平和，有良好的补气健脾、润肺养胃、滋阴生津、养心安神等作用，适宜一般人群于初秋时节食用，尤其适宜燥热耗伤气阴者食用。

椰莲百合胶鸡汤

材料：椰子1个，莲子50克，百合30克，大枣3枚，生姜3片，花胶150克，乌鸡半只（约30克）。

做法：花胶用姜葱水煮10分钟后，泡发一夜，洗净，切大块；乌鸡宰杀，去除羽毛及内脏，洗净，斩大块，放进沸水中稍焯，捞出用冷水冲洗干净血沫；椰子打孔，把椰子水倒出备用，取椰肉，洗净，切小片；大枣劈开，去核；生姜洗净，切片。上述食材连同洗净的莲子、百合一齐置于炖盅内，加入椰子水和清水共1.5升、白酒少许，隔水文火炖2小时，精盐调味即可。

功效：椰子水及椰肉性平味甘，善于益气健脾、生津止渴；莲子性平味甘、涩，长于补脾止泻、止带、益肾涩精、养心安神；百合性寒味甘，能养阴润肺、清心安神；花胶性平味甘，功擅补肝肾、养血润燥；乌鸡性平味甘，功擅补肝肾、益气血、退虚热；大枣性温味甘，能补中益气、养血安神，与生姜同施，又可调和脾胃。诸物合用，味道鲜香可口，汤性清润，有良好的补脾益肺、益气养血、生津止渴、滋补肝肾、润燥养颜、安神益智等作用，适宜一般人群食用，尤其适用于妇女调养、润肤养颜。

金马包罗好市汤

食材：胡萝卜1根（约150克），马蹄8个，莲藕、铁棍山药各150克，蚝豉100克，鲜大连鲍10只，响螺肉干150克，大枣3枚，生姜3片。

做法：响螺肉干洗净，用温水浸泡6小时，切大块；胡萝卜、莲藕、铁棍山药分别削皮、洗净，切滚刀块；马蹄削皮，洗净，对半切开；大枣劈开，去核；生姜洗净，切片。上述食材连同洗净的其他食材一齐置于砂锅内，加清水3升、白酒少许，武火煮沸后改用文火熬2小时，精盐、鸡精调味即可。

功用：胡萝卜（又名金笋）性平味甘、辛，善于健脾和中、养肝明目、化痰止咳；马蹄性寒味甘，长于清热生津、化痰、消积；莲藕（熟者）性温味甘，功擅健脾开胃、益血补心；铁棍山药性平味甘，能补脾益肺、养胃生津、补肾涩精；鲍鱼性平味甘、咸，功擅滋阴清热、益精明目、调经润肠；响螺肉性平味甘，功擅滋阴补气；蚝豉性平味甘、咸，能滋阴养血、宁心安神；少佐大枣、生姜可调和脾胃。诸物合用，味道鲜香可口，汤性平和，既能健脾益肺、补气养血、养胃生津、补益肝肾、滋阴益精、宁心安神，又可开胃消食、化痰止咳，适宜一般人群食用。

山莲百合银胶汤

食材：铁棍山药100克，鲜百合、鲜莲子各50克，银耳10克，大枣3枚，生姜3片，水发花胶200克。

做法：铁棍山药削皮，洗净，切片；大枣劈开，去核；银耳用清水泡发后，去除硬梗，洗净，拆散。上述食材连同洗净的鲜百合、鲜莲子、水发花胶、生姜片一齐置于炖盅内，加清水1升、白酒少许，隔水炖1小时，精盐、鸡精调味即可。

功用：铁棍山药性平味甘，善于补脾益肺、养胃生津、补肾涩精；莲子性平味甘、涩，长于补脾止泻、止带、益肾涩精、养心安神；百合性寒味甘，功擅养阴润肺、清心安神，《日华子本草》谓其能"安心，定胆，益智，养五脏"；银耳性平味甘、淡，能滋补生津、润肺养胃；花胶性平味甘，功擅补肝肾、养血润燥；大枣性温味甘，能补中益气、养血安神，与生姜同施，又可调和脾胃。诸物合用，味道鲜美，有良好的补脾益气、养阴润肺、益胃生津、滋肾益精、养心宁神等作用，适宜一般人群食用，尤其适用于妇女润肤养颜及更年期调养。

处　暑

斗指申，太阳黄经为150度，阳历8月22—24日交节

【养生小贴士】

1. 节气特点

"秋老虎"肆虐，闷热，有雷暴。

2. 养生特点

预防秋燥，滋阴润燥。

饮食养生： 宜增咸酸减辛辣，多吃些西红柿、山楂、乌梅等。如果早晨起来感觉口干咽干，可喝点淡盐水，晚上喝蜂蜜水；处暑时天气较干燥，燥邪易伤肺津，因此宜多食具有养阴润肺作用的食物，如蜂蜜、梨、百合、芝麻、牛奶、鸭肉、莲藕、马蹄、甘蔗。

起居养生： 早睡早起。早睡可避免秋天肃杀之气，早起则有助于肺气的舒畅。每天可比夏季多睡1小时。天气逐渐转凉，昼夜温差加大，可适当添衣，但正值初秋，暑热未消，因此添衣时可遵循"春捂秋冻"的原则。

运动养生： 可选择爬山、健身操、散步、太极拳等运动方式进行锻炼，以排除夏季郁积在体内的湿热，但强度不宜太大，以免耗伤阳气。

节气灸： 冷空气南下，阳气收敛，气温下降越来越明显，但外界的暑湿未完全消退，灸疗时要调理肺经，从脾、胃二经入手，可选肺俞、膻中、膏肓、足三里、大椎等穴。

情志养生： 处暑时自然界呈现一片肃杀的景象，人在此时易触景生情而产生悲伤的情绪，不利于身心健康，因此要注意收敛神志，使神志安宁、情绪安静，切忌情绪大起大落，可通过听音乐、练习书法、钓鱼等方式以安神定志。

【食疗药膳】

菜干腊鸭肾汤

食材：白菜干150克，腊鸭肾3只，火腿肉50克，猪瘦肉250克，苦、甜杏仁各10克，无花果60克。

做法：白菜干洗净，切段，浸泡2小时；腊鸭肾洗净，切厚块；猪瘦肉洗净，切厚块；火腿肉切粒。上述食材连同洗净的苦、甜杏仁及无花果一齐置于砂锅内，加清水3升、白酒少许，武火煮沸后改用文火熬1.5小时，精盐调味即可。

功用：白菜干性凉味甘，善于清热除烦、生津止渴、清肺消痰、通利肠胃；腊鸭肾性平味咸，长于健运脾胃、消食化积；猪瘦肉性微寒味甘、咸，能补肾滋阴、养血润燥、益气、消肿；火腿肉性温味甘、咸，能健脾开胃、滋肾益精、补气养血；无花果性凉味甘，能清热生津、健脾开胃；搭配苦、甜杏仁能润肺止咳、润肠通便。诸物合用，有较好的健脾开胃、滋阴生津、润肺止咳、养血润燥等作用，适宜一般人群御秋燥食用。也可用于脾胃虚弱、食少纳呆、津伤口渴、肺燥咳嗽、大便秘结等症的辅助治疗。

雪梨苹果金笋汤

食材：雪梨、苹果各2个，胡萝卜、玉米各1条，猪瘦肉250克。

做法：雪梨、苹果、胡萝卜分别洗净，切厚块；玉米除净苞叶及须，洗净，切段；猪瘦肉洗净，切厚块。将上述处理好的食材置于砂锅内，加清水2.5升、白酒少许，武火煮沸后改用文火熬1.5小时，精盐调味即可。

功用：雪梨性凉味甘、微酸，能清肺化痰、生津止渴；苹果性凉味甘、酸，能益胃、生津、除烦、醒酒；胡萝卜（又名金笋）性平味甘、辛，能健脾和中、养肝明目、化痰止咳、清热解毒；玉米性平味甘，能调中开胃、利尿消肿；猪瘦肉性微寒味甘、咸，功擅补肾滋阴、养血润燥、益气。诸物合用，有良好的健脾益胃、生津止渴、润肺化痰、养血润燥等作用，适宜一般人群秋季食用。也可用于脾虚食少、体虚乏力、肺燥咳嗽、热病烦躁、津少口干、内热消渴、饮酒过度等症的辅助治疗。

栗子马蹄排骨汤

食材： 板栗250克，马蹄100克，胡萝卜50克，玉米2条，猪排骨500克。

做法： 板栗洗净；马蹄去皮，洗净；胡萝卜去皮，洗净，切厚片；玉米去苞叶及须，洗净切段；猪排骨洗净，斩段。将所有食材置于砂锅内，加清水3升、白酒少许，武火煮沸后改用文火熬1.5小时，精盐调味即可。

功用： 板栗（即栗子）性平味甘、微咸，善于益气健脾、补肾强筋、活血消肿、止血；马蹄性寒味甘，能清热生津、化痰、消积；胡萝卜性平味甘、辛，能健脾和中、养肝明目、化痰止咳；玉米性平味甘，能调中开胃、利尿消肿；搭配的猪排骨长于益肾滋阴、益气养血、生津润燥。诸物合用，汤性平和，味道鲜美，有良好的健脾益气、开胃消食、润肺化痰、滋养肝肾等作用。适宜一般人群御秋燥食用。也可用于脾肺气虚、短气懒言、食少纳呆、肺燥咳嗽、津伤口渴、内热消渴、肝肾不足、眼目昏花、腰膝酸软等症的辅助治疗。

猪蹄木瓜花生汤

食材： 猪蹄2只（约750克），青番木瓜1个（约500克），花生仁100克，章鱼干100克。

做法： 猪蹄斩块，洗净，焯水；青番木瓜去皮、瓤，洗净，切块；章鱼干洗净，剪成小块。上述食材连同洗净的花生仁一齐置于砂锅内，加清水3升、白酒少许，武火煮沸后改用文火熬1.5小时，精盐调味即可。

功用： 猪蹄性平味甘、咸，能补气血、润肌肤、通乳汁、托疮毒；青番木瓜性平味甘，能消食下乳、除湿通络、解毒驱虫；花生仁性平味甘，能健脾养胃、润肺化痰；章鱼性平味甘、咸，能养血通乳、解毒、生肌。诸物合用，共奏补益气血、通络下乳、润肺化痰、润肤养颜之功，两广地区常将其作为产后增乳汤。其实，此汤是秋季平补润燥的良汤，一般人群均适用。也可用于虚劳羸瘦、产后乳少、面皱少华、脾虚不运、反胃不舒、胃溃疡、肺燥咳嗽、大便燥结等症的辅助治疗。

板栗香菇鸡汤

食材： 板栗500克，香菇50克，黄雌鸡1只（约1250克）。

做法： 将黄雌鸡宰杀，去除羽毛及内脏，洗净，斩大块；香菇水发后去硬梗，洗净。上述食材连同洗净的板栗一齐置于砂锅内，加清水3升、白酒少许，武火煮沸后改用文火熬1.5小时，精盐调味即可。

功用： 板栗（即栗子）是含淀粉量很高的干果，它所含的蛋白质比煮熟后的米饭要多；鲜板栗所含的维生素C比西红柿要多，更是苹果的十多倍；板栗所含的矿物质也很丰富，其钾、镁、铁、锌、锰等的含量比苹果、梨等水果高得多。板栗性平味甘、微咸，善于益气健脾、补肾强筋、活血消肿、止血，《玉楸药解》说其可"补中助气，充虚益馁，培土实脾"；香菇性平味甘，长于扶正补虚、健脾开胃、化痰理气、解毒、抗癌；黄雌鸡性温味甘，功擅温中益气、益精填髓。诸物合用，共奏健脾益气、补肾强筋、益精填髓之功，为秋末冬初一般人群的平补佳馔。也可用于脾虚泄泻、反胃呕吐、脚膝酸软、筋骨折伤等症的辅助治疗。

栗子松茸蹄筋汤

食材： 板栗500克，松茸菌60克，牛蹄筋250克，大枣3枚，生姜3片。

做法： 牛蹄筋用温水泡发（约泡12小时），切段；松茸菌浸泡1小时，清洗干净；大枣劈开，去核。上述食材连同洗净的板栗、生姜片一齐置于砂锅内，加清水3升、白酒少许，武火煮沸后改用文火熬1.5小时，精盐调味即可。

功用： 板栗性平味甘、微咸，善于益气健脾、补肾强筋、活血消肿、止血；松茸菌性平味甘，能舒筋活络、理气化痰、利湿别浊；牛蹄筋性温味甘，长于益气补虚、暖脾胃、强筋骨；佐大枣、生姜可调和脾胃。诸物合用，有良好的补脾益肺、补肝肾、强筋骨、壮腰膝等作用，适宜一般人群秋冬饮用。也可用于脾肺虚弱、短气乏力、咳嗽痰多、肝肾亏虚、腰膝酸软、筋骨损伤、风湿痹痛、转筋等症的辅助治疗。

蚌蚬萝卜汤

食材： 河蚌、河蚬、白萝卜各500克，姜丝、葱花适量。

做法： 用清水2升将河蚌武火煮至开口，捞出，取肉，去除杂质，洗净，切块，煮出液自然沉淀，澄清备用；白萝卜去皮，洗净，切丝。上述食材连同洗净的河蚬一齐放进锅内，加入煮河蚌之上清液、白酒少许，武火煮30分钟，放入姜丝、葱花，精盐调味即可。

功用： 河蚌肉性寒味甘、咸，能清热、滋阴、明目、解毒，《随息居饮食谱》谓其能"清热滋阴，养肝凉血，息风解酒，明目定狂"；河蚬肉性寒味甘、咸，能清热、利湿、解毒，《日华子本草》称其能"去暴热，明目，利小便，下热气，脚气湿毒，解酒毒目黄，浸取汁服，主消渴"；白萝卜（熟者）性平味甘，能消食、下气、化痰、止血、解渴、利尿，《本草纲目》说它"主吞酸，化积滞，解酒毒，散瘀血，甚效"；入姜、葱既可减轻汤之寒性，又可消蚌、蚬的腥臊味。诸物合用，不仅味道鲜美，且有较好的清热滋阴、消食化积、利湿解毒等作用，适宜一般人群秋季除燥热、清痰火用，尤其适宜节后食滞纳差、伤酒口渴者食用。也可用于食积不化、腹胀吞酸、津伤烦热、内热消渴、肝热目赤、伤酒发黄、湿毒脚气等症的辅助治疗。

沙虫干老鸭汤

食材： 沙虫干100克，老白鸭1只（约1000克），广陈皮10克。

做法： 将老白鸭宰杀，清除鸭毛、内脏等，清洗干净，斩大块；沙虫干用温水浸泡30分钟，用剪刀纵剪开虫体，清洗干净；广陈皮用水润软，切丝。将所有处理好的食材置于砂锅内，加清水2.5升、白酒少许，武火煮沸后改文火熬1.5小时，精盐调味即可。

功用： 沙虫性寒味咸，功擅滋阴降火；老白鸭性平味咸，长于补益气阴；广陈皮性温味辛、苦，能理气健脾、燥湿化痰。三物合用，药性平和，味道鲜美，有良好的益气健脾、滋阴降火、润肺化痰作用，为秋季滋阴润燥平补佳馔，适宜一般人群食用。也可用于病后体虚、阴虚盗汗、骨蒸潮热、肺痨咳嗽、虚火牙痛等症的辅助治疗。

海蜇马蹄汤

食材：鲜海蜇250克，鲜马蹄500克。

做法：鲜海蜇洗净，切宽丝；鲜马蹄洗净，去皮，切厚片。将两物放进锅内，加清水1升、白酒少许，武火煮20分钟，加适量花生油、精盐调味即可。

功用：海蜇性平味咸，有较好的清热平肝、化痰消积、润肠作用；马蹄性寒味甘，长于清热生津、化痰、消积。两物相配，清热生津、化痰消积、平肝、润肠力倍增，且味道鲜甜可口，实为秋季清肺润燥、化痰消食之良汤，一般人群均可食用，尤其适宜高血压、食积不化者食用。也可用于肺热咳嗽、痰浓黄稠、小儿积滞、津伤口渴、肝阳上亢、头痛眩晕、大便燥结等症的辅助治疗。

梨花双仁龙骨汤

食材：雪梨2个，霸王花150克，核桃仁、花生仁各50克，无花果6个，猪脊骨750克。

做法：猪脊骨洗净，斩大块，放进沸水中稍焯，捞出冲洗干净血沫；霸王花用温水浸泡1小时，清洗干净，切段；雪梨洗净，每个切成6块。上述食材连同洗净的核桃仁、花生仁、无花果一齐置于砂锅内，加清水3升、白酒少许，武火煮沸后改用文火熬2小时，精盐调味即可。

功用：雪梨性凉味甘、微酸，善于清肺化痰、生津止渴；霸王花性微寒味甘，长于清热润肺、止咳化痰、解毒消肿；核桃仁性温味甘，功擅补肾、温肺、润肠；花生仁性平味甘，能健脾养胃、润肺化痰；无花果性凉味甘，能清热生津、健脾开胃；猪脊骨性平味甘，功擅益肾滋阴、止渴。诸物合用，味道鲜香可口，汤性平和滋润，有良好的健脾开胃、生津止渴、润肺化痰、益肾滋阴等作用，适宜一般人群食用以御秋燥。也可用于脾肺肾不足所致咳喘痰多，或燥伤阴津、烦热口渴等症的辅助治疗。

藕山菇栗两脚汤

食材：莲藕500克，铁棍山药、栗子仁各250克，香菇6只，猪脚两只（约

750克），鸡脚6只。

做法： 猪脚洗净，斩大块，连同洗净的鸡脚一齐放进沸水中稍焯，捞出冲洗干净血沫；香菇用温水泡发后去除硬梗，洗净；莲藕、铁棍山药分别削皮，洗净，滚刀切厚块。上述食材连同洗净的栗子仁一齐置于砂锅内，加清水3升、白酒少许，武火煮沸后改用文火熬2小时，精盐调味即可。

功用： 莲藕（熟者）性温味甘，善于健脾开胃、益血补心；铁棍山药性平味甘，长于补脾益肺、养胃生津、补肾涩精；栗子仁性平味甘、微咸，功擅益气健脾、补肾强筋、活血消肿；香菇性平味甘，能扶正补虚、健脾开胃、化痰理气、解毒、抗癌；猪脚性平味甘、咸，功擅补气血、润肌肤；鸡脚性温味甘，功擅温中益气、益精填髓、强筋骨。诸物合用，味道鲜美，汤性平和滋润，有良好的健脾益气、润肺化痰、养血益精、补肝肾、强筋骨等作用，适宜一般人群食用以御秋燥。也可用于五脏不足所致诸证的辅助治疗。

梨山百银花胶汤

食材： 雪梨2个，铁棍山药200克，鲜百合2个，银耳30克，枸杞子15克，花胶100克。

做法： 花胶用葱姜水煮10分钟后泡发一夜，洗净；银耳用清水泡发后去除硬梗，洗净，拆散；雪梨削皮、去心，洗净，每个切成6块；铁棍山药削皮，洗净，滚刀切厚块；鲜百合拆瓣，洗净。上述食材连同洗净的枸杞子一齐置于炖盅内，加清水1.5升、白酒少许，隔水炖1.5小时，精盐调味即可。

功用： 雪梨性凉味甘、微酸，善于清肺化痰、生津止渴；铁棍山药性平味甘，长于补脾益肺、养胃生津、补肾涩精；百合性寒味甘，能养阴润肺、清心安神；银耳性平味甘、淡，功擅滋补生津、润肺养胃；枸杞子性平味甘，能滋补肝肾、益精明目、润肺、止渴；花胶性平味甘，功擅滋补肝肾、养血润燥。诸物合用，味道鲜美，汤性甘凉滋润，有良好的健脾益气、润肺养胃、滋养肝肾、养血润燥等作用，诚为御秋燥、润肤养颜之佳馔良汤，适宜一般人群食用。也可用于气血阴津不足所致诸证的辅助治疗。

参斛菇荪老鸭汤

食材： 北沙参、铁皮石斛各30克，香菇6个，竹荪8根，广陈皮15克，老白鸭1只（约1250克）。

做法： 将老白鸭宰杀，去除羽毛及内脏，洗净，斩大块，放进加有广陈皮（或柑、橘、柚叶）的沸水中稍焯，捞出冲洗干净血沫；香菇用清水泡发后去除硬梗，洗净，对半切开；竹荪用淡盐水浸泡，去除头盖伞状部分，清洗干净，切段；铁皮石斛用温水浸泡2小时。上述食材连同洗净的北沙参、广陈皮一齐置于炖盅内，加清水1.5升、白酒少许，隔水炖2小时，精盐调味即可。

功用： 北沙参性凉味甘，善于养阴清肺、益胃生津；铁皮石斛性微寒味甘，长于益胃生津、滋阴清热、益肝肾明目、强筋骨；香菇性平味甘，功擅扶正补虚、健脾开胃、化痰理气、解毒、抗癌；竹荪性凉味甘，能补气养阴、润肺止咳、清热利湿；老白鸭性平味咸，功擅补益气阴、利水消肿；佐以性温味苦、辛的广陈皮，既可健脾理气、燥湿化痰，使汤补而不滞，又可去除鸭之腥膻味。诸物合用，味道鲜香可口，汤性清凉滋润，有良好的健脾益气、养胃生津、润肺化痰、滋阴润燥等作用，适宜一般人群于处暑燥热时节食用。也可用于气阴不足，或燥热耗伤气阴所致诸证的辅助治疗。

金马银竹鹌鹑汤

食材： 胡萝卜1根（约150克），马蹄8个，银耳30克，竹荪10根，无花果6个，鹌鹑2只（约500克）。

做法： 将鹌鹑宰杀，去除羽毛及内脏，洗净，斩大块，放进沸水中稍焯，捞出冲洗干净血沫；胡萝卜削皮，洗净，滚刀切厚块；马蹄削皮，洗净，对半切开；银耳用温水泡发，去除硬梗，拆散，洗净；竹荪用淡盐水浸泡，去除头盖伞状部分，清洗干净，切段。上述食材连同洗净的其他食材一齐置于砂锅内，加清水3升、白酒少许，武火煮沸后改用文火熬2小时，精盐调味即可。

功用： 胡萝卜（又名金笋）性平味甘、辛，善于健脾和中、养肝明目、化痰止咳；银耳性平味甘、淡，长于滋补生津、润肺养胃；竹荪性凉味甘，功擅补气养阴、润肺止咳、清热利湿；马蹄性寒味甘，能清热生津、化痰、消积；

无花果性凉味甘，能清热生津、健脾开胃；鹌鹑性平味甘，功擅益中气、止泄痢、壮筋骨。诸物合用，味道鲜美，汤性甘凉滋润，有良好的健脾益气、养胃生津、润肺化痰、滋阴润燥等作用，为处暑时节御秋燥之佳馔良汤，适宜一般人群食用。也可用于脾肺气阴不足，或燥热耗伤气阴所致诸证的辅助治疗。

银梨金瓜排骨汤

食材： 银耳30克，雪梨2个（约200克），胡萝卜1根（约150克），金瓜1只（约500克），猪排骨500克。

做法： 银耳用温水泡发后去除硬梗，洗净，拆散；胡萝卜、雪梨分别削皮，洗净，滚刀切厚块；金瓜削皮，去瓤，洗净，切厚块；猪排骨洗净，斩成小段，放进沸水中稍焯，捞出冲洗干净血沫。把所有备好的食材一齐置于砂锅内，加清水3升、白酒少许，武火煮沸后改用文火熬2小时，精盐调味即可。

功用： 银耳性平味甘、淡，善于滋补生津、润肺养胃；雪梨性凉味甘、微酸，长于清肺化痰、生津止渴；胡萝卜（又名金笋）性平味甘、辛，功擅健脾和中、养肝明目、化痰止咳；金瓜性平味甘、微苦，能止咳平喘、宽肠通便，现代药理研究表明，金瓜能调节人体的新陈代谢，抑制糖类转化为脂肪，有一定的减肥、抗癌和防治糖尿病的作用；猪排骨性微寒味甘、咸，功擅益肾滋阴、益气养血、生津润燥。诸物合用，味道鲜美，汤性甘凉滋润，有良好的健脾益气、养胃润肺、化痰止咳、滋阴润燥等作用，适宜一般人群食用以御秋燥。也可用于脾肺气阴不足，或燥热耗伤气阴所致诸证的辅助治疗。

沙虫干贝白金汤

食材： 沙虫500克（干品用150克），干贝50克，白萝卜1根（约500克），胡萝卜1根（约150克），香葱、生姜各15克。

做法： 将沙虫用剪刀纵向剪开，清洗干净（若用干品，则用温水浸泡2小时，用剪刀纵向剪开虫体，清洗干净）；干贝用微波炉中火加热20秒，取出趁热拆丝（此法可增香，可省）；白萝卜削皮，洗净，切丝；胡萝卜削皮，洗净，切薄块；香葱洗净，切粒；生姜洗净，切丝。把所有备好的食材（除香葱、生姜）一齐置于砂锅内，加清水1.5升、白酒少许，武火煮沸后改用文火煮30分钟，撒上香葱粒、生姜丝，精盐、花生油调味即可。

功用： 沙虫性寒味咸，善于滋阴降火；干贝性平味甘、咸，长于滋阴补肾、调中消食；白萝卜（熟者）性平味甘，功擅消食、下气、化痰；胡萝卜（又名金笋）性平味甘、辛，能健脾和中、养肝明目、化痰止咳。诸物合用，味道鲜美，汤性平凉滋润，有良好的健脾和中、下气消食、润肺化痰、滋阴降火等作用，适宜一般人群食用以御秋燥。也可用于脾肺气阴不足或燥热耗伤气阴所致诸证的辅助治疗。

二冬百马梨肉汤

食材： 麦冬、天冬各15克，百合30克，马蹄6个，雪梨2个（约300克），猪瘦肉500克。

做法： 猪瘦肉洗净，切成小方块，放进沸水中稍焯，捞出冲洗干净血沫；马蹄削皮，洗净，对半切开；雪梨洗净，每个纵切为6块。上述食材连同洗净的其他食材一齐置于砂锅内，加清水2升、白酒少许，武火煮沸后改用文火熬1.5小时，精盐调味即可。

功用： 麦冬性微寒味甘、微苦，善于滋阴润肺、益胃生津、清心除烦；天冬性寒味甘、苦，长于养阴润燥、清肺生津；百合性寒味甘，能养阴润肺、清心安神；马蹄性寒味甘，功擅清热生津、化痰、消积；雪梨性凉味甘、微酸，能清肺化痰、生津止渴；猪瘦肉性微寒味甘、咸，功擅补中益气、补肾滋阴、养血润燥。诸物合用，汤性清凉滋润，有良好的健脾益气、益胃生津、养阴润燥肺、化痰止咳、清心除烦、养血润燥等作用，适宜一般人群秋季食用以御秋燥。

梨花双杏猪肺汤

食材： 雪梨2个（约300克），霸王花150克，苦、甜杏仁各15克，无花果4个，猪肺1副。

做法： 雪梨洗净，每个切为6块；霸王花洗净、切段，用清水浸泡2小时；猪肺洗净、切块，用铁锅爆炒，收干水。上述食材连同其他食材一齐置于砂锅内，加水3升、白酒少许，武火煮沸后改用文火慢熬2小时，精盐调味即可。

功用： 雪梨性凉味甘、微酸，善于清肺化痰、生津止渴；霸王花性微寒味甘，长于清热润肺、止咳化痰、解毒消肿；苦、甜杏仁功擅润肺止咳、润肠通便；无花果性凉味甘，能清热生津、健脾开胃；猪肺性平味甘，功擅补肺止咳。诸物合用，汤性清凉滋润，有良好的清燥润肺、化痰止咳、健脾开胃、生津止渴、润肠通便等作用，适宜一般人群秋季食用以御秋燥，亦可用于燥热犯肺、咳嗽气喘、热病烦渴及肠燥便秘等症的辅助治疗。

藕葛合银排骨汤

食材：莲藕500克，沙葛1个（约200克），百合30克，银耳50克，花生仁50克，无花果4个，猪排骨750克。

做法：猪排骨洗净，斩成小段，放进沸水中稍焯，捞出冲洗干净血沫；莲藕削皮，洗净，滚刀切厚块；沙葛去皮，洗净，滚刀切厚块；银耳用温水泡发，去除硬梗，洗净，拆散。上述食材连同洗净的其他食材一齐置于砂锅内，加清水3升、白酒少许，武火煮沸后改用文火熬2小时，精盐调味即可。

功用：莲藕（熟者）性温味甘，善于健脾开胃、益血补心；沙葛性凉味甘，长于清肺生津、利尿、通乳、解酒毒；百合性寒味甘，能养阴润肺、清心安神；银耳性平味甘、淡，功擅滋补生津、润肺养胃；花生仁性平味甘，能健脾养胃、润肺化痰；无花果性凉味甘，能清热生津、健脾开胃；猪排骨性微寒味甘、咸，功擅益肾滋阴、益气养血、生津润燥。诸物合用，汤性清凉滋润，有良好的健脾开胃、滋阴生津、润肺化痰、养心安神、养血润燥等作用，适宜一般人群秋季食用以御秋燥。也可用于燥热耗伤气阴所致诸证的辅助治疗。

银龙百合排骨汤

食材：银耳30克，火龙果2个（约500克），鲜百合2个（约120克），猪排骨500克。

做法：银耳用清水泡发后去除硬梗，洗净，拆散；火龙果洗净，去皮，切厚块；鲜百合拆瓣，洗净。猪排骨洗净，斩成小段，放进沸水中稍焯，捞出冲洗干净血沫，置于砂锅内，加清水2升、白酒少许，武火煮沸后改用文火熬1小时，然后加入备好的银耳、火龙果、百合，继续煮30分钟，精盐调味即可。

功用：银耳性平味甘、淡，善于滋补生津、润肺养胃；火龙果性微寒味甘，长于清热润肺、解毒护胃、润肠通便、养血活血；百合性寒味甘，能养阴润肺、清心安神；猪排骨性微寒味甘、咸，功擅益肾滋阴、益气养血、生津润燥。诸物合用，味道鲜甜，汤性清凉滋润，有良好的益气养血、滋阴生津、润肺养胃、润肠通便等作用，适宜一般人群于初秋燥热时节食用。也可用于肺胃气阴不足或燥热耗伤气阴所致诸证的辅助治疗。

　　注：脾胃虚寒者慎服。

南芪参灵鳄鱼汤

　　食材： 五指毛桃100克，北沙参、赤灵芝各30克，大枣6枚，生姜3片，鳄鱼肉500克（干品用150克），猪瘦肉250克。

　　做法： 鳄鱼肉洗净，斩大块（干品则先用清水浸泡1小时）；猪瘦肉洗净，切厚块；大枣劈开，去核。上述食材连同洗净的五指毛桃、北沙参、赤灵芝、生姜片一齐置于炖盅内，加清水2升、白酒少许，隔水炖2小时，精盐调味即可。

　　功用： 五指毛桃（又名南芪）性平味甘，善于健脾补肺、行气利湿、舒筋活络；北沙参性凉味甘，长于养阴清肺、益胃生津；灵芝性平味甘，功擅补气安神、化痰止咳；鳄鱼肉性微寒味甘，功擅养心润肺、化瘀消积、强筋壮骨；猪瘦肉性微寒味甘、咸，功擅补肾滋阴、养血润燥、补中益气；大枣性温味甘，能补中益气、养血安神，且与生姜同施，又可调和脾胃。诸物合用，味道鲜香可口，汤性清凉，有良好的健脾益气、益胃生津、养阴润肺、宁心安神、养血润燥等作用，适宜一般人群于初秋时节食用。也可用于脾肺虚弱，气阴不足，或燥热耗伤气阴所致诸证的辅助治疗。

二参斛合鹧鸪汤

　　食材： 西洋参10克，北沙参15克，铁皮石斛15克，百合30克，鹧鸪2只（约750克）。

　　做法： 将鹧鸪宰杀，去除羽毛及内脏，洗净，斩大块，放进沸水中稍焯，捞出冲洗干净血沫，然后连同洗净的其他食材一齐置于炖盅内，加清水2升、白酒少许，隔水炖2小时，精盐调味即可。

功用： 西洋参性凉味甘、微苦，善于补气养阴、清热生津，现代药理研究表明，西洋参有抗疲劳、抗利尿、耐缺氧、抗惊厥，以及促进凝血、降低血浆比黏度、增加红细胞膜流动性、抑制血小板聚集等作用；北沙参性凉味甘，长于养阴清肺、益胃生津；铁皮石斛性微寒味甘，功擅益胃生津、滋阴清热、益肝肾明目、强筋骨；百合性寒味甘，能养阴润肺、清心安神；鹧鸪性温味甘，功擅滋养补虚、开胃化痰。诸物合用，汤性清凉滋润，有良好的补气养阴、益胃生津、清肺化痰等作用，适宜一般人群于"秋老虎"肆虐时节食用。也可用于肺胃气阴不足，或燥热耗伤气阴所致诸证的辅助治疗。

桑叶金马鲫鱼汤

食材： 鲜嫩桑叶300克，胡萝卜1根（约150克），马蹄8个，白鲫鱼2条（约750克），猪瘦肉250克，生姜3片。

做法： 猪瘦肉洗净，切薄片，用适量淀粉、花生油、精盐、酱油拌腌；胡萝卜削皮，洗净，切薄片；马蹄削皮，洗净，切薄片；桑叶去除叶柄，洗净；白鲫鱼宰杀，去除鱼鳞、鳃及内脏，洗净，沥干水分，放入加有生姜片的生油锅中，文火煎至两面金黄（煎时洒点白酒），加入备好的胡萝卜、马蹄及清水1.5升，用武火煮沸15分钟，然后加入备好的猪瘦肉、桑叶，再煮沸5分钟，精盐、鸡精调味即可。

功用： 主料桑叶性寒味甘、苦，善于疏散风热、清肺润燥、清肝明目，现代药理研究表明，桑叶有显著的抑菌、降血糖、降血脂、降血压等作用；胡萝卜（又名金笋）性平味甘、辛，长于健脾和中、养肝明目、化痰止咳；马蹄性寒味甘，功擅清热生津、化痰、消积；白鲫鱼性平味甘，功擅健脾和胃、利水消肿、通利血脉；猪瘦肉性微寒味甘、咸，功擅补肾滋阴、养血润燥、补中益气。诸物合用，味道鲜美，汤性清凉滋润，有良好的清肺润燥、化痰止咳、滋阴生津、健脾开胃等作用，适宜一般人群初秋食用。也可用于燥热伤肺胃所致诸证的辅助治疗。

木耳马蹄鲑鱼汤

食材： 黑木耳30克，马蹄6个，大马哈鱼500克，猪瘦肉250克，生姜、香葱少许。

做法：黑木耳用温水泡开，去除硬梗，洗净；马蹄削皮，洗净，切片；猪瘦肉洗净，切薄片，用生油、酱油、精盐、料酒、淀粉拌匀腌制；生姜洗净，切片；香葱洗净，切粒。大马哈鱼去鳞、内脏，洗净，切大块，放进加有生姜片的热油锅中煎香（煎时洒点白酒），加入适量清水，用武火煮沸5分钟，接着放入备好的其他食材，继续煮10分钟，撒上香葱粒，精盐调味即可。

功用：黑木耳性平味甘，善于补气养血、润肺止咳、止血、降血压、抗癌；马蹄性寒味甘，长于清热生津、化痰、消积；大马哈鱼（又名秋鲑）性微温味甘，能补虚、健胃、利水；猪瘦肉性微寒味甘、咸，功擅补中益气、补肾滋阴、养血润燥。诸物合用，味道鲜美，汤性平和，有良好的补气养血、健胃消食、滋阴生津、润肺化痰、润燥通便等作用，适宜一般人群于秋燥时节食用。

鳊鱼豆腐汤

食材：鳊鱼1条（约500克），嫩豆腐2块，生姜、香葱适量。

做法：嫩豆腐洗净，每块切成6小块；生姜洗净，切丝；香葱洗净，切粒。鳊鱼去除鳞、鳃、内脏，洗净，用干布吸干水分，用花生油起锅，煎至两面金黄（煎时洒点酒），加入适量清水，武火煮沸5分钟，加入豆腐块，再煮5分钟，撒上生姜丝、香葱粒，精盐调味即可。

功用：鳊鱼性平味甘，功擅健脾益胃、消食和胃；豆腐性凉味甘，能益气和中、生津润燥、清热解毒；少佐生姜、香葱可温中散寒、开胃消食。诸物合用，汤味鲜美，共奏健脾益气、开胃消食、生津润燥之功，适宜一般人群秋季食用。

双沙斛合鹧鸪汤

食材：北沙参、铁皮石斛、百合各30克，沙虫干100克，鹧鸪2只（约750克），大枣3枚，生姜3片。

做法：将鹧鸪宰杀，去除羽毛及内脏，洗净，斩大块，放进沸水中稍焯，捞出冲洗干净血沫；沙虫干用温水浸泡2小时，纵向剪开虫体，清洗干净；大枣劈开，去核。上述食材连同洗净的其他食材一齐置于炖盅内，加清水2升、白酒少许，隔水炖2小时，精盐调味即可。

功用： 北沙参性凉味甘，善于养阴清肺、益胃生津；铁皮石斛性微寒味甘，长于益胃生津、滋阴清热、益肝肾明目、强筋骨；百合性寒味甘，能养阴润肺、清心安神；沙虫性寒味咸，功擅滋阴降火、清肺补虚；鹧鸪性温味甘，功擅滋养补虚、开胃化痰；佐大枣、生姜可调和脾胃。诸物合用，味道鲜美，汤性清凉滋润，有良好的养阴清肺、益胃生津、开胃化痰、清心安神等作用，适宜一般人群于初秋时节食用。

银山百花猪肺汤

食材： 银耳100克，山药、百合各30克，霸王花150克，甜杏仁15克，无花果4个，猪肺1副，猪瘦肉250克。

做法： 猪肺清洗干净，切小块，放进白锅中炒干水分（爆炒时洒点白酒，以去其腥臊味）；猪瘦肉洗净，切小立方块；霸王花洗净，切段，用清水浸泡2小时；银耳用清水泡发后去除硬梗，洗净，拆散；其他食材洗净，用温水浸泡30分钟。把所有备好的食材一齐置于砂锅内，加清水3升、白酒少许，武火煮沸后改用文火熬2小时，精盐、鸡精调味即可。

功用： 银耳性平味甘、淡，善于滋补生津、润肺养胃；山药性平味甘，长于补脾养胃、生津益肺、补肾涩精；百合性寒味甘，功擅养阴润肺、清心安神；霸王花性微寒味甘，能清热润肺、止咳化痰、解毒消肿；甜杏仁性平味甘，善于润肺止咳平喘、润肠通便；无花果性凉味甘，能清热生津、健脾开胃；猪肺性平味甘，功擅补肺止咳、止血；猪瘦肉性微寒味甘、咸，功擅补中益气、补肾滋阴、养血润燥。诸物合用，味道鲜美，汤性清凉滋润，有良好的补脾益肾、滋阴润肺、益胃生津、化痰止咳、养血润燥等作用，适宜一般人群于处暑时节食用以御燥热。

百银梨花龙骨汤

食材： 百合30克，银耳50克，雪梨2个（约300克），霸王花150克，无花果4个，猪脊骨750克。

做法： 猪脊骨清洗干净，斩块，放进锅中，加入适量清水煮沸，捞出用冷水冲洗干净血沫；银耳用清水泡发后去除硬梗，洗净，拆散；雪梨洗净，每个切为6块；霸王花洗净，切段，用清水浸泡2小时。上述食材连同洗净的无花果一齐置于砂锅内，加水3升、白酒少许，武火煮沸后改用文火熬2小时，精盐、鸡精调味即可。

功用： 百合性寒味甘，善于养阴润肺、清心安神；银耳性平味甘、淡，长于滋补生津、润肺养胃；雪梨性凉味甘、微酸，功擅清肺化痰、生津止渴；霸王花性微寒味甘，能清热润肺、止咳化痰、解毒消肿；无花果性凉味甘，能清热生津、健脾开胃；猪脊骨性平味甘，功擅益肾滋阴、止渴。诸物合用，汤性清凉滋润，有良好的清燥润肺、化痰止咳、健脾开胃、生津止渴、益肾滋阴等作用，适宜一般人群于处暑时节食用以御燥热。

香菇银竹老鸭汤

食材： 香菇6只，银耳30克，竹荪10根，广陈皮15克，老白鸭1只（约1250克），火腿肉50克。

做法： 将老白鸭宰杀，去除羽毛及内脏，洗净，斩大块，放进加有广陈皮（或柑、橘、柚叶）的沸水中稍焯，捞出冲洗干净血沫；银耳用清水泡发后去除硬梗，洗净，拆散；竹荪用淡盐水浸泡，去除头盖伞状部分，清洗干净，切段；火腿肉切粒。上述食材连同洗净的广陈皮一齐置于砂锅内，加清水3升、白酒少许，武火煮沸后改用文火熬2小时，精盐调味即可。

功用： 香菇性平味甘，善于扶正补虚、健脾开胃、化痰理气、解毒、抗癌；银耳性平味甘、淡，长于滋补生津、润肺养胃；竹荪性凉味甘，功擅补气养阴、润肺止咳、清热利湿；老白鸭性平味咸，功擅补益气阴、利水消肿；火腿肉性温味甘、咸，能健脾开胃、滋肾益精、补气养血；佐以性温味苦、辛的广陈皮，既可健脾理气、燥湿化痰，使汤补而不滞，又可去除鸭之腥臊味。诸物合用，味道鲜香可口，汤性平和滋润，有良好的健脾养胃、补益气阴、润肺化痰等作用，适宜一般人群于处暑时节食用。也可用于气阴不足或燥邪犯肺所致诸证的辅助治疗。

熟地核桃煲鹌鹑

食材： 核桃肉60克，熟地黄30克，大枣3枚，生姜3片，鹌鹑3只。

做法：将鹌鹑宰杀，去除内脏、杂质，洗净，每只斩成4块；大枣劈开，去核。连同核桃肉、熟地黄、生姜一齐置于炖盅内，加清水1升、白酒少许，隔水炖1.5小时，精盐调味即可。

功用：熟地黄味甘性微温，善于补血滋阴、益精填髓，搭配善于补肾、温肺、润肠的核桃仁，长于补益中气、强筋壮骨的鹌鹑，加大枣、生姜以调和脾胃，诸物合用，肺、脾、肾三脏气阴并补，共奏补益肺肾、纳气平喘、益精填髓、强筋壮骨之功，适宜一般人群于秋凉后服用。也可用于脾虚泻痢、小儿疳积、肺虚咳喘、肾虚精亏、腰膝酸软、风湿痹痛等症的辅助治疗。

注：《本草拾遗》载"（鹌鹑）共猪肉食之，令人生小黑子"，《嘉祐本草》载"（鹌鹑）不可和菌子食之，令人发痔"，所以此汤不宜与猪肉或菌类食物同食。

金柚银耳藕粉羹

食材：金柚2瓣，银耳50克，藕粉50克，冰糖适量。

做法：将柚瓣剥开，去核，取肉，拆散；银耳用温水泡发，去除硬梗，洗净，拆散。将备好的两物置于锅内，加入适量清水，武火煮沸5分钟，接着放进藕粉、冰糖，搅拌均匀即可。

功用：柚子性寒味甘、酸，善于消食化积、化痰止咳、宽中理气、解酒毒；银耳性平味甘、淡，长于滋补生津、润肺养胃；藕粉性平味甘、咸，功擅益血、止血、调中开胃；冰糖性平味甘，能补中益气、益胃生津、润肺止咳。四物配用，味道酸甘可口，羹性清凉滋润，有良好的补益气血、滋补生津、润肺益胃、化痰止咳、理气调中、消食化积等作用，适宜一般人群食用以御秋燥。

注：脾胃虚寒者不宜食用。

百银梨瓜汤

食材：百合、银耳各30克，雪梨1只（约150克），番木瓜1个（约350克），甜杏仁10克，冰糖适量。

做法：银耳用清水泡发后去除硬梗，洗净，拆散；雪梨洗净，切为6块；

番木瓜削皮，去核，洗净，切大块。上述食材连同洗净的百合、甜杏仁一齐置于炖盅内，加清水1.5升左右、白酒少许，隔水炖1小时，加入冰糖调味即可。

功用： 百合性寒味甘，善于养阴润肺、清心安神；银耳性平味甘、淡，长于滋补生津、润肺养胃；雪梨性凉味甘、微酸，功擅清肺化痰、生津止渴；番木瓜性平味甘，能健胃消食、滋补下乳、除湿通络；甜杏仁性平味甘，能润肺止咳平喘、润肠通便；冰糖性平味甘，能补中益气、和益胃生津、润肺止咳。诸物合用，味道鲜甜可口，汤性清凉滋润，有良好的补脾益气、健胃消食、生津止渴、养阴润肺、化痰止咳、养心安神等作用，适宜一般人群食用以御秋燥。

海底椰二榄响螺汤

食材： 海底椰干50克，鲜石仙桃50克，青橄榄10个，无花果4个，响螺肉干250克，猪瘦肉250克。

做法： 响螺肉干洗净，温水浸泡3小时，切大块；猪瘦肉洗净，切小方块。上述食材连同洗净的其他食材一齐置于砂锅内，加清水3升、白酒少许，武火煮沸后改用文火熬2小时，精盐调味即可。

功用： 海底椰性寒味甘，善于清热除燥、润肺止咳、滋阴补肾；石仙桃（又名石橄榄）性凉味甘、微苦，长于养阴润肺、清热解毒、利湿消瘀；青橄榄性平味甘、涩、酸，功擅清肺利咽、生津止渴、解毒；无花果性凉味甘，能清热生津、健脾开胃；响螺肉性平味甘，功擅滋阴补气；猪瘦肉性微寒味甘、咸，能益气消肿、补肾滋阴、养血润燥。诸物合用，味道鲜美，汤性甘凉滋润，有良好的健脾益气、滋阴润肺、生津止渴、利湿解毒、养血润燥等作用。适宜一般人群于仲秋时节食用以御秋燥。也可用于气阴不足或燥热耗伤气阴所致诸证的辅助治疗。

双参玉杏鹧鸪汤

食材： 西洋参10克，北沙参、玉竹各30克，甜杏仁10克，无花果4个，广陈皮10克，沙虫干100克，鹧鸪2只（约750克），猪瘦肉250克。

做法： 将鹧鸪宰杀，去除羽毛及内脏，洗净，斩大块，和洗净切好的猪瘦肉块放进沸水中稍焯，捞出用冷水冲洗干净血沫；沙虫干用温水浸泡2小时，剪掉尾部，纵向剪开虫体，清洗干净。上述食材连同洗净的其他食材一齐置于砂锅内，加清水3升、白酒少许，武火煮沸后改用文火熬2小时，精盐调味即可。

功用： 西洋参性凉味甘、微苦，善于补气养阴、清热生津；北沙参性凉味甘，长于养阴清肺、益胃生津；玉竹性微寒味甘，功擅养阴润燥、生津止渴；甜杏仁性平味甘，能润肺止咳平喘、润肠通便；无花果性凉味甘，能清热生津、健脾开胃；沙虫性寒味咸，功擅滋阴降火、清肺补虚；鹧鸪性温味甘，功擅滋养补虚、开胃化痰；猪瘦肉性微寒味甘、咸，能补中益气、补肾滋阴、养血润燥；佐以性温味苦、辛的广陈皮，既可健脾理气、燥湿化痰，使汤补而不滞，又可去除肉类之腥臊味。诸物合用，味道鲜美，汤性清凉滋润，有良好的补脾益肺、补气养血、滋阴润燥、益胃生津、开胃化痰等作用，适宜一般人群于初秋时节食用以御燥热。

萝卜百银菇鸭汤

食材： 白萝卜1根（约500克），鲜百合1个（约60克，干品用30克），银耳50克，香菇6只，广陈皮10克，老鸭1只（约1250克），火腿肉50克。

做法： 将老鸭宰杀，去除羽毛及内脏，洗净，斩大块，放进加有广陈皮（或柑、橘、柚叶）的沸水中稍焯，捞出用冷水冲洗干净血沫；火腿肉洗净，切粒；白萝卜削皮，洗净，滚刀切厚块；鲜百合拆瓣，洗净（干品则用清水浸泡30分钟）；银耳用清水泡发后去除硬梗，洗净，拆散；香菇用温水泡发后去除硬梗，洗净，对半切开。把备好的萝卜块、老鸭块、香菇、火腿粒连同洗净的广陈皮一齐置于砂锅内，加清水3升、白酒少许，武火煮沸后改用文火熬1.5小时，接着加入备好的银耳、百合，继续煮沸20分钟，精盐、鸡精调味即可。

功用： 白萝卜（熟者）性平味甘，善于消食、下气、化痰；百合性寒味甘，长于养阴润肺、清心安神；银耳性平味甘、淡，功擅滋补生津、润肺养胃；香菇性平味甘，能扶正补虚、健脾开胃、化痰理气、解毒、抗癌；老鸭性平味咸，功擅补益气阴、利水消肿，《随息居饮食谱》称其能"滋五脏之阴，清虚劳之热，补血行水，养胃生津，止嗽息惊，消螺蛳积"；火腿肉性温味甘、咸，功擅健脾开胃、滋肾益精、补气养血；佐以性温味苦、辛的广陈皮，既可健脾理气、燥湿化痰，使汤补而不滞，又可去除鸭之腥臊味。诸物合用，味道鲜香可口，汤性平和滋润，有良好的健脾益气、养阴润肺、养胃生津、消食化痰等作用，适宜一般人群于处暑时节食用以御秋燥。

金马藕尖海蜇汤

食材： 鲜金针菇、藕尖各100克，马蹄6个，鲜海蜇500克，生姜、香葱少许。

做法： 鲜金针菇清洗干净，拆散；马蹄削皮，洗净，切丝；海蜇漂洗干净，切宽丝；生姜洗净，切丝；香葱洗净，切粒。在锅内加入适量清水，待水沸腾后，放进所有备好的食材，武火煮沸15分钟，撒上生姜丝、香葱粒，加入适量花生油、精盐调味即可。（此方亦可做成凉拌菜。即把上述备好的食材放进沸水中焯烫至熟。捞出用凉开水冲洗，沥干水分，加入泡椒、白醋、精盐、香油，搅拌均匀即可。）

功用： 金针菇性寒味甘、咸，善于补肝、益肠胃、抗癌；马蹄性寒味甘，长于清热生津、化痰、消积；藕尖性凉味甘，能清热除烦、凉血解毒；海蜇性平味咸，功擅清热平肝、化痰消积、润肠。诸物合用，味道鲜美，汤性清凉，有良好的益胃生津、清热除烦、凉血平肝、化痰消积、润肠通便等作用，诚为秋季清肺润燥、化痰消食之良汤，一般人群均可食用，尤其适宜高血压、食积不化、阴虚大便燥结者食用。

参杞椰梨沙虫汤

食材： 西洋参10克，枸杞子15克，海底椰50克，雪梨2个，无花果4个，沙虫干150克，猪瘦肉250克。

做法： 将沙虫干用温水浸泡2小时，剪掉尾部，纵向剪开虫体，清洗干净；猪瘦肉洗净，切厚块；雪梨洗净，滚刀切厚块。上述食材连同洗净的其他食材一齐置于砂锅内，加清水2.5升、白酒少许，武火煮沸后改用文火熬1.5小时，精盐调味即可。

功用： 西洋参性凉味甘、微苦，善于补气养阴、清热生津；枸杞子性平味甘，长于滋补肝肾、益精明目、润肺、止渴；海底椰性寒味甘，功擅清热除燥、润肺止咳、滋阴补肾；雪梨性凉味甘、微酸，能清肺化痰、生津止渴；无花果性凉味甘，能清热生津、健脾开胃；沙虫性寒味咸，功擅滋阴降火、清肺补虚；猪瘦肉性微寒味甘、咸，功擅补中益气、补肾滋阴、养血润燥。诸物合用，味道鲜美，汤性清凉滋润，有良好的清燥润肺、化痰止咳、健脾开胃、生津止渴、补益气血、滋养肝肾等作用，适宜一般人群于初秋时节食用以御燥热。

参莲银胶木瓜汤

食材：北沙参15克，莲子、银耳各30克，番木瓜1个（约500克），花胶100克，大枣3枚，生姜3片，冰糖适量。

做法：花胶用葱姜水煮10分钟，泡发一夜，洗净，切大块；银耳用清水泡发，去除硬梗，洗净，拆散；番木瓜削皮，去核，洗净，切大块；大枣劈开，去核；生姜洗净，切片。上述食材连同洗净的北沙参、莲子一齐置于炖盅内，加清水1.5升，隔水炖1.5小时，接着放入冰糖调味即可。

功用：北沙参性凉味甘，善于养阴清肺、益胃生津；莲子性平味甘、涩，长于补脾止泻、止带、益肾涩精、养心安神；银耳性平味甘、淡，功擅滋补生津、润肺养胃；番木瓜性平味甘，能健胃消食、滋补下乳、除湿通络；花胶性平味甘，功擅滋补肝肾、养血润燥；大枣性温味甘，能补中益气、养血安神，且与生姜同施，又可调和脾胃；冰糖性平味甘，功擅补中益气、和益胃生津、润肺止咳。诸物合用，味道鲜美，汤性平和滋润，有良好的养阴润肺、健脾补气、益胃生津、滋养肝肾、养心安神、养血润燥等作用，适宜一般人群秋季食用，为女性秋季润肤养颜佳品。

三根参合鹧鸪汤

食材：五指毛桃、牛大力、枸杞根各50克，北沙参、百合各30克，大枣3枚，生姜3片，鹧鸪2只（约750克），猪瘦肉250克。

做法：将鹧鸪宰杀，去除羽毛及内脏，洗净，斩大块，同洗净切好的猪瘦肉块放进沸水中稍焯，捞出用冷水冲洗干净血沫；大枣劈开，去核；生姜洗净，切片。上述食材连同洗净的其他食材一齐置于砂锅内，加清水3升、白酒少许，武火煮沸后改用文火熬2小时，精盐调味即可。

功用： 五指毛桃性平味甘，善于健脾补肺、行气利湿、舒筋活络；牛大力性平味甘，长于补虚润肺、强筋活络；枸杞根性寒味甘，功擅清肺降火、凉血除蒸，《神农本草经》称其"主五内邪气，热中消渴，周痹"，《食疗本草》说它能"去骨热消渴"；北沙参性凉味甘，能养阴清肺、益胃生津；百合性寒味甘，能养阴润肺、清心安神；鹧鸪性温味甘，功擅滋养补虚、开胃化痰；猪瘦肉性微寒味甘、咸，功擅补中益气、补肾滋阴、养血润燥；少佐大枣、生姜可调和脾胃。诸物合用，味道鲜香可口，汤性清凉滋润，清补兼备，既能清肺降火、凉血除蒸、开胃化痰、祛湿除痹，又能健脾补肺、益胃生津、补肾滋阴、强筋壮骨，适宜一般人群于初秋时节食用以御燥热，尤其适宜肺、脾、肾三脏虚弱者食用。

银合莲瓜花胶汤

食材： 银耳、百合、莲子各30克，番木瓜1个（约500克），花胶100克，猪瘦肉250克。

做法： 花胶用姜葱水煮10分钟，泡发一夜，洗净，切大块；猪瘦肉洗净，切厚块；银耳用清水泡发，去除硬梗，洗净，拆散；番木瓜削皮，去核，洗净，切大块。上述食材连同洗净的莲子、百合一齐置于炖盅内，加清水1.5升左右、白酒少许，隔水炖1.5小时，精盐调味即可。

功用： 银耳性平味甘、淡，善于滋补生津、润肺养胃；百合性寒味甘，长于养阴润肺、清心安神；莲子性平味甘、涩，功擅补脾止泻、止带、益肾涩精、养心安神；番木瓜性平味甘，能健胃消食、滋补下乳、除湿通络；花胶性平味甘，功擅滋补肝肾、养血润燥；猪瘦肉性微寒味甘、咸，功擅补中益气、补肾滋阴、养血润燥。诸物合用，味道鲜美，汤性平和滋润，有良好的补脾益气、养阴润肺、益胃消食、养血润燥、滋补肝肾、养心安神等作用，适宜一般人群食用以御秋燥。

金银长生上素汤

食材： 金针菜50克，胡萝卜1根（约150克），银杏仁30粒，银耳50克，栗子150克，花生仁、莲子各100克，香菇6只。

做法： 金针菜、银耳、香菇分别用清水泡发，去除硬梗，洗干净；银杏仁放入沸水中稍焯，捞出去掉种皮及胚芽；胡萝卜削皮，洗净，切滚刀块。上述食材连同洗净的其他食材一齐置于砂锅内，加清水2.5升、白酒少许，武火煮沸后改用文火熬1.5小时，精盐、香油调味即可。

功用： 金针菜性凉味甘，善于清热利湿、宽胸解郁、凉血解毒；胡萝卜（又名金笋）性平味甘、辛，长于健脾和中、养肝明目、化痰止咳；银杏仁性平味甘、苦、涩，功擅敛肺定喘、止带浊、缩小便；银耳性平味甘、淡，能滋补生津、润肺养胃；花生仁素有"长生果"之称，性平味甘，功擅健脾养胃、润肺化痰；莲子性平味甘、涩，善于补脾止泻、止带、益肾涩精、养心安神；栗子性平味甘、微咸，能益气健脾、补肾强筋、活血消肿；香菇性平味甘，能扶正补虚、健脾开胃、化痰理气、解毒、抗癌。诸物合用，味道鲜香可口，汤性平和，有良好的健脾益肺、补益气血、益胃生津、养肝明目、补肾固精、解郁安神等作用，适宜一般人群食用。

白　露

斗指庚，太阳黄经为165度，阳历9月6—8日交节

【养生小贴士】

1. 节气特点

干燥，昼夜温差较大，天气渐渐转凉。

2. 养生特点

预防秋燥，滋阴益气，贴秋膘。

饮食养生：白露时气候干燥，易伤津液，可多喝水、多吃新鲜蔬菜水果，多食滋阴益气食物，如百合、芝麻、蜂蜜、莲藕、杏仁、大枣，以及大枣乌梅汤、莲子百合煲、沙参枸杞粥。宜适当吃些辛味食物，如韭菜、香菜、米酒等，以助肝气，使肝木免受肺金的克制，少吃苦味食物，如苦瓜、莴笋等。

起居养生：早睡早起，适当添衣（遵循"春捂秋冻"的原则）。

运动养生："动静结合"，可选择爬山、踢毽子、太极拳等运动方式，适当加大运动强度。

节气灸：宜调理肺经、补养肾气、强壮脾胃，以润肺化燥、养阴生津。可选肺俞、足三里、大椎、神阙、脾俞等穴。

情志养生：应避免出现消沉等不良情绪，收敛神气，保持心境平和。

【食疗药膳】

银杏莲子煲猪肚

食材：银杏仁100克，莲子100克，香菇50克，大枣3枚，生姜3片，猪肚1只（约750克）。

做法：银杏仁放入沸水中稍焯，去掉种皮、胚芽；猪肚用生粉、花生油

处理后清洗干净；香菇水发后去除硬梗；大枣劈开，去核；莲子用水浸泡1小时，洗净。将上述药材塞进猪肚内，用竹签缝住切口，置于砂锅内，加清水2.5升、白酒少许，武火煮沸后改用文火熬1.5小时，取出猪肚，倒出肚内食物。猪肚切块，与肚内食物一齐倒回砂锅内，煮5分钟，调味即可。

功用：银杏仁（即白果）性平味甘、苦、涩，善于敛肺定喘、止带缩尿；莲子性平味甘、涩，长于补脾止泻、止带、益肾涩精、养心安神；香菇性平味甘，能扶正补虚、健脾开胃、化痰理气、解毒、抗癌；猪肚性温味甘，能补虚损、健脾胃；佐大枣、生姜可调和脾胃。诸物合用，有良好的健脾开胃、敛肺止咳、益肾涩精、缩尿止带等作用，适宜一般人群于秋冬季节食用。也可用于虚劳羸瘦、脾虚食少、泄泻、痰多喘咳、带下白浊、遗精尿频等症的辅助治疗。

注：白果虽味美，但有小毒，其有毒成分主要存在于种皮及胚芽中，所以煮食前一定要把它们清除干净。另外，成人一次食用不要超过30粒，儿童不要超过10粒。白果性收敛，不润。所谓熬夜之后"喝碗白果糖水润一润"的说法是错误的，若因熬夜上火或有痰热而吃白果，有害无益。

海底椰百合鹧鸪汤

食材：海底椰15克，百合30克，川贝母5克，无花果15克，广陈皮3克，鹧鸪1只（约500克）。

做法：将鹧鸪宰杀，去除内脏、杂质，清洗干净，斩块，然后连同洗净的其他食材一齐置于炖盅内，加清水1.5升、白酒少许，隔水炖1.5小时，精盐调味即可。

功用：汤中所用海底椰性寒味甘，能清热除燥、润肺止咳、滋阴补肾；百合性寒味甘，功擅养阴润肺、清心安神；川贝母性微寒味苦、甘，长于清热润肺、化痰止咳；无花果性凉味甘，能清热生津、健脾开胃、解毒消肿；鹧鸪性温味甘，功擅滋养补虚、开胃化痰；广陈皮功性温味苦、辛，能理气健脾、燥湿化痰。诸物合用，寒热相配，药性平和，润而不滞，有良好的健脾益肾、养阴润肺、化痰止咳的作用，为防御秋燥之佳馔，适宜一般人群饮用。也可用于津伤口渴、咽干声嘶、肺热燥咳、干咳少痰、阴虚劳嗽、痰中带血、百日咳、虚烦不安、失眠多梦、精神恍惚、阴虚潮热盗汗等症的辅助治疗。

参玉杞子炖鹧鸪

食材： 北沙参、玉竹、枸杞子各10克，龙眼肉6枚，鹧鸪1只。

做法： 将鹧鸪宰杀，除去内脏、杂质，清洗干净，斩块，然后连同洗干净的北沙参、玉竹、枸杞子、龙眼肉一齐置于炖盅内，加清水1升、白酒少许，隔水炖1.5小时，精盐调味即可。

功用： 鹧鸪性温味甘，功擅滋养补虚、开胃化痰；北沙参、玉竹性凉味甘，功擅养阴清肺、益胃生津、润燥；枸杞子长于滋补肝肾、益精血、明目、止渴；龙眼肉能补益心脾、养血安神。诸物合用，味道鲜美，药性平和，有良好的养阴润肺、益胃生津、滋补肝肾、补益心脾等作用，五脏同调，气血阴阳并补，实为秋凉后平补佳馔。也可用于肺燥干咳、劳嗽痰血、百日咳、胃阴不足、咽干口渴、内热消渴、虚劳精亏、腰膝酸软、血虚萎黄、心悸失眠、眩晕耳鸣等症的辅助治疗。

参斛炖乌鸡

食材： 红参5克，石斛10克，大枣3枚，生姜3片，乌鸡半只。

做法： 乌鸡清洗干净，斩块；石斛浸软，剪碎；大枣劈开，去核。将所有食材置于炖盅内，加清水600毫升、白酒少许，隔水炖2小时即可。

功用： 红参功擅大补元气、复脉固脱、补脾益肺、生津养血、安神益智，石斛能益胃生津、滋阴清热、补肾养肝明目，乌鸡长于补肝肾、益气血、退虚热，大枣、生姜同用可调和脾胃。诸物合用，有较好的补脾益肺、养血滋阴、益胃生津、清退虚热等作用，适宜一般人群御秋燥用，也可用于妇女经后调养，或气阴两虚、神疲乏力、虚劳烦热、口干舌燥、失眠多梦、崩中带下等症的辅助治疗。

参合南杏榄肺汤

食材： 党参、百合各30克，甜杏仁15克，无花果6个，青橄榄12个，大枣3枚，生姜3片，猪肺1副。

做法：猪肺清洗干净，切块，放进白锅中炒干水分，炒时洒点白酒，以去其腥臊味；青橄榄洗净，横砍开成两半；大枣劈开，去核；生姜洗净，切片。上述食材连同洗净的党参、百合、甜杏仁、无花果一齐置于炖盅内，加清水2.5升、白酒少许，隔水炖2小时，精盐调味即可。

功用：党参性平味甘，善于健脾益肺，养血生津；百合性寒味甘，长于养阴润肺、清心安神；甜杏仁性平味甘，功擅润肺止咳平喘、润肠通便；青橄榄性平味甘、涩、酸，能清肺利咽、生津止渴、解毒；无花果性凉味甘，能清热生津、健脾开胃；猪肺性平味甘，功擅补肺止咳、止血；佐大枣、生姜可调和脾胃。诸物合用，味道鲜美，汤性清凉滋润，有良好的健脾益气、养阴润肺、化痰止咳、养血生津等作用，适宜一般人群食用以御秋燥。也可用于脾肺气阴不足或燥热耗伤气阴所致诸证的辅助治疗。

注：脾胃虚寒者慎服。

花山莲栗猪手汤

食材：花生仁50克，铁棍山药、鲜莲子、栗子仁各150克，猪手2只（约750克）。

做法：猪手洗净，斩大块，放进沸水中稍焯，捞出冲洗干净血沫；铁棍山药削皮，洗净，滚刀切厚块。上述食材连同洗净的鲜莲子、栗子仁、花生仁一齐置于砂锅内，加清水3升、白酒少许，武火煮沸后改用文火熬2小时，精盐调味即可。

功用：花生仁性平味甘，善于健脾养胃、润肺化痰；铁棍山药性平味甘，长于补脾益肺、养胃生津、补肾涩精；莲子性平味甘、涩，能补脾止泻、止带、益肾涩精、养心安神；栗子仁性平味甘、微咸，功擅益气健脾、补肾强筋、活血消肿；猪手性平味甘、咸，功擅补气血、润肌肤。诸物合用，味道鲜香可口，汤性平和滋润，有良好的健脾益气、养胃生津、润肺化痰、补肾益精、养血润燥等作用，适宜一般人群食用以御秋燥。也可用于脾、肺、肾三脏气阴不足者的调理。

莲栗苹梨鹧鸪汤

食材：鲜莲子、栗子仁各250克，苹果、雪梨各1个（分别约150克），鹧鸪1只（约300克），猪排骨200克。

做法： 将鹧鸪宰杀，去除羽毛及内脏，洗净，斩大块；猪排骨洗净，斩小段，与鹧鸪一齐放进沸水中稍焯，捞出冲洗干净血沫；苹果、雪梨分别洗净，去心，滚刀切厚块。上述食材连同洗净的鲜莲子、栗子仁一齐置于砂锅内，加清水3升、白酒少许，武火煮沸后改用文火熬2小时，精盐调味即可。

功用： 莲子性平味甘、涩，善于补脾止泻、止带、益肾涩精、养心安神；栗子仁性平味甘、微咸，长于益气健脾、补肾强筋、活血消肿；苹果性凉味甘、酸，能益胃、生津、除烦、醒酒；雪梨性凉味甘、微酸，功擅清肺化痰、生津止渴；鹧鸪性温味甘，功擅滋养补虚、开胃化痰；猪排骨性微寒味甘、咸，功擅益肾滋阴、益气养血、生津润燥。诸物合用，味道鲜美，汤性清凉滋润，清而不泄，滋而不腻，有良好的健脾益气、润肺化痰、益胃生津、补肾滋阴、养血润燥等作用，适宜一般人群食用以御秋燥。也可用于脾、肺、肾三脏气阴不足者的调理。

注：脾胃虚寒者慎服。

银猴参斛菇肚汤

食材： 白果60克，猴头菇50克，党参、铁皮石斛各30克，香菇6只，大枣3枚，生姜3片，猪肚1只（约750克）。

做法： 将白果放入沸水中稍焯，捞出，去掉种皮及胚芽；猴头菇、香菇分别用温水泡软，去除硬梗，洗净，切块；大枣劈开，去核。将备好的食材连同洗净的铁皮石斛、党参、生姜片一齐塞进猪肚内，用竹签缝住切口，置于砂锅内，加清水3升、白酒少许，武火煮沸后改用文火熬2小时，取出猪肚，倒出肚内食物，猪肚切块，再与肚内食物一齐倒回砂锅内，煮5分钟，精盐调味即可。

功用： 白果（即银杏仁）性平味甘、苦、涩，善于敛肺定喘、止带缩尿；猴头菇性平味甘，长于健脾养胃、安神、抗癌；党参性平味甘，能健脾益肺、养血生津；铁皮石斛性微寒味甘，能益胃生津、滋阴清热、益肝肾明目、强筋骨；香菇性平味甘，能扶正补虚、健脾开胃、化痰理气、解毒、抗癌；猪肚性温味甘，功擅补虚损、健脾胃；佐大枣、生姜可调和脾胃。诸物合用，味道鲜香可口，汤性平和滋润，有良好的健脾益气、开胃生津、润肺化痰、养血润燥、补益肝肾等作用，诚为仲秋时节食疗养生佳馔良汤，适宜一般人群食用。

也可用于脾肺虚弱所致诸证的辅助治疗。

二石双杏鹧鸪汤

食材： 鲜石仙桃、鲜铁皮石斛各150克（干品用40克），银杏仁30克，甜杏仁10克，鹧鸪2只（约750克）。

做法： 将鹧鸪宰杀，去除羽毛及内脏，洗净，斩大块，放进沸水中稍焯，捞出冲洗干净血沫；银杏仁放入沸水中稍焯，捞出去掉种皮及胚芽。上述食材连同洗净的其他食材一齐置于炖盅内，加清水2升、白酒少许，隔水炖2小时，精盐调味即可。

功用： 石仙桃性凉味甘、微苦，善于养阴润肺、清热解毒、利湿；铁皮石斛性微寒味甘，长于益胃生津、滋阴清热、益肝肾明目、强筋骨；银杏仁性平味甘、苦、涩，功擅敛肺定喘、止带缩尿；甜杏仁性平味甘，能润肺止咳平喘、润肠通便；鹧鸪性温味甘，功擅滋养补虚、开胃化痰。诸物合用，味道鲜美，汤性平和滋润，有良好的养阴润肺、化痰止咳、益胃生津、滋养肝肾等作用，适宜一般人群食用以御秋燥。也可用于肺胃阴虚、肝肾不足所致诸证的辅助治疗。

双海参玉鹧鸪汤

食材： 大枣3枚，海底椰干50克，北沙参30克，玉竹30克，生姜3片，海螺肉干150克，鹧鸪2只（约750克）。

做法： 将鹧鸪宰杀，去除羽毛及内脏，洗净，斩大块，放进沸水中稍焯，捞出冲洗干净血沫；海螺肉干洗净，用温水浸泡3小时；大枣劈开，去核。上述食材连同洗净的其他食材一齐置于砂锅内，加清水3升、白酒少许，武火煮沸后改用文火熬2小时，精盐调味即可。

功用： 海底椰性寒味甘，善于清热除燥、润肺止咳、滋阴补肾；北沙参性凉味甘，长于养阴清肺、益胃生津；玉竹性微寒味甘，功擅养阴润燥、生津止渴；鹧鸪性温味甘，功擅滋养补虚、开胃化痰；海螺肉性平味甘，能滋阴补气；佐大枣、生姜可调和脾胃。诸物合用，味道鲜美，汤性平和滋润，有良好的补气养阴、开胃生津、润肺化痰、润肤养颜等作用，适宜一般人群食用以御秋燥。也可用于气阴不足所致诸证的辅助治疗。

三沙双竹土鸡汤

食材： 沙虫干150克，沙葛1个（约250克），北沙参30克，玉竹30克，竹荪10根，黄雌鸡1只（约1250克）。

做法： 将黄雌鸡宰杀，去除羽毛及内脏，洗净，斩大块，放进沸水中稍焯，捞出冲洗干净血沫；沙虫干用温水浸泡2小时，纵向剪开虫体，清洗干净；沙葛去皮，洗净，滚刀切厚块；竹荪用淡盐水浸泡15分钟，去除头盖伞状部分，清洗干净，切段。上述食材连同洗净的北沙参、玉竹一齐置于砂锅内，加清水3升、白酒少许，武火煮沸后改用文火熬2小时，精盐调味即可。

功用： 沙葛性凉味甘，善于清肺生津、利尿、通乳、解酒毒；北沙参性凉味甘，长于养阴清肺、益胃生津；玉竹性微寒味甘，功擅养阴润燥、生津止渴；竹荪性凉味甘，能补气养阴、润肺止咳、清热利湿；沙虫性寒味咸，功擅滋阴降火；黄雌鸡性温味甘，功擅温中益气、益精填髓。诸物合用，味道鲜美，汤性甘凉滋润，清而不泄，补而不燥，有良好的清肺润燥、养胃生津、补气养阴、益精填髓等作用，适宜一般人群食用以御秋燥。也可用于脾、肺、肾气阴不足所致诸证的辅助治疗。

松茸参鲍鹧鸪汤

食材： 鲜松茸菌150克，海参2条，鲜鲍鱼8只，鹧鸪1只，猪瘦肉250克，生姜3片。

做法： 猪瘦肉洗净，切厚块；鹧鸪宰杀，去除羽毛及内脏，洗净，斩大块，连同猪瘦肉块一齐放进沸水中稍焯，捞出冲洗干净血沫；鲜松茸菌洗净，用竹刀切厚片；海参水发洗净，每条纵切为两半。上述食材连同洗净的鲜鲍鱼、生姜片一齐置于炖盅内，加清水2.5升、白酒少许，隔水炖2小时，精盐调味即可。

功用： 松茸菌性平味甘，善于理气化痰、利湿别浊、舒筋活络，现代药理研究表明，松茸多糖能提高人体的自身免疫能力，有抗肿瘤、抗菌、抗病毒、抗真菌、抗糖尿病、抗炎等作用，是食药兼用菌类中抗癌效果较好的一种；海参性平味甘、咸，功擅补肾益精、养血润燥；鲍鱼性平味甘、咸，能滋阴清热、益精明目、调经润肠；鹧鸪性温味甘，功擅滋养补虚、开胃化痰；猪瘦肉性微寒味甘、咸，能补中益气、补肾滋阴、养血润燥。诸物合用，味道鲜香可口，汤性平和滋润，有良好的健脾益气、润肺化痰、补肾滋阴、养血润燥等作用，诚为秋季食疗养生之佳馔良汤，适宜一般人群食用以御秋燥。也可用于肺、脾、肾三脏气阴不足所致诸证的辅助治疗。

双杏长生猪肺汤

食材：银杏仁100克，甜杏仁15克，花生仁50克，无花果6个，猪肺1副，猪瘦肉250克。

做法：猪肺清洗干净，切块，放进白锅中炒干水分，炒时洒点白酒，以去其腥臊味；猪瘦肉洗净，切厚块；银杏仁放入沸水中稍焯，捞出，去掉种皮及胚芽。上述食材连同洗净的甜杏仁、花生仁、无花果一齐置于砂锅内，加清水3升、白酒少许，武火煮沸后改用文火熬2小时，精盐调味即可。

功用：银杏仁性平味甘、苦、涩，善于敛肺定喘、止带浊、缩小便；甜杏仁性平味甘，长于润肺止咳平喘、润肠通便；花生仁性平味甘，功擅健脾养胃、润肺化痰；无花果性凉味甘，能清热生津、健脾开胃；猪肺性平味甘，功擅补肺止咳、止血；猪瘦肉性微寒味甘、咸，功擅补肾滋阴、养血润燥、补中益气。诸物合用，味道鲜美，汤性平和滋润，有良好的健脾益气、养胃生津、润肺化痰、补肾滋阴、养血润燥等作用，适宜一般人群食用以御秋燥。也可用于脾、肺、肾气阴不足所致诸证的辅助治疗。

三白花生排骨汤

食材：白萝卜1根（约500克），白眉豆、白果、花生仁各50克，墨鱼干100克，猪排骨500克。

做法：猪排骨洗净，斩成小段，放进沸水中稍焯，捞出冲洗干净血沫；墨鱼干用温水泡30分钟，洗净，切小块；白果放入沸水中稍焯，捞出去掉种皮及胚芽；白萝卜削皮，洗净，滚刀切厚块。上述食材连同洗净的白眉豆、花生仁一齐置于砂锅内，加清水3升、白酒少许，武火煮沸后改用文火熬2小时，精盐调味即可。

功用：白萝卜（熟者）性平味甘，善于消食、下气、化痰；白眉豆性平味甘、咸，长于补中益气、健脾益肾；白果性平味甘、苦、涩，功擅敛肺定喘、止带浊、缩小便；花生仁性平味甘，能健脾养胃、润肺化痰；猪排骨性微寒味甘、咸，功擅益肾滋阴、益气养血、生津润燥；墨鱼干性平味咸，功擅养血滋阴。诸物合用，味道鲜美，汤性平和滋润，有良好的健脾益气、开胃消食、润肺化痰、益肾滋阴、养血润燥等作用，适宜一般人群于仲秋时节食用以御秋燥。也可用于肺脾虚弱所致诸证的辅助治疗。

金虫草银竹猪肺汤

食材： 金虫草100克，银耳50克，竹荪10根，无花果6个，猪肺1副，猪瘦肉250克。

做法： 猪肺清洗干净，切块，放进白锅中炒干水分，炒时洒点白酒，以去其腥臊味；猪瘦肉洗净，切厚块；金虫草用清水浸泡30分钟，洗净；银耳用清水泡发，去除硬梗，洗净，拆散；竹荪用淡盐水浸泡15分钟，去除头盖伞状部分，清洗干净，切段。上述食材连同洗净的无花果一齐置于砂锅内，加清水3升、白酒少许，武火煮沸后改用文火熬2小时，精盐调味即可。

功用： 金虫草性温味甘，善于补肺益肾，现代药理研究表明，它有耐疲劳、耐缺氧、抗氧化、抗肿瘤、抗菌及雄性激素样作用；银耳性平味甘、淡，长于滋补生津、润肺养胃，现代药理研究表明，其主要成分银耳多糖有镇咳、平喘、化痰、抗炎、降血压、降血脂、抗辐射、抗肿瘤、增强机体免疫功能等作用，还能促进肝细胞、蛋白质、核酸的合成与代谢，提高肝脏的解毒功能，促进骨髓造血功能；竹荪性凉味甘，功擅补气养阴、润肺止咳、清热利湿；无花果性凉味甘，能清热生津、健脾开胃；猪肺性平味甘，功擅补肺止咳、止血；猪瘦肉性微寒味甘、咸，功擅补肾滋阴、养血润燥、补中益气。诸物合用，味道鲜美，汤性平和滋润，有良好的健脾益气、养胃生津、润肺止咳、益肾滋阴、养血润燥等作用，适宜一般人群于白露时节食用。也可用于脾、肺、肾三脏气阴不足所致诸证的辅助治疗。

参玉怀杞鹧鸪汤

食材： 北沙参30克，玉竹30克，怀山药30克，枸杞子30克，大枣6枚，生姜3片，鹧鸪2只（约750克）。

做法：将鹧鸪宰杀，去除羽毛及内脏，洗净，斩大块，放进沸水中稍焯，捞出冲洗干净血沫；大枣劈开，去核。上述食材连同洗净的其他食材一齐置于砂锅内，加清水3升、白酒少许，武火煮沸后改用文火熬2小时，精盐调味即可。

功用：北沙参性凉味甘，善于养阴清肺、益胃生津；玉竹性微寒味甘，长于养阴润燥、生津止渴；怀山药性平味甘，功擅补脾益肺、养胃生津、补肾涩精；枸杞子性平味甘，能滋补肝肾、益精明目、润肺、止渴；鹧鸪性温味甘，功擅滋养补虚、开胃化痰；大枣性温味甘，能补中益气、养血安神，与生姜同施又可调和脾胃。诸物合用，汤性平和滋润，有良好的健脾益气、养胃生津、润肺化痰、滋阴润燥等作用，适宜一般人群食用以御秋燥。也可用于脾肺气阴不足，或燥热耗伤气阴所致诸证的辅助治疗。

金山银木鹧鸪汤

食材：胡萝卜1根（约150克），银耳、山药各30克，青番木瓜1个（约500克），花生仁50克，鹧鸪2只（约750克）。

做法：将鹧鸪宰杀，去除羽毛及内脏，洗净，斩大块，放进沸水中稍焯，捞出冲洗干净血沫；银耳用清水泡发，去除硬梗，洗净，拆散；青番木瓜削皮，去瓤，洗净，切厚块；胡萝卜削皮，洗净，滚刀切厚块。上述食材连同洗净的山药、花生仁一齐置于砂锅内，加清水3升、白酒少许，武火煮沸后改用文火熬2小时，精盐调味即可。

功用：胡萝卜（又名金笋）性平味甘、辛，善于健脾和中、养肝明目、化痰止咳；山药性平味甘，长于补脾益肺、养胃生津、补肾涩精；银耳性平味甘、淡，功擅滋补生津、润肺养胃；番木瓜性平味甘，能健胃消食、滋补下乳、除湿通络；花生仁性平味甘，能健脾养胃、润肺化痰；鹧鸪性温味甘，功擅滋养补虚、开胃化痰。诸物合用，味道鲜美，汤性平和，共奏健脾养胃、滋阴生津、润肺化痰之功，适宜一般人群食用以御秋燥。也可用于脾肺气阴不足所致诸证的辅助治疗。

杞斛海螺汤

食材：枸杞子15克，耳环石斛10克，胡萝卜1根（约150克），铁棍山药1

根（约250克），大枣3枚，生姜3片，海螺1000克（海螺肉干用250克），猪排骨250克。

做法： 海螺用沸水浸泡，捞出取肉，洗净后切块（海螺肉干先用温水浸泡4小时，洗净）；猪排骨洗净，切小段，放进沸水中稍焯，捞出冲洗干净血沫；耳环石斛用温水泡开；铁棍山药、胡萝卜削皮洗净，切厚块；枸杞子洗净，去杂质；大枣劈开，去核；生姜洗净，切片。把所有备好的食材一齐置于砂锅内，加清水2.5升、白酒少许，用武火煮沸后改用文火熬1.5小时，精盐调味。

功用： 枸杞子善于滋补肝肾、益精明目、润肺止渴，耳环石斛长于益胃生津、滋阴清热、益肝肾明目、强筋骨，胡萝卜善健脾和中、养肝明目、化痰止咳，山药能补脾益肺、养胃生津、补肾涩精，海螺肉能清热明目，猪排骨能益肾滋阴、益气养血、生津润燥。诸物合用，汤性清凉滋润，有良好的补脾益气、养阴润肺、滋养肝肾、益精明目、生津润燥等作用，适宜久视电脑、手机者和常熬夜人士饮用，也适宜一般人群秋季饮用以抵御燥热。

注：脾胃虚寒者慎服。

百合银耳怀杞花胶汤

食材： 百合、怀山药各30克，枸杞子15克，银耳50克，大枣3枚，生姜3片，花胶100克，猪瘦肉250克。

做法： 花胶泡发，洗净，切大块；猪瘦肉洗净，切小块；银耳泡发，去除硬梗，洗净，拆散；大枣劈开，去核；生姜洗净，切片。上述食材连同洗净的其他食材一齐置于炖盅内，加清水2升、白酒少许，隔水炖2小时，精盐调味即可。

功用： 百合性寒味甘，善于养阴润肺、清心安神；银耳性平味甘、淡，长于滋补生津、润肺养胃；怀山药性平味甘，能补脾益肺、养胃生津、补肾涩精；枸杞子性平味甘，功擅滋补肝肾、益精明目、润肺、止渴；花胶性平味甘，功擅补肝肾、养血润燥、养颜美容、延缓衰老，素有"海洋人参"的美誉；猪瘦肉性微寒味甘、咸，功擅补中益气、补肾滋阴、养血润燥；少佐大枣、生姜可调和脾胃。诸物合用，汤性平和滋润，有良好的补脾益气、滋阴润肺、养胃生津、滋补肝肾、益精养血、宁心安神、润肤养颜等作用，适宜一般人群于仲秋时节食用，尤其适宜妇女补益阴血、润肤养颜。也可用于肺虚燥咳、皮肤枯槁、津伤口渴、血虚萎黄、头晕目眩、眼目昏花、心悸失眠、腰膝酸软等症的辅助治疗。

杞斛金山海螺汤

食材：枸杞子15克，耳环石斛10克，胡萝卜1根（约150克），铁棍山药1根（约250克），大枣3枚，生姜3片，海螺1000克（若用海螺肉干，则用250克），猪排骨250克。

做法：海螺用沸水浸泡，捞出取肉（除去头盖和尾肉），洗净后切块（若用海螺肉干，则先用温水浸泡4小时，洗净）；猪排骨洗净，斩小段，放进沸水中稍焯，捞出冲洗干净血沫；耳环石斛用温水泡开；铁棍山药、胡萝卜分别削皮，洗净，滚刀切厚块；枸杞子洗净，去杂质；大枣劈开，去核；生姜洗净，切片。把所有备好的食材一齐置于砂锅内，加清水2.5升、白酒少许，武火煮沸后改用文火熬1.5小时，精盐调味即可。

功用：枸杞子性平味甘，善于滋补肝肾、益精明目、润肺、止渴；耳环石斛性微寒味甘，长于益胃生津、滋阴清热、益肝肾明目、强筋骨；胡萝卜（又名金笋）性平味甘、辛，功擅健脾和中、养肝明目、化痰止咳；铁棍山药性平味甘，能补脾益肺、养胃生津、补肾涩精；海螺肉性凉味甘，功擅清热明目；猪排骨性微寒味甘、咸，能益肾滋阴、益气养血、生津润燥。诸物合用，味道鲜美，汤性清凉滋润，有良好的补脾益气、养阴润肺、滋养肝肾、益精明目、生津润燥等作用，适宜一般人群于秋季食用以御燥热，尤其适宜久对电子产品者、熬夜人士食用。

注：脾胃虚寒者慎服。

山竹银合椰胶汤

食材：山药、银耳、百合各30克，竹荪8根，椰子1个，花胶100克，鸡脚6只。

做法：花胶用姜葱水煮10分钟，泡发一夜，洗净；银耳用清水泡发，去除硬梗，洗净，拆散；竹荪用淡盐水浸泡，去除头盖伞状部分，清洗干净，切段；椰子打孔，把椰子水倒出后取椰肉，洗净，切小块。上述食材连同洗净的山药、百合、鸡脚一齐置炖盅内，倒入椰子水并加清水至1.5升左右、白酒少许，隔水炖2小时，精盐调味即可。

功用： 山药性平味甘，善于补脾益肺、养胃生津、补肾涩精；竹荪性凉味甘，功擅补气养阴、润肺止咳、清热利湿；银耳性平味甘、淡，长于滋补生津、润肺养胃；百合性寒味甘，能养阴润肺、清心安神；椰子性平味甘，能健脾益气、生津止渴；花胶性平味甘，功擅补肝肾、养血润燥；鸡脚性温味甘，功擅温中益气、益精填髓、强筋骨。诸物合用，味道鲜香可口，汤性平和滋润，有良好的健脾益气、润肺养胃、养血润燥、滋肾益精等作用，适宜一般人群食用以御秋燥。也可用于脾、肺、肾三脏气阴不足所致诸证的辅助治疗。

海底椰银合响螺汤

食材： 海底椰、银耳、百合、山药各30克，大枣3枚，生姜3片，响螺肉干250克，猪瘦肉250克。

做法： 响螺肉干洗净，用温水浸泡3小时；猪瘦肉洗净，切厚块；大枣劈开，去核。上述食材连同洗净的其他食材一齐置于砂锅内，加清水3升、白酒少许，武火煮沸后改用文火熬2小时，精盐调味即可。

功用： 海底椰性寒味甘，善于清热除燥、润肺止咳、滋阴补肾；银耳性平味甘、淡，长于滋补生津、润肺养胃；百合性寒味甘，能养阴润肺、清心安神；山药性平味甘，功擅补脾益肺、养胃生津、补肾涩精；响螺肉性平味甘，功擅滋阴补气；猪瘦肉性微寒味甘、咸，能益气消肿、补肾滋阴、养血润燥；佐大枣、生姜可调和脾胃。诸物合用，味道鲜美，汤性甘凉滋润，有良好的健脾益气、润肺养胃、滋阴润燥、养心安神等作用，适宜一般人群食用以御秋燥。也可用于气阴不足或燥热耗伤气阴所致诸证的辅助治疗。

阿黑润燥汤

食材： 黑枸杞子50克，桑椹50克，黑木耳50克，黑芝麻30克，猪皮1000克。

做法： 猪皮刮净肥肉，洗净，放进沸水中稍焯，捞出，切丝；黑木耳用温水泡开，去除硬梗，洗净。上述食材连同洗净的其他食材一齐置于砂锅内，加清水3升、白酒少许，武火煮沸后改用文火熬2小时，精盐调味即可。

功用： 黑枸杞子性平味甘，善于滋补肝肾、益精明目、润肺、止渴；桑椹性寒味甘、酸，长于滋阴养血、生津、润肠；黑芝麻性平味甘，功擅补肝肾、益精血、润肠燥；黑木耳性平味甘，能补气养血、润肺止咳、止血、降血压、抗癌；猪皮性凉味甘，功擅清热养阴、清心除烦、清肺利咽、止血。诸物合用，汤性清凉滋润，共奏补益肝肾、滋阴养血、清肺润燥之功，诚为御秋燥之佳汤，适宜一般人群食用。也可用于阴血不足或燥热耗伤阴血所致诸证的辅助治疗。

青榄双竹鹧鸪汤

食材： 青橄榄12个，玉竹30克，竹荪10根，鹧鸪2只（约750克）。

做法： 将鹧鸪宰杀，去除羽毛及内脏，洗净，斩大块，放进沸水中稍焯，捞出冲洗干净血沫；青橄榄洗净，横斩成两半；竹荪用淡盐水浸泡，去除头盖伞状部分，清洗干净，切段。上述食材连同洗净的玉竹一齐置于炖盅内，加清水1.5升、白酒少许，隔水炖2小时，精盐调味即可。

功用： 青橄榄性平味甘、涩、酸，善于清热、利咽、生津、解毒；玉竹性微寒味甘，长于养阴润燥、生津止渴；竹荪性凉味甘，功擅补气养阴、润肺止咳、清热利湿；鹧鸪性温味甘，功擅滋养补虚、开胃化痰。诸物合用，味道鲜甘，清凉滋润，有良好的补气生津、清热利咽、润肺化痰、滋阴润燥等作用，适宜一般人群于秋季燥热时节食用。也可用于肺胃气阴不足，或燥热耗伤气阴所致诸证的辅助治疗。

南芪银猴鹧鸪汤

食材： 五指毛桃100克，银耳、猴头菇各30克，大枣3枚，生姜3片，鹧鸪2只（约750克）。

做法： 将鹧鸪宰杀，去除羽毛及内脏，洗净，斩大块，放进沸水中稍焯，捞出冲洗干净血沫；银耳、猴头菇分别用清水泡发，清洗干净，切块；大枣劈开，去核。上述食材连同洗净的五指毛桃、生姜片一齐置于砂锅内，加清水3

升、白酒少许，武火煮沸后改用文火熬2小时，精盐调味即可。

功用： 五指毛桃（又名南芪）性平味甘，善于健脾补肺、行气利湿、舒筋活络；银耳性平味甘、淡，长于滋补生津、润肺养胃；猴头菇性平味甘，功擅健脾养胃、安神、抗癌；鹧鸪性温味甘，功擅滋养补虚、开胃化痰；佐大枣、生姜可调和脾胃。诸物合用，味道鲜香可口，汤性平和，有良好的健脾补气、利湿舒筋、润肺化痰、益胃生津等作用，适宜一般人群食用以御秋燥。也可用于脾肺气阴不足所致诸证的辅助治疗。

双海山桃老鸭汤

食材： 海底椰干50克，怀山药30克，核桃仁100克，广陈皮15克，海螺肉干150克，老白鸭1只（约1250克）。

做法： 将老白鸭宰杀，去除羽毛及内脏，洗净，斩大块，放进加有广陈皮（或柑、橘、柚叶）的沸水中稍焯，捞出用冷水冲洗干净血沫；海螺肉干洗净，用温水浸泡3小时，切块。上述食材连同洗净的其他食材一齐置于砂锅内，加清水3升、白酒少许，武火煮沸后改用文火熬2小时，精盐调味即可。

功用： 海底椰性寒味甘，善于清热除燥、润肺止咳、滋阴补肾；怀山药性平味甘，长于补脾益肺、养胃生津、补肾涩精；核桃仁性温味甘，功擅补肾、温肺、润肠；老白鸭性平味咸，功擅补益气阴、利水消肿；海螺肉性平味甘，能滋阴补气；佐以性温味苦、辛的广陈皮，既可健脾理气、燥湿化痰，使汤补而不滞，又可去除鸭之腥臊味。诸物合用，味道鲜美，汤性平和滋润，有良好的补脾益气、养阴润肺、化痰止咳、养胃生津、补肾滋阴等作用，适宜一般人群食用以御秋燥。

三乌润燥汤

食材： 制何首乌30克，黑豆50克，大枣6枚，生姜3片，乌鸡1只（约750克），猪皮500克。

做法： 猪皮刮净肥肉，洗净，放进锅中，加适量清水煮沸5分钟，捞出用冷水冲洗并再一次刮净肥肉，切丝；乌鸡宰杀，去除羽毛及内脏，洗净，斩大块，放进沸水中稍焯，捞出用冷水冲洗干净血沫；大枣劈开，去核；生姜洗净，切片。上述食材连同洗净的其他食材一齐置于砂锅内，加清水3升、白酒少许，武火煮沸后改用文火熬2小时，精盐调味即可。

功用： 制何首乌性微温味苦、甘、涩，善于补肝肾、益精血、乌须发、强筋骨、化浊降脂；黑豆性平味甘，长于健脾益肾、活血利水、祛风解毒；乌鸡性平味甘，功擅补肝肾、益气血、退虚热；猪皮性凉味甘，功擅清热养阴、清心除烦、清肺利咽、止血润燥；佐以性温味甘的大枣，既能补中益气、养血安神，与生姜同用，又能调和脾胃。诸物合用，味道鲜美，汤性平和滋润，有良好的补脾益气、滋补肝肾、滋阴益精、清肺润燥、养血安神等作用，诚为御秋燥之佳汤，适宜一般人群食用。

山药松茸花蟹汤

食材： 山药200克，松茸菌10根，花蟹4只（约500克），生姜、香葱适量。

做法： 山药削皮，洗净，斜刀切薄片；松茸菌洗净，用陶瓷刀或竹刀纵切成薄片；生姜洗净，切片；香葱洗净，切粒；花蟹清洗干净，每只斩为4块，放进加有生姜片的热油锅中炒香（炒时洒点白酒）后，加入山药片及清水适量，武火煮沸15分钟，接着放进备好的松茸菌块，再煮5分钟，撒上香葱粒，精盐调味即可。

功用： 山药性平味甘，善于补脾益肺、养胃生津、补肾涩精；松茸菌性平味甘，长于理气化痰、利湿别浊、舒筋活络；花蟹性寒味咸，功擅滋阴养血、解毒疗伤。诸物合用，味道鲜香可口，汤性清凉滋润而无败泄之弊，有良好的健脾益肺、养胃生津、理气化痰、利湿解毒、滋阴养血等作用，适宜一般人群秋季食用以御燥热。

注：脾胃虚寒者不宜食用。

番茄蘑菇鳗鱼汤

食材： 番茄2个（约200克），鸡腿菇200克，鳗鱼1条（约750克），生姜、香葱适量。

做法： 番茄洗净，用开水烫一下，冷水再冲一下，剥去表皮，切成小块；

鸡腿菇洗净，斜刀切薄片；生姜洗净，切片；香葱洗净，切粒；鳗鱼宰杀，洗净，取肉切片，头及骨斩段。把鳗鱼骨和鸡腿菇一齐放进加有生姜片的热油锅中炒香（炒时洒点白酒）后，加清水适量，武火煮沸后改用文火煮10分钟，接着放进备好的番茄块、鳗鱼肉片，再煮沸10分钟，撒上香葱粒，精盐调味即可。

功用：番茄性微寒味酸、甘，善于生津止渴、健胃消食；鸡腿菇性平味甘，长于健脾开胃、平肝醒神；鳗鱼性平味甘，功擅健脾补肺、益肾固冲、祛风除湿、解毒杀虫。诸物合用，味道酸甘可口，汤性平和滋润，有良好的健脾益肺、开胃消食、生津止渴、益肾固冲、平肝醒神等作用，适宜一般人群食用以御秋燥。

参草玉石老鸭汤

食材：党参、北沙参各15克，虫草花100克，玉竹30克，铁皮石斛10克，广陈皮15克，老白鸭1只（约1250克）。

做法：将老白鸭宰杀，去除羽毛及内脏，洗净，斩大块，放进加有广陈皮（或柑、橘、柚叶）的沸水中稍焯，捞出用冷水冲洗干净血沫；虫草花用温水泡开，清洗干净；其他药材稍洗，用清水浸泡30分钟。把所有备好的食材一齐置于砂锅内，加清水3升、白酒少许，武火煮沸后改用文火熬2小时，精盐调味即可。

功用：党参性平味甘，善于健脾益肺、养血生津；北沙参性凉味甘，长于养阴清肺、益胃生津；虫草花性温味甘，能补肺益肾；玉竹性微寒味甘，功擅养阴润燥、生津止渴；铁皮石斛性微寒味甘，能益胃生津、滋阴清热、益肝肾明目、强筋骨；老白鸭性平味咸，功擅补益气阴、利水消肿；佐以性温味苦、辛的广陈皮，既可健脾理气、燥湿化痰，使汤补而不滞，又可去除鸭之腥臊味。诸物合用，味道鲜香可口，汤性平和滋润，有良好的补气养阴、健脾理气、清肺化痰、益胃生津、滋养肝肾、养血润燥等作用，适宜一般人群食用以御秋燥。

百柿山花猪肺汤

食材：百合30克，柿饼3只，怀山药30克，霸王花200克，无花果4个，广陈皮10克，猪肺1副。

做法：猪肺清洗干净，切块，放进白锅中炒干水分（炒时洒点白酒，以去其腥臊味）；霸王花用清水浸泡1小时，清洗干净，切段；柿饼洗净，一开四切块。上述食材连同洗净的其他食材一齐置于砂锅内，加清水2.5升、白酒少许，武火煮沸后改用文火熬1.5小时，精盐调味即可。

功用： 百合性寒味甘，善于养阴润肺、清心安神；柿饼性平味甘，长于润肺、止血、健脾、涩肠；怀山药性平味甘，功擅补脾益肺、养胃生津、补肾涩精；无花果性凉味甘，能清热生津、健脾开胃、解毒消肿；霸王花性微寒味甘，善于清热润肺、止咳化痰、解毒消肿；猪肺性平味甘，善于补肺止咳、止血；少佐性温味辛、苦的广陈皮，既可理气健脾、燥湿化痰，使汤补而不腻滞，又可去除猪肺的腥臊味。诸物合用，味道鲜香可口，汤性清凉滋润而无败泄之弊，有良好的健脾开胃、生津止渴、清燥润肺、化痰止咳、解毒消肿等作用，适宜一般人群食用以御秋燥，尤其适宜节后过食肥甘厚腻燥热之品伤及脾肺者食用。

南芪三才龙骨汤

食材： 五指毛桃50克，天冬15克，生地黄30克，鲜人参30克（若用生晒参则用10克），无花果4个，猪脊骨750克，鸡脚6只。

做法： 猪脊骨洗净，斩块，和洗净的鸡脚放进沸水中稍焯，捞出用冷水冲洗干净血沫；人参洗净，横切厚片。上述食材连同洗净的其他食材一齐置于砂锅内，加清水3升、白酒少许，武火煮沸后改用文火熬2小时，精盐调味即可。

功用： 五指毛桃（又名南芪）性平味甘，善于健脾补肺、行气利湿、舒筋活络；天冬性寒味甘、苦，长于养阴润燥、清肺生津；生地黄性寒味甘，功擅清热凉血、养阴生津；人参性微温味甘、微苦，能大补元气、复脉固脱、补脾益肺、生津养血、安神益智，与天冬、生地黄（天、地、人）合称"三才"；无花果性凉味甘，能清热生津、健脾开胃；猪脊骨性平味甘，功擅益肾滋阴、止渴；鸡脚性温味甘，功擅温中益气、益精填髓、强筋骨。诸物合用，味道鲜香可口，汤性平和滋润，有良好的补脾益肺、补气养血、生津止渴、滋阴润燥、益精强筋、安神益智等作用，适宜一般人群于仲秋时节食用以御秋燥，尤其适宜肺、脾、肾三脏虚弱，气血阴津不足者食用。

秋　分

斗指酉，太阳黄经为180度，阳历9月22—24日交节

【养生小贴士】

1. 节气特点
昼夜温差逐渐加大，气温逐日下降。

2. 养生特点
阴平阳秘，收敛闭藏。

饮食养生： 秋分时气候干燥，燥邪易伤肺，故应多饮水，多吃新鲜蔬菜水果，还应多食有润肺生津、滋阴润燥功效的食物，如芝麻、梨、藕、百合、马蹄、甘蔗、柿子、银耳、蜂蜜等，山药具有阴阳兼补、不燥不腻的温补特点，特别适合秋分时节食用。

起居养生： 早睡早起，睡觉时可头朝西（《备急千金要方》中记载："凡人卧，春夏向东，秋冬向西。"），早晚添衣。

运动养生： 可采用爬山、跑步等运动方式进行锻炼。还可做如下功法：清晨起床后，或仰卧，或站立，先凝神屏息片刻，轻轻吐气三口，再闭气咬牙，口内如含食物，用两腮和舌做漱口动作30次，漱口时口内将生唾液，待唾液满口时，用意念分3次将唾液送入丹田。如此3次，称为三度九咽，名为"食玉泉"。

节气灸： 阳气收敛，阴精潜藏于内，应以保养阴精为主。灸疗时间可较夏季适当延长，以增强卫气，提高抗寒能力。可选脾俞、肾俞、关元、足三里等穴。

情志养生： 不以物喜，不以己悲，保持乐观情绪，收神敛气，使内心安宁，减少秋季肃杀之气对身心的影响。

【食疗药膳】

牛肉莲子山药汤

食材： 黄牛肉750克，莲子、怀山药各60克，白茯苓30克，大枣6枚，生姜3片。

做法： 黄牛肉洗净，切块；大枣劈开，去核。上述食材连同洗净的莲子、怀山药、白茯苓、生姜一齐置于砂锅内，加清水3升、白酒少许，武火煮沸后改用文火熬2小时，精盐调味即可。

功用： 本汤主料黄牛肉性温味甘，善于补脾胃、益气血、强筋骨；怀山药性平味甘，长于补脾养胃、生津益肺、补肾涩精；莲子性平味甘、涩，功擅补脾止泻、止带、益肾涩精、养心安神；茯苓性平味甘、淡，能利水渗湿、健脾宁心；大枣性温味甘，能补中益气、养血安神，可增强补气血、宁心神之力，与生姜同用又能调和脾胃。诸物合用，有良好的补中益气、养血宁心、生津润肺、补肾涩精等作用，适宜一般人群于深秋时节食用。也可用于脾胃虚弱、气血不足、虚劳羸瘦、食少纳呆、短气乏力、咳嗽痰多、心悸失眠、腰膝酸软、遗精、带下等症的辅助治疗。

鳗鱼山药莲子汤

食材： 鳗鱼1条（约750克），鲜怀山药250克，鲜莲子250克，大枣3枚，生姜3片。

做法： 将鳗鱼宰杀，洗净，取肉切片，头及骨斩段；鲜怀山药去皮，洗净，切厚片；大枣劈开，去核。将鳗鱼骨、鲜怀山药片、去核大枣连同洗净的莲子、生姜片一齐置于砂锅内，加清水2升、白酒少许，用武火煮沸后改文火熬1小时，加入鳗鱼肉片，再煮沸5分钟，精盐调味即可。

功用： 鳗鱼性平味甘，能健脾补肺、益肾固冲、祛风除湿、解毒杀虫，现代药理研究表明，鳗鱼油或鳗鱼油精能显著降低血清总胆固醇、甘油三酯和低密度脂蛋白水平，同时显著增加血清高密度脂蛋白水平，还能显著降低大鼠全血黏度和血浆黏度，提高人体免疫力，是一味高蛋白低胆固醇、营养丰富的美食；怀山药性平味甘，长于补脾养胃、生津益肺、补肾涩精；莲子性平味甘、涩，善于补脾养心、益肾涩精；佐大枣、生姜可调和脾胃。诸物合用，味道鲜美，有良好的健脾益肺、补肾涩精等作用，实为秋冬季节平补脾、肺、肾之佳馔，适宜一般人群食用。也可用于五脏虚损、短气乏力、食少纳呆、肺虚咳嗽、阳痿早泄、腰膝酸软、崩漏带下等症的辅助治疗。

早生贵子汤

食材：大枣6枚，花生仁100克，桂圆肉6只，莲子30克，枸杞子30克，黄雌鸡1只（约1250克）。

做法：将黄雌鸡宰杀，去除羽毛、内脏，清洗干净，斩大块；大枣劈开，去核。上述食材连同洗净的其他食材一齐置于炖盅内，加清水2.5升、白酒少许，隔水炖2小时，精盐调味即可。

功用：大枣性温味甘，能补中益气、养血安神；花生仁性平味甘，能健脾养胃、润肺化痰；桂圆肉性温味甘，能补益心脾、养血安神；莲子性平味甘、涩，善于补脾止泻、止带、益肾涩精、养心安神；枸杞子性平味甘，长于滋补肝肾、益精明目、润肺、止渴；黄雌鸡性温味甘，功擅温中益气、益精填髓。诸物合用，有良好的补益脾肺、滋补肝肾、益精明目、养血安神等作用，适宜一般人群平补用，尤其适宜备孕者食用。也可用于脾肺气虚、短气乏力、食少便溏、肺虚咳嗽、血虚萎黄、心悸失眠、肝肾不足、腰膝酸软、筋骨痿软、遗精早泄、宫冷不孕等症的辅助治疗。

二参杞子鹧鸪汤

食材：党参30克，北沙参30克，枸杞子15克，大枣3枚，生姜3片，鹧鸪2只（约750克）。

做法：将鹧鸪宰杀，去除羽毛及内脏，洗净，斩大块；大枣劈开，去核。上述食材连同洗净的其他食材一齐置于炖盅内，加清水2.5升、白酒少许，隔水炖1.5小时，精盐调味即可。

功用：党参性平味甘，善于健脾补肺、益气生津、养血；北沙参性凉味甘，长于养阴清肺、益胃生津；枸杞子性平味甘，功擅滋补肝肾、益精明目、润肺、止渴；鹧鸪性温味甘，能滋养补虚、开胃化痰；佐大枣、生姜可调和脾胃。诸物合用，有良好的健脾益气、生津止渴、滋阴润肺、养血益精等作用，适宜一般人群食用。也可用于脾肺气虚、短气乏力、声怯懒言、食少便溏、肺虚喘咳、肺燥干咳、津伤口渴、内热消渴、腰膝酸软等症的辅助治疗。

鳄鱼肉银耳虫草花汤

食材： 鳄鱼肉500克（干品150克，带皮），银耳30克，虫草花50克，川贝母5克，广陈皮2个（约30克）。

做法： 鳄鱼肉洗净，斩块（干品则先用清水浸泡1小时）；银耳泡发，去硬梗，洗净；虫草花用清水浸泡30分钟，洗净。将上述处理好的食材连同广陈皮、川贝母一齐置于炖盅内，加清水2.5升、白酒少许，隔水炖1.5小时，精盐调味即可。

功用： 鳄鱼肉性微寒味甘，能养心润肺、化瘀消积、强筋壮骨。现代研究表明，鳄鱼皮含有丰富的胶质，能有效防治骨质疏松，并有润肤养颜的功效，而鳄鱼肉中的蛋白质含量较高，其所含人体必需氨基酸比例适中，并且还含有对人体有很高营养价值的高级不饱和脂肪酸以及多种微量元素，其所含的高效抗体和构造奇特的血红蛋白，可极快地提高人体免疫力和血液摄氧能力；虫草花性温味甘，能补肺益肾，其含有丰富的蛋白质、氨基酸、虫草素、甘露醇、多糖类等成分，现代药理研究表明，它有耐疲劳、耐缺氧、抗氧化、抗肿瘤、抗菌及雄性激素样作用；银耳性平味甘、淡，能滋补生津、润肺养胃，现代药理研究表明，其主要成分银耳多糖有镇咳、平喘、化痰、抗炎的作用，以及降血压、降血脂、抗辐射、抗肿瘤、增强机体免疫功能等作用，还能促进肝细胞、蛋白质、核酸的合成与代谢，提高肝脏的解毒功能，促进骨髓造血功能；川贝母性微寒味苦、甘，能清热润肺、化痰止咳、散结消痈；广陈皮性凉味辛、甘，能下气、调中、化痰。诸物合用，有良好的养心润肺、化痰止咳、化瘀消积、强筋壮骨等作用，适宜一般人群食用。也可用于病后体虚、气短乏力、头晕目眩、腰膝酸软、津少口渴、肺热燥咳、虚劳咳喘、痰中带血、瘰疬、乳痈、肺痈、癥瘕、疳积、恶疮等症的辅助治疗。

莲子百合珧柱猪瘦肉汤

食材： 鲜莲子150克，鲜百合100克，江珧柱50克，猪瘦肉250克。

做法： 猪瘦肉洗净，切成小方块；江珧柱放进微波炉，用中火烤30秒，趁热拆碎。上述食材连同洗净的鲜莲子、鲜百合一齐置于砂锅内，加清水3升、白酒少许，武火煮沸后改文火熬1小时，精盐调味即可。

功用： 莲子性平味甘、涩，善于补脾养心、益肾涩精；百合性寒味甘，长于养阴润肺、清心安神；江珧柱性平味甘、咸，能滋阴补肾、调中消食；猪瘦肉性微寒味甘、咸，能补肾滋阴、养血润燥、补中益气。诸物合用，有较好的补脾益胃、养心安神、滋阴润肺等作用，适宜一般人群食用。也可用于脾胃虚弱、食少纳呆、肺燥干咳、津伤口渴、内热消渴、虚烦失眠、小便频数等症的辅助治疗。

虫草花三乌汤

食材： 虫草花100克，黑豆100克，制何首乌30克，乌鸡1只（约1000克），大枣3枚，生姜3片。

做法： 将乌鸡宰杀，去除羽毛、内脏，洗干净，斩大块；大枣劈开，去核。上述食材连同洗净的虫草花、黑豆、制何首乌、生姜一齐置于炖盅内，加清水2升、白酒少许，隔水炖1.5小时，精盐调味即可。

食材： 虫草花性温味甘，归肺、肾经，能补肺益肾，其含有丰富的蛋白质、维生素、虫草素、甘露醇、多糖类等成分，现代药理研究表明，它有耐疲劳、耐缺氧、抗氧化、抗肿瘤、抗菌及雄性激素样作用；制何首乌性微温味苦、甘、涩，归肝、心、肾经，功擅补肝肾、益精血、乌须发、强筋骨、化浊降脂；黑豆性平味甘，长于健脾益肾、活血利水、祛风解毒；乌鸡性平味甘，归肝、肾、肺经，功擅补肝肾、益气血、退虚热；佐大枣、生姜可调和脾胃。诸物合用，有较好的健脾益肺、补肝肾、益精血、强筋骨等作用，实为秋季平补佳馔，适合一般人群食用。也可用于肺虚久咳、潮热盗汗、血虚萎黄、眩晕耳鸣、须发早白、健忘不寐、腰膝酸软、肢体麻木、阳痿早泄等症的辅助治疗。

红参莲子猪肚汤

食材： 猪肚1个，猪胰1条，莲子100克，红参片5克，广陈皮3克，香菇6只。

做法： 猪肚用生粉、花生油处理后清洗干净；猪胰洗净，切块；莲子去心；广陈皮用水润软，切丝；香菇用清水浸泡1小时，清洗干净。将猪胰块、红参、莲子、香菇、广陈皮装进猪肚内，并用竹签将切口缝紧，置于砂锅内，加清水2升、白酒少许，文火煮1.5小时，取出猪肚切块，连同内容物倒进汤中，煮沸，精盐调味即可。

功用： 猪肚性温味甘，归脾、胃经，功擅补虚损、健脾胃；猪胰能益肺止咳、健脾止痢、通乳润燥；莲子素有"脾果"的美称，善于补脾止泻、止带、益肾涩精、养心安神；红参功擅大补元气、复脉固脱、补脾益肺、生津养血、安神益智；香菇能扶正补虚、健脾开胃、化痰理气、祛风解毒、抗癌；佐以广陈皮既能健脾理气、燥湿化痰，使汤补而不腻滞，又能去除肉的腥臊味。诸物合用，有良好的补脾益肺、开胃增食、养血生津、益肾涩精等作用，为秋凉后扶正补虚的佳馔，适宜一般人群食用。也可用于虚劳羸瘦、心悸失眠、劳瘵咳嗽、脾虚食少、小儿疳积、津伤口渴、内热消渴、脾虚泄泻、水肿脚气、赤白带下、遗精等症的辅助治疗。

怀山杞子炖水鱼

食材： 怀山药、枸杞子各30克，当归3克，大枣3枚，生姜3片，水鱼1只（1000～1500克）。（尚可加入西洋参10克、冬虫夏草5克，以增强补肺肾之功）

做法： 水鱼宰杀，去除内脏、脂肪，洗净，斩块；大枣劈开，去核。上述食材连同洗净的怀山药、枸杞子、当归、生姜一齐放进炖盅中，加清水2升、白酒少许、精盐适量，隔水炖2小时即可。

功用： 水鱼（正名鳖，又名甲鱼、团鱼）性平味甘，归肝、肾经，善于滋阴补肾、清退虚热；怀山药能补脾养胃、生津益肺、补肾涩精；枸杞子长于滋补肝肾、益精明目；佐当归既能使气血各有所归，又能去除鳖肉之腥臊味；大枣、生姜可调和脾胃。诸物合用，有良好的滋补肝肾、益精养血、健脾益肺等作用，为秋季平补之佳馔。也可用于虚劳精亏、腰膝酸软、眩晕耳鸣、阳痿遗精、内热消渴、血虚萎黄、目昏不明、骨蒸劳热等症的辅助治疗。欲怀孕者，可每周炖服一次，夫妻同食，效良。

注：此汤孕妇忌食；小孩不宜多食，易致早熟。

银梨木瓜花生鹧鸪汤

食材：银耳50克，雪梨2个（约300克），青皮番木瓜1个（约500克），花生仁100克，鹧鸪1只（约300克），猪瘦肉200克，鸡脚4只。

做法：将鹧鸪宰杀，去除羽毛及内脏，洗净，斩大块；猪瘦肉洗净，切厚块；两者连同洗净的鸡脚一齐放进沸水中稍焯，捞出冲洗干净血沫；银耳用温水泡发，去除硬梗，洗净，拆散；青皮番木瓜削皮，去种子，洗净，切厚块；雪梨洗净，剔心，切厚块。上述食材连同洗净的花生仁一齐置于砂锅内，加清水3升、白酒少许，武火煮沸后改用文火熬2小时，精盐调味即可。

功用：银耳性平味甘、淡，善于滋补生津、润肺养胃；雪梨性凉味甘、微酸，长于清肺化痰、生津止渴；番木瓜性平味甘，功擅健胃消食、滋补下乳、除湿通络；花生仁性平味甘，能健脾养胃、润肺化痰；鹧鸪性温味甘，功擅滋养补虚、开胃化痰；猪瘦肉性微寒味甘、咸，能补中益气、补肾滋阴、养血润燥；鸡脚性温味甘，功擅温中益气、益精填髓、强筋骨。诸物合用，味道鲜美，汤性平和滋润，有良好的健脾益气、益胃生津、润肺化痰、养血益精、润肤养颜等作用，适宜一般人群食用以御秋燥。也可用于气血阴津不足者的调理。

石仙桃鲍贝猪瘦肉汤

食材：鲜石仙桃150克，鲜大连鲍10只，干贝30克，猪瘦肉250克。

做法：猪瘦肉洗净，切厚块；干贝放进微波炉，用中火加热20秒，趁热拆丝（此法可增香，可省）。上述食材连同洗净的鲜石仙桃、鲜大连鲍一齐置于炖盅内，加清水2升、白酒少许，隔水炖1.5小时，精盐调味即可。

功用：石仙桃性凉味甘、微苦，善于养阴润肺、清热解毒、利湿；鲍鱼性平味甘、咸，功擅滋阴清热、益精明目、调经润肠；干贝性平味甘、咸，功擅滋阴补肾、调中消食；猪瘦肉性微寒味甘、咸，能补中益气、补肾滋阴、养血润燥。诸物合用，味道鲜美，汤性清凉滋润，有良好的调中开胃、养阴润肺、补肾滋阴、养血润燥等作用，适宜一般人群食用以御秋燥。也可用于肺肾不足，燥热耗伤气阴所致诸证的辅助治疗。

注：脾胃虚寒者慎服。

银马山瓜白鲫汤

食材：银耳30克，马蹄8个，铁棍山药150克，青皮番木瓜1个（约500克），白鲫鱼2条（约750克），生姜片适量。

做法：将白鲫鱼宰杀，去除鱼鳞、鳃及内脏，洗净，沥干水分，放入加有生姜片的生油锅中，文火煎至两面金黄（煎时洒点白酒）；银耳用清水泡发，去除硬梗，洗净，拆散；马蹄削皮，洗净，对半切开；铁棍山药削皮，洗净，滚刀切厚块；青皮番木瓜削皮，去瓤，洗净，切厚块。把所有备好的食材一齐置于砂锅内，加清水2.5升、白酒少许，武火煮沸后改用文火熬1.5小时，精盐调味即可。

功用：银耳性平味甘、淡，善于滋补生津、润肺养胃；马蹄性寒味甘，长于清热生津、化痰、消积；铁棍山药性平味甘，功擅补脾益肺、养胃生津、补肾涩精；番木瓜性平味甘，能健胃消食、滋补下乳、除湿通络；白鲫鱼性平味甘，功擅健脾和胃、利水消肿、通利血脉。诸物合用，味道鲜美，汤性甘平滋润，有良好的健脾益气、养胃生津、润肺化痰、滋肾益精等作用，适宜一般人群食用以御秋燥。也可用于脾肺肾气阴不足所致诸证的辅助治疗。

白银沙虫汤

食材：白萝卜1根（约500克），银耳50克，沙虫500克（干品用150克），生姜15克。

做法：银耳用清水泡发，去除硬梗，洗净，拆散；白萝卜削皮，洗净，切丝；沙虫（干品先用温水浸泡2小时）纵向剪开虫体，清洗干净；生姜洗净，切丝。把备好的沙虫放进油锅中稍炒（炒时洒点白酒），加入萝卜丝、银耳瓣、生姜丝、清水1.5升，武火煮沸后改用文火煮15分钟，精盐调味即可。

功用：白萝卜（熟者）性平味甘，善于消食、下气、化痰；银耳性平味甘、淡，长于滋补生津、润肺养胃；沙虫性寒味咸，功擅滋阴降火、清肺补虚；生姜性微温味辛，既可温胃散寒、化痰止咳，使汤性不过于寒凉，又可消除沙虫之腥味。诸物合用，味道鲜美，汤性清凉滋润，有良好的补虚生津、润肺化痰、开胃消食、滋阴降火等作用，适宜一般人群食用以御秋燥。也可用于燥热耗伤阴津所致诸证的辅助治疗。

注：脾胃虚寒者慎食。

参银怀杞菇骨汤

食材：北沙参、怀山药、枸杞子各30克，银耳、花生仁各50克，香菇6只，猪排骨500克，鸡脚6只。

做法：猪排骨洗净，斩成小段，连同洗净的鸡脚一齐放进沸水中稍焯，捞出冲洗干净血沫；香菇用温水泡发，去除硬梗，洗净；银耳用清水泡发，去除硬梗，洗净，拆散。上述食材连同洗净的其他食材一齐置于砂锅内，加清水2.5升、白酒少许，武火煮沸后改用文火熬1.5小时，精盐调味即可。

功用：北沙参性凉味甘，善于养阴清肺、益胃生津；银耳性平味甘、淡，长于滋补生津、润肺养胃；怀山药性平味甘，功擅补脾益肺、养胃生津、补肾涩精；枸杞子性平味甘，能滋补肝肾、益精明目、润肺、止渴；花生仁性平味甘，能健脾养胃、润肺化痰；香菇性平味甘，功擅扶正补虚、健脾开胃、化痰理气、解毒、抗癌；猪排骨性微寒味甘、咸，功擅益肾滋阴、益气养血、生津润燥；鸡脚性温味甘，能温中益气、益精填髓、强壮筋骨。诸物合用，味道鲜美，汤性平和滋润，有良好的健脾益气、养胃生津、润肺化痰、滋补肝肾、滋阴养血等作用，适宜一般人群于仲秋时节食用以御秋燥。也可用于肺脾不足，肝肾亏虚所致诸证的辅助治疗。

松茸花胶鹧鸪汤

食材：鲜松茸菌250克，水发花胶200克，鹧鸪2只（约500克），猪瘦肉150克，生姜3片。

做法：猪瘦肉洗净，切厚块；鹧鸪宰杀，去除羽毛及内脏，洗净，斩大块，连同猪瘦肉一齐放进沸水中稍焯，捞出冲洗干净血沫；鲜松茸菌洗净，切厚片；水发花胶洗净，切大块。把所有备好的食材连同生姜片一齐置于炖盅内，加清水2升、白酒少许，隔水炖2小时，精盐调味即可。

功用：松茸菌性平味甘，善于理气化痰、利湿别浊、舒筋活络，现代药理研究表明，松茸多糖能提高人体的自身免疫能力，有抗肿瘤、抗菌、抗病毒、抗真菌、抗糖尿病、抗炎等作用，是食药兼用菌类中抗癌效果较好的一种；花胶性平味甘，功擅滋补肝肾、养血润燥；鹧鸪性温味甘，功擅滋养补虚、开胃化痰；猪瘦肉性微寒味甘、咸，能补中益气、补肾滋阴、养血润燥。诸物合用，味道鲜香可口，汤性平和滋润，有良好的健脾益气、润肺化痰、滋补肝肾、养血润燥等作用，诚为御秋燥、润肤养颜之佳馔良汤，适宜一般人群于仲秋时节食用。也可用于肺脾不足、肝肾亏虚所致诸证的辅助治疗。

白银长生就手汤

食材：茭白5根（约500克），银耳50克，花生仁100克，猪手2只（约750克），鸡脚6只。

做法：猪手洗净，斩大块，连同洗净的鸡脚一齐放进沸水中稍焯，捞出冲洗干净；茭白削皮、洗净，切厚片；银耳用清水泡发，去除硬梗，洗净，拆散。上述食材连同洗净的花生仁一齐置于砂锅内，加清水3升、白酒少许，武火煮沸后改用文火熬2小时，精盐调味即可。

功用：茭白性寒味甘，善于清热解毒、除烦止渴、通利二便；银耳性平味甘、淡，长于滋补生津、润肺养胃；花生仁（有"长生果"的美称）性平味甘，能健脾养胃、润肺化痰；猪手性平味甘、咸，功擅补气血、润肌肤；鸡脚性温味甘，功擅温中益气、益精填髓、强筋骨。诸物合用，味道鲜香可口，汤性甘凉滋润，有良好的清热润燥、润肺养胃、健脾益气、润肤养颜等作用，适宜一般人群食用以御秋燥。也可用于脾肺气阴不足或燥热耗伤气阴所致诸证的辅助治疗。

注：体质虚寒者慎服。

百银怀杞花胶汤

食材： 百合、怀山药各30克，枸杞子15克，银耳50克，大枣3枚，生姜3片，花胶100克，猪瘦肉250克。

做法： 花胶泡发，洗净，切大块；猪瘦肉洗净，切小块；银耳泡发，去除硬梗，洗净，拆散；大枣劈开，去核；生姜洗净，切片。上述食材连同洗净的其他食材一齐置于炖盅内，加清水2升、白酒少许，隔水炖2小时，精盐调味即可。

功用： 百合性寒味甘，善于养阴润肺、清心安神；银耳性平味甘、淡，长于滋补生津、润肺养胃；怀山药性平味甘，能补脾益肺、养胃生津、补肾涩精；枸杞子性平味甘，功擅滋补肝肾、益精明目、润肺、止渴；花胶性平味甘，功擅补肝肾、养血润燥、养颜美容、延缓衰老，素有"海洋人参"的美誉；猪瘦肉性微寒味甘、咸，功擅补中益气、补肾滋阴、养血润燥；少佐大枣、生姜可调和脾胃。诸物合用，汤性平和滋润，有良好的补脾益气、滋阴润肺、养胃生津、滋补肝肾、益精养血、宁心安神、润肤养颜等作用，适宜一般人群于仲秋时节食用，尤其适宜妇女补益阴血、润肤养颜用。也可用于肺虚燥咳、皮肤枯槁、津伤口渴、血虚萎黄、头晕目眩、眼目昏花、心悸失眠、腰膝酸软等症的辅助治疗。

石仙银马响螺汤

食材： 鲜石仙桃150克，耳环石斛30克，银耳50克，马蹄6个，大枣3枚，生姜3片，响螺肉干150克，猪瘦肉250克。

做法： 响螺肉干用温水浸泡3小时，洗净，切块；猪瘦肉洗净，切成小方块；耳环石斛用温水浸泡3小时；银耳用温水泡发，去除硬梗，洗净，拆散；马蹄削皮，洗净，对半切开；大枣劈开，去核；生姜洗净，切片。上述食材连同洗净的鲜石仙桃一齐置于炖盅内，加清水2.5升、白酒少许，隔水炖2小时，精盐调味即可。

功用： 石仙桃性凉味甘、微苦，善于养阴润肺、清热解毒、利湿；耳环石斛性微寒味甘，长于益胃生津、滋阴清热、益肝肾明目、强筋骨；银耳性平味甘、淡，功擅滋补生津、润肺养胃；马蹄性寒味甘，功擅清热生津、化痰、消积；响螺肉性平味甘，功擅滋阴补气；猪瘦肉性微寒味甘、咸，功擅补中益气、补肾滋阴、养血润燥；少佐大枣、生姜可调和脾胃。诸物合用，味道鲜美，汤性清凉滋润，有良好的补中益气、养阴润肺、化痰止咳、益胃生津、滋养肝肾、养血润燥等作用，适宜一般人群秋季食用以御秋燥。也可用于肺胃阴虚，肝肾不足所致诸证的辅助治疗。

参榄鲍贝花胶汤

食材： 西洋参片10克，青橄榄15个，无花果6个，小鲜鲍10只，水发花胶200克，干贝30克，猪瘦肉150克，生姜3片。

做法： 青橄榄洗净，横斩为两半；水发花胶洗净，切大块；猪瘦肉洗净，切小块；生姜洗净，切片。上述食材连同洗净的西洋参片、鲜鲍鱼肉、干贝、无花果一齐置于炖盅内，加清水2升、白酒少许，隔水炖2小时，精盐调味即可。

功用： 西洋参性凉味甘、微苦，善于补气养阴、清热生津；青橄榄性平味甘、涩、酸，长于清热、利咽、生津、解毒；无花果性凉味甘，功擅清热生津、健脾开胃；鲍鱼性平味甘、咸，功擅滋阴清热、益精明目、润肠；花胶功擅滋补肝肾、养血润燥；干贝性平味甘、咸，功擅滋阴补肾、调中消食；猪瘦肉性微寒味甘、咸，能补中益气、补肾滋阴、养血润燥。诸物合用，味道鲜美，汤性平和滋润，清补兼备，既可清热生津、利咽解毒、开胃消食，又可补气养阴、滋肾益精、养血润燥，适宜一般人群秋季食用以御燥热，尤其适宜肺、脾、肾三脏气阴不足者食用。

山药金玉螺骨汤

食材： 铁棍山药250克，胡萝卜1根（约150克），玉米1根，田螺500克，猪排骨250克，大枣3枚，生姜3片。

做法： 田螺洗净，用钳子将尾部夹掉，用大量清水洗净，加入盐，清洁田螺表面的污泥；猪排骨洗净，斩成小段，连同田螺一齐放进沸水中稍焯，捞出冲洗净血沫；铁棍山药、胡萝卜分别削皮、洗净，滚刀切厚块；玉米去苞叶及须，洗净，横切为6段；大枣劈开，去核；生姜洗净，切片。把所有备好的食材一齐置于砂锅内，加清水2.5升、白酒少许，武火煮沸后改用文火熬1.5小时，精盐调味即可。

功用： 铁棍山药性平味甘，善于补脾益肺、养胃生津、补肾涩精；胡萝卜（又名金笋）性平味甘、辛，长于健脾和中、养肝明目、化痰止咳；玉米性平味甘，功擅调中开胃、利湿；田螺性寒味甘、咸，功擅清热、利水、止渴、解毒；猪排骨性微寒味甘、咸，能益肾滋阴、益气养血、生津润燥；佐大枣、生姜可调和脾胃。诸物合用，汤性清凉，清补兼备，既可清热利水、开胃止渴、化痰止咳，又可补脾益肺、益气养血、益肾滋阴、生津润燥。适宜一般人群于秋燥时节食用。

注：脾胃虚寒者慎服。

蚶肉豆腐汤

食材： 鲜蚶子1000克，嫩豆腐4块（约500克），生姜、香葱、芫荽少许。

做法： 鲜蚶子洗净入锅，加水1.5升，煮开口后取肉，再用此汤洗净鲜蚶子肉，汤沉淀10分钟取上清液备用；豆腐洗净，每块切为6小块；香葱洗净，切粒；生姜洗净，切丝；芫荽洗净，切段。把豆腐放进热油锅中，入鱼露、精盐稍煎，再加入煮蚶子的上清液和清水共1.5升，武火煮10分钟，待豆腐入味后，入蚶子肉，继续煮沸5分钟，撒上姜丝、香葱粒、芫荽段，精盐调味即可。

功用： 蚶子肉性温味甘，善于补气养血、温中健胃；豆腐性凉味甘，长于益气和中、生津润燥、清热解毒。两物合烹，味道鲜美，汤性平和滋润，有良好的健脾和中、益气养血、生津润燥等作用，适宜一般人群秋季食用以御秋燥。

螺蛳萝卜汤

食材： 螺蛳750克，白萝卜1根（约500克），紫苏叶、生姜、香葱适量。

做法： 螺蛳用清水浸泡24小时，让其吐净泥沙，洗净，放进锅中，加水2升，武火煮5分钟，捞出取肉，去除杂质，洗净，汤自然沉淀，取上清液备用；白萝卜削皮，洗净，切丝；紫苏叶、生姜分别洗净，切丝；香葱洗净，切粒。把萝卜丝、螺蛳肉一齐放进锅内，加入煮螺蛳之上清液约1.5升、白酒少许，武火煮沸20分钟，撒上紫苏叶丝、生姜丝、香葱粒，精盐调味即可。

功用：螺蛳性寒味甘，善于清热、利水、明目，《本草汇言》言"螺蛳解酒热，消黄疸，清火眼，利大小肠之药也"；白萝卜（熟者）性平味甘，长于消食、下气、化痰、止血、解渴、利尿。《本草纲目》说它"主吞酸，化积滞，解酒毒，散瘀血，甚效"；紫苏叶、生姜、香葱既可行气和中，减轻汤之寒性，又可消除螺蛳的腥膻味。诸物合用，不仅味道鲜美，且有较好的清热生津、开胃消食、行气化痰、利湿解毒、清肝明目等作用，适宜一般人群秋季除燥热、清痰火用，尤其适宜节后食滞纳差、伤酒口渴者食用。也可用于食积不化、腹胀吞酸、津伤烦热、内热消渴、肝热目赤、伤酒发黄、湿毒脚气等症的辅助治疗。

两地大枣猪尾汤

食材：生地黄30克，熟地黄30克，大枣6枚，猪尾巴1条（连骶骨，约500克）。

做法：猪尾巴洗净，斩段；大枣劈开，去核。连同生地黄、熟地黄一齐置于砂锅内，加清水2升、白酒少许，武火煮开，文火熬1.5小时，鸡精调味即可。

功用：生地黄性寒味甘，功擅清热凉血、养阴生津；熟地黄性微温味甘，功擅补血滋阴、益精填髓；大枣性温味甘，能补中益气、养血安神；猪尾巴性平味甘，长于益肾滋阴、生肌壮骨。诸物合用，味道鲜美，肝、脾、肾三脏并补，有良好的补中益气养血、滋阴益肾填髓、强筋骨、壮腰膝的作用。既是秋季滋阴润燥平补佳汤，亦可用于血虚萎黄、心悸怔忡、月经不调、崩漏下血、妇女脏躁、肝肾阴虚、精血不足、腰膝酸软、骨蒸劳热、盗汗遗精、内热消渴、眩晕、耳鸣、须发早白等症的辅助治疗。

地黄赤豆猪尾汤

食材：生地黄30克，赤小豆120克，大枣3枚，生姜3片，猪尾1条（连骶骨，约500克）。

做法：猪尾洗净，斩段；大枣劈开，去核。连同生地黄、赤小豆、生姜一齐置于砂锅内，加清水2升、白酒少许，武火煮沸，文火熬1.5小时，鸡精调味即可。

功用：生地黄性寒味甘，功擅清热凉血、养阴生津；赤小豆能利湿解毒排脓；猪尾长于益肾滋阴、解毒、止渴；生姜、大枣可调和脾胃。诸物合用，有良好的益肾滋阴、生津止渴、凉血解毒之功。既是抵御秋燥、润肤养颜的良汤，适宜一般人群饮用，也可用于热入营血、温毒发斑、吐血衄血、热病伤阴、舌绛烦渴、津伤便秘、阴虚发热、骨蒸劳热、内热消渴、肾虚腰痛及疮痈肿毒等症的辅助治疗。

花胶莲子汤

食材：花胶100克，猪瘦肉250克，鲜莲子250克，大枣3枚，生姜3片。

做法：花胶（厚者当切宽丝）用清水浸泡8～12小时；猪瘦肉切成小块；大枣劈开，去核；鲜莲子洗净。把所有食材置于炖盅内，加水1.5升、白酒少许，隔水炖1.5小时，精盐调味即可。

功用：花胶功擅补肝肾、养血润燥，莲子功擅补脾止泻、止带、益肾涩精、养心安神，猪瘦肉长于补肾滋阴、养血润燥、益气，大枣、生姜可调和脾胃。诸物合用，药性平和，不寒不燥不腻，味道鲜美，有良好的健脾益气、养血安神、滋阴润燥之功。适宜一般人群秋季食用，尤其适宜脾肾亏虚、精血不足、心失所养者食用。

参精山栗老鸭汤

食材：党参、黄精各30克，铁棍山药、栗子仁各150克，香菇6只，广陈皮15克，老白鸭1只（约1250克）。

做法：将老白鸭宰杀，去除羽毛及内脏，洗净，斩大块，放进加有广陈皮（或柑、橘、柚叶）的沸水中稍焯，捞出用冷水冲洗干净血沫；香菇用温水泡发，去除硬梗，洗净；铁棍山药削皮，洗净，滚刀切厚块。上述食材连同洗净的其他食材一齐置于砂锅内，加清水3升、白酒少许，武火煮沸后改用文火熬2

小时，精盐调味即可。

功用：党参性平味甘，善于健脾益肺，养血生津；黄精性平味甘，长于补气养阴、健脾、润肺、益肾；铁棍山药性平味甘，功擅补脾养胃、生津益肺、补肾涩精；栗子仁性平味甘、微咸，能益气健脾、补肾强筋、活血消肿；香菇性平味甘，能扶正补虚、健脾开胃、化痰理气、解毒、抗癌；老白鸭性平味咸，功擅补益气阴、利水消肿；佐以性温味苦、辛的广陈皮，既可健脾理气、燥湿化痰，使汤补而不滞，又可去除鸭之腥臊味。诸物合用，味道鲜香可口，汤性平和滋润，有良好的补脾益肺、益气养血、养阴生津、补肾益精、理气开胃、润肺化痰等作用，适宜一般人群于仲秋时节食用，尤其适宜肺、脾、肾三脏虚弱，气血阴精不足者食用。

怀杞二菌土鸡汤

食材：铁棍山药1根（约300克），枸杞子30克，虫草花50克，羊肚菌10只，大枣6枚，生姜3片，黄雌鸡1只（约1250克）。

做法：将黄雌鸡宰杀，去除羽毛及内脏，洗净，斩块，放进锅内，加入适量清水，煮沸2分钟，捞出用凉水冲洗干净血沫；铁棍山药削皮，洗净，滚刀切厚块；羊肚菌用温水浸泡，并不停旋转搅拌，捞出冲洗干净，保留泡发澄清液备用；虫草花用温水泡开，洗净；大枣劈开，去核；生姜洗净，切片。把所有备好的食材一齐置于砂锅内，加清水（连同羊肚菌浸泡液）3升、白酒少许，武火煮沸后改用文火熬2小时，精盐调味即可。

功用：铁棍山药性平味甘，善于补脾养胃、生津益肺、补肾涩精；枸杞子性平味甘，长于滋补肝肾、益精明目、润肺、止渴；虫草花性温味甘，功擅补肺益肾，现代药理研究表明，它有耐疲劳、耐缺氧、抗氧化、抗肿瘤、抗菌及雄性激素样作用；羊肚菌性平味甘，能和胃消食、理气化痰。黄雌鸡性温味甘，功擅温中益气、益精填髓；大枣性温味甘，能补中益气、养血安神，与生姜同施，又可调和脾胃。诸物合用，味道鲜香可口，汤性温和滋润，有良好的补脾益肺、补益气血、益胃生津、消食化痰、滋养肝肾、益精填髓等作用，适宜一般人群于仲秋时节食用。也可用于五脏虚弱，气、血、津、精不足者的调理。

百银二精花胶汤

食材： 百合15克，银耳30克，枸杞子、黄精各15克，大枣3枚，生姜3片，花胶100克。

做法： 花胶用姜葱水煮10分钟，泡发一夜，洗净，切大块；银耳泡发，去除硬梗，拆散，洗净；大枣劈开，去核；生姜洗净，切片。上述食材连同洗净的百合、枸杞子、黄精一齐置于炖盅内，加清水300毫升、白酒少许、精盐适量，隔水炖1小时即可。

功用： 百合性寒味甘，善于养阴润肺、清心安神；银耳性平味甘、淡，长于滋补生津、润肺养胃；枸杞子性平味甘，功擅滋补肝肾、益精明目、润肺、止渴；黄精性平味甘，能补气养阴、健脾、润肺、益肾；花胶素有"海洋人参"之美誉，性平味甘，功擅补肝肾、养血润燥、养颜美容、延缓衰老；大枣性温味甘，功擅补中益气、养血安神，与生姜同用可调和脾胃。诸物合用，汤性平和，有良好的补气养阴、润肺养胃、生津止渴、滋补肝肾、养血润燥、宁心安神等作用，适宜一般人群于秋分时节食用，尤其适宜妇女润肤养颜用。

双参二精乌鸡汤

食材： 党参、北沙参、枸杞子、黄精各15克，大枣6枚，生姜3片，乌鸡1只（约750克）。

做法： 将乌鸡宰杀，去除羽毛及内脏，洗净，斩大块，放进沸水中稍焯，捞出用冷水冲洗干净血沫；大枣劈开，去核。上述食材连同洗净的其他食材一齐置于炖盅内，加清水2升、白酒少许，隔水炖2小时，精盐调味即可。

功用： 党参性平味甘，善于健脾益肺、养血生津；北沙参性凉味甘，长于养阴清肺、益胃生津；枸杞子性平味甘，功擅滋补肝肾、益精明目、润肺、止渴；黄精性平味甘，能补气养阴、健脾、润肺、益肾，两物等量同用，有助气固精、补填丹田、养血驻颜之效；大枣性温味甘，能补中益气、养血安神，与生姜同用，又能调和脾胃；乌鸡性平味甘，功擅补肝肾、益气血、退虚热。诸物合用，汤性平和滋润，有良好的补脾益肺、补气养阴、补肝肾、益精血、养心安神、润肤驻颜等作用，适宜一般人群于仲秋时节食用。也可用于脾肺虚弱，肝肾亏损，气、血、精、津不足者的辅助治疗。

芪牛黄精猪尾汤

食材： 五指毛桃、牛大力各50克，黄精30克，无花果4个，猪尾巴1条（连骶骨，约750克），鸡脚6只。

做法： 猪尾巴洗净，斩块，与洗净的鸡脚一齐放进沸水中稍焯，捞出用冷水冲洗干净血沫，然后连同洗净的其他食材一齐置于砂锅内，加清水3升、白酒少许，武火煮沸后改用文火熬2小时，精盐调味即可。

功用： 五指毛桃（又名南芪）性平味甘，善于健脾补肺、行气利湿、舒筋活络；牛大力性平味甘，长于补虚润肺、强筋活络；黄精性平味甘，功擅补气养阴、健脾、润肺、益肾；无花果性凉味甘，能清热生津、健脾开胃；猪尾巴性平味甘，功擅益肾滋阴、生肌壮骨；鸡脚性温味甘，功擅温中益气、益精填髓、强筋骨。诸物合用，味道鲜香可口，汤性平和滋润，有良好的补气健脾、益胃生津、养阴润肺、补肾益精、强筋壮骨等作用，适宜一般人群于仲秋时节食用，尤其适宜脾、肺、肾三脏虚弱，气、阴、津、精不足者食用。

寒　露

斗指辛，太阳黄经为195度，阳历10月7—9日交节

【养生小贴士】

1. 节气特点

寒露至，寒气渐生，尤其早晚寒意始浓。《月令七十二候集解》云："九月节，露气寒冷，将凝结也。"寒露是反映温度变化的节气。此时气温较白露时更低，露水更多，且带寒意。古代把露作为天气转凉变冷的表征，此时中国大部分地区天气凉爽，雨水减少，秋熟作物先后成熟登场。"杀尽百花独寿客，登高看取酒与茶"，此时亦是登高赏菊之时，百花杀尽，确有一番寒意来袭。

2. 养生特点

起居养生：早卧早起。《素问·四气调神大论》明确指出："秋三月，早卧早起，与鸡俱兴。"

节气灸：寒露至，寒渐生，寒从足下入，又有"白露身不露，寒露脚不露"一说，寒邪易从足部侵入体内，故宜泡脚以暖足。"热水泡脚，胜吃补药"，晚睡前一小时可用温水泡脚，艾灸涌泉、三阴交、足三里等穴。

运动养生：登高远足。寒气渐生，体质虚弱不能适应季节变化者可通过登高远足加强锻炼，提高免疫力，同时可缓解抑郁、调畅情绪。

【食疗药膳】

栗子莲藕猪肉汤

食材：栗子仁、莲藕各500克，猪瘦肉250克，火腿肉50克。

做法：莲藕去皮、节，洗净，切厚块；猪瘦肉洗净，切厚块；火腿肉切

粒。上述食材连同洗净的栗子仁一齐置于砂锅内,加清水3升、白酒少许,武火煮沸后改用文火熬1.5小时,精盐调味即可。

功用: 栗子仁性平味甘、微咸,善于益气健脾、补肾强筋、活血消肿、止血;莲藕(熟者)性温味甘,长于健脾开胃、益血补心;猪瘦肉性微寒味甘、咸,功擅补肾滋阴、养血润燥、益气、消肿;火腿肉性温味甘、咸,能健脾开胃、滋肾益精、补气养血。诸物合用,不仅味道香馥鲜美,而且有良好的健脾开胃、补气养血、滋肾益精、滋阴润燥等作用,适宜一般人群深秋食用。也可用于脾胃虚弱、食少纳呆、短气懒言、血虚萎黄、心悸健忘、肾虚精亏、腰膝酸软、筋骨无力等症的辅助治疗。

核桃杜仲猪肾汤

食材: 核桃仁100克,杜仲30克,枸杞子30克,猪肾2只,火腿肉50克。

做法: 将猪肾剖开,去净肾盂部分的白色筋膜,切片,洒上花生油、淀粉,处理、清洗干净,待用;火腿肉切粒。将洗净的核桃仁、杜仲、枸杞子、火腿肉粒一齐置于砂锅内,加清水2升、白酒少许,武火煮沸后改用文火熬1小时,加入备好的猪肾肉片再煮5分钟,精盐调味即可。

功用: 核桃仁性温味甘,善于补肾、温肺、润肠;杜仲性温味甘,长于补肝肾、强筋骨;枸杞子性平味甘,功擅滋补肝肾、益精明目、润肺、止渴;猪肾性平味咸,能补肾益阴、利水;火腿肉性温味甘、咸,能健脾开胃、滋肾益精、补气养血。诸物合用,有良好的健脾益肺、补肾益阴、养血润燥、强筋壮骨等作用,适宜一般人群于秋末冬初食用。也可用于肺虚咳喘、脾虚食少、肝肾不足、腰膝酸软、筋骨无力、头晕目眩、目昏不明、阳痿遗精、内热消渴等症的辅助治疗。

羊肚菌竹荪炖花胶

食材: 竹荪30克,羊肚菌10克,花胶100克,猪瘦肉150克。

做法: 分别将竹荪、羊肚菌、花胶用清水泡发,清洗干净,并切段或对半纵切开;猪瘦肉剁烂,并压成团状。将所有备好的食材置于炖盅内,加清水300毫升、白酒少许、精盐适量,隔水炖1小时即可。

功用：花胶为主料，功擅补肝肾、养血润燥；竹荪性凉味甘，能补气养阴、润肺止咳、清热利湿；羊肚菌性平味甘，能和胃消食、理气化痰的；猪瘦肉性微寒味甘、咸，能补肾滋阴、养血润燥、补中益气。诸物合用，味香馥，性平和，有较好的补中益气、滋阴润肺、滋补肝肾、养血润燥等作用。适宜中秋后御秋燥、润肤养颜用。也可用于肾虚遗精、腰膝无力、眩晕耳鸣、血虚萎黄、血虚筋挛、产后风痉、阴虚燥咳等症的辅助治疗。

怀杞沙贝土鸡汤

食材：铁棍山药250克，枸杞子30克，沙虫干100克，干贝50克，生姜3片，黄雌鸡1只（约1250克）。

做法：将黄雌鸡宰杀，去除羽毛及内脏，洗净，斩大块，放进沸水中稍焯，捞出冲洗干净血沫；沙虫干用温水浸泡2小时，纵向剪开虫体，清洗干净；铁棍山药削皮，洗净，滚刀切厚块；干贝放进微波炉，用中火加热20秒，取出趁热拆丝（此法可增香，可省）；生姜洗净，切片。上述食材连同洗净的枸杞子一齐置于砂锅内，加清水3升、白酒少许，武火煮沸后改用文火熬2小时，精盐调味即可。

功用：铁棍山药性平味甘，善于补脾益肺、养胃生津、补肾涩精；枸杞子性平味甘，长于滋补肝肾、益精明目、润肺、止渴；黄雌鸡性温味甘，功擅温中益气、益精填髓；沙虫性寒味咸，功擅滋阴降火、清肺补虚；干贝性平味甘、咸，能滋阴补肾、调中消食。诸物合用，味道鲜美，汤性平和滋润，有良好的补脾益肺、养胃生津、滋补肝肾、益精填髓等作用，适宜一般人群于深秋时节食用。也可用于脾、肺、肾三脏不足者的调理。

杏花胶菇鸡汤

食材：银杏仁60克，花生仁100克，香菇6只，黄花胶150克，黄雌鸡1只（约1250克）。

做法：将黄雌鸡宰杀，去除羽毛及内脏，洗净，斩大块，放进沸水中稍焯，捞出冲洗干净血沫；黄花胶用葱姜水煮10分钟，泡发一夜，洗净；银杏仁放入沸水中稍焯，捞出去掉种皮及胚芽；香菇用清水泡发，去除硬梗，洗净，对半切开。上述食材连同洗净的花生仁一齐置于炖盅内，加清水2升、白酒少许，隔水炖2小时，精盐调味即可。

功用： 银杏仁性平味甘、苦、涩，善于敛肺定喘、止带缩尿；花生仁性平味甘，长于健脾养胃、润肺化痰；香菇性平味甘，功擅扶正补虚、健脾开胃、化痰理气、解毒、抗癌；黄花胶性平味甘，功擅滋补肝肾、养血润燥；黄雌鸡性温味甘，能温中益气、益精填髓。诸物合用，味道鲜香可口，汤性平和滋润，有良好的健脾益气、润肺化痰、滋补肝肾、益精养血、润肤养颜等作用，适宜一般人群于深秋时节食用以御秋燥。也可用于肺、脾、肝、肾虚弱，气血津精不足者的调理。

银猴双花响螺鸡胶汤

食材： 银耳、猴头菇各30克，虫草花、霸王花各50克，生姜3片，响螺肉干200克，鸡中翅6只，花胶仔10只，猪瘦肉100克。

做法： 响螺肉干洗净，用温水浸泡3小时，切小片；猪瘦肉洗净，切厚块；鸡中翅洗净；银耳、猴头菇分别用清水泡发，清洗干净，切块；虫草花洗净，用清水浸泡；霸王花用清水泡发，洗净，切段；生姜洗净，切片；花胶仔洗净。把所有备好的食材一齐置于炖盅内，加清水2.5升、白酒少许，隔水炖2小时，精盐调味即可。

功用： 银耳性平味甘、淡，善于滋补生津、润肺养胃；猴头菇性平味甘，长于健脾养胃、安神、抗癌；虫草花性温味甘，功擅补肺益肾，现代药理研究表明，它有耐疲劳、耐缺氧、抗氧化、抗肿瘤、抗菌及雄性激素样作用；霸王花性微寒味甘，能清热润肺、止咳化痰、解毒消肿；响螺肉性平味甘，功擅滋阴补气；猪瘦肉性微寒味甘、咸，功擅补中益气、补肾滋阴、养血润燥；鸡翅性温味甘，能温中益气、益精填髓；花胶性平味甘，能滋补肝肾、养血润燥。诸物合用，味道鲜美，汤性平和滋润，有良好的健脾益气、养胃生津、润肺化痰、滋补肝肾、养血润燥等作用，适宜一般人群于深秋时节食用以御秋燥。也可用于体质虚弱者的调理。

萝卜笋菇老鸭汤

食材： 白萝卜1根（约500克），竹笋干150克，香菇6只，广陈皮15克，火腿肉50克，老鸭1只（约1250克）。

做法： 将老鸭宰杀，去除羽毛及内脏，洗净，斩大块，放进加有广陈皮（或柑、橘、柚叶）的沸水中稍焯，捞出冲洗干净血沫；白萝卜削皮，洗净，滚刀切厚块；竹笋干先用温水浸泡几个小时，待变软后煮半小时，捞出，切薄块，再用清水浸泡12小时，待用；香菇用温水泡发，去除硬梗，洗净，对半切开；火腿肉洗净，切成粒。上述食材连同洗净的广陈皮一齐置于砂锅内，加清水3升、白酒少许，武火煮沸后改用文火熬2小时，精盐调味即可。

功用： 白萝卜（熟者）性平味甘，善于消食、下气、化痰；竹笋性寒味甘、苦，长于清热除烦、除湿、利水；香菇性平味甘，功擅扶正补虚、健脾开胃、化痰理气、解毒、抗癌；老鸭性平味咸，功擅补益气阴、利水消肿；火腿肉性温味甘、咸，能健脾开胃、滋肾益精、补气养血；佐以性温味苦、辛的广陈皮，既可健脾理气、燥湿化痰，使汤补而不滞，又可去除鸭之腥臊味。诸物合用，味道鲜香可口，汤性平和滋润，有良好的健脾益气、除烦止渴、开胃消食、润肺化痰、养血益精等作用，适宜一般人群于深秋时节食用以御秋燥。也可用于肺、脾、肾三脏气阴不足者的调理。

莲芡山栗胶鸡汤

食材： 鲜莲子、鲜芡实、铁棍山药、栗子仁各100克，大枣6枚，生姜3片，黄花胶100克，黄雌鸡1只（约1250克）。

做法： 将黄雌鸡宰杀，去除羽毛及内脏，洗净，斩大块；黄花胶用葱姜水煮10分钟，泡发一夜，洗净，切大块；铁棍山药削皮，洗净，滚刀切厚块；大枣劈开，去核。上述食材连同洗净的其他食材一齐置于砂锅内，加清水3升、白酒少许，武火煮沸后改用文火熬2小时，精盐调味即可。

功用： 莲子性平味甘、涩，善于补脾止泻、止带、益肾涩精、养心安神；芡实性平味甘、涩，长于益肾固精、补脾止泻、除湿止带；铁棍山药性平味甘，功擅补脾益肺、养胃生津、补肾涩精；栗子仁性平味甘、微咸，能益气健脾、补肾强筋、活血消肿；黄雌鸡性温味甘，功擅温中益气、益精填髓；黄花胶性平味甘，功擅滋补肝肾、养血润燥；佐以大枣性温味甘，能补中益气、养血安神，与生姜同施，又可调和脾胃。诸物合用，味道鲜香可口，汤性温润，不腻不燥，有良好的补脾肺气、益胃生津、滋补肝肾、养血益精、养心安神、润肤养颜等作用，适宜一般人群于秋末冬初时节食用，尤其适宜五脏虚弱，气、血、津、精不足者调理用。

二菇双仁螺鸭汤

食材： 金虫草100克，香菇6只，银杏仁50克，核桃仁100克，广陈皮15克，海螺肉干150克，老白鸭1只（约1250克）。

做法： 将老白鸭宰杀，去除羽毛及内脏，洗净，斩大块，放进加有广陈皮（或柑、橘、柚叶）的沸水中稍焯，捞出用冷水冲洗干净血沫；海螺肉干用温水浸泡2小时，清洗干净，切片；金虫草用温水泡软，洗净；香菇用温水泡发，去除硬梗，洗净，对半切开；银杏仁放入沸水中稍焯，去掉种皮及胚芽；广陈皮用温水泡软，切丝。上述食材连同洗净的核桃仁一齐置于砂锅内，加清水3升、白酒少许，武火煮沸后改用文火熬2小时，精盐调味即可。

功用： 金虫草性温味甘，善于补肺益肾；银杏仁性平味甘、苦、涩，长于敛肺定喘、止带缩尿；核桃仁性温味甘，功擅补肾、温肺、润肠；香菇性平味甘，能扶正补虚、健脾开胃、化痰理气、解毒、抗癌；海螺肉性平味甘，功擅滋阴补气；老白鸭性平味咸，功擅补益气阴、利水消肿；佐以性温味苦、辛的广陈皮，既可健脾理气、燥湿化痰，使汤补而不滞，又可去除鸭之腥臊味。诸物合用，味道鲜香可口，汤性温和滋润，有良好的补益气阴、补益肺肾、健脾开胃、理气化痰、敛肺止咳等作用，适宜一般人群于深秋时节食用，尤其适宜肺、脾、肾三脏虚弱者食用。

南瓜核桃墨鱼粥

食材： 南瓜500克，核桃仁100克，墨鱼干50克，粳米250克。

做法： 南瓜削皮，洗净，切小块；核桃仁洗净，捣碎；墨鱼干用温水泡软，洗净，切丝；粳米洗净，拌适量花生油、精盐腌30分钟。把所有备好的食材一齐置于砂锅内，加入适量清水，武火煮沸后改用文火熬1小时，精盐调味即可。

功用： 南瓜性平味甘，善于补中益气、益心敛肺、解毒消肿；核桃仁性温味甘，长于补肾、温肺、润肠；墨鱼性平味咸，功擅养血滋阴；粳米性平味甘，功擅补气健脾、除烦止渴。诸物合用，味道甘香可口，粥性温和滋润，共奏补气健脾、益心敛肺、滋阴补肾、养血润燥之功，适宜一般人群于深秋时节食用以御凉燥。也可用于脾肺虚弱、心肾不足者的调养。

松茸海参土鸡汤

食材： 鲜松茸菌250克，水发海参6条，黄雌鸡半只（约600克），生姜少许。

做法： 黄雌鸡洗净，斩大块；鲜松茸菌洗净，用陶瓷刀切薄片；水发海参洗净，每条纵切为两半；生姜洗净，切片。在砂锅内加适量清水，待水沸腾后，放进鸡块、少许白酒，武火煮沸10分钟，去净上浮泡沫，接着加入海参块、松茸菌片、生姜片，再煮沸5分钟，精盐、鸡精调味即可。

功用： 松茸菌性平味甘，善于理气化痰、利湿别浊、舒筋活络，现代药理研究表明，松茸多糖能提高人体的自身免疫能力，有抗肿瘤、抗菌、抗病毒、抗真菌、抗糖尿病、抗炎等作用；海参性平味甘、咸，功擅补肾益精、养血润燥；黄雌鸡性温味甘，功擅温中益气、益精填髓。诸物合用，味道鲜香可口，汤性温和滋润，既可温中益气、补肾益精、养血润燥，又可理气化痰、舒筋活络，诚为岭南地区深秋时节食疗养生之佳馔良汤，适宜一般人群食用以御凉燥。

怀杞参菇胶鸡汤

食材： 怀山药、枸杞子、党参各30克，香菇6只，大枣6枚，生姜3片，黄花胶200克，黄雌鸡半只（约600克）。

做法： 黄雌鸡洗净，斩大块，放进沸水中稍焯，捞出用冷水冲洗干净血沫；黄花胶用葱姜水煮10分钟，泡发一夜，洗净，切大块；香菇用温水浸泡1小时，去除硬梗，洗净，对半切开；大枣劈开，去核；生姜洗净，切片。上述食材连同洗净的其他食材一齐置于砂锅内，加清水3升、白酒少许，武火煮沸后改用文火熬2小时，精盐调味即可。

功用：怀山药性平味甘，善于补脾养胃、生津益肺、补肾涩精；枸杞子性平味甘，长于滋补肝肾、益精明目、润肺、止渴；党参性平味甘，功擅健脾益肺、养血生津；香菇性平味甘，能扶正补虚、健脾开胃、化痰理气、解毒、抗癌；花胶素有"海洋人参"之美誉，性平味甘，功擅补肝肾、养血润燥、养颜美容、延缓衰老；黄雌鸡性温味甘，功擅温中益气、益精填髓；大枣性温味甘，能补中益气、养血安神，与生姜同用，又能调和脾胃。诸物合用，味道鲜美，汤性温和滋润，有良好的补脾益肺、补气养血、养胃生津、润肺化痰、滋补肝肾、益精填髓、养血润燥等作用，适宜一般人群于深秋时节食用。

银桃花生猪肾汤

食材：银杏仁、核桃仁、花生仁各50克，猪肾2只，猪瘦肉250克。

做法：将猪肾剖开，去净肾盂部分的白色筋膜，切片，洒上花生油、淀粉，处理，清洗干净；猪瘦肉洗净，切薄片；把猪肾片和猪瘦肉片一齐放入碗中，加入适量的精盐、淀粉、酱油、花生油、料酒拌腌30分钟，待用；银杏仁放入沸水中稍焯，去掉种皮及胚芽。将银杏仁连同洗净、沥干水分的核桃仁、花生仁一齐放进热油锅中稍炒香，加入适量清水，武火煮沸20分钟，接着放入腌制好的猪肾片、猪瘦肉片，再煮沸5分钟，精盐调味即可。

功用：银杏仁性平味甘、苦、涩，善于敛肺定喘、止带缩尿；核桃仁性温味甘，长于补肾、温肺、润肠；花生仁性平味甘，功擅健脾养胃、润肺化痰；猪肾性平味咸，功擅补肾益阴；猪瘦肉性微寒味甘、咸，功擅补肾滋阴、养血润燥、益气、消肿。诸物合用，味道鲜香可口，汤性平和滋润，有良好的补脾益肺、润肺化痰、益气养血、补肾滋阴、润燥养颜等作用，适宜一般人群于深秋时节食用，尤其适宜肺、脾、肾三脏虚弱者食用。

桃精山莲猪肚汤

食材：核桃仁100克，黄精、怀山药、莲子各30克，香菇6只，胡椒15粒，猪肚1只（约750克），火腿肉50克。

做法： 将猪肚用生粉、花生油处理后清洗干净，切大块；香菇用温水泡发，去除硬梗，洗干净，对半切开；火腿肉洗净，切粒；胡椒压碎。上述食材连同洗净的其他食材一齐置于砂锅内，加清水3升、白酒少许，武火煮沸后改用文火熬2小时，精盐调味即可。

功用： 核桃仁性温味甘，善于补肾、温肺、润肠；黄精性平味甘，长于补气养阴、健脾、润肺、益肾；山药性平味甘，功擅补脾益肺、养胃生津、补肾涩精；莲子性平味甘、涩，能补脾止泻、止带、益肾涩精、养心安神；香菇性平味甘，善于扶正补虚、健脾开胃、化痰理气、解毒、抗癌；猪肚性温味甘，功擅补虚损、健脾胃；火腿肉性温味甘、咸，功擅健脾开胃、滋肾益精、补气养血；少佐性热味辛的胡椒，既能温中散寒、下气、消痰，又能消除猪肚的腥臊味。诸物合用，味道鲜香可口，汤性温和滋润，有良好的补气养血、健脾开胃、润肺化痰、养阴生津、滋肾益精等作用，适宜一般人群于深秋时节食用以御凉燥。也可用于脾胃虚寒、食少纳呆，肺肾两虚、咳喘痰稀等症的辅助治疗。

山精参桃白鹅汤

食材： 怀山药、黄精、北沙参各30克，核桃仁50克，无花果4个，广陈皮10克，老白鹅肉1000克。

做法： 老白鹅肉洗净，切大块，置于锅中，加适量清水，煮沸5分钟，捞出用冷水冲洗干净血沫，然后连同洗净的其他食材一齐置于砂锅内，加清水3升、白酒少许，武火煮沸后改用文火熬2小时，精盐调味即可。

功用： 怀山药性平味甘，善于补脾益肺、养胃生津、补肾涩精；黄精性平味甘，长于补气养阴、健脾、润肺、益肾；北沙参性凉味甘，功擅养阴清肺、益胃生津；核桃仁性温味甘，能补肾、温肺、润肠；无花果性凉味甘，能清热生津、健脾开胃、解毒消肿；鹅肉性平味甘，功擅益气补虚、和胃止渴；少佐性温味苦、辛的广陈皮，既可健脾理气、燥湿化痰，使汤补而不滞，又可去除鹅肉之腥臊味。诸物合用，味道鲜香可口，汤性平和滋润，有良好的补脾益气、养阴润肺、益胃生津、补肾涩精等作用，适宜一般人群于深秋时节食用。

四神栗沙土鸡汤

食材： 怀山药、茯苓、莲子、芡实各30克，栗子仁150克，沙虫干100克，大枣3枚，生姜3片，黄雌鸡1只（约1250克）。

做法： 将黄雌鸡宰杀，去除羽毛及内脏，洗净，斩块，放进锅内，加入适量清水，煮沸2分钟，捞出用凉水冲洗干净血沫；沙虫干放进锅内，微火略炒，取出，去沙囊，用温水浸泡2小时，纵向剪开虫体，清洗干净；怀山药、茯苓、莲子、芡实一起洗净，用温水浸泡30分钟；大枣劈开，去核；生姜洗净，切片。把洗净的栗子仁连同所有备好的食材一齐置于砂锅内，加清水3升、白酒少许，武火煮沸后改用文火熬2小时，精盐调味即可。

功用： 怀山药性平味甘，善于补脾益肺、养胃生津、补肾涩精；茯苓性平味甘、淡，长于利水渗湿、健脾宁心；莲子性平味甘、涩，功擅补脾止泻、止带、益肾涩精、养心安神；芡实性平味甘、涩，能益肾固精、补脾止泻、除湿止带。以上四味合称"健脾补肺益肾祛湿四神"。栗子仁性平味甘、微咸，能益气健脾、补肾强筋、活血消肿；沙虫性寒味咸，功擅滋阴降火；黄雌鸡性温味甘，功擅温中益气、益精填髓；少佐大枣、生姜可调和脾胃。诸物合用，味道鲜美，汤性平和，有良好的健脾补肺、补气滋阴、养胃生津、补肾强筋、益精填髓、养心安神等作用，适宜一般人群于深秋时节食用，尤其适宜肺、脾、肾三脏虚弱者食用。

南芪参精乌鸡汤

食材： 五指毛桃50克，党参15克，黄精30克，大枣6枚，生姜3片，乌鸡1只（约750克）。

做法： 将乌鸡宰杀，去除羽毛及内脏，洗净，斩大块，放进沸水中稍焯，捞出用冷水冲洗干净血沫；大枣劈开，去核；生姜洗净，切片；其他药材急速洗净，用清水浸泡30分钟。把所有备好的食材一齐置于砂锅内，加清水2.5升、白酒少许，武火煮沸后改用文火熬2小时，精盐调味即可。

功用： 五指毛桃（又名南芪）性平味甘，善于健脾补肺、行气利湿、舒筋活络；党参性平味甘，长于健脾益肺、养血生津；黄精性平味甘，功擅补气养阴、健脾、润肺、益肾；乌鸡性平味甘，功擅补肝肾、益气血、退虚热；佐以性温味甘的大枣，能补中益气、养血安神，与生姜同用，又能调和脾胃。诸物合用，味道鲜香可口，汤性平和滋润，有良好的补脾益肺、补气养阴、益胃生津、滋养肝肾、养血安神等作用，适宜一般人群于深秋时节食用。也可用于妇女经后调养，或气阴两虚、神疲乏力、虚劳烦热、口干舌燥、失眠多梦等症的辅助治疗。

参芪黑豆猪蹄汤

食材： 党参、黄芪各15克，黑豆150克，花生仁100克，龙眼肉6粒，猪蹄2只（约750克）。

做法： 猪蹄洗净，斩块，放进沸水中稍焯，捞出冲洗干净，然后连同洗净的其他食材一齐置于砂锅内，加清水2升、白酒少许，武火煮沸后改用文火熬1.5小时，精盐调味即可。

功用： 党参性平味甘，善于健脾益肺、养血生津；黄芪性微温味甘，长于补气升阳、固表止汗、生津养血、行滞通痹；黑豆性平味甘，功擅健脾益肾、活血利水、祛风解毒；花生仁性平味甘，能健脾养胃、润肺化痰；龙眼肉性温味甘，能补益心脾、养血安神；猪蹄性平味甘、咸，功擅补气血、润肌肤、通乳汁。诸物合用，汤性平和，有良好的补脾益肺、补气养血、益胃生津、补益心肾等作用，适宜一般人群食用。也可用于脾肺气虚、久咳气短、自汗、血虚萎黄、失眠健忘、肌肤干燥等症的辅助治疗。

霜　降

斗指戌，太阳黄经为210度，阳历10月22—24日交节

【养生小贴士】

1. 节气特点

《月令七十二候集解》曰："九月中，气肃而凝，露结为霜矣。"霜降为秋季的最后一个节气。霜降时节阳下入地，阴气始凝。此时午间还算温暖，但早晚已是寒冷侵袭。所谓"霜降杀百草"，经过寒霜的洗礼，原本还在挣扎的草木一下子就黄了，给人一种"万物尽收待冬来"的感觉。

2. 养生特点

饮食养生：①温养脾胃。霜降至立冬期间属阳明燥金，金气太过，土被泄耗，慢性胃炎和胃、十二指肠溃疡病高发，饮食避寒就温是保护脾胃的根本，否则土不生金，脾不养肺，易引起喉咙肿痛或伴低热咳嗽之症状。②慎食螃蟹、柿子。《本草经疏》曰："螃蟹，跌打损伤、血热瘀滞者宜之；若雪因寒凝结，与夫脾胃寒滑、腹痛喜热恶寒之人，咸不宜服。"若非要吃，可搭配温热的黄酒或姜丝醋以解寒性。五谷推荐糙米、大麦，五畜推荐羊肉、猪肉、牛肉搭配南瓜，五菜推荐冬瓜、南瓜、莲藕，五果推荐山楂、大枣等。

起居养生：①注意保暖。此时气候已渐寒冷，夜晚下霜，晨起阴冷。昼夜温差变化大，体质弱或原有慢性疾病的人易因此而感冒、发热或旧病加重；此外，人体血管受到寒冷刺激后会出现相应的收缩，使血压升高，故在此节气心脑血管疾病的发病率也开始上升，要预防上述疾病，保暖为关键。②霜降期间宜在晚上9点（戌末亥初）上床睡觉，因为戌时（晚上7—9点）心包经旺，对心脏有保护作用，而亥初至寅初（晚上9点至凌晨3点）的6个小时为一日之冬，冬为水，水克火，火属心，火在一日之冬休眠是保护心脏最好的方式。

【食疗药膳】

栗子番鸭汤

食材： 栗子仁500克，番鸭肉1000克，火腿肉50克，广陈皮10克。

做法： 番鸭肉洗净，斩大块；火腿肉切粒。上述食材连同洗净的栗子仁、广陈皮一齐置于砂锅内，加清水2.5升、白酒少许，武火煮沸后改用文火熬1.5小时，精盐调味即可。

功用： 栗子仁性平味甘、微咸，善于益气健脾、补肾强筋、活血消肿、止血，《玉楸药解》称"栗子补中助气，充虚益馁，培土实脾，诸物莫逮"；番鸭肉性温味甘，长于补肾、缩尿、益气，《本草纲目拾遗》言其可"助阳道，健腰膝，补命门，暖水脏"；火腿肉性温味甘、咸，能健脾开胃、滋肾益精、补气养血；广陈皮性凉味辛、甘，能下气、调中、化痰。诸物合用，有良好的健脾开胃、补气养血、补肾强筋等作用，适宜一般人群秋末冬初食用。也可用于脾胃虚弱、食少纳呆、肾虚阳痿、腰膝酸软、筋骨无力、尿频遗尿等症的辅助治疗。

洋参灵芝鸡汤

食材： 西洋参10克，赤灵芝30克，龙眼肉6枚，大枣3枚，生姜3片，黄雌鸡1只（约1250克）。

做法： 将黄雌鸡宰杀，去除羽毛及内脏，洗干净，斩大块；西洋参切成薄片；赤灵芝剪碎；大枣劈开，去核。上述食材连同洗净的龙眼肉、生姜片一齐置于炖盅内，加清水2.5升、白酒少许，隔水炖2小时，精盐调味即可。

功用： 西洋参性凉味甘、微苦，功擅补气养阴、清热生津，现代药理研究表明，西洋参有抗疲劳、抗利尿、耐缺氧、抗惊厥，以及促进凝血、降低血浆比黏度、增加红细胞膜流动性、抑制血小板聚集等作用；灵芝性平味甘，善于补气安神、化痰止咳，现代药理研究表明，灵芝有抗惊厥、镇静、镇痛、强心、抗心肌缺血、耐缺氧、降血压、抗血小板凝集、抗血栓、祛痰止咳等作用，还能促进血清、肝脏及骨髓中蛋白质与核酸的合成，加速骨髓细胞分裂、增殖，提高肝脏的解毒功能，此外还有抗肿瘤、保肝、抗炎、抗氧化、延缓衰老、抗辐射、增强免疫调节等作用；龙眼肉性温味甘，能补益心脾、养血安神；黄雌鸡性温味甘，能温中益气、益精填髓；佐大枣、生姜可调和脾胃。诸物合用，有良好的补气养血、宁心安神、生津止渴等作用，适宜一般人群秋末冬初食用。也可用于心脾气虚、肺虚咳喘、短气乏力、食少纳呆、阴血不足、面色萎黄、心悸失眠、虚热烦倦、内热消渴等症的辅助治疗。

二牛思仙寄生汤

食材：杜仲、桑寄生各30克，牛膝15克，牛蹄筋250克，大枣3枚，生姜3片。

做法：先将牛蹄筋用温水泡发（约泡12小时），切段；大枣劈开，去核。上述食材连同其他洗净的食材一齐置于砂锅内，加清水2.5升、白酒少许，武火煮沸后改用文火熬1.5小时，精盐调味即可。

功用：杜仲（又名思仙）性温味甘，善于补肝肾、强筋骨，《本草汇言》称"凡下焦之虚，非杜仲不补；下焦之湿，非杜仲不利；足胫之酸，非杜仲不去；腰膝之疼，非杜仲不除……补肝益肾，诚为要剂"，现代药理研究表明，杜仲有降血压、减少胆固醇吸收、扩张血管、增强免疫、镇静、镇痛、抗应激、利尿、延缓衰老等作用；桑寄生性平味苦、甘，长于补肝肾、强筋骨、祛风湿，《神农本草经》言桑寄生"主腰痛，小儿背强，痈肿，安胎，充肌肤，坚发齿，长须眉"，现代药理研究表明，桑寄生具有降血脂、降血压、镇静、利尿、扩张冠状动脉、增加冠脉血流量等作用；牛膝性平味苦、甘、酸，能活血祛瘀、补肝肾、强筋骨、引血下行；牛蹄筋性温味甘，功擅益气补虚、暖脾胃、强筋骨；佐大枣、生姜可调和脾胃。诸物合用，有良好的益气补虚、暖脾胃、补肝肾、强筋骨等作用，适宜一般人群秋末冬初调补食用，尤其适宜久坐伏案者食用。也可用于脾胃虚弱、食少纳呆、肝肾亏损、腰膝酸软、筋骨无力、风湿痹痛及高血压等症的辅助治疗。此汤可用性温味甘，能温中益气、益精填髓的黄雌鸡（1只，约750克）代替牛蹄筋，功用差异不大。

栗子香菇花胶汤

食材：栗子仁500克，香菇6只，花胶100克，大枣3枚，生姜3片。

　　做法：花胶泡发，洗净；香菇泡发，去除硬梗，洗净；大枣劈开，去核。上述食材连同洗净的栗子仁、生姜片一齐置于砂锅内，加清水2.5升、白酒少许，武火煮沸后改用文火熬1.5小时，精盐调味即可。

　　功用：栗子仁性平味甘、微咸，善于益气健脾、补肾强筋、活血消肿、止血；香菇性平味甘，能扶正补虚、健脾开胃、化痰理气、解毒、抗癌；花胶性平味甘，善补肝肾、养血润燥；佐大枣、生姜可调和脾胃。诸物合用，有良好的健脾益气、滋补肝肾、养血润燥等作用，适宜一般人群秋末冬初食用。也可用于脾胃气虚、食少纳呆、咳嗽痰多、肝肾不足、腰膝酸软、眩晕耳鸣、血虚萎黄、血虚筋挛、皮肤干燥等症的辅助治疗。

五指毛桃浸鸡汤

　　食材：五指毛桃150克，大枣6枚，黄雌鸡1只（约1250克）。

　　做法：将黄雌鸡宰杀，去除羽毛、内脏，洗净，斩小块；大枣劈开，去核。将洗净的五指毛桃、大枣放进砂锅内，加清水2升，武火煮沸后改文火熬1小时，然后把鸡块放进锅中，加少许白酒，再煮5分钟（以鸡肉刚熟为度），以精盐调味即可。

　　功用：五指毛桃性平味甘，功擅健脾补肺、行气利湿、舒筋活络；大枣性温味甘，功擅补中益气、养血安神。两药共熬成汤底，用于浸长于温中益气、益精填髓的黄雌鸡。诸物合用，共奏健脾补肺、养血舒筋、益精填髓之功，为深秋平补佳馔。也可用于脾虚浮肿、食少乏力、肺虚咳嗽、心悸失眠、盗汗、带下、产后无乳、腰膝酸软、风湿痹痛等症的辅助治疗。

猴头菇黄芪炖鸡

　　食材：猴头菇100克，黄芪30克，大枣3枚，生姜3片，黄雌鸡1只（约1250克）。

　　做法：猴头菇用清水泡发，清洗干净；黄雌鸡宰杀，除去羽毛、内脏，清洗干净，斩大块；大枣劈开，去核。上述食材连同洗净的黄芪、生姜一齐置于炖盅内，加清水2升、白酒少许，隔水炖1.5小时，精盐调味即可。

　　功用：猴头菇性平味甘，归脾、胃经，功擅健脾养胃、安神、抗癌，现代药理研究表明，其有提高人体免疫力、抑瘤、抗溃疡、延缓衰老等作用；黄芪性微温味甘，归肺、脾经，为"补气之长"，功擅补气升阳、固表止汗、利尿消肿、生津养血、行滞通痹、托毒排脓、敛疮生肌；黄雌鸡性温味甘，能温中益气、益精填髓；再入大枣，既可增强主料补中益气、养血安神的作用，又能合生姜以调和脾胃。诸物合用，有较好的补中益气、开胃增食、养心安神、扶正抗癌等作用，适宜一般人群深秋食用。也可用于体虚乏力、食欲不振、表虚自汗、气虚水肿、内热消渴、血虚萎黄、心悸失眠、痹痛麻木、胃与十二指肠溃疡、慢性胃炎、消化道肿瘤等症的辅助治疗。

莲藕墨鱼汤

食材： 莲藕1000克，绿豆100克，墨鱼干150克，猪脊骨250克。

做法： 墨鱼水发2小时，洗净，切块；猪脊骨洗净，斩块；莲藕去皮、节，洗净，切厚块；绿豆洗净（去不去衣均可）。将所有食材置于砂锅内，加清水2升、白酒少许，武火煮沸后改文火熬1.5小时，精盐调味即可。

功用： 莲藕为本汤主料，《本草经疏》说它"熟者甘温，能健脾开胃，益血补心，故主补五脏，实下焦，消食，止泄，生肌，及久服令心欢止怒也"；墨鱼性平味咸，能养血滋阴，《医林纂要》认为它可"补心通脉，和血清肾，去热保精，作脍食，大能养血滋阴，明目去热"；猪脊骨性平味甘，能益肾滋阴；绿豆性寒味甘、淡，能清热降火，制约莲藕"吊火"（指煲、炒的莲藕易致口干、咽痛、牙痛等"上火"症状）之弊。诸物合用，共奏健脾开胃、滋阴养血、养心安神之功，适宜一般人群秋季养阴润燥用，也可用于脾虚食少、血虚经闭、骨蒸劳热、遗精带下、消渴等症的辅助治疗。

塘虱鱼黑豆汤

食材： 塘虱鱼2条（约750克），黑豆100克，大枣6枚，广陈皮5克。

做法： 将塘虱鱼宰杀，去除内脏，洗净，斩段；大枣劈开，去核；广陈皮用水润软后切丝。上述食材连同洗净的黑豆一齐放进砂锅内，加清水1.5升、白酒少许，武火煮沸后用文火慢熬1.5小时，精盐调味即可。

功用： 塘虱鱼性平味甘，功擅益肾、调中、养血、止血；黑豆性平味甘，长于健脾益肾、活血利水、祛风解毒；大枣性温味甘，能补中益气、养血安神；佐广陈皮以理气健脾、燥湿化痰，且能祛鱼之腥臊味，使汤味道鲜美，补而不滞。诸物合用，有良好的健脾益肾、养血安神、祛风解毒等作用，适宜一般人群秋冬食用，尤其适宜妇女月经过后食用及阴血不足、阴虚火旺之人食用。也可用于久病体虚、食欲不振、血虚萎黄、心悸失眠、肾虚腰膝酸痛、衄血、倒经、风毒脚气、风痹筋挛、产后风痉、妇女脏躁、瘾疹瘙痒、水肿胀满等症的辅助治疗。

金银山竹老鸽汤

食材： 金虫草150克，银耳30克，铁棍山药200克，竹荪10根，老鸽2只（约750克）。

做法： 将老鸽宰杀，去除羽毛及内脏，洗净，斩大块，放进沸水中稍焯，捞出冲洗干净血沫；金虫草用清水浸泡30分钟，洗净；银耳用温水泡发，去除硬梗，洗净，拆散；铁棍山药削皮，洗净，滚刀切厚块；竹荪用淡盐水浸泡15分钟，去除头盖伞状部分，清洗干净，切段。把所有备好的食材一齐置于砂锅内，加清水3升、白酒少许，武火煮沸后改用文火熬2小时，精盐调味即可。

功用： 金虫草性温味甘，善于补肺益肾，现代药理研究表明，它有耐疲劳、耐缺氧、抗氧化、抗肿瘤、抗菌及雄性激素样作用；银耳性平味甘、淡，长于滋补生津、润肺养胃，现代药理研究表明，其主要成分银耳多糖有镇咳、平喘、化痰、抗炎、降血压、降血脂、抗辐射、抗肿瘤、增强机体免疫功能等作用，还能促进肝细胞、蛋白质、核酸的合成与代谢，提高肝脏的解毒功能，促进骨髓造血功能；铁棍山药性平味甘，功擅补脾益肺、养胃生津、补肾涩精；竹荪性凉味甘，能补气养阴、润肺止咳、清热利湿；老鸽性平味咸，功擅滋肾益气、祛风解毒。诸物合用，味道鲜美，汤性平和滋润，有良好的健脾益气、润肺止咳、养胃生津、补肾滋阴等作用，适宜一般人群深秋时节食用。也可用于肺、脾、肾三脏气阴不足者的调理。

白银山栗枣鸡汤

食材： 白果60克，银耳30克，铁棍山药250克，栗子仁250克，大枣6枚，生姜3片，黄雌鸡1只（约1250克）。

做法：将黄雌鸡宰杀，去除羽毛及内脏，洗净，斩大块，放进沸水中稍焯，捞出冲洗干净血沫；白果放入沸水中稍焯，捞出去掉种皮及胚芽；银耳用温水泡发，去除硬梗，洗净，拆散；铁棍山药削皮，洗净，滚刀切厚块；大枣劈开，去核。上述食材连同洗净的栗子仁、生姜片一齐置于砂锅内，加清水3升、白酒少许，武火煮沸后改用文火熬2小时，精盐调味即可。

功用：白果性平味甘、苦、涩，善于敛肺定喘、止带缩尿；银耳性平味甘、淡，长于滋补生津、润肺养胃；铁棍山药性平味甘，能补脾益肺、养胃生津、补肾涩精；栗子仁性平味甘、微咸，功擅益气健脾、补肾强筋、活血消肿；黄雌鸡性温味甘，功擅温中益气、益精填髓；大枣性温味甘，能补中益气、养血安神，与生姜同施，又可调和脾胃。诸物合用，味道鲜香可口，汤性甘温滋润，有良好的健脾益气、润肺止咳、养胃生津、益精填髓、补肾强筋等作用，适宜一般人群深秋时节食用以御凉燥。也可用于脾、肺、肾三脏气阴不足所致诸证的辅助治疗。

参芪山杏老鸭汤

食材：党参15克，五指毛桃100克，铁棍山药150克，银杏仁50克，大枣6枚，生姜3片，广陈皮15克，老白鸭1只（约1250克）。

做法：将老白鸭宰杀，去除羽毛及内脏，洗净，斩大块，放进加有广陈皮（或柑、橘、柚叶）的沸水中稍焯，捞出冲洗干净血沫；铁棍山药削皮，洗净，滚刀切厚块；银杏仁放入沸水中稍焯，捞出去掉种皮及胚芽；大枣劈开，去核。上述食材连同洗净的其他食材一齐置于砂锅内，加清水3升、白酒少许，武火煮沸后改用文火熬2小时，精盐调味即可。

功用：党参性平味甘，善于健脾益肺，养血生津；五指毛桃（又名南芪）性平味甘，长于健脾补肺、行气利湿、舒筋活络；铁棍山药性平味甘，能补脾益肺、养胃生津、补肾涩精；银杏仁性平味甘、苦、涩，功擅敛肺定喘、止带缩尿；老白鸭性平味咸，功擅补益气阴、利水消肿；大枣性温味甘，能补中益气、养血安神，与生姜同施，又可调和脾胃；广陈皮性温味苦、辛，能健脾理气、燥湿化痰，又可去除鸭之腥臊味。诸物合用，味道鲜香可口，汤性平和滋润，滋补而无腻滞之弊，有良好的补脾益肺、理气化痰、益胃生津、养血润燥、补肾涩精缩尿等作用，适宜一般人群深秋时节食用以御秋燥。也可用于体质虚弱，气、血、津、精不足者的调理。

柿山核桃猪肺汤

食材： 柿饼3只，铁棍山药250克，核桃仁100克，无花果6个，猪肺1副，猪瘦肉250克。

做法： 猪肺清洗干净，切块，放进白锅中炒干水分，炒时洒点白酒，以去其腥臊味；猪瘦肉洗净，切厚块；柿饼洗净，去核，一开四切块；铁棍山药削皮，洗净，滚刀切厚块。上述食材连同洗净的核桃仁、无花果一齐置于砂锅内，加清水3升、白酒少许，武火煮沸后改用文火熬2小时，精盐调味即可。

功用： 柿饼性平味甘，善于润肺、止血、健脾、涩肠；铁棍山药性平味甘，长于补脾益肺、养胃生津、补肾涩精；核桃仁性温味甘，功擅补肾、温肺、润肠；无花果性凉味甘，能清热生津、健脾开胃；猪肺性平味甘，功擅补肺止咳、止血；猪瘦肉性微寒味甘、咸，功擅补肾滋阴、养血润燥、补中益气。诸物合用，味道鲜香可口，汤性平和滋润，有良好的补脾益气、养胃生津、润肺止咳、补肾滋阴、养血润燥等作用，适宜一般人群深秋时节食用以御秋燥。也可用于肺、脾、肾三脏气阴不足者的调理。

芪地花生大枣龙骨汤

食材： 五指毛桃50克，熟地黄30克，花生仁100克，大枣6枚，生姜3片，猪脊骨1000克，鸡脚6只。

做法： 猪脊骨洗净，斩大块，连同洗净的鸡脚一齐放进沸水中稍焯，捞出冲洗干净血沫；大枣劈开，去核。上述食材连同洗净的五指毛桃、熟地黄、花生仁、生姜片一齐置于砂锅内，加清水3升、白酒少许，武火煮沸后改用文火熬2小时，精盐调味即可。

功用： 五指毛桃（又名南芪）性平味甘，善于健脾补肺、行气利湿、舒筋活络；熟地黄性微温味甘，长于补血滋阴、益精填髓；花生仁性平味甘，能健脾养胃、润肺化痰；猪脊骨性平味甘，功擅益肾滋阴、止渴；鸡脚性温味甘，功擅温中益气、益精填髓、强筋骨；大枣性温味甘，能补中益气、养血安神，与生姜同施，又可调和脾胃。诸物合用，味道鲜香可口，汤性温润平和，不燥不腻，有良好的健脾益气、润肺化痰、益肾滋阴、养血润燥、强壮筋骨等作用，适宜一般人群深秋时节食用以御秋燥。也可用于肺、脾、心、肾虚弱，气、血、津、精不足者的调理。

银山长生横利汤

食材： 银杏仁50克，铁棍山药250克，花生仁100克，枸杞子30克，大枣3枚，生姜3片，猪横脷2条（约500克），猪瘦肉250克。

做法： 猪横脷、猪瘦肉洗净，切大块，放进沸水中稍焯，捞出冲洗干净血沫；银杏仁放入沸水中稍焯，捞出去掉种皮及胚芽；铁棍山药削皮，洗净，滚刀切厚块；大枣劈开，去核。上述食材连同洗净的枸杞子、生姜片一齐置于砂锅内，加清水3升、白酒少许，武火煮沸后改用文火熬2小时，精盐调味即可。

功用： 银杏仁性平味甘、苦、涩，善于敛肺定喘、止带缩尿；铁棍山药性平味甘，长于补脾益肺、养胃生津、补肾涩精；花生仁性平味甘，能健脾养胃、润肺化痰；枸杞子性平味甘，功擅滋补肝肾、益精明目、润肺、止渴；猪横脷性平味甘，功擅益肺止咳、健脾止痢、通乳、润燥；猪瘦肉性微寒味甘、咸，能益气消肿、补肾滋阴、养血润燥；佐大枣、生姜可调和脾胃。诸物合用，味道鲜香可口，汤性平和滋润，有良好的健脾益气、润肺化痰、养胃生津、滋养肝肾、养血润燥等作用，适宜一般人群深秋时节食用以御秋燥。也可用于肺、脾、肾气阴不足所致诸证的辅助治疗。

参斛杞荪菇鸭汤

食材： 北沙参、铁皮石斛、枸杞子各30克，竹荪10根，香菇6只，广陈皮15克，老白鸭1只（约1250克）。

做法： 将老白鸭宰杀，去除羽毛及内脏，洗净，斩大块，放进加有广陈皮（或柑、橘、柚叶）的沸水中稍焯，捞出冲洗干净血沫；竹荪用淡盐水浸泡15分钟，去除头盖伞状部分，清洗干净，切段；香菇用温水泡发，去除硬梗，洗净，对半切开；铁皮石斛用温水浸泡3小时。上述食材连同洗净的其他食材一齐置于砂锅内，加清水3升、白酒少许，武火煮沸后改用文火熬2小时，精盐调味即可。

功用： 北沙参性凉味甘，善于养阴清肺、益胃生津；铁皮石斛性微寒味甘，长于益胃生津、滋阴清热、益肝肾明目、强筋骨；枸杞子性平味甘，能滋补肝肾、益精明目、润肺、止渴；竹荪性凉味甘，功擅补气养阴、润肺止咳、清热利湿；香菇性平味甘，能扶正补虚、健脾开胃、化痰理气、解毒、抗癌；老白鸭性平味咸，功擅补益气阴、利水消肿；佐以性温味苦、辛的广陈皮，既可健脾理气、燥湿化痰，使汤补而不滞，又可去除鸭之腥臊味。诸物合用，味道鲜香可口，汤性平和滋润，有良好的健脾益气、养胃生津、润肺化痰、滋补肝肾、益精明目等作用，适宜一般人群深秋时节食用。也可用于体质虚弱、气阴不足者的调理。

银山金凤杞胶汤

食材：银耳50克，铁棍山药200克，胡萝卜1根（约150克），枸杞子30克，大枣6枚，生姜3片，黄花胶150克，黄雌鸡1只（约1000克）。

做法：将黄雌鸡宰杀，去除羽毛及内脏，洗净，斩大块，放进沸水中稍焯，捞出冲洗干净血沫；黄花胶用葱姜水煮10分钟，泡发一夜，洗净，切大块；银耳用清水泡发，去除硬梗，洗净，拆散；铁棍山药、胡萝卜分别削皮，洗净，滚刀切厚块；大枣劈开，去核；生姜连皮洗净，切片。把所有备好的食材连同洗净的枸杞子一齐置于砂锅内，加清水3升、白酒少许，武火煮沸后改用文火熬2小时，精盐调味即可。

功用：银耳性平味甘、淡，长于滋补生津、润肺养胃；铁棍山药性平味甘，长于补脾益肺、养胃生津、补肾涩精；枸杞子性平味甘，能滋补肝肾、益精明目、润肺、止渴；胡萝卜（又名金笋）性平味甘、辛，功擅健脾和中、养肝明目、化痰止咳；黄花胶性平味甘，功擅滋补肝肾、养血润燥；黄雌鸡性温味甘，功擅温中益气、益精填髓；大枣性温味甘，能补中益气、养血安神，与生姜同施，又可调和脾胃。诸物合用，味道鲜美，汤性温和滋润，有良好的补脾益气、润肺养胃、滋补肝肾、益精明目、养血润燥等作用，适宜一般人群深秋时节食用以御秋燥。也可用于体质虚弱者的调理。

白玉山贝排骨汤

食材：白萝卜1根（约500克），玉米1根（约200克），铁棍山药250克，干贝30克，猪排骨500克。

做法：猪排骨洗净，斩成小段，放进沸水中稍焯，捞出冲洗干净血沫；白萝卜、铁棍山药分别削皮，洗净，滚刀切厚块；玉米除去苞叶及须，洗净，横切成6段；干贝放进微波炉，用中火加热20秒，取出趁热拆丝（此法可增香，可省）。把所有备好的食材一齐置于砂锅内，加清水3升，武火煮沸后改用文火熬2小时，精盐调味即可。

功用：白萝卜（熟者）性平味甘，善于消食、下气、化痰；玉米性平味甘，长于调中开胃、利湿；铁棍山药性平味甘，功擅补脾益肺、养胃生津、补肾涩精；猪排骨性微寒味甘、咸，功擅益肾滋阴、益气养血、生津润燥；干贝性平味甘、咸，功擅滋阴补肾、调中消食。诸物合用，味道鲜美，汤性平和滋润，有良好的补脾益肺、开胃消食、润肺化痰、滋阴补肾等作用，适宜一般人群食用以御秋燥。也可用于脾、肺、肾三脏气阴不足所致诸证的辅助治疗。

参芪山桃猪瘦肉汤

食材：党参15克，五指毛桃、怀山药各30克，核桃仁50克，大枣6枚，生姜3片，猪瘦肉500克。

做法：猪瘦肉洗净，切厚块，放进沸水中稍焯，捞出冲洗干净血沫；大枣劈开，去核。上述食材连同洗净的其他食材一齐置于砂锅内，加清水2.5升、白酒少许，武火煮沸后改用文火熬1.5小时，精盐调味即可。

功用：党参性平味甘，善于健脾益肺、养血生津；五指毛桃（又名南芪）性平味甘，长于健脾补肺、行气利湿、舒筋活络；怀山药性平味甘，能补脾益肺、养胃生津、补肾涩精；核桃仁性温味甘，功擅补肾、温肺、润肠；猪瘦肉性微寒味甘、咸，功擅补中益气、补肾滋阴、养血润燥；大枣性温味甘，能补中益气、养血安神，与生姜同施，又可调和脾胃。诸物合用，味道鲜香可口，汤性平和滋润，有良好的补脾益气、滋阴润肺、补肾涩精、养血润燥等作用，适宜一般人群秋季食用以御凉燥。

银莲菇鸡猪肚汤

食材：鲜银杏仁、鲜莲子各100克，小香菇12只，大枣6枚，生姜3片，胡椒粒20粒，黄雌鸡半只（约500克），猪肚1只（约750克）。

做法： 银杏仁放入沸水中稍焯，去掉种皮、胚芽；猪肚用生粉、花生油处理后清洗干净，切大块；黄雌鸡洗净，斩大块，与猪肚一齐放进沸水中稍焯，捞出冲洗干净血沫；小香菇水发，去除硬梗，洗净；大枣劈开，去核；胡椒粒洗净，压破。上述食材连同洗净的鲜莲子、生姜片一齐置于砂锅内，加清水3升、白酒少许，武火煮沸后改用文火熬2小时，精盐调味即可。

功用： 银杏仁性平味甘、苦、涩，善于敛肺定喘、止带缩尿；莲子性平味甘、涩，长于补脾止泻、止带、益肾涩精、养心安神；香菇性平味甘，能扶正补虚、健脾开胃、化痰理气、解毒、抗癌；黄雌鸡性温味甘，功擅温中益气、益精填髓；猪肚性温味甘，功擅补虚损、健脾胃；大枣性温味甘，能补中益气、养血安神，与生姜同施，又可调和脾胃；生姜合胡椒，温中散寒力佳。诸物合用，味道鲜香可口，汤性温润，有良好的健脾开胃、敛肺止咳、养心安神、益肾涩精、缩尿止带等作用，适宜一般人群秋冬季节食用。也可用于虚劳赢瘦、心悸失眠、脾虚食少、泄泻、痰多喘咳、带下白浊、遗精尿频等症的辅助治疗。

参芪百斛老鸽汤

食材： 北沙参30克，五指毛桃100克，百合、石斛各30克，无花果4个，大枣3枚，生姜3片，老鸽2只（约750克），猪瘦肉250克。

做法： 将老鸽宰杀，去除羽毛及内脏，洗净，斩大块，与洗净切成小方块的猪瘦肉一齐放入沸水中稍焯，捞出冲洗干净血沫，然后连同洗净的其他食材一齐置于砂锅内，加清水3升、白酒少许，武火煮沸后改用文火熬2小时，精盐调味即可。

功用： 北沙参性凉味甘，善于养阴清肺、益胃生津；五指毛桃（又名南芪）性平味甘，长于健脾补肺、行气利湿、舒筋活络；百合性寒味甘，能养阴润肺、清心安神；石斛性微寒味甘，功擅益胃生津、滋阴清热、益肝肾明目、强筋骨；无花果性凉味甘，能清热生津、健脾开胃；老鸽性平味咸，功擅滋肾益气、祛风解毒；猪瘦肉性微寒味甘、咸，功擅补中益气、补肾滋阴、养血润燥；少佐大枣、生姜可调和脾胃。诸物合用，味道鲜香可口，汤性清凉滋润，有良好的健脾益气、益胃生津、养阴润肺、滋养肝肾、养血润燥、利湿舒筋等作用，适宜一般人群食用以御秋燥。也可用于脾、肺、肾三脏气阴不足所致诸证的辅助治疗。

鱿鱼排骨萝卜汤

食材： 鱿鱼干150克，猪排骨500克，白眉豆50克，白萝卜1根（约400克），生姜3片。

做法： 猪排骨洗净，斩成小段，放进沸水中稍焯，捞出冲洗干净血沫；鱿鱼干用温水泡软，洗净，切宽丝；白萝卜削皮，洗净，滚刀切厚块；生姜洗净，切片；白眉豆洗净。把所有备好的食材一齐置于砂锅内，加清水2升、白酒少许，武火煮沸后改用文火熬1.5小时，精盐调味即可。

功用： 鱿鱼性平味甘、咸，善于祛风除湿、滋补、通淋；猪排骨性微寒味甘、咸，长于益肾滋阴、益气养血、生津润燥；白眉豆性平味甘、咸，能补中益气、健脾益肾；白萝卜（熟者）性平味甘，功擅消食、下气、化痰。诸物合用，味道鲜香可口，汤性平和，既可祛风除湿、消食化痰，又能健脾益肾、补气养血、滋阴润燥，适宜一般人群秋季食用，尤其适宜肺、脾、肾三脏虚弱者食用。

双黄大力龙骨汤

食材： 熟地黄、黄精、牛大力各30克，大枣6枚，生姜3片，猪脊骨750克，鸡脚6只。

做法： 猪脊骨洗净，斩块，和洗净的鸡脚放进沸水中稍焯，捞出用冷水冲洗干净血沫；大枣劈开，去核；生姜洗净，切片。上述食材连同洗净的其他食材一齐置于砂锅内，加清水3升、白酒少许，武火煮沸后改用文火熬2小时，精盐调味即可。

功用： 熟地黄性微温味甘，善于补血滋阴、益精填髓；黄精性平味甘，长于补气养阴、健脾、润肺、益肾；牛大力性平味甘，功擅补虚润肺、强筋活络；猪脊骨性平味甘，功擅益肾滋阴、止渴；鸡脚性温味甘，功擅温中益气、益精填髓、强筋骨；大枣性温味甘，能补中益气、养血安神，与生姜同施，又可调和脾胃。诸物合用，味道鲜香可口，汤性温润，有良好的健脾益肺、补气养血、益肾滋阴、益精填髓、强筋壮骨、养心安神等作用，适宜一般人群秋末冬初食用。

山莲金笋鳗鱼汤

食材： 鲜怀山药150克，鲜莲子100克，胡萝卜1根（约150克），鳗鱼1条（约750克），生姜少许。

做法： 鲜怀山药削皮，洗净，斜刀切薄片；胡萝卜削皮，洗净，切丝；生姜洗净，切片、丝；鳗鱼宰杀，洗净，取肉切厚片，用适量精盐、料酒、花生油、淀粉、生姜丝拌腌30分钟，头及骨斩段。把鳗鱼头及骨放进加有生姜片的热油锅中炒香（炒时洒点白酒），加入适量清水，武火煮沸后，加入备好的鲜怀山药片、胡萝卜丝和洗净的鲜莲子煮沸10分钟，接着加入腌制好的鳗鱼肉片，再煮沸5分钟，精盐调味即可。

功用： 怀山药性平味甘，善于补脾养胃、生津益肺、补肾涩精；莲子性平味甘、涩，长于补脾养心、益肾涩精；胡萝卜（又名金笋）性平味甘、辛，功擅健脾和中、养肝明目、化痰止咳；鳗鱼性平味甘，功擅健脾补肺、益肾固冲、祛风除湿、解毒杀虫。诸物合用，味道鲜美，汤性平和滋润，有良好的补脾益肺、益胃生津、补益肝肾、益精明目、化痰止咳等作用，适宜一般人群秋末冬初食用。

栗桃淡菜排骨汤

食材： 栗子仁250克，核桃仁150克，花生仁50克，淡菜50克，猪排骨500克。

做法： 猪排骨洗净，斩小块，放进锅内加适量清水煮沸，捞出用温水清洗干净血沫，然后连同洗净的其他食材一齐置于砂锅内，加清水3升、白酒少许，武火煮沸后改用文火熬2小时，精盐调味即可。

功用： 栗子仁性平味甘、微咸，善于益气健脾、补肾强筋、活血消肿；核桃仁性温味甘，长于补肾、温肺、润肠；花生仁性平味甘，功擅健脾养胃、润肺化痰；淡菜（正名贻贝，俗称青口）性温味甘、咸，功擅补肝肾、益精血、消瘿瘤；猪排骨性微寒味甘、咸，功擅益肾滋阴、益气养血、生津润燥。诸物合用，味道鲜香可口，汤性平和滋润，有良好的健脾养胃、补气养血、润肺化痰、补肾益精、强壮筋骨、滋阴润燥等作用，适宜一般人群深秋时节食用。也可用于脾肺虚弱、食少懒言、倦怠乏力、血虚萎黄、或肝肾亏虚、腰膝酸软、筋骨无力、遗精尿频等症的辅助治疗。

核桃石斛怀杞鹌鹑汤

食材： 核桃仁100克，铁皮石斛、怀山药、枸杞子各15克，香菇4只，大枣3枚，生姜3片，鹌鹑3只（约750克）。

做法： 将鹌鹑宰杀，去除羽毛及内脏，洗净，斩大块，放进沸水中稍焯，捞出用冷水冲洗干净血沫；大枣劈开，去核；生姜洗净，切片。上述食材连同洗净的其他食材一齐置于炖盅内，加入沸水2升、白酒少许、精盐适量，隔水炖2小时即可。

功用： 核桃仁性温味甘，善于补肾、温肺、润肠；铁皮石斛性微寒味甘，长于益胃生津、滋阴清热、益肝肾明目、强筋骨；怀山药性平味甘，功擅补脾益肺、养胃生津、补肾涩精；枸杞子性平味甘，能滋补肝肾、益精明目、润肺、止渴；香菇性平味甘，能扶正补虚、健脾开胃、化痰理气、解毒、抗癌；鹌鹑性平味甘，功擅补益中气、强筋壮骨；少佐大枣、生姜可调和脾胃。诸物合用，味道鲜香可口，汤性温和滋润，有良好的补脾益气、养阴生津、润肺化痰、滋养肝肾、益精明目、强筋壮骨等作用，适宜一般人群深秋时节食用。

金银黄桃鹧鸪汤

食材： 金虫草、银耳各50克，黄精30克，核桃仁100克，香菇4个，鹧鸪2只（约500克），猪瘦肉250克。

做法： 猪瘦肉洗净，切厚块；鹧鸪宰杀，去除羽毛及内脏，洗净，斩大块，连同猪瘦肉块一齐放进沸水中稍焯，捞出用冷水冲洗干净血沫；金虫草用温水泡软，洗净；银耳用温水泡发，去除硬梗，洗净，拆散；香菇用温水泡发，去除硬梗，洗净，对半切开。上述食材连同洗净的核桃仁、黄精一齐置于砂锅内，加清水3升、白酒少许，武火煮沸后改用文火熬2小时，精盐调味即可。

功用：金虫草性温味甘，善于补肺益肾；银耳性平味甘、淡，长于滋补生津、润肺养胃；黄精性平味甘，能补气养阴、健脾、润肺、益肾；核桃仁性温味甘，功擅补肾、温肺、润肠；香菇性平味甘，能扶正补虚、健脾开胃、化痰理气、解毒、抗癌；鹧鸪性温味甘，功擅滋养补虚、开胃化痰；猪瘦肉性微寒味甘、咸，能补中益气、补肾滋阴、养血润燥。诸物合用，味道鲜香可口，汤性温和滋润，有良好的补中益气、养阴生津、健脾开胃、润肺化痰、补肾滋阴、养血润燥等作用，适宜一般人群深秋食用，尤其适宜肺、脾、肾三脏虚弱者食用。

怀杞凤鳝甲鱼汤

食材： 怀山药、枸杞子各30克，大枣6枚，生姜3片，黄雌鸡半只（约600克），鳝鱼1条（约750克），甲鱼1只（约1000克）。

做法： 将鳝鱼宰杀，洗净，取肉切片，头及骨斩段；黄雌鸡洗净，取肉切片，骨斩块；甲鱼宰杀，去除内脏、脂肪，洗净，斩大块；大枣劈开，去核。将鳝鱼骨、鸡骨、甲鱼块、怀山药、枸杞子、大枣、生姜一齐置于砂锅内，加清水2升、白酒少许，武火煮沸后改文火熬1.5小时，接着加入鳝鱼肉片、鸡肉片，再煮沸5分钟，精盐调味即可。

功用： 怀山药性平味甘，善于补脾益肺、养胃生津、补肾涩精；枸杞子性平味甘，长于滋补肝肾、益精明目、润肺、止渴；鳝鱼（俗称白鳝）性平味甘，功擅健脾补肺、益肾固冲、祛风除湿、解毒杀虫；黄雌鸡性温味甘，功擅温中益气、益精填髓；甲鱼性平味甘，能滋阴补肾、清退虚热；大枣性温味甘，能补中益气、养血安神，与生姜同施，又可调和脾胃。诸物合用，味道鲜美，汤性甘平滋润，有良好的健脾益肺、补益气血、滋阴生津、滋补肝肾、益精填髓、养心安神等作用，实为秋冬季节平补五脏之佳馔，适宜一般人群食用。

参麦怀杞团鱼汤

食材： 西洋参10克，麦冬、怀山药、枸杞子各15克，大枣6枚，生姜3片，甲鱼1只（约1250克），水发海参250克。

做法： 将甲鱼宰杀，清洗干净，斩大块，放进沸水中稍焯，捞出冲洗干净血沫；水发海参洗净，切大块；大枣劈开，去核。上述食材连同洗净的其他食材一齐置于炖盅内，加清水2.5升、白酒少许，隔水炖2小时，精盐调味即可。

功用：西洋参性凉味甘、微苦，善于补气养阴、清热生津，现代药理研究表明，西洋参有抗疲劳、耐缺氧、抗惊厥，以及促进凝血、降低血浆比黏度、增加红细胞膜流动性、抑制血小板聚集等作用；麦冬性微寒味甘、微苦，长于滋阴润肺、益胃生津、清心除烦，现代药理研究表明，麦冬能提高机体耐缺氧能力、增加冠脉流量、对心肌缺血有明显保护作用，并能抗心律失常、改善心肌收缩力，还有提高免疫力、降血糖、镇静、促进胃肠蠕动及抑菌等作用；怀山药性平味甘，长于补脾益肺、养胃生津、补肾涩精；枸杞子性平味甘，功擅滋补肝肾、益精明目、润肺、止渴；甲鱼性平味甘，功擅滋阴补肾、清退虚热；海参性平味甘、咸，善于补肾益精、养血润燥；大枣性温味甘，能补中益气、养血安神，与生姜同施，又可调和脾胃。诸物合用，汤性平和，不燥不腻，有良好的补脾益肺、滋补肝肾、补益精血、宁心安神等作用，适宜一般人群食用，尤其适宜劳心劳力的男士食用。也可用于五脏虚弱、气血津精不足所致诸证的辅助治疗。

注：孕妇、儿童不宜食用。

杞子山药乌鸡汤

食材：枸杞子、怀山药各30克，大枣6枚，花生仁100克，乌鸡1只（约750克）。

做法：先将乌鸡宰杀，去除羽毛及内脏，洗净，斩大块；大枣劈开，去核。上述食材连同洗净的枸杞子、怀山药、花生仁一齐置于砂锅内，加清水3升、白酒少许，武火煮沸后改用文火熬1.5小时，精盐调味即可。

功用：枸杞子性平味甘，长于滋补肝肾、益精明目、润肺、止渴；怀山药性平味甘，善于补脾养胃、生津益肺、补肾涩精；花生仁性平味甘，能健脾养胃、润肺化痰；大枣性温味甘，能补中益气、养血安神；乌鸡性平味甘，功擅补肝肾、益气血、退虚热。诸物合用，有良好的健脾养胃、生津润肺、补肝肾、益气血、宁心神等作用，为秋末冬初平补脾、肺、肾三脏的佳馔，适宜一般人群食用，尤其适宜妇女经后调养、润肤养颜。也可用于虚劳羸瘦、脾肺气虚、气短乏力、食少纳呆、血虚萎黄、心悸失眠、肝肾不足、骨蒸劳热、消渴、遗精等症的辅助治疗。

冬季篇

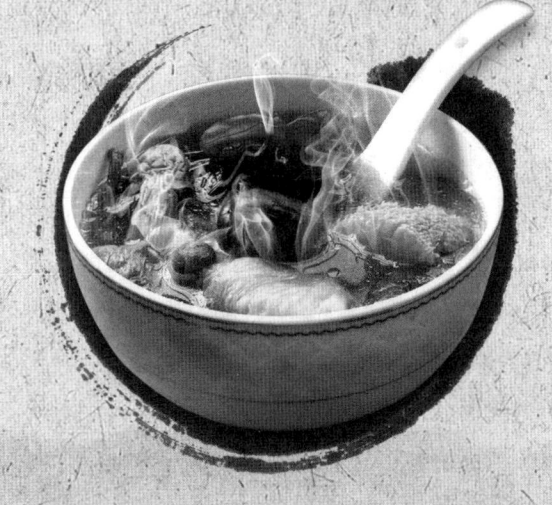

冬季食疗养生

1. 冬季气候与人体的关系

冬季从立冬之日始，至立春之日止，中间经过小雪、大雪、冬至、小寒、大寒等节气。冬季的养生，正如《素问·四气调神大论》所指出的："冬三月，此谓闭藏，水冰地坼，无扰乎阳；早卧晚起，必待日光；使志若伏若匿，若有私意，若已有得；去寒就温，无泄皮肤，使气亟夺，此冬气之应，养藏之道也。逆之则伤肾，春为痿厥，奉生者少。"即是说，冬天的三个月，是生机潜伏、万物蛰藏的时令。此时，水寒成冰，大地龟裂，人应该早睡晚起，待到日光照耀时起床才好，不要轻易地扰动阳气，妄事操劳，要使神志深藏于内，安静自若，好像有个人的隐秘，严守而不外泄，又像得到了渴望得到的东西，把它密藏起来一样；要守避寒冷，求取温暖，不要使皮肤开泄而令阳气不断地损失，这是适应冬季的气候而保养人体闭藏功能的方法。违逆了冬令的闭藏之气，就会损伤肾脏，使提供给春生之气的条件不足，春季就会发生痿厥之类的疾病。

冬季，天寒地冻，寒邪袭人，人体阳气渐弱，生理功能减退。冬属水，其气寒，通于肾，冬季阳气内藏，万物蛰伏，人的生理活动处于抑制状态，容易感受寒邪，寒气凝滞收引，易导致人体气血运行不畅、皮肤致密，水湿不易从体表外泄而下输膀胱，肾脏负担加重，从而导致一些与水液代谢相关的疾病，如肾炎、遗尿、水肿等；许多旧病可复发或加重，特别是中风、心肌梗死等。因此，冬季养生"贵乎御寒保暖"，要注意肾的养护。

2. 食疗药膳调养原则

冬季食疗养生，应遵循"秋冬养阴""养肾防寒""固护阳气"的原则。多食甘辛温热、滋阴潜阳的食物，增加热量，以养肾御寒；增苦少咸，以补心强肾。

3. 宜忌食物

宜食羊肉、鹅肉、鸭肉、猪肝、羊肝、牛肉、海参、海带、鱼、虾、牡蛎、紫菜、大头菜、莴苣、糯米、大豆、红薯、萝卜、韭菜、香菜、南瓜、生姜、葱、大蒜、苹果、橘子、樱桃、榴莲、猕猴桃、核桃、栗子、荔枝干、黑木耳、黑芝麻、醋、红茶、红参、黄芪、当归、制何首乌、龙眼肉、大枣、枸杞子、鹿茸、冬虫夏草、肉苁蓉、杜仲、巴戟天、肉桂、丁香等。

忌食寒凉生冷食物，以免助寒伤阳。

4. 食疗药膳举隅

人参饮： 取红参15克（虚寒体质者，加龙眼肉6枚；虚热体质者，加麦冬15～30克），加水适量，隔水炖2小时，温服。能益气强心，安神益智。适用于心气虚弱、心悸、健忘等。

人参胡桃汤： 取人参10克，核桃仁60克（不去内皮），甜、苦杏仁各3克，广陈皮1克，猪肺250克，加白酒少许、水适量，煲1.5小时，温服。能补益肺肾，纳气平喘。适用于肺肾两虚，久咳痰喘。

虫草炖鸡： 取冬虫夏草10克、人参5克、大枣6枚、生姜3片、雌鸡1只（去皮），加白酒少许、水适量，隔水炖2小时。能补益气血，补肾益精。适用于病后虚弱偏气血不足，或阳痿、遗精者。

虫草苁蓉羊肉汤： 取冬虫夏草10克、肉苁蓉30克、羊肉500克、大枣3枚、生姜2片，加白酒少许、水适量，隔水炖2小时，下盐调味食用。能补肝肾，益精血。适用于肝肾不足，头晕眼花及飞蚊症。

灵芝小麦大枣粥： 取灵芝15克（切碎，水煮取汁）、小麦50克、大枣6枚（去核）、花生仁10克、粳米100克，煨煮成稠粥，加适量白糖食用。能补气养血，健脾安神。适用于神经衰弱、高血压、高血脂、血小板减少症、更年期综合征等，并可提升抗病能力。

灵芝煲鸡： 取灵芝30克、人参10克、三七10克、雌鸡1只、大枣6枚（去核）、生姜3片，加白酒少许、水2升，文火熬2小时即可。能抗疲劳，延缓衰老。适用于神经衰弱、白细胞减少症、冠心病、高脂血症及心律失常等。

首乌核桃羹： 取制何首乌200克、核桃肉200克、黑芝麻1000克，一起炒熟，磨成粉，用红糖水调服，每次25克，每日2次，早晚空腹服。能补肝肾，益精血，乌须发。适用于肝肾不足、精血亏虚所致的心悸失眠、健忘多梦、须发早白及肠燥便秘等。

茯苓栗子小米粥： 取茯苓20克、栗子30克、小米50克，将茯苓及栗子研成细末，然后置于锅中，加水适量，和小米同煮成粥食用。能补肾健脾。适用于脾胃虚弱或脾肾阳虚、便溏腹泻、久泻不止、反胃呕吐、消渴等。

苁蓉炖海参： 取肉苁蓉60克、海参干60克、枸杞子30克、猪瘦肉100克。

肉苁蓉洗净，浸软；海参浸发，洗净，切片；枸杞子洗净；猪瘦肉洗净，切块。加开水适量、白酒少许，隔水炖1.5小时，精盐调味即可。能补肾益精，养血润肠。适用于肾虚精亏所致的阳痿、不孕、腰膝酸软，以及肠燥便秘等。

鹿茸炖花胶：取鹿茸3克、花胶50克，加水200毫升，隔水炖1小时，冲糯米酒服。能补益气血，健脾增乳。适用于产后气血亏虚，恶露不尽，乳汁稀少或不下。

参茸杞精酒：取人参30克、鹿茸30克、枸杞子60克、黄精60克，用50度以上的米酒1.5升浸泡7天，取酒饮，每次50毫升。能补气养血，益精壮阳。适用于气虚阳衰，精血亏虚诸证。

温肾助阳酒：取蛤蚧1对、人参30克、熟地黄60克、巴戟天60克、淫羊藿30克、肉苁蓉60克、海马60克、枸杞子60克、黄精60克，用50度以上的米酒2.5升浸泡1个月，取酒饮，每次50毫升。能补肾壮阳。适用于肾虚阳痿，腰膝酸软。

海参归杞汤：取海参250克、全当归10克、巴戟肉30克、枸杞子30克、大枣30克、生姜3片，加水1.5升，慢火熬2小时，趁热食用。能补肾益精止遗。适用于肾虚腰痛、梦遗、滑精。

肉桂丁香茶：取肉桂3克、丁香6克，沸水冲泡饮用。能温肾散寒。此药茶芳香可口，可在冬季经常饮用。

菟丝子茶：取菟丝子15克，地肤子、山药各10克，水煎饮用。能补益肝肾，固精缩尿。适用于肝肾不足，腰膝酸软，阳痿遗精，遗尿尿频。

怀山杞子炖甲鱼：取鳖1只（约1500克，宰杀切块）、怀山药30克、枸杞子30克、黄芪10克、大枣3枚（去核）、生姜3片、当归3克，加白酒少许（或加冬虫夏草6条、西洋参15克）、清水适量，隔水炖2小时，精盐调味即可。能补肝肾，益精血。适用于肝肾不足、精血亏虚诸证。

参芪银菇土鸡汤：取党参15克，黄芪30克，怀山药30克，银耳50克，香菇6只，大枣6枚，生姜3片，土鸡1只（约1250克）。土鸡洗净，切大块，放进沸水中稍焯，捞出冲洗干净血沫；银耳用温水泡发，去除硬梗，洗净，拆散；香菇用温水泡发，去除硬梗，洗净，对半切开；大枣劈开，去核；生姜洗净去皮，切厚片。上述食材连同洗净的党参、黄芪、怀山药一齐置于砂锅内，加清水3升、白酒少许，用武火煮沸后改用文火熬2小时，精盐调味即可。能健脾补肺、益气固表、养血生津、益精填髓、理气化痰，提高人体的免疫力和抗病能力，适宜一般人群食用。

菠菜猪血汤：取新鲜菠菜、熟猪血各500克，姜片、葱段各适量。新鲜菠菜洗净切段，熟猪血切条；锅置火上，加猪油，将姜片、葱段煸香，倒入熟猪血煸炒，烹入料酒，煸炒至水干，加入肉汤、精盐、胡椒粉、鲜菠菜，煮沸后盛入汤盆即成。本品适用于血虚肠燥、贫血及出血等。

枸杞黄精猪瘦肉汤：取枸杞子15克，黄精10克，猪瘦肉100克。将上述原料一起煮汤，去黄精后调味食用。本品可用于年老体弱、视力减退、腰背酸痛。

立 冬

斗指乾，太阳黄经为225度，阳历11月6—8日交节

【养生小贴士】

1. 节气特点

"立，建始也；冬，终也，万物收藏也。"立冬是反映季节交替的节气，标志着冬季的到来。立冬，意味着生气开始闭蓄，万物进入休养、收藏状态。立冬后日照时间将继续缩短，正午太阳高度继续降低，气温逐渐下降，由于地表还贮存了一定的热量，所以一般初冬时期还不是很冷。孟冬（立冬至小雪）期间，在晴朗无风之时，常会出现风和日丽、温暖舒适的"小阳春"天气，在民间有"十月小阳春"一说。

2. 养生特点

饮食养生：立冬为一冬之始，五色属黑。养生要注重温补养阴，食黑补肾，要少盐多黑，如多食黑芝麻、黑米、黑木耳等，以调养肾气。温补需三因制宜，北方气候寒冷，可食羊肉等大温大热之品，南方气候较温和，应进食清补甘温之味，如鸡、鸭、鱼肉等。高原地带气候阴冷干燥，需食甘津之品，如百合、枇杷、蜂蜜等。高血压、高脂血症、心血管疾病患者不能过食肥甘厚味，以防血液黏度升高；哮喘、久咳者应少食辛辣之品及发物等，以防诱发疾病。

起居养生：注意闭藏静养，宜晒太阳补钙，防止出现腰腿痛、关节痛；静中要有动，宜疏通经络，增强体质；冬春之际流感多发，应做好个人卫生，预防流感。

【食疗药膳】

大白菜虾仁排骨汤

食材：大白菜1颗（约500克），虾仁干50克，猪排骨500克，生姜少许。

做法： 猪排骨洗净，斩小段，放进锅内，加适量清水煮沸，捞出冲洗干净血沫；虾仁干用温水泡开，洗净；大白菜手撕成小片，洗净；生姜洗净，切片。把备好的猪排骨、虾仁放进锅内，加水适量，武火煮沸后改用文火熬30分钟，接着加入备好的大白菜，再煮沸10分钟，精盐、鸡精调味即可。

功用： 大白菜性平味甘，善于通利肠胃、养胃和中、利小便，《食疗本草》谓其"主益元，补胃，悦颜色"，《本草省常》言其"利肠胃，安五脏，除烦热，解酒毒，消食下气，止嗽和中，久食令人肥健"；虾仁性温味甘、咸，长于补肾兴阳、滋阴息风；猪排骨性微寒味甘、咸，功擅益肾滋阴、益气养血、生津润燥。三物合烹，味道鲜美，汤性平和滋润，有良好的益胃和中、消食下气、益气养血、补肾滋阴、生津润燥等作用，适宜一般人群冬季食用。

平菇二子鲈鱼汤

食材： 平菇250克，枸杞子、黑芝麻各15克，鲈鱼1条（约500克），生姜、香葱少许。

做法： 平菇洗净，撕成条块状，放进沸水中稍焯，捞出冲洗干净；鲈鱼宰杀，去净鳃、鳞及内脏，洗净，取肉切薄片，用精盐、酱油、生油、料酒、淀粉拌匀腌制30分钟，鱼头、骨腩斩块；生姜洗净，切片；香葱洗净，切粒。把鱼头、骨腩块、黑芝麻放进加有生姜片的热油锅中慢火煎香（煎时洒点白酒），加入适量清水，用武火煮沸5分钟，接着放进平菇条、枸杞子、腌制好的鲈鱼肉片，再煮沸5分钟，撒上香葱粒，精盐调味即可。

功用： 平菇性温味辛、甘，善于疏风散寒、舒筋活络、补肾壮阳；枸杞子性平味甘，长于滋补肝肾、益精明目、润肺、止渴；黑芝麻性平味甘，功擅补肝肾、益精血、润肠燥；鲈鱼性平味甘，功擅益脾胃、补肝肾。诸物合用，味道鲜香可口，汤性温和滋润，既能健脾益肺、滋补肝肾、益精壮阳、养血润燥，又能疏风散寒、舒筋活络，适宜一般人群于立冬节气食用。立冬是冬季的第一个节气，此时气温开始降低，人体的阳气开始向内收敛，需要适当地调整饮食来保持身体的阴阳平衡。平菇二子鲈鱼汤中的食材均具有温补的特点，可以起到暖身滋补的作用，因此适合在立冬节气食用。

栗山三菇羊排汤

食材： 栗子仁、铁棍山药各150克，鹿茸菌、姬松茸各50克，香菇6只，广陈皮10克，羊排1000克。

做法： 羊排洗净，斩块，放进加有广陈皮（或柚叶、柠檬叶、黄皮叶、橘叶，均可去除羊肉的腥膻味）的沸水中稍焯，捞出用冷水冲洗干净血沫；铁棍山药削皮，洗净，切滚刀块；鹿茸菌、姬松茸、香菇用温水泡开，洗净，香菇去除硬梗；广陈皮用水润软，切宽丝。上述食材连同洗净的栗子仁一齐置于砂锅内，加清水3升、白酒少许，武火煮沸后改用文火熬2小时，精盐调味即可。

功用： 栗子仁性平味甘、微咸，善于益气健脾、补肾强筋、活血消肿；怀山药性平味甘，长于补脾养胃、生津益肺、补肾涩精；鹿茸菌性温味甘、微咸，功擅补气养血、补肾壮阳、提神健脑；姬松茸性平味甘，能益肾健脑；香菇性平味甘，能扶正补虚、健脾开胃、化痰理气、解毒、抗癌；羊排性热味甘，功擅温中健脾、补肾壮阳、益气养血；佐以性温味苦、辛的广陈皮，既可健脾理气、燥湿化痰，使汤补而不滞，又可去除羊排之腥膻味。诸物合用，味道鲜香可口，汤性温和滋润，有良好的补脾益肺、补气养血、养胃生津、补肾壮阳、益精强筋、提神健脑、理气化痰等作用，适宜一般人群于寒冬时节食用。

注：外感时邪或有宿热者禁服，孕妇慎食。

核桃二精鹌鹑汤

食材： 核桃仁100克，黄精、枸杞子各15克，大枣6枚，生姜3片，鹌鹑3只。

做法： 将鹌鹑宰杀，去除内脏、洗净，每只斩成四块，放进沸水中稍焯，捞出用冷水冲洗干净血沫；大枣劈开，去核；生姜洗净，切片。上述食材连同洗净的其他食材一齐置于炖盅内，加清水1.5升、白酒少许，隔水炖1.5小时，精盐调味即可。

功用： 核桃仁性温味甘，善于补肾、温肺、润肠；枸杞子性平味甘，长于滋补肝肾、益精明目、润肺、止渴；黄精性平味甘，能补气养阴、健脾、润肺、益肾，与枸杞子组成"二精丸"，两物等量同用，有助气固精、补填丹田、养血驻颜之效；鹌鹑性平味甘，功擅补益中气、强筋壮骨；大枣性温味甘，能补中益气、养血安神，与生姜同用，又能调和脾胃。诸物合用，味道鲜美，汤性温和滋润，有良好的补益脾肺、补气养血、滋补肝肾、益精填髓、强筋壮骨、养心安神等作用，适宜一般人群于寒冬时节食用，尤其是立冬节气。在立冬这个时期，气温开始下降，人体往往会出现手脚冰凉、记忆力减退等问题，此时食用核桃二精鹌鹑汤能够起到补肾益脑、滋阴润燥的作用，有助于改善上述症状。

注：鹌鹑煲的汤不宜与猪肉或菌类食物同时食用。《本草拾遗》谓鹌鹑"共猪肉食之，令人生小黑子"，《嘉祐本草》称鹌鹑"不可和菌子食之，令人发痔"。

藕山双仁猪脚汤

食材：莲藕500克，铁棍山药、栗子仁各150克，花生仁50克，墨鱼干50克，猪脚2只（约750克），鸡脚6只。

做法：猪脚洗净，斩大块，和洗净的鸡脚放进沸水中稍焯，捞出用冷水冲洗干净血沫；墨鱼干用温水泡软后，洗净，切宽丝；莲藕、铁棍山药分别清洗干净，削皮，滚刀切厚块。上述食材连同洗净的花生仁、栗子仁一齐置于砂锅内，加清水3升、白酒少许，武火煮沸后改用文火熬2小时，精盐调味即可。

功用：莲藕（熟者）性温味甘，善于健脾开胃、益血补心；铁棍山药性平味甘，长于补脾养胃、生津益肺、补肾涩精；栗子仁性平味甘、微咸，功擅益气健脾、补肾强筋、活血消肿；花生仁性平味甘，能健脾养胃、润肺化痰；猪脚性平味甘、咸，功擅补气血、润肌肤、通乳汁；鸡脚性温味甘，功擅温中益气、益精填髓、强筋骨；墨鱼性平味咸，能养血滋阴。诸物合用，味道鲜香可口，汤性温和滋润，有良好的健脾益肺、补益气血、养胃生津、补肾益精、强筋壮骨、润肤养颜等作用，适宜一般人群在立冬节气食用。

黄山龙桃鹌鹑汤

食材：黄精、怀山药、龙眼肉各30克，核桃仁100克，大枣6枚，生姜3

片，鹌鹑3只（约750克）。

做法：将鹌鹑宰杀，去除羽毛及内脏，洗净，斩大块，放进沸水中稍焯，捞出用冷水冲洗干净血沫；大枣劈开，去核；生姜洗净，切片。上述食材连同洗净的其他食材一齐置于炖盅内，加入沸水2.5升、白酒少许，隔水炖2小时，精盐调味即可。

功用：黄精性平味甘，善于补气养阴、健脾、润肺、益肾；怀山药性平味甘，长于补脾益肺、养胃生津、补肾涩精；龙眼肉性温味甘，功擅补益心脾、养血安神；核桃仁性温味甘，能补肾、温肺、润肠；大枣性温味甘，能补中益气、养血安神，与生姜同用，又能调和脾胃；鹌鹑性平味甘，功擅补益中气、强筋壮骨。诸物合用，味道鲜香可口，汤性温和滋润，有良好的补脾益肺、补气养阴、养胃生津、补肾益精、强筋壮骨、养血安神等作用，适宜一般人群初冬食用。

金牛栗子凤爪汤

食材：金虫草50克，牛蹄筋250克，栗子仁200克，鸡脚6只，火腿肉50克，大枣3枚，生姜3片。

做法：牛蹄筋用温水泡发（约泡12小时），切段；火腿肉洗净，切成小粒；金虫草用温水泡洗干净；大枣劈开，去核；生姜洗净，切片。上述食材连同洗净的栗子仁、鸡脚一齐置于砂锅内，加清水3升、白酒少许，武火煮沸后改用文火熬2小时，精盐调味即可。

功用：金虫草性温味甘，善于补肺益肾，现代药理研究表明，它有耐疲劳、耐缺氧、抗氧化、抗肿瘤、抗菌及雄性激素样作用；栗子仁性平味甘、微咸，长于益气健脾、补肾强筋、活血消肿；牛蹄筋性温味甘，功擅益气补虚、暖脾胃、强筋骨；鸡脚（俗称凤爪）性温味甘，功擅温中益气、益精填髓、强筋骨；火腿肉性温味甘、咸，能健脾开胃、滋肾益精、补气养血；少佐大枣、生姜可调和脾胃。诸物合用，味道鲜香可口，汤性温和滋润，有良好的补气健脾、补益肺肾、养血益精、强筋壮骨等作用，适宜一般人群食用。也可用于脾肺虚弱、食少纳呆、短气懒言、肝肾不足、精血亏虚、腰膝酸软、筋骨无力等症的辅助治疗。

参杞怀栗鹌鹑汤

食材： 党参、枸杞子各30克，铁棍山药、栗子仁各250克，大枣3枚，生姜3片，鹌鹑3只（约750克）。

做法： 将鹌鹑宰杀，去除羽毛及内脏，洗净，斩大块，放进沸水中稍焯，捞出冲洗干净血沫；铁棍山药削皮，洗净，滚刀切厚块；大枣劈开，去核。上述食材连同洗净的其他食材一齐置于砂锅内，加清水2.5升、白酒少许，武火煮沸后改用文火熬1.5小时，精盐调味即可。

功用： 党参性平味甘，善于健脾益肺，养血生津；枸杞子性平味甘，长于滋补肝肾、益精明目、润肺、止渴；铁棍山药性平味甘，功擅补脾养胃、生津益肺、补肾涩精；栗子仁性平味甘、微咸，能益气健脾、补肾强筋、活血消肿；鹌鹑性平味甘，功擅益中气、止泄痢、壮筋骨；佐大枣、生姜可调和脾胃。诸物合用，味道鲜美，汤性平和，有良好的补脾益肺、补气养血、养胃生津、滋补肝肾、益精填髓、强壮筋骨等作用，适宜一般人群冬季食用。也可用于脾胃虚弱、食欲不振、内热消渴、气血不足、面色萎黄、短气乏力、头晕目眩、肝肾亏虚、精血不足、腰膝酸软等症的辅助治疗。

参芪怀杞菇鸡汤

食材： 党参30克，黄芪15克，怀山药、枸杞子各30克，猴头菇100克，大枣6枚，生姜3片，黄雌鸡1只（约1250克）。

做法： 将黄雌鸡宰杀，去除羽毛及内脏，洗净，斩大块，放进沸水中稍焯，捞出冲洗干净；猴头菇用水浸泡1小时，冲洗干净，切厚块；大枣劈开，去核。上述食材连同洗净的其他食材一齐置于砂锅内，加清水3升、白酒少许，武火煮沸后改用文火熬2小时，精盐调味即可。

功用： 党参性平味甘，善于健脾益肺，养血生津；黄芪性微温味甘，长于补气升阳、固表止汗、生津养血、行滞通痹；怀山药性平味甘，功擅补脾养胃、生津益肺、补肾涩精；枸杞子性平味甘，能滋补肝肾、益精明目、润肺、止渴；猴头菇性平味甘，能健脾养胃、安神、抗癌；黄雌鸡性温味甘，功擅温中益气、益精填髓；佐以性温味甘的大枣，能补中益气、养血安神，与生姜同用，又能调和脾胃。诸物合用，有良好的补脾益肺、补气养血、养胃生津、滋补肝肾、益精填髓、养心安神等作用，适宜一般人群冬季食用。也可用于脾胃虚弱、食欲不振、内热消渴、气血不足、面色萎黄、短气乏力、头晕目眩、肝肾亏虚、精血不足、腰膝酸软等症的辅助治疗。

参芪桂圆乌鸡汤

食材：党参、黄芪、龙眼肉各30克，大枣6枚，生姜3片，乌鸡1只（约1000克）。

做法：将乌鸡宰杀，去除羽毛及内脏，清洗干净，斩大块，放进沸水中稍焯，捞出冲洗干净；大枣劈开，去核。上述食材连同洗净的其他食材一齐置于炖盅内，加清水2.5升、白酒少许，隔水炖2小时，精盐调味即可。

功用：党参性平味甘，善于健脾益肺、养血生津；黄芪性微温味甘，长于补气升阳、固表止汗、生津养血、行滞通痹；龙眼肉（龙眼也叫桂圆）性温味甘，功擅补益心脾、养血安神；乌鸡性平味甘，功擅补肝肾、益气血、退虚热；佐以性温味甘的大枣，能补中益气、养血安神，与生姜同用，又能调和脾胃。诸物合用，味道鲜美，汤性温润，有良好的补脾益肺、补气养血、养胃生津、滋补肝肾、养心安神等作用，适宜一般人群冬季食用，尤其适宜气血亏虚者食用。也可用于妇女经后调补及脾肺气虚、神疲乏力、短气懒言、血虚萎黄、眩晕心悸等症的辅助治疗。

党参栗桃鳄鱼汤

食材：党参30克，核桃仁120克，栗子仁250克，鳄鱼肉750克（干品用150克），猪瘦肉250克，大枣6枚，生姜3片。

做法：鳄鱼肉洗净，斩大块（干品则先用清水浸泡1小时），连同洗净、切成厚块的猪瘦肉一齐放进沸水中稍焯，捞出，冲洗干净血沫；大枣劈开，去核。上述食材连同洗净的其他食材一齐置于砂锅内，加清水3升、白酒少许，武火煮沸后改用文火熬2小时，精盐调味即可。

功用：党参性平味甘，善于健脾益肺、养血生津；栗子仁性平味甘、微咸，长于益气健脾、补肾强筋、活血消肿；核桃仁性温味甘，功擅补肾、温肺、润肠；鳄鱼肉性微寒味甘，功擅养心润肺、化瘀消积、强筋壮骨；猪瘦肉性微寒味甘、咸，能补肾滋阴、养血润燥、补中益气；大枣性温味甘，能补中益气、养血安神，与生姜同施，又可调和脾胃。诸物合用，味道鲜美，汤性平和滋润，有良好的健脾益肺、补肾滋阴、强筋壮骨、养血安神、润肤养颜等作用，适宜一般人群食用，尤其适宜脾肺虚弱、心肾不足者食用。

芪栗大力枣鳄汤

食材： 五指毛桃150克，栗子仁250克，牛大力100克，大枣6枚，生姜3片，鳄鱼肉750克（干品用150克），鸡脚6只。

做法： 鳄鱼肉洗净，斩大块（干品则先用清水浸泡1小时），连同洗净的鸡脚一齐放进沸水中稍焯，捞出，冲洗干净血沫；大枣劈开，去核。上述食材连同洗净的其他食材一齐置于砂锅内，加清水3升、白酒少许，武火煮沸后改用文火熬2小时，精盐调味即可。

功用： 五指毛桃（又名南芪）性平味甘，善于健脾补肺、行气利湿、舒筋活络；栗子仁性平味甘、微咸，长于益气健脾、补肾强筋、活血消肿；牛大力性平味甘，能补虚润肺、强筋活络；鳄鱼肉性微寒味甘，功擅养心润肺、化瘀消积、强筋壮骨；鸡脚性温味甘，功擅温中益气、益精填髓、强筋骨；大枣性温味甘，能补中益气、养血安神，与生姜同施，又可调和脾胃。诸物合用，味道鲜香可口，汤性平和滋润，有良好的健脾益气、补益肺肾、益精填髓、强筋壮骨、养血安神等作用，适宜一般人群食用。也可用于肺肾不足、心脾两虚者的调理。

杞精巴戟猪尾汤

材料： 黄精、枸杞子、巴戟天各30克，大枣3枚，生姜3片，猪尾1条（连骶骨）。

做法： 猪尾巴洗净，斩大块，放进沸水中稍焯，捞出冲洗干净；大枣劈开，去核。上述食材连同洗净的其他食材一齐置于砂锅内，加清水2.5升、白酒少许，武火煮沸后改用文火熬1.5小时，精盐调味即可。

功用： 黄精、枸杞子同用，能益气固精、补填丹田、养血驻颜；巴戟天性微温味甘、辛，长于补肾阳、强筋骨、祛风湿；猪尾巴性平味甘，功擅益肾滋阴、生肌壮骨；佐大枣、生姜可调和脾胃。诸物合用，共奏益肾固精、补填丹田、强筋壮骨之效，为冬季调补佳汤。也可用于肝肾亏虚、精血不足、阳痿早泄、腰膝酸软、筋骨无力、风湿痹痛等症的辅助治疗。

参杞山药兔肉汤

食材：党参、枸杞子、怀山药各30克，大枣、龙眼肉各6颗，兔肉1000克。

做法：兔肉洗干净，斩大块，放进沸水中稍焯，捞出冲洗干净；大枣劈开，去核。上述食材连同洗净的其他食材一齐置于砂锅内，加清水3升、白酒少许，武火煮沸后改用文火熬2小时，精盐调味即可。

功用：党参性平味甘，善于健脾益肺、养血生津；怀山药性平味甘，长于补脾益肺、养胃生津、补肾涩精；枸杞子性平味甘，功擅滋补肝肾、益精明目、润肺、止渴；龙眼肉性温味甘，能补益心脾、养血安神；大枣性温味甘，能补中益气、养血安神；兔肉性凉味甘，肉质细嫩，营养丰富，有高蛋白质、低脂肪、少胆固醇的特点，被称为"荤中之素"，能健脾补中、凉血解毒、清热止渴。诸物合用，汤性平和，味道鲜美，有良好的健脾益肺、生津止渴、养血安神、滋补肝肾等作用，适宜一般人群冬季食用，尤其适宜肥胖者和心血管疾病患者食用。也可用于脾肺气虚、短气懒言、食少倦怠、内热消渴、血虚萎黄、心悸失眠、肝肾不足、头晕眼花、腰膝酸软等症的辅助治疗。

注：孕妇不宜食用。

竹荪干贝海参汤

食材：竹荪2根，干贝3粒，海参1条，猪瘦肉100克。

做法：海参泡发好；竹荪用盐水浸泡10分钟，将其盖头及网状散开的部分去除，只保留枝干部分，每根切成3段；猪瘦肉洗净，切小方块；干贝洗净。将所有备好的食材置于炖盅内，加清水300毫升、白酒少许、精盐适量，隔水炖1小时即可。

功用：竹荪性凉味甘，善于补气养阴、润肺止咳；干贝性微温味甘、咸，长于滋阴、养血、补肾、调中；海参性平味甘、咸，功擅补肾益精、养血润燥；猪瘦肉性微寒味甘、咸，功擅补肾滋阴、养血润燥、益气。诸物合用，汤性平和，滋而不腻滞，共奏补气养阴、补肾益精、养血润燥之功，为冬季调补佳馔，适宜一般人群食用。也可用于气阴不足、食欲不振、肺虚咳嗽、内热消渴、精血亏虚、虚弱劳怯、阳痿梦遗、遗尿尿频、皮肤干燥、肠燥便秘等症的辅助治疗。

二精乌鸡汤

食材： 枸杞子、黄精各30克，大枣6枚，生姜3片，乌鸡1只（约750克）。

做法： 将乌鸡宰杀，去除羽毛及内脏，洗净，斩大块，放进沸水中稍焯，捞出冲洗干净；大枣劈开，去核。上述食材连同洗净的黄精、枸杞子、生姜片一齐置于炖盅内，加清水2升、白酒少许、精盐适量，隔水炖2小时即可。

功用： 枸杞子性平味甘，长于滋补肝肾、益精明目、润肺、止渴；黄精性平味甘，善于补气养阴、健脾、润肺、益肾，与枸杞子等量同用，组成养生名方"二精丸"，有助气固精、补填丹田、养血驻颜之效；大枣性温味甘，能补中益气、养血安神，与生姜同用，又能调和脾胃；乌鸡性平味甘，功擅补肝肾、益气血、退虚热。诸物合用，汤性平和，有良好的补脾益肺、补气养阴、补肝肾、益精血、润肤驻颜等作用，适宜一般人群冬季食用，尤其适宜妇女经后调补用。也可用于脾肺气虚、短气懒言、血虚萎黄、头晕目眩、心悸失眠、肝肾亏虚、精血不足、腰膝酸软等症的辅助治疗。

归芪枣鸡汤

食材： 当归10克，黄芪30克，大枣6枚，生姜3片，黄雌鸡1只（约1250克）。

做法： 将黄雌鸡宰杀，去除羽毛及内脏，清洗干净，斩大块，放进沸水中稍焯，捞出冲洗干净；大枣劈开，去核。上述食材连同洗净的当归、黄芪、生姜片一齐置于炖盅内，加清水2.5升、白酒少许、精盐适量，隔水炖2小时即可。

功用： 当归性温味甘、辛，善于补血活血、调经止痛、润肠通便；黄芪性微温味甘，长于补气升阳、固表止汗、生津养血、行滞通痹；大枣性温味甘，能补中益气、养血安神，与生姜同用，又能调和脾胃；黄雌鸡性温味甘，功擅温中益气、益精填髓。诸物合用，共奏补气生血、益精填髓、活血调经之功，适宜一般人群食用，尤其适宜气血亏虚者食用。也可用于妇女经后调补及脾肺气虚、神疲乏力、短气懒言、血虚萎黄、眩晕心悸、月经不调、经闭痛经、虚寒腹痛、肠燥便秘、风湿痹痛等症的辅助治疗。

参枣杞芡二龙汤

食材：党参30克，大枣6枚，龙眼肉6枚，枸杞子15克，芡实15克，猪脊骨750克。

做法：猪脊骨洗净，斩段，在沸水中稍焯，冲洗干净；大枣劈开，去核。上述食材连同洗净的党参、枸杞子、芡实、龙眼肉一齐置于砂锅内，加清水3升、白酒少许，武火煮沸后改用文火熬2小时，精盐调味即可。

功用：党参性平味甘，善于健脾益肺、养血生津；大枣性温味甘，能补中益气、养血安神；龙眼肉性温味甘，能补益心脾、养血安神；枸杞子性平味甘，长于滋补肝肾、益精明目、润肺、止渴；芡实性平味甘、涩，功擅益肾固精、补脾止泻、除湿止带；猪脊骨（又称猪龙骨）性平味甘，能益肾滋阴。诸物合用，有良好的健脾益肺、滋阴生津、补气养血、宁心安神、滋补肝肾等作用，适宜一般人群冬季食用。也可用于脾肺气虚、短气懒言、气血不足、面色萎黄、头晕目眩、心悸失眠、肝肾不足、精血亏虚、内热消渴、眼目昏花、腰膝酸软、遗精早泄等症的辅助治疗。

山荸金蔗羊肉汤

食材：铁棍山药150克，荸荠6个，胡萝卜1根，甘蔗250克，羊肉1000克。

做法：羊肉洗净，斩块，放进加有橘叶或广陈皮的沸水中稍焯，捞出冲洗干净；铁棍山药削皮，洗净，滚刀切厚块；荸荠削皮，洗净，对半切开；胡萝卜削皮，洗净，滚刀切厚块；甘蔗洗净，斩成长约5厘米的段，再破成小条块。把所有备好的食材一齐置于砂锅内，加清水3升、白酒少许，武火煮沸后改用文火熬2小时，精盐调味即可。

　　功用： 铁棍山药性平味甘，善于补脾益肺、养胃生津、补肾涩精；荸荠（常称马蹄）性寒味甘，长于清热生津、化痰、消积；胡萝卜（又名金笋）性平味甘、辛，功擅健脾和中、养肝明目、化痰止咳；甘蔗性寒味甘，能清热生津、润燥和中、解毒；羊肉性热味甘，功擅温中健脾、补肾壮阳、益气养血。诸物合用，味道鲜美，汤性平和滋润、补而不腻，有良好的健脾益气、润肺化痰、养胃生津、补益肝肾、养血润燥等作用，诚为初冬食疗养生之佳馔良汤，适宜一般人群食用。

小　雪

斗指亥，太阳黄经为240度，阳历11月21—23日交节

【养生小贴士】

1. 节气特点

《群芳谱》载"小雪气寒而将雪矣，地寒未甚而雪未大也"，所以此时地寒未甚，雪量不足。虽小雪时节少有鹅毛大雪，但初雪如刺，也比较寒冷。特别是雪霁天晴时，那刺骨的寒冷比下雪更甚。

2. 养生特点

小雪过后，天气干燥，百姓多腌菜、腌肉。先民将肉类制成腊肉，可长期保持风味。腊肉性平味咸、甘，具有开胃祛寒、消食等功效。由于天干，皮肤易皲裂，应多食水果、多喝温开水来维持肌肤水分，或使用护肤品。

【食疗药膳】

怀杞银桃鸽子汤

食材： 怀山药、枸杞子各15克，银杏仁50克，核桃仁100克，大枣6枚，生姜3片，老鸽2只（约750克），猪瘦肉250克。

做法： 将老鸽宰杀，去除羽毛及内脏，清洗干净，每只斩成四块，和洗净切好的猪瘦肉块放进锅内，加入适量清水煮沸，捞出冲洗干净血沫；银杏仁放入沸水中稍焯，去掉种皮及胚芽；大枣劈开，去核；生姜洗净，切片。上述食材连同洗净的其他食材一齐置于炖盅内，加清水2.5升，隔水炖2小时，精盐调味即可。

功用： 怀山药性平味甘，善于补脾养胃、生津益肺、补肾涩精；枸杞子性平味甘，长于滋补肝肾、益精明目、润肺、止渴；银杏仁（即白果）性平味

甘、苦、涩，功擅敛肺定喘、止带缩尿；核桃仁性温味甘，能补肾、温肺、润肠；鸽子性平味咸，功擅滋肾益气、祛风解毒、调经止痛；猪瘦肉性微寒味甘、咸，能补中益气、补肾滋阴、养血润燥；大枣性温味甘，能补中益气、养血安神，与生姜同用，又能调和脾胃。诸物合用，味道鲜香可口，汤性平和滋润，有良好的补脾益肺、补气养血、益胃生津、滋补肝肾、滋阴润燥、宁心安神等作用，适宜一般人群冬季食用。

怀杞栗桃牛腱汤

食材： 铁棍山药、栗子仁各100克，核桃仁50克，枸杞子15克，大枣6枚，生姜3片，龙眼肉10枚，广陈皮10克，牛腱肉750克，鸡脚6只。

做法： 牛腱肉放在温水中，添加适量的盐拌开，慢慢揉搓以去除牛腱肉里面的脏物和血沫，用清水冲洗干净血沫，切大块，和洗净的鸡脚一齐放进沸水中稍焯，捞出；铁棍山药削皮，洗净，切滚刀块；大枣劈开，去核；生姜洗净，切片。上述食材连同洗净的其他食材一齐置于砂锅内，加清水3升、白酒少许，武火煮沸后改用文火熬2小时，精盐调味即可。

功用： 铁棍山药性平味甘，善于补脾益肺、养胃生津、补肾涩精；枸杞子性平味甘，长于滋补肝肾、益精明目、润肺、止渴；栗子仁性平味甘、微咸，功擅益气健脾、补肾强筋、活血消肿；核桃仁性温味甘，能补肾、温肺、润肠；牛腱肉性温味甘，功擅补脾胃、益气血、强筋骨；龙眼肉、大枣性温味甘，能补中益气、养血安神，大枣与生姜同施又可调和脾胃；广陈皮可调中理气，使汤补而不腻滞，且可去除牛腱肉的腥臊味。诸物合用，味道鲜香可口，汤性温和滋润，有良好的补脾益肺、补气养血、养胃生津、滋补肝肾、强筋壮骨、宁心安神等作用，适宜一般人群冬季食用。

莲山三仁鹧鸪汤

食材： 莲藕500克，铁棍山药250克，栗子仁、核桃仁、花生仁各100克，鹧鸪2只（约750克），墨鱼干、火腿肉各50克。

做法： 将鹧鸪宰杀，去除羽毛及内脏，洗净，斩大块，放进沸水中稍焯，捞出用冷水冲洗干净血沫；莲藕削皮，滚刀切厚块，加少量淀粉拌匀，30分钟后冲洗干净；铁棍山药削皮，洗净，切滚刀块；墨鱼干用温水泡软，洗净，切宽丝；火腿肉洗净，切小粒。上述食材连同洗净的其他食材一齐置于砂锅内，加清水3升、白酒少许，武火煮沸后改用文火熬2小时，精盐、鸡精调味即可。

功用： 莲藕（熟者）性温味甘，善于健脾开胃、益血补心；铁棍山药性平味甘，长于补脾益肺、养胃生津、补肾涩精；栗子仁性平味甘、微咸，能益气健脾、补肾强筋、活血消肿；核桃仁性温味甘，功擅补肾、温肺、润肠；花生仁性平味甘，能健脾养胃、润肺化痰；鹧鸪性温味甘，功擅滋养补虚、开胃化痰；墨鱼性平味咸，能养血滋阴；火腿肉性温味甘、咸，能健脾开胃、滋肾益精、补气养血。诸物合用，味道鲜香可口，汤性温和滋润，有良好的补脾益肺、补气养血、养阴生津、补肾益精、强筋壮骨、开胃化痰等作用，适宜一般人群冬季食用，尤其适宜肺、脾、肾三脏虚弱者食用。

南瓜海参鱼虾羹

食材： 南瓜750克，甜玉米粒、鲜芡实各50克，水发辽参3条，鲜虾仁100克，鲩鱼肉100克，火腿肉50克，生姜、香葱少许。

做法： 鲩鱼肉洗净，剔净骨刺，剁成鱼茸，加入生姜（拍碎）、香葱（切粒），用胡椒粉、料酒、精盐拌腌备用；水发辽参切小块；火腿肉切小粒；甜玉米粒、鲜芡实、鲜虾仁分别洗净；南瓜削皮，洗净，切成小块，放进热油锅中炒香，加入适量清水煮沸30分钟后用勺子压碎成泥，接着放进其他（除鱼茸外）备好的食材，拌匀，煮沸10分钟，再加入拌腌好的鱼茸，搅煮5分钟，精盐、鸡精调味即可。

功用： 南瓜性平味甘，善于补中益气、益心敛肺、解毒消肿；玉米性平味甘，长于调中开胃、利尿消肿；芡实性平味甘、涩，功擅益肾固精、补脾止泻、除湿止带；水发辽参性平味甘、咸，功擅补肾益精、养血润燥；虾仁性温味甘、咸，功擅补肾兴阳、滋阴息风；鲩鱼肉性平味甘，能化湿除痹、益气和中；火腿肉性温味甘、咸，能健脾开胃、滋肾益精、补气养血。诸物合用，味道鲜美，羹性平和滋润，有良好的补脾益肺、调中开胃、补气养血、滋阴益精、补肾壮阳、祛湿解毒等作用，适宜一般人群冬季食用。

巴牛思仙凤爪汤

食材： 巴戟天、牛大力、杜仲各30克，栗子仁100克，香菇6只，牛蹄筋250克，鸡脚8只，火腿肉50克。

做法： 牛蹄筋用温水泡发（约泡12小时），洗净，切段；鸡脚放进沸水中稍焯，捞出用冷水冲洗干净血沫；火腿肉洗净，切小粒；香菇用温水泡发，去除硬梗，洗净。上述食材连同用煲汤袋装好洗净的巴戟天、牛大力、杜仲及栗子仁一齐置于砂锅内，加清水3升、白酒少许，武火煮沸后改用文火熬2小时，捞出煲汤袋，精盐调味即可。

功用： 巴戟天性微温味甘、辛，善于补肾阳、强筋骨、祛风湿；牛大力性平味甘，长于补虚润肺、强筋活络；杜仲（又名思仙）性温味甘，功擅补肝肾、强筋骨；栗子仁性平味甘、微咸，能益气健脾、补肾强筋、活血消肿；香菇性平味甘，能扶正补虚、健脾开胃、化痰理气、解毒、抗癌；牛蹄筋性温味甘，功擅益气补虚、暖脾胃、强筋骨；鸡脚性温味甘，功擅温中益气、益精填髓、强筋骨；火腿肉性温味甘、咸，能健脾开胃、滋肾益精、补气养血。诸物合用，味道鲜香可口，汤性温和滋润，有良好的健脾开胃、润肺化痰、补气养血、滋补肝肾、益精壮阳、强筋壮骨等作用，适宜一般人群冬季调补食用，尤其适宜久坐熬夜、肝肾亏损、精血不足、阳痿早泄、腰膝酸软、筋骨无力者食用。

红薯核桃糯米粥

食材： 红薯2根（约500克），核桃仁100克，糯米250克。

做法： 糯米洗净，加入少许花生油、精盐拌腌30分钟；红薯削皮，洗净，切小块；核桃仁洗净，捣碎。把所有备好的食材一齐置于砂锅内，加入适量清水，用武火煮沸后改用文火熬1.5小时，精盐调味即可。

功用： 红薯性平味甘，能补中和血、益气生津、宽肠通便，《本草纲目拾遗》谓其能"补中，和血，暖胃，肥五脏"；核桃仁性温味甘，长于补肾、温肺、润肠；糯米性温味甘，功擅补中益气、健脾止泻、缩尿、敛汗。三物合烹，味道甘香可口，粥性温和滋润，有良好的补中益气、益胃生津、养血活血、补益肺肾、收敛固涩、润肠通便等作用，适宜一般人群冬季食用。

参草山桃洋鸭汤

食材： 鲜人参2根（约60克；若用红参片，则用15克），虫草花50克，铁棍山药、核桃仁各150克，广陈皮15克，大枣6枚，生姜3片，洋鸭1000克，火腿肉50克。

做法： 洋鸭洗净，斩大块，放进加有广陈皮（或柑、橘、柚叶）的沸水中稍焯，捞出用冷水冲洗干净血沫；火腿肉洗净，切小粒；铁棍山药削皮，洗净，切滚刀块；虫草花用温水泡开，清洗干净；大枣劈开，去核；生姜洗净，切片；广陈皮用水润软后，切宽丝。上述食材连同洗净的其他食材一齐置于砂锅内，加清水3升、白酒少许，武火煮沸后改用文火熬2小时，精盐调味即可。

功用： 人参性微温味甘、微苦，善于大补元气、复脉固脱、补脾益肺、生津养血、安神益智；虫草花性温味甘，长于补肺益肾；铁棍山药性平味甘，功擅补脾益肺、养胃生津、补肾涩精；核桃仁性温味甘，能补肾、温肺、润肠；洋鸭性温味甘，功擅补肾、缩尿、益气，《本草纲目拾遗》言其"助阳道，健腰膝，补命门，暖水脏"；火腿肉性温味甘、咸，功擅健脾开胃、滋肾益精、补气养血；大枣性温味甘，能补中益气、养血安神，与生姜同施，又可调和脾胃；广陈皮性温味苦、辛，能健脾理气、燥湿化痰，又可去除鸭之腥臊味。诸物合用，味道鲜香可口，汤性温和滋润，有良好的补脾益肺、补益气血、养胃生津、补肾壮阳、固精缩尿、安神益智等作用，适宜一般人群寒冬时节食用。

注：阴虚火旺、燥热体质及感冒者不宜食用。

参巴海龙土鸡汤

食材： 鲜人参2根（约60克；若用红参片，则用15克），巴戟天30克，龙眼肉6枚，大枣6枚，生姜3片，海龙6条，黄雌鸡半只（约600克）。

做法： 黄雌鸡洗净，斩块，放进沸水中稍焯，捞出用冷水冲洗干净血沫；大枣劈开，去核；生姜洗净，切片。上述食材连同洗净的其他食材一齐置于炖盅内，加清水2升、白酒少许，隔水炖2小时，精盐调味即可。

功用： 人参性微温味甘、微苦，善于大补元气、复脉固脱、补脾益肺、生津养血、安神益智；巴戟天性微温味甘、辛，长于补肾阳、强筋骨、祛风湿；海龙性温味甘，功擅温肾壮阳、散结消肿；黄雌鸡性温味甘，功擅温中益气、益精填髓；龙眼肉、大枣性温味甘，能补中益气、养血安神，大枣与生姜同用，又能调和脾胃。诸物合用，味道鲜美，汤性温和滋润，有良好的补脾益肺、补气养血、补肾壮阳、益精填髓、强筋壮骨、安神益智等作用，适宜一般人群冬季食用。

注：阴虚火旺、孕妇及感冒者不宜食用。

南瓜鲍鱼火腿羹

食材：南瓜750克，大连鲍10只，火腿肉50克，生姜少许。

做法：鲍鱼肉清洗干净，轻刀切十字花样；火腿肉洗净，切小粒；生姜洗净，捣茸；南瓜削皮，洗净，切小块，放进热油锅中炒香，加入适量清水煮沸30分钟后用勺子压碎成泥，接着放进备好的鲍鱼肉、火腿粒，拌匀，再煮沸10分钟，加入姜茸，精盐、鸡精调味即可。

功用：南瓜性平味甘，善于补中益气、益心敛肺、解毒消肿；鲍鱼性平味甘、咸，功擅滋阴清热、益精明目、调经润肠；火腿肉性温味甘、咸，功擅健脾开胃、滋肾益精、补气养血。三物合烹，味道鲜美，羹性平和滋润，有良好的补中益气、健脾开胃、益心敛肺、补肾滋阴、养血益精等作用，适宜一般人群冬季食用。

核桃莲子干贝粥

食材：核桃仁、莲子各100克，干贝50克，粳米250克。

做法：核桃仁洗净，捣碎；莲子洗净，剥开两半，去心；干贝置于盘中用微波炉中火烤20秒，取出，趁热拆丝；粳米洗净，用适量花生油、精盐拌腌30分钟。把所有备好的食材一齐放进砂锅内，加入适量的清水，用武火煮沸后改用文火熬1小时，精盐、鸡精调味即可。

功用：核桃仁性温味甘，善于补肾、温肺、润肠；莲子性平味甘、涩，长于补脾止泻、止带、益肾涩精、养心安神；干贝性平味甘、咸，功擅滋阴补肾、调中消食；粳米性平味甘，功擅补气健脾、除烦止渴、止泻痢。诸物合用，味道鲜香可口，粥性温和滋润，有良好的补脾益肺、开胃消食、补肾滋阴、养心安神等作用，适宜一般人群冬季食用。

栗山莲杞牛肉汤

食材： 栗子仁100克，铁棍山药、莲藕各250克，枸杞子15克，香菇6只，胡椒10粒，黄牛肉1000克。

做法： 黄牛肉洗净，切大块，放进沸水中稍焯，捞出用温水冲洗干净血沫；铁棍山药、莲藕分别去皮，洗净，滚刀切厚块；香菇用温水泡开，去除硬梗，洗净，对半切开；胡椒压碎。上述食材连同洗净的栗子仁、枸杞子一齐置于砂锅内，加清水2.5升、白酒少许，武火煮沸后改用文火熬2小时，精盐调味即可。

功用： 栗子仁性平味甘、微咸，善于益气健脾、补肾强筋、活血消肿；铁棍山药性平味甘，长于补脾益肺、养胃生津、补肾涩精；莲藕（熟者）性温味甘，功擅健脾开胃、益血补心；枸杞子性平味甘，能滋补肝肾、益精明目、润肺、止渴；香菇性平味甘，善于扶正补虚、健脾开胃、化痰理气、解毒、抗癌；黄牛肉性温味甘，功擅补脾胃、益气血、强筋骨；少佐性热味辛的胡椒，既能温中散寒、下气、消痰，又能消除牛肉之腥臊味。诸物合用，味道鲜香可口，汤性温和滋润，有良好的补脾益肺、补气养血、开胃生津、滋补肝肾、强筋壮骨、理气化痰等作用，适宜一般人群冬季食用。

芪牛首乌猪尾汤

食材： 五指毛桃、牛大力、制何首乌各30克，大枣6枚，生姜3片，猪尾巴1条（连骶骨，约750克），鸡脚6只。

做法： 猪尾巴洗净，斩小段，和洗净的鸡脚一齐放进沸水中稍焯，捞出用冷水冲洗干净血沫；大枣劈开，去核；生姜洗净，切片。上述食材连同洗净的其他食材一齐置于砂锅内，加清水3升、白酒少许，武火煮沸后改用文火熬2小时，精盐调味即可。

功用： 五指毛桃（又名南芪）性平味甘，善于健脾补肺、行气利湿、舒筋活络；牛大力性平味甘，长于补虚润肺、强筋活络；制何首乌性微温味苦、甘、涩，功擅补肝肾、益精血、乌须发、强筋骨、化浊降脂；猪尾巴性平味甘，功擅益肾滋阴、生肌壮骨；鸡脚性温味甘，功擅温中益气、益精填髓、强筋骨；大枣性温味甘，能补中益气、养血安神，与生姜同施，又可调和脾胃。诸物合用，味道鲜香可口，汤性温和滋润，有良好的补益脾肺、补气养血、滋养肝肾、益精填髓、强筋壮骨、养心安神等作用，适宜一般人群冬季食用。也可用于脾肺虚弱、倦怠懒言、肝肾亏虚、精血不足、腰膝酸软、筋骨无力等症的辅助治疗。

参地怀杞土鸡汤

食材： 鲜人参2根（约60克；若用红参片，则用15克），熟地黄、怀山药、枸杞子各30克，大枣6枚，生姜3片，黄雌鸡1只（约1250克）。

做法： 将黄雌鸡宰杀，去除羽毛及内脏，洗净，斩大块，放进沸水中稍焯，捞出用冷水冲洗干净血沫；大枣劈开，去核；生姜洗净，切片。上述食材连同洗净的其他食材一齐置于炖盅内，加清水2.5升、白酒少许，隔水炖2小时，精盐调味即可。

功用： 人参性微温味甘、微苦，善于大补元气、复脉固脱、补脾益肺、生津养血、安神益智；熟地黄性微温味甘，长于补血滋阴、益精填髓；怀山药性平味甘，功擅补脾益肺、养胃生津、补肾涩精；枸杞子性平味甘，能滋补肝肾、益精明目、润肺、止渴；黄雌鸡性温味甘，功擅温中益气、益精填髓；大枣性温味甘，能补中益气、养血安神，与生姜同用，又能调和脾胃。诸物合用，味道鲜美，汤性温和滋润，有良好的补脾益肺、补益气血、滋补肝肾、滋阴生津、益精填髓、安神益智等作用，适宜一般人群初冬时节食用。也可用于克伐太过，气血亏虚，耗伤真阴，精气不足，元气亏损者的辅助治疗。

三才枣鸡汤

食材： 鲜人参2根（约50克），熟地黄、天冬各30克，大枣6枚，生姜3片，黄雌鸡1只（约1250克）。

做法： 将黄雌鸡宰杀，去除皮毛及内脏，洗净，斩大块，放进沸水中稍焯，捞出用冷水冲洗干净血沫；大枣劈开，去核；生姜洗净，切片。上述食材连同洗净的其他食材一齐置于炖盅内，加清水2升、白酒少许，隔水炖2小时，精盐调味即可。

功用：鲜人参性微温味甘、微苦，善于大补元气、复脉固脱、补脾益肺、生津养血、安神益智；熟地黄性微温味甘，长于补血滋阴、益精填髓；天冬性寒味甘、苦，功擅养阴润燥、清肺生津，与熟地黄、人参（象征天、地、人）合称"三才"；大枣性温味甘，能补中益气、养血安神，与生姜同用，又能调和脾胃；黄雌鸡性温味甘，功擅温中益气、益精填髓。诸物合用，味道鲜美，汤性温和滋润，有良好的补脾益肺、补益气血、滋阴润燥、益精填髓、安神益智等作用。适宜一般人群初冬时节食用。

巴栗苁蓉羊肉汤

食材：巴戟天、肉苁蓉各30克，栗子仁250克，大枣6枚，生姜3片，羊肉1000克。

做法：羊肉洗净，斩块，放进加有橘叶（或柚叶、柠檬叶、黄皮叶、广陈皮）的沸水中稍焯，以除羊肉之腥臊味，捞出冲洗干净；大枣劈开，去核。上述食材连同其他洗净的食材一齐置于砂锅内，加清水3升、白酒少许，武火煮沸后改用文火熬2小时，精盐调味即可。

功用：巴戟天性微温味甘、辛，善于补肾阳、强筋骨、祛风湿；栗子仁性平味甘、微咸，长于益气健脾、补肾强筋、活血消肿；肉苁蓉性温味甘、咸，功擅补肾阳、益精血、润肠通便；羊肉性热味甘，功擅温中健脾、补肾壮阳、益气养血；大枣性温味甘，能补中益气、养血安神，与生姜同施，又可调和脾胃。诸物合用，味道鲜香可口，汤性温和，有良好的益气健脾、补肾壮阳、补益精血、强壮筋骨、宁心安神等作用，为冬季调补佳馔，适宜一般人群食用。也可用于脾胃虚弱、食少纳呆、肝肾亏虚、精血不足、腰膝酸软、筋骨无力、阳痿早泄、尿频遗尿、风湿痹痛等症的辅助治疗。

注：阴虚火旺者不宜食用。

山玉金马羊肉汤

食材：铁棍山药、马蹄各250克，胡萝卜1根（约100克），玉米1根（约

250克），广陈皮、生姜各15克，羊肉1000克。

做法： 羊肉洗净，斩块，放进加有橘叶（或柚叶、柠檬叶、黄皮叶、广陈皮）的沸水中稍焯（以去除羊肉之腥膻味），捞出冲洗干净；铁棍山药、马蹄、胡萝卜洗净，分别去皮，切厚块；玉米去苞叶及须，洗净，切成6段；广陈皮用水润软，切丝；生姜洗净，切片。将上述备好的食材一齐置于砂锅内，加清水3升、白酒少许，武火煮沸后改用文火熬2小时，精盐调味即可。

功用： 铁棍山药性平味甘，善于补脾养胃、生津益肺、补肾涩精；玉米性平味甘，长于调中开胃、利湿；胡萝卜（又名金笋）性平味甘、辛，功擅健脾和中、养肝明目、化痰止咳；马蹄性寒味甘，能清热生津、化痰、消积；羊肉性热味甘，功擅温中健脾、补肾壮阳、益气养血；佐广陈皮、生姜以调中下气，使补而不腻滞，且可去除羊肉之腥膻味。诸物合用，寒热相配，清补结合，相得益彰，补而无燥热之弊，清而无寒凉之忧，有良好的补脾益肺、开胃消食、益气养血、滋补肝肾等作用，适宜一般人群冬季食用，尤其适宜岭南地区冬季调补。也可用于脾胃虚弱、食少纳呆、气血不足、短气懒言、面色萎黄、肝肾亏虚、头晕眼花、腰膝酸软、遗精早泄等症的辅助治疗。

水陆二仙汤

食材： 芡实、莲子、金樱子、覆盆子各30克，大枣6枚，生姜3片，广陈皮15克，老白鸭1只（约1250克），鸡脚6只。

做法： 将老白鸭宰杀，去除羽毛及内脏，洗净，斩大块，和洗净的鸡脚一齐放进加有广陈皮（或柑、橘、柚叶）的沸水中稍焯，捞出冲洗干净血沫；大枣劈开，去核。上述食材连同洗净的其他食材一齐置于砂锅内，加清水3升、白酒少许，武火煮沸后改用文火熬2小时，精盐调味即可。

功用： 芡实性平味甘、涩，善于益肾固精、补脾止泻、除湿止带；莲子性平味甘、涩，长于补脾止泻、止带、益肾涩精、养心安神；金樱子性平味酸、甘、涩，功擅收敛固涩；覆盆子性温味甘、酸，能益肾固精缩尿；老白鸭性平味咸，功擅补益气阴、利水消肿；鸡脚性温味甘，功擅温中益气、益精填髓、强筋骨；大枣性温味甘，能补中益气、养血安神，与生姜同施，又可调和脾胃；广陈皮性温味苦、辛，既可健脾理气、燥湿化痰，使汤补而不滞，又可去除鸭之腥膻味。诸物合用，味道鲜香可口，汤性平和，有良好的补脾益气、益肾滋阴、固精缩尿、养血安神、除湿化痰等作用，适宜一般人群冬季食用，尤其适宜脾肾虚弱、食少便溏、遗精白浊、白带过多、尿频遗尿者食用。

注："水陆二仙丹"的组成是芡实和金樱子，两药一在水一在陆，芡实生长在水中，金樱子生长在山上。本汤方中的"水"是指芡实、莲子、老白鸭，"陆"是指金樱子、覆盆子、鸡脚。

藕山栗核龙骨汤

食材： 莲藕500克，铁棍山药250克，栗子仁、核桃仁各100克，大枣6枚，生姜3片，猪脊骨750克，鸡脚6只。

做法： 猪脊骨洗净，斩大块，和洗净的鸡脚一齐放进沸水中稍焯，捞出冲洗干净血沫；莲藕、铁棍山药分别削皮，洗净，滚刀切厚块；大枣劈开，去核；生姜洗净，切片。上述食材连同洗净的其他食材一齐置于砂锅内，加清水3升、白酒少许，武火煮沸后改用文火熬2小时，精盐调味即可。

功用： 莲藕（熟者）性温味甘，善于健脾开胃、益血补心；铁棍山药性平味甘，长于补脾益肺、养胃生津、补肾涩精；栗子仁性平味甘、微咸，功擅益气健脾、补肾强筋、活血消肿；核桃仁性温味甘，能补肾、温肺、润肠；猪脊骨性平味甘，功擅益肾滋阴、止渴；鸡脚性温味甘，功擅温中益气、益精填髓、强筋骨；大枣性温味甘，能补中益气、养血安神，与生姜同用，又能调和脾胃。诸物合用，味道鲜美，汤性温润而不滞腻，有良好的补脾益肺、补气养血、养胃生津、补心安神、补肾益精、强壮筋骨等作用，适宜一般人群冬季食用。

怀杞参栗枣鸡汤

食材： 铁棍山药、栗子仁各250克，鲜人参2根（约60克；若用生晒参，则用15克），枸杞子30克，大枣6枚，生姜3片，黄雌鸡1只（约1250克）。

做法： 将黄雌鸡宰杀，去除羽毛及内脏，洗净，斩大块，放进沸水中稍焯，捞出冲洗干净血沫；铁棍山药削皮，洗净，滚刀切厚块；大枣劈开，去核。上述食材连同洗净的其他食材一齐置于炖盅内，加清水2.5升、白酒少许，隔水炖2小时，精盐调味即可。

功用： 铁棍山药性平味甘，善于补脾益肺、养胃生津、补肾涩精；枸杞子性平味甘，长于滋补肝肾、益精明目、润肺、止渴；人参性微温味甘、微苦，功擅大补元气、复脉固脱、补脾益肺、生津养血、安神益智；栗子仁性平味甘、微咸，能益气健脾、补肾强筋、活血消肿；黄雌鸡性温味甘，功擅温中益气、益精填髓；大枣性温味甘，能补中益气、养血安神，与生姜同施，又可调和脾胃。诸物合用，味道鲜香可口，汤性温和滋润，有良好的补益脾肺、补气养血、滋补肝肾、益精填髓、强壮筋骨、安神益智等作用，适宜一般人群食用以御寒冬。也可用于五脏虚弱，或病后体虚者的调理。

猴头菇猪肚土鸡汤

食材： 猴头菇100克，党参、黄芪各15克，枸杞子30克，胡椒5克，猪肚1只（约1000克），黄雌鸡1只（约1000克）。

做法： 猪肚用生粉、花生油处理后清洗干净；黄雌鸡宰杀，去除羽毛及内脏，洗净，斩大块，放进沸水中稍焯，捞出冲洗干净；猴头菇泡软，洗净，切块。上述食材连同洗净的党参、黄芪、胡椒一齐塞进猪肚内，用竹签或线缝好，放进砂锅内，加清水3升、白酒少许，武火煮沸后改用文火熬2小时，取出猪肚，切开，倒出肚内食材，把猪肚切块，跟其他食材一起再倒进汤中，加入洗净的枸杞子，煮沸10分钟，精盐调味即可。

功用： 猴头菇性平味甘，善于健脾养胃、安神、抗癌，现代药理研究表明，其有提高人体免疫力、抑瘤、抗溃疡、延缓衰老等作用；党参性平味甘，长于健脾益肺、养血生津；黄芪性微温味甘，功擅补气升阳、固表止汗、生津养血、行滞通痹；枸杞子性平味甘，能滋补肝肾、益精明目、润肺、止渴；胡椒性热味辛，能温中散寒、下气、消痰；黄雌鸡性温味甘，能温中益气、益精填髓；猪肚性温味甘，能补虚损、健脾胃。诸物合用，有良好的健脾益肺、益胃生津、补气养血、滋补肝肾、益精填髓等作用，适宜一般人群冬季调补食用。也可用于脾肺气虚、短气懒言、食少纳呆、倦怠乏力、肝肾不足、精血亏虚、面色萎黄、头晕眼花、腰膝酸软、筋骨无力等症的辅助治疗。

参芪黑豆猪蹄汤

食材： 党参、黄芪各15克，黑豆150克，花生仁100克，龙眼肉6粒，猪蹄2

只（约750克）。

做法： 猪蹄洗净，斩块，放进沸水中稍焯，捞出冲洗干净，然后连同洗净的其他食材一齐置于砂锅内，加清水2升、白酒少许，武火煮沸后改用文火熬1.5小时，精盐调味即可。

功用： 本汤食材中，党参性平味甘，善于健脾益肺，养血生津；黄芪性微温味甘，长于补气升阳、固表止汗、生津养血、行滞通痹；黑豆性平味甘，功擅健脾益肾、活血利水、祛风解毒；花生仁性平味甘，能健脾养胃、润肺化痰；龙眼肉性温味甘，能补益心脾、养血安神；猪蹄性平味甘、咸，功擅补气血、润肌肤、通乳汁。诸物合用，汤性平和，有良好的补脾益肺、补气养血、益胃生津、补益心肾等作用，为冬季调补佳馔，适宜一般人群食用。也可用于脾肺气虚、食少纳呆、久咳气短、自汗、血虚萎黄、失眠健忘、肌肤干燥、产后乳汁不下或乳少、肾虚腰膝酸软等症的辅助治疗。

白果莲芡乌鸡汤

食材： 白果仁100克，莲子、芡实各50克，大枣6枚，生姜3片，乌鸡1只（约1000克）。

做法： 将乌鸡宰杀，去除羽毛及内脏，洗净，斩大块，放进沸水中稍焯，捞出冲洗干净；白果仁放入沸水中稍焯，捞出去掉种皮及胚芽；大枣劈开，去核。上述食材连同洗净的莲子、芡实、生姜片一齐置于砂锅内，加清水2.5升、白酒少许，武火煮沸后改用文火熬2小时，精盐调味即可。

功用： 白果性平味甘、苦、涩，有毒，善于敛肺定喘、止带浊、缩小便，《本草纲目》言其"熟食温肺益气，定喘嗽，缩小便，止白浊"；莲子性平味甘、涩，长于补脾止泻、止带、益肾涩精、养心安神；芡实性平味甘、涩，功擅益肾固精、补脾止泻、除湿止带；性温味甘的大枣，能补中益气、养血安神，与生姜同用，又能调和脾胃；乌鸡性平味甘，能补肝肾、益气血、退虚热。诸物合用，有良好的补益气血、健脾除湿、益肾固精、缩尿止带等作用，适宜一般人群冬季食用。也可用于脾肺气虚、咳嗽痰多、短气懒言、食少便溏、血虚萎黄、头晕目眩、心悸失眠、肝肾亏虚、白浊带下、遗精尿频等症的辅助治疗。

人参熟地鸡汤

食材： 红参15克，熟地黄30克，大枣6枚，生姜3片，黄雌鸡1只（约1250克）。

做法： 将黄雌鸡宰杀，去除皮毛及内脏，洗净，斩大块；大枣劈开，去核。上述食材连同洗净的熟地黄、生姜、红参一齐置于炖盅内，加清水2升、白酒少许，隔水炖2小时，精盐调味即可。

功用： 红参性微温味甘，善于大补元气、复脉固脱、补脾益肺、生津养血、安神益智；熟地黄性微温味甘，长于补血滋阴、益精填髓；大枣性温味甘，能补中益气、养血安神，与生姜同用，又能调和脾胃；黄雌鸡性温味甘，功擅温中益气、益精填髓。诸物合用，有良好的补益气血、生精填髓、安神益智等作用，适宜一般人群冬季食用。也可用于克伐太过，气血亏虚，耗伤真阴，精气大亏，诸药不应的辅助治疗。

竹芋烧骨墨鱼汤

食材： 竹芋750克，烧猪骨500克，鲜猪扇骨200克，墨鱼干100克。

做法： 烧猪骨、鲜猪扇骨斩成小块；墨鱼干用温水泡30分钟，洗净，切小块；竹芋去除外壳，洗净，斜刀切厚片。把所有备好的食材一齐置于砂锅内，加清水3升、白酒少许，武火煮沸后改用文火熬2小时，精盐调味即可。

功用： 竹芋性凉味甘、淡，善于清肺止咳、清热利尿；猪骨性平味甘、咸，功擅益肾滋阴、益气养血、生津润燥；墨鱼干性平味咸，功擅养血滋阴。诸物合用，味道鲜香可口，汤性清凉滋润，有良好的清肺止咳、滋阴生津、养血润燥等作用，适宜初冬时节过食燥热之品和火锅者食用。也可用于阴血不足者的调理。

参桃银栗响螺汤

食材： 党参30克，核桃仁100克，银耳50克，栗子仁250克，响螺肉干250克，鸡脚6只，大枣6枚，生姜3片。

做法：响螺肉干用温水浸泡3小时，洗净，切大块；银耳用温水泡发，去除硬梗，洗净，拆散；大枣劈开，去核。上述食材连同洗净的其他食材一齐置于砂锅内，加清水3升、白酒少许，武火煮沸后改用文火熬2小时，精盐调味即可。

功用：党参性平味甘，善于健脾益肺、养血生津；核桃仁性温味甘，长于补肾、温肺、润肠；银耳性平味甘、淡，功擅滋补生津、润肺养胃；栗子仁性平味甘、微咸，能益气健脾、补肾强筋、活血消肿；响螺肉性平味甘，功擅滋阴补气；鸡脚性温味甘，能温中益气、益精填髓、强筋骨；大枣性温味甘，能补中益气、养血安神，与生姜同施，又可调和脾胃。诸物合用，味道鲜香可口，汤性温润而不腻滞，有良好的补脾益气、润肺养胃、补肾滋阴、强筋壮骨、养心安神、养血润燥等作用，适宜一般人群初冬时节食用，尤其适宜脾肺虚弱、心肾不足者食用。

大　雪

斗指壬，太阳黄经为255度，阳历12月6—8日交节

【养生小贴士】

1. 节气特点

《月令七十二候集解》记载："大雪，十一月节。大者，盛也。至此而雪盛矣。"指此日之后地寒更甚，雪量更大。此时北方已是千里冰封，万里雪飘。

2. 养生特点

大雪是进补的好时节，"大雪进补，开春打虎"，宜以温补助阳、补肾壮骨为原则，多食富含蛋白质、维生素且易于消化的食物，以提高人体免疫力和抗寒能力。民间有"小雪腌菜，大雪腌肉"之说，可把各种香料涂抹于肉上，经过反复揉搓晾晒，制成咸货，用来迎接新年。

【食疗药膳】

菇栗蹄筋凤爪汤

食材： 鲜平菇、栗子仁、牛蹄筋干各250克，鸡脚6只，火腿肉50克，大枣6枚，生姜3片。

做法： 牛蹄筋干用温水泡发（约泡12小时），切段；火腿肉切成小粒；鲜平菇洗净，撕成条块状，放进沸水中稍焯，捞出冲洗干净；大枣劈开，去核；生姜洗净，切片。上述食材连同洗净的栗子仁、鸡脚一齐置于砂锅内，加清水3升、白酒少许，武火煮沸后改用文火熬2小时，精盐调味即可。

功用： 平菇性温味辛、甘，善于疏风散寒、舒筋活络、补肾壮阳；栗子性平味甘、微咸，长于益气健脾、补肾强筋、活血消肿；牛蹄筋性温味甘，功擅益气补虚、暖脾胃、强筋骨；鸡脚性温味甘，功擅温中益气、益精填髓、强筋骨；火腿肉性温味甘、咸，能健脾开胃、滋肾益精、补气养血；大枣性温味甘，能补中益气、养血安神，与生姜同用，又能调和脾胃。诸物合用，味道鲜香可口，汤性温和滋润，有良好的健脾开胃、补气养血、补肾壮阳、益精填髓、强筋壮骨、养心安神等作用，适宜一般人群寒冬时节食用。

番山莲菇金牛汤

食材： 番茄1只（约150克），铁棍山药、莲子、胡萝卜各100克，香菇3只，黄牛肉750克，生姜、香葱少许。

做法： 黄牛肉洗净，切薄片，加入适量的精盐、淀粉、酱油、花生油、料酒拌腌30分钟；番茄用沸水稍烫，剥皮，切块；铁棍山药、胡萝卜分别削皮，洗净，斜刀切薄片；香菇用温水泡发，洗净，去除硬梗，切丝；生姜洗净，切丝；香葱洗净，切粒。把洗净的莲子和其他备好的食材（生姜丝、香葱粒除外）一齐放进锅内，加入适量清水，武火煮沸后改用文火煮20分钟，接着加入腌好的黄牛肉，再煮沸10分钟，撒上生姜丝、香葱粒，精盐、鸡精调味即可。

功用： 番茄性微寒味酸、甘，善于生津止渴、健胃消食；山药性平味甘，长于补脾养胃、生津益肺、补肾涩精；香菇性平味甘，能扶正补虚、健脾开胃、化痰理气、解毒、抗癌；胡萝卜（又名金笋）性平味甘、辛，功擅健脾和中、养肝明目、化痰止咳；黄牛肉性温味甘，功擅补脾胃、益气血、强筋骨；少佐姜、葱可悦脾开胃。诸物合用，味道酸甘可口，汤性温和滋润，有良好的健脾益肺、补益气血、滋养肝肾、强筋壮骨、开胃消食、化痰止咳等作用，适宜一般人群寒冬时节食用。

平菇金笋鳗鱼汤

食材： 平菇500克，胡萝卜1根（约150克），鳗鱼1条（约750克），生姜少许。

做法： 平菇洗净，撕成条块状，放进沸水中稍焯，捞出冲洗干净；胡萝卜削皮，洗净，切丝；生姜洗净，切片；鳗鱼宰杀，洗净，取肉切厚片，用适量精盐、料酒、花生油、淀粉、生姜丝拌腌30分钟，头及骨斩段。把鳗鱼头、骨和平菇条块、胡萝卜丝放进加有生姜片的热油锅中炒香（炒时洒点白酒），加入适量清水，武火煮沸10分钟，接着加入腌好的鳗鱼肉片，再煮沸10分钟，精盐调味即可。

功用：平菇性温味辛、甘，善于疏风散寒、舒筋活络、补肾壮阳；胡萝卜（又名金笋）性平味甘、辛，长于健脾和中、养肝明目、化痰止咳；鳗鱼性平味甘，功擅健脾补肺、益肾固冲、祛风除湿、解毒杀虫。诸物合用，味道鲜美，汤性温和滋润，既能补脾益肺、补益肝肾，又能祛风除湿、舒筋活络，适宜一般人群冬季食用。

黄鳝菇贝猪瘦肉粥

食材：黄鳝500克，香菇2只，干贝50克，猪瘦肉150克，粳米适量，生姜、香葱、胡椒粉少许。

做法：黄鳝洗净，切段，放进沸水锅内烫熟，捞出用冷水冲洗干净血沫，去骨撕肉丝，加适量精盐、生抽、花生油、料酒、淀粉、生姜丝拌匀腌30分钟，鳝骨继续煮15分钟，留下煮鳝水备用；干贝置于盘中用微波炉中火烤20秒，取出，趁热拆丝；猪瘦肉洗净，剁碎；香菇用温水泡开，切丝；生姜洗净，切丝；香葱洗净，切粒。把洗净的粳米、干贝丝、猪瘦肉碎置于砂锅内，加入煮鳝水和清水适量，武火煮沸后改用文火熬1小时，接着放进备好的黄鳝肉丝、香菇丝，再煮沸10分钟，撒上香葱粒、胡椒粉，精盐、鸡精调味即可。

功用：黄鳝性温味甘，善于益气血、补肝肾、强筋骨、祛风湿；香菇性平味甘，长于扶正补虚、健脾开胃、化痰理气、解毒、抗癌；干贝性平味甘、咸，功擅滋阴补肾、调中消食；猪瘦肉性微寒味甘、咸，能补中益气、补肾滋阴、养血润燥；粳米性平味甘，功擅补气健脾、除烦止渴、止泻痢；少佐生姜、香葱、胡椒粉，既可悦脾暖胃，又可去除肉类的腥臊味。诸物合用，味道鲜美，粥性温和滋润，有良好的补脾益气、开胃消食、滋补肝肾、滋阴养血、强筋壮骨等作用，适宜一般人群寒冬时节食用。

三菇海螺土鸡汤

食材：金虫草、鹿茸菌各50克，羊肚菌8只，大枣6枚，生姜3片，海螺肉干150克，黄雌鸡1只（约1250克）。

做法： 将黄雌鸡宰杀，去除羽毛及内脏，洗净，斩块，放进沸水中稍焯，捞出用冷水冲洗干净血沫；海螺肉干用温水浸泡2小时，清洗干净，切片；金虫草、鹿茸菌分别用温水泡软，洗净；羊肚菌用温水浸泡，并不停旋转搅拌，捞出冲洗干净，保留泡发澄清液备用；大枣劈开，去核；生姜洗净，切片。把所有备好的食材一齐置于砂锅内，加入羊肚菌泡发澄清液和清水共3升、白酒少许，武火煮沸后改用文火熬2小时，精盐调味即可。

功用： 金虫草性温味甘，善于补肺益肾；鹿茸菌性温味甘、微咸，长于补气养血、补肾壮阳、提神健脑；羊肚菌性平味甘，功擅和胃消食、理气化痰；海螺肉性平味甘，功擅滋阴补气；黄雌鸡性温味甘，功擅温中益气、益精填髓；大枣性温味甘，能补中益气、养血安神，与生姜同施，又可调和脾胃。诸物合用，味道鲜香可口，汤性温和滋润，有良好的补脾益肺、补益气血、补肾滋阴、益精壮阳、开胃消食、提神益脑等作用，适宜一般人群寒冬时节食用，尤其适宜肺、脾、肾三脏虚弱，气、血、阴、阳亏损者食用。

阿黑塘虱鱼汤

食材： 黑豆100克，制何首乌30克，黑木耳50克，大枣6枚，生姜3片，广陈皮5克，塘虱鱼2条（约750克）。

做法： 将塘虱鱼宰杀，去除内脏，洗净，斩段，放进加有生姜片的热油锅中煎香（煎时洒点白酒）；黑木耳用温水泡开，去除硬梗，洗净；大枣劈开，去核；广陈皮水润软，切宽丝。上述食材连同洗净的其他食材一齐置于砂锅内，加清水2.5升、白酒少许，用猛火煮沸后改用文火熬1.5小时，精盐调味即可。

功用： 黑豆性平味甘，善于健脾益肾、活血利水、祛风解毒；制何首乌性微温味苦、甘、涩，长于补肝肾、益精血、乌须发、强筋骨、化浊降脂；黑木耳性平味甘，功擅补气养血、润肺止咳、止血、降血压、抗癌；塘虱鱼性平味甘，功擅益肾、调中、养血、止血；大枣性温味甘，能补中益气、养血安神；广陈皮性温味辛、苦，功擅理气健脾、燥湿化痰，与大枣、生姜同用，尚能祛除鱼的腥臊味，调和脾胃，使汤补而不滞。诸物合用，味道鲜美，汤性温和滋润，既能补脾益肺、补气养血、滋补肝肾、益精强筋，又能祛风解毒、化痰止咳，适宜一般人群寒冬时节食用，亦可用于妇女月经过后的调养。

参精三仁洋鸭汤

食材： 党参、黄精各15克，栗子仁、核桃仁、莲子各50克，大枣6枚，生姜3片，广陈皮15克，洋鸭半只（约1250克），火腿肉50克。

做法： 将洋鸭宰杀，去除羽毛及内脏，洗净，斩大块，放进加有广陈皮（或柑、橘、柚叶）的沸水中稍焯，捞出用冷水冲洗干净血沫；大枣劈开，去核；生姜洗净，切片。上述食材连同洗净的其他食材一齐置于砂锅内，加清水3升、白酒少许，武火煮沸后改用文火熬2小时，精盐调味即可。

功用： 党参性平味甘，善于健脾益肺，养血生津；黄精性平味甘，长于补气养阴、健脾、润肺、益肾；栗子仁性平味甘、微咸，功擅益气健脾、补肾强筋、活血消肿；核桃仁性温味甘，能补肾、温肺、润肠；莲子性平味甘、涩，善于补脾止泻、止带、益肾涩精、养心安神；洋鸭性温味甘，功擅补肾、缩尿、益气，《本草纲目拾遗》言其可"助阳道，健腰膝，补命门，暖水脏"；火腿肉性温味甘、咸，功擅健脾开胃、滋肾益精、补气养血；大枣性温味甘，能补中益气、养血安神，与生姜同施，又可调和脾胃；广陈皮性温味苦、辛，能健脾理气、燥湿化痰，又可去除鸭之腥臊味。诸物合用，味道鲜美，汤性温和滋润，有良好的补益脾肺、补气养血、养阴生津、补肾强筋、益精壮阳、养心安神等作用，适宜一般人群寒冬时节食用。

参芪二精枣羊汤

食材： 党参、黄芪、黄精、枸杞子各15克，大枣6枚，生姜3片，羊肉1000克。

做法： 羊肉洗净，斩块，放进加有橘叶或广陈皮的沸水中稍焯，捞出用冷水冲洗干净血沫；大枣劈开，去核；生姜洗净，切片。上述食材连同洗净的其他食材一齐置于砂锅内，加清水3升、白酒少许，武火煮沸后改用文火熬2小时，精盐调味即可。

功用： 党参性平味甘，善于健脾益肺、养血生津；黄芪性微温味甘，长于补气升阳、固表止汗、生津养血、行滞通痹；枸杞子性平味甘，功擅滋补肝肾、益精明目、润肺、止渴；黄精性平味甘，能补气养阴、健脾、润肺、益肾，与枸杞子等量同用，组成"二精丸"，有助气固精、补填丹田、养血驻颜之效；羊肉性热味甘，功擅温中健脾、补肾壮阳、益气养血；大枣性温味甘，能补中益气、养血安神，与生姜同施，又可调和脾胃。诸物合用，味道鲜香可口，汤性温和滋润，有良好的补脾益肺、补气养血、养胃生津、滋阴益精、补肾壮阳、养心安神等作用，适宜一般人群食用，尤其适宜脾肺虚弱、肝肾亏损者食用。

注：体质燥热及阴虚火旺者慎服。

参杞菇椰胶鸡汤

食材：鲜人参2根（约30克），枸杞子30克，椰子1个，香菇6只，花胶150克，大枣6枚，生姜3片，黄雌鸡1只（约1250克）。

做法：花胶用姜葱水煮10分钟，泡发一夜，洗净，切大块；黄雌鸡宰杀，去除羽毛及内脏，洗净，斩大块，放进沸水中稍焯，捞出用冷水冲洗干净血沫；香菇用温水泡开，去除硬梗，洗净，对半切开；椰子打孔，把椰子水倒出（备用）后打破取肉，洗净，切小片；大枣劈开，去核；生姜洗净，切片。上述食材连同洗净的鲜人参、枸杞子一齐置于砂锅内，加入椰子水和清水共3升、白酒少许，武火煮沸后改用文火熬2小时，精盐调味即可。

功用：人参性微温味甘、微苦，善于大补元气、复脉固脱、补脾益肺、生津养血、安神益智；枸杞子性平味甘，长于滋补肝肾、益精明目、润肺、止渴；椰子水及肉性平味甘，功擅益气健脾、生津止渴；香菇性平味甘，能扶正补虚、健脾开胃、化痰理气、解毒、抗癌；花胶性平味甘，功擅补肝肾、养血润燥；黄雌鸡性温味甘，功擅温中益气、益精填髓；大枣性温味甘，能补中益气、养血安神，与生姜同施，又可调和脾胃。诸物合用，味道鲜香可口，汤性温和滋润，有良好的补脾益肺、益气养血、生津止渴、滋补肝肾、益精填髓、润燥养颜、安神益智等作用，适宜一般人群食用。也可用于脾肺虚弱，肝肾亏虚，气、血、津、精不足者的调理，尤其适宜妇女经后或怀孕后期食用。

参芪栗桃老鸭汤

食材：党参、黄芪各30克，栗子仁、核桃仁各100克，大枣6枚，生姜3

片，广陈皮15克，老白鸭1只（约1250克）。

做法：将老白鸭宰杀，去除羽毛及内脏，洗净，斩大块，放进加有广陈皮（或柑、橘、柚叶）的沸水中稍焯，捞出冲洗干净血沫；大枣劈开，去核。上述食材连同洗净的其他食材一齐置于砂锅内，加清水3升、白酒少许，武火煮沸后改用文火熬2小时，精盐调味即可。

功用：党参性平味甘，善于健脾益肺、养血生津；黄芪性微温味甘，长于补气升阳、固表止汗、生津养血、行滞通痹；栗子仁性平味甘、微咸，功擅益气健脾、补肾强筋、活血消肿；核桃仁性温味甘，能补肾、温肺、润肠；老白鸭性平味咸，功擅补益气阴、利水消肿；大枣性温味甘，能补中益气、养血安神，与生姜同施，又可调和脾胃；广陈皮性温味苦、辛，能健脾理气、燥湿化痰，又可去除鸭之腥臊味。诸物合用，味道鲜香可口，汤性温润，滋补而无腻滞之弊，既可补脾益肺、益气养血、养阴生津、补肾强筋，又可理气化痰、行滞通痹，适宜一般人群冬季食用，尤其适宜肺、脾、肾三脏虚弱，气血阴精不足者食用。

栗桃长生老鸽汤

食材：栗子仁250克，核桃仁150克，花生仁100克，大枣6枚，生姜3片，老鸽2只（约750克）。

做法：将老鸽宰杀，去除羽毛及内脏，洗净，斩大块，放进沸水中稍焯，捞出冲洗干净；大枣劈开，去核。上述食材连同洗净的其他食材一齐置于砂锅内，加清水3升、白酒少许，武火煮沸后改用文火熬2小时，精盐调味即可。

功用：栗子性平味甘、微咸，善于益气健脾、补肾强筋、活血消肿，《玉楸药解》言"栗子咸甘入脾，补中助气，充虚益馁，培土实脾，诸物莫逮"；核桃仁性温味甘，长于补肾、温肺、润肠，《本草纲目》称其可"补气养血，润燥化痰，益命门，利三焦，温肺润肠"；花生仁性平味甘，能健脾养胃、润肺化痰，素有"长生果"的美称，《本经逢原》谓"长生果能健脾胃，饮食难消者宜之"；大枣性温味甘，能补中益气、养血安神，与生姜同用，又可调和脾胃；鸽子性平味咸，功擅滋肾益气、祛风解毒、调经止痛，有"一鸽胜九鸡"的美誉。诸物合用，共奏健脾益肺、补气养血、补肾强筋之功，为寒冬调补佳馔，适宜一般人群食用。也可用于脾肺虚弱、食少懒言、倦怠乏力、血虚萎黄、肝肾亏虚、腰膝酸软、筋骨无力、遗精尿频等症的辅助治疗。

归芪桂圆羊肉汤

食材： 当归10克，黄芪50克，龙眼肉6粒，大枣3枚，生姜3片，羊肉1000克。

做法： 羊肉洗净，斩块，放进加有橘叶或广陈皮的沸水中稍焯，捞出冲洗干净；大枣劈开，去核。上述食材连同洗净的其他食材一齐置于砂锅内，加清水3升、白酒少许，武火煮沸后改用文火熬1.5小时，精盐调味即可。

功用： 黄芪性微温味甘，素有"补气之长"的美称，善于补气升阳、固表止汗、生津养血、行滞通痹；当归性温味甘、辛，长于补血活血、调经止痛、润肠通便；龙眼肉（龙眼又名桂圆）性温味甘，能补益心脾、养血安神；佐大枣、生姜可调和脾胃；羊肉性热味甘，功擅温中健脾、补肾壮阳、益气养血。诸物合用，有良好的补气生血、行血通痹、温中健脾、补肾壮阳等作用，适宜一般人群御冬寒食用。也可用于气血不足、短气懒言、倦怠乏力、食少纳呆、面色萎黄、心悸失眠、脾肾阳虚、脘腹冷痛、形寒肢冷、腰膝酸软、阳痿早泄等症的辅助治疗。

栗桃山药猪肾汤

食材： 栗子仁、怀山药各250克，核桃仁100克，猪肾2只，猪瘦肉250克。

做法： 猪肾剖开，去净肾盂部分的白色筋膜，切片，用花生油、淀粉处理后清洗干净，切厚片，待用；猪瘦肉洗净，切厚块；怀山药去皮，洗净，切厚块。将洗净的栗子仁、核桃仁及处理好的怀山药、猪瘦肉一齐置于砂锅内，加清水2升、白酒少许，武火煮沸后改用文火熬1小时，接着放入处理好的猪肾片，再煮沸5分钟，精盐调味即可。

功用： 栗子仁性平味甘、微咸，善于益气健脾、补肾强筋、活血消肿；核桃仁性温味甘，能补肾、温肺、润肠；怀山药性平味甘，长于补脾益肺、养胃生津、补肾涩精；猪肾性平味咸，功擅补肾益阴；猪瘦肉性微寒味甘、咸，功擅补肾滋阴、养血润燥、益气、消肿。诸物合用，共奏补脾益肺、益气养血、补肾滋阴之效，适宜一般人群冬季食用。也可用于脾肺气虚、短气懒言、食少倦怠、肺燥久咳、血虚萎黄、头晕目眩、皮肤干燥、肾虚精亏、腰膝酸软、筋骨无力、遗精尿频等症的辅助治疗。

八珍羊肉汤

食材： 黄芪30克，鲜怀山药、莲藕、栗子仁各150克，枸杞子15克，核桃仁50克，广陈皮5克，羊肉1000克。

做法： 羊肉洗净，斩块，放进加有橘叶或广陈皮的沸水中稍焯，捞出冲洗干净；分别将鲜怀山药、莲藕洗净，去皮，切厚块。上述食材连同洗净的其他食材一齐置于砂锅内，加清水2.5升、白酒少许，武火煮沸后改用文火熬1.5小时，精盐调味即可。

功用： 黄芪性微温味甘，善于补气升阳、固表止汗、生津养血、行滞通痹；怀山药性平味甘，长于补脾养胃、生津益肺、补肾涩精；莲藕（熟者）性温味甘，能健脾开胃、益血补心；栗子仁性平味甘，微咸，能益气健脾、补肾强筋、活血消肿；枸杞子性平味甘，能滋补肝肾、益精明目、润肺、止渴；核桃仁性温味甘，善于补肾、温肺、润肠；羊肉性热味甘，善于温中健脾、补肾壮阳、益气养血；佐广陈皮以调中下气，使汤补而不腻滞，且可去除羊肉的腥臊味。诸物合用，有良好的补益脾肺、益气养血、滋补肝肾、壮阳固精、强筋壮骨等作用，适宜一般人群寒冬食用。也可用于脾肺气虚、短气懒言、肺虚久咳、食少纳呆、肢体倦怠、血虚萎黄、心悸健忘、肝肾不足、精血亏虚、头晕眼花、腰膝酸软、筋骨无力、阳痿早泄等症的辅助治疗。

核桃山药鹌鹑汤

食材： 核桃仁100克，怀山药60克，枸杞子30克，龙眼肉6枚，鹌鹑3只（约750克）。

做法： 将鹌鹑宰杀，去除羽毛及内脏，洗净，斩大块，放进沸水中稍焯，捞出冲洗干净，然后连同其他食材一齐置于炖盅内，加入清水2升、白酒少许、精盐适量，隔水炖2小时即可。

功用： 核桃仁性温味甘，善于补肾、温肺、润肠；怀山药性平味甘，长于补脾益肺、养胃生津、补肾涩精；枸杞子性平味甘，功擅滋补肝肾、益精明目、润肺、止渴；龙眼肉性温味甘，能补益心脾、养血安神；鹌鹑性平味甘，长于补益中气、强筋壮骨。诸物合用，有良好的补脾益肺、滋补肝肾，养血益精、强筋壮骨等作用，适宜一般人群冬季食用。也可用于脾肺气虚、食少纳呆、短气懒言、久咳痰多、内热消渴、血虚萎黄、心悸失眠、肝肾不足、精血亏虚、头晕眼花、腰膝酸软、筋骨无力等症的辅助治疗。

参莲银杏番鸭汤

食材：红参片10克，莲子30克，银杏仁60粒，大枣6枚，生姜3片，广陈皮10克，番鸭1000克。

做法：番鸭洗净，斩大块，放入沸水中稍焯，捞出冲洗干净；银杏仁去种皮及胚芽，洗净；大枣劈开，去核；广陈皮用水润软，切丝。连同洗净的红参片、莲子一齐置于砂锅内，加清水3升、白酒少许，武火煮沸后改用文火熬2小时，精盐调味即可。

功用：人参性微温味甘、微苦，善于大补元气、复脉固脱、补脾益肺、生津养血、安神益智；莲子性平味甘、涩，功擅补脾止泻、止带、益肾涩精、养心安神；银杏仁性平味甘、苦、涩，长于敛肺定喘、止带缩尿；大枣性温味甘，既能补中益气、养血安神，与生姜同用，又能调和脾胃；番鸭性温味甘，功擅补肾、缩尿、益气；佐广陈皮以调中下气，使汤补而不腻滞。诸物合用，有良好的补脾益肺、补气养血、宁心安神、益肾固精、缩尿止带等作用，适宜一般人群冬季食用。也可用于脾肺气虚、短气懒言、肺虚咳喘、倦怠乏力、食少便溏、血虚萎黄、头晕目眩、心悸失眠、肾虚腰痛、遗精尿频、白带过多等症的辅助治疗。

冬　至

斗指子，太阳黄经为270度，阳历12月21—23日交节

【养生小贴士】

1. 节气特点

冬至是太阳直射点南行的极致，这一天，北半球白昼最短，黑夜最长，阳气最弱。冬至之后，阴阳交割，阳气逐渐回升。"冬至大如年"，冬至兼具自然与人文两大内涵，它既是二十四节气中一个重要的节气，也是中国民间的传统节日。另外，从冬至日起，我国正式进入"数九"天。

2. 养生特点

饮食养生：根据冬主闭藏的规律，冬令进补易使营养物质转化为能量储存于体内，滋养五脏。进补并非要一味用温燥之品，应根据个人体质的不同，补阴、补阳或阴阳双补。

起居养生：冬至在十二卦图上对应坤卦，六爻皆阴。此时，由于失去了阳气的温煦作用，花草树木枯萎凋零，万物生机皆闭，昼短而夜长。阳气深藏于地下，使树木的根向下生长，为来年孕育生机。此时人的养生也应顺应此理，"早卧晚起，必待日光""去寒就温，无泄皮肤，此冬气之应，养藏之道也"。

运动养生：运动以微微汗出为度，多汗则泄气，有悖冬季阳气伏藏之道。另外，冬至至大寒是一年中最冷的时段，应慎防冻伤。

【食疗药膳】

萝卜虾贝猪手汤

食材：白萝卜2条（约750克），猪手2只（约1000克），虾仁、干贝各50

克，鸡脚6只。

做法：猪手洗净，斩大块，连同洗净的鸡脚一齐放进锅内，加入适量清水煮沸，捞出冲洗干净血沫；白萝卜削皮，洗净，切滚刀块；干贝置于盘中用微波炉中火烤20秒，取出，趁热拆丝；虾仁用温水泡开，洗净。把所有备好的食材一齐置于砂锅内，加清水3升、白酒少许，武火煮沸后改用文火熬2小时，精盐调味即可。

功用：白萝卜（熟者）性平味甘，善于消食、下气、化痰；猪手性平味甘、咸，功擅补气血、润肌肤；虾仁性温味甘、咸，长于补肾兴阳、滋阴息风；干贝性平味甘、咸，功擅滋阴补肾、调中消食；鸡脚性温味甘，能温中益气、益精填髓、强筋骨。诸物合用，味道鲜美，汤性温和滋润，既能调中消食、下气化痰，又能补气养血、补肾滋阴、益精填髓、润肤养颜，适宜一般人群冬季食用。

山莲桃瓜胶鸡汤

食材：怀山药、莲子各30克，核桃仁50克，番木瓜1个（约500克），大枣3枚，生姜3片，花胶150克，黄雌鸡半只（约600克）。

做法：花胶用葱姜水煮10分钟，泡发一夜，洗净，切大块；黄雌鸡洗净，斩块，放进锅内加适量清水煮沸，捞出冲洗干净血沫；番木瓜削皮，去核，洗净，切大块；大枣劈开，去核；生姜洗净，切片。上述食材连同洗净的其他食材一齐置于炖盅内，加清水2.5升，隔水炖2小时，精盐调味即可。

功用：怀山药性平味甘，善于补脾益肺、养胃生津、补肾涩精；莲子性平味甘、涩，长于补脾止泻、止带、益肾涩精、养心安神；核桃仁性温味甘，功擅补肾、温肺、润肠；番木瓜性平味甘，能健胃消食、滋补下乳、除湿通络；花胶性平味甘，功擅滋补肝肾、养血润燥；黄雌鸡性温味甘，功擅温中益气、益精填髓；少佐大枣、生姜可调和脾胃。诸物合用，味道鲜美，汤性温和滋润，有良好的补脾益肺、补气养血、益胃生津、滋养肝肾、益精填髓、养心安神、润肤养颜等作用，适宜一般人群冬季食用，尤为女士们润肤养颜之佳馔。

参巴马鹿土鸡汤

食材： 红参片10克，巴戟天30克，龙眼肉10枚，大枣6枚，生姜3片，海马3对，鹿尾巴1条（约50克），黄雌鸡1只（约1250克）。

做法： 将黄雌鸡宰杀，去除羽毛及内脏，洗净，斩大块，放进锅内，加适量清水煮沸，捞出用温水冲洗干净血沫；鹿尾巴洗净，切片；大枣劈开，去核；生姜洗净，切片。上述食材连同洗净的其他食材一齐置于炖盅内，加清水2.5升、白酒少许，隔水炖2小时，精盐调味即可。

功用： 红参性微温味甘，善于大补元气、复脉固脱、补脾益肺、生津养血、安神益智；巴戟天性微温味甘、辛，长于补肾阳、强筋骨、祛风湿；海马性温味甘、咸，功擅补肾壮阳、散结消肿；鹿尾巴性温味甘、咸，功擅补肾阳、益精气；黄雌鸡性温味甘，能温中益气、益精填髓；龙眼肉、大枣性温味甘，能补中益气、养血安神，大枣与生姜同施，又可调和脾胃。诸物合用，有良好的补益脾肺、补气养血、补肾壮阳、益精填髓、强筋壮骨、养心安神等作用，诚为寒冬大补元气、益精壮阳之食疗养生佳馔，适宜一般人群食用，尤其适宜脾肾虚寒、阳气不足、精血亏虚者食用。也可用于脾肺气虚、神疲乏力、血虚萎黄、头晕耳鸣、心悸健忘、肾阳不足、精血亏虚、腰膝痿软、阳痿滑精等症的辅助治疗。

注：阳盛有热者禁服。

参山杞栗枣鸽汤

食材： 党参、怀山药、枸杞子各15克，栗子仁150克，大枣6枚，生姜3片，老鸽2只（约750克），猪瘦肉250克。

做法： 将老鸽宰杀，去除羽毛及内脏，清洗干净，每只斩成四块，和洗净切好的猪瘦肉块一齐放进沸水中稍焯，捞出用冷水冲洗干净血沫；大枣劈开，去核；生姜洗净，切片。上述食材连同洗净的其他食材一齐置于炖盅内，加清水2.5升、白酒少许，隔水炖2小时，精盐、鸡精调味即可。

功用： 党参性平味甘，善于健脾益肺、养血生津；怀山药性平味甘，长于补脾养胃、生津益肺、补肾涩精；栗子仁性平味甘、微咸，功擅益气健脾、补肾强筋、活血消肿；枸杞子性平味甘，能滋补肝肾、益精明目、润肺、止渴；老鸽性平味咸，功擅滋肾益气、祛风解毒、调经止痛；猪瘦肉性微寒味甘、咸，能补中益气、补肾滋阴、养血润燥；佐以性温味甘的大枣，能补中益气、养血安神，与生姜同用，又能调和脾胃。诸物合用，汤性平和，有良好的补脾益肺、补气养血、益胃生津、滋补肝肾、滋阴益精、强筋壮骨、宁心安神等作用，适宜一般人群冬季食用。

桃栗鲍菇土鸡汤

食材： 核桃仁、栗子仁各100克，鹿茸菌、姬松茸各50克，小干鲍8只，黄雌鸡1只（约1250克），大枣6枚，生姜3片。

做法： 小干鲍用清水浸泡2天，洗净；黄雌鸡宰杀，去除羽毛及内脏，洗净，斩大块，放进沸水中稍焯，捞出用冷水冲洗干净血沫；鹿茸菌、姬松茸分别用温水泡发，清洗干净；大枣劈开，去核；生姜洗净，切片。上述食材连同洗净的核桃仁、栗子仁一齐置于砂锅内，加清水3升、白酒少许，武火煮沸后改用文火熬2小时，精盐调味即可。

功用： 核桃仁性温味甘，善于补肾、温肺、润肠；栗子仁性平味甘、微咸，长于益气健脾、补肾强筋、活血消肿；鹿茸菌性温味甘、微咸，功擅补气养血、补肾壮阳、提神健脑；姬松茸性平味甘，能益肾健脑；鲍鱼性平味甘、咸，功擅滋阴清热、益精明目、调经润肠；黄雌鸡性温味甘，功擅温中益气、益精填髓；大枣性温味甘，能补中益气、养血安神，与生姜同施，又可调和脾胃。诸物合用，味道鲜香可口，汤性温和滋润，有良好的补脾益肺、补气养血、补肾壮阳、益精滋阴、强筋壮骨、安神健脑等作用，适宜一般人群寒冬时节食用，尤其适宜脾、肺、肾三脏虚弱，气、血、阴、精不足者食用。

参杞鹿茸花胶汤

食材： 红参片10克，枸杞子15克，广陈皮3克，鹿茸片3克，水发花胶250克，黄雌鸡250克。

做法： 黄雌鸡洗净，放进沸水中稍焯，捞出用温水冲洗干净血沫；水发花胶洗净，切大块；广陈皮用水润软，切宽丝。上述食材连同洗净的其他食材一齐置于炖盅内，加清水1.5升、白酒少许，隔水炖2小时，精盐调味即可。

功用：红参性微温味甘，善于大补元气、复脉固脱、补脾益肺、生津养血、安神益智；枸杞子性平味甘，长于滋补肝肾、益精明目、润肺、止渴；鹿茸性温味甘、咸，功擅壮肾阳、益精血、强筋骨、调冲任；花胶性平味甘，功擅补肝肾、养血润燥、养颜美容、延缓衰老；黄雌鸡性温味甘，能温中益气、益精填髓；少佐广陈皮可调中下气，使汤补而不腻滞。诸物合用，味道鲜美，汤性温和滋润，有良好的补益脾肺、补气生津、滋补肝肾、益精养血、强筋壮骨、润肤养颜等作用，适宜一般人群寒冬时节调补食用，尤其适宜妇女润肤养颜及产后调理。也可用于阳痿滑精，宫冷不孕，羸瘦，神疲，畏寒，眩晕，耳鸣耳聋，腰脊冷痛，筋骨痿软，产后气血亏虚、恶露不尽、乳汁稀少或不下等症的辅助治疗。

注：阴虚火旺、体质燥热及感冒者不宜食用。

杜巴锁精猪尾汤

食材：巴戟天、锁阳、杜仲、黄精各15克，大枣6枚，生姜3片，猪尾巴1条（连骶骨，约750克），鸡脚6只。

做法：猪尾巴洗净，斩大块，和洗净的鸡脚放进沸水中稍焯，捞出用冷水冲洗干净血沫；大枣劈开，去核；生姜洗净，切片。上述食材连同洗净的其他食材一齐置于砂锅内，加清水3升、白酒少许，武火煮沸后改用文火熬2小时，精盐调味即可。

功用：杜仲性温味甘，善于补肝肾、强筋骨；巴戟天性微温味甘、辛，长于补肾阳、强筋骨、祛风湿；锁阳性温味甘，功擅补肾阳、益精血、润肠通便；黄精性平味甘，能补气养阴、健脾、润肺、益肾；猪尾巴性平味甘，功擅益肾滋阴、生肌壮骨；鸡脚性温味甘，功擅温中益气、益精填髓、强筋骨；大枣性温味甘，能补中益气、养血安神，与生姜同施，又可调和脾胃。诸物合用，味道鲜美，汤性温和滋润，有良好的补脾益肺、补气养阴、滋补肝肾、益精壮阳、强筋壮骨、养血安神等作用，为冬季调补佳汤，适宜一般人群食用。也可用于肝肾亏虚、精血不足、阳痿早泄、腰膝酸软、筋骨无力、风湿痹痛等症的辅助治疗。

莲藕双仁两脚汤

食材： 莲藕750克，栗子仁150克，花生仁100克，墨鱼干50克，蚝豉8只，猪脚2只（约750克），鸡脚6只。

做法： 猪脚洗净，斩大块，和洗净的鸡脚放进锅中，加水煮沸5分钟，捞出用冷水冲洗干净血沫；墨鱼干用温水泡软，洗净，切宽丝；莲藕削皮，滚刀切厚块，加少量淀粉拌匀，30分钟后冲洗干净。上述食材连同洗净的其他食材一齐置于砂锅内，加清水3升、白酒少许，武火煮沸后改用文火熬2小时，精盐调味即可。

功用： 莲藕（熟者）性温味甘，善于健脾开胃、益血补心；栗子仁性平味甘、微咸，长于益气健脾、补肾强筋、活血消肿；花生仁性平味甘，功擅健脾养胃、润肺化痰；猪脚性平味甘、咸，功擅补气血、润肌肤、通乳汁；鸡脚性温味甘，功擅温中益气、益精填髓、强筋骨；墨鱼性平味咸，功擅养血滋阴；蚝豉性平味甘、咸，善于滋阴养血、宁心安神。诸物合用，味道鲜香可口，汤性温和滋润，有良好的补中益气、健脾开胃、滋阴养血、补肾益精、强筋壮骨、养心安神、润肤养颜等作用，适宜一般人群寒冬时节食用。

斛杞鳗鱼枣鸡汤

食材： 石斛、枸杞子、怀山药各30克，大枣6枚，生姜3片，鳗鱼1条（约1000克），黄雌鸡半只（约600克）。

做法： 黄雌鸡洗净，斩块，放进沸水中稍焯，捞出用冷水冲洗干净血沫；鳗鱼去除内脏，洗净，横斩成小段，放进加有生姜片的热油锅中煎香（煎时洒点白酒）；石斛用温水泡软，切段；大枣劈开，去核；生姜洗净，切片。把所有备好的食材连同洗净的枸杞子、怀山药一齐置于砂锅内，加清水3升、白酒少许，武火煮沸后改用文火熬1.5小时，精盐调味即可。

功用： 石斛性微寒味甘，善于益胃生津、滋阴清热、益肝肾明目、强筋骨；枸杞子性平味甘，长于滋补肝肾、益精明目、润肺、止渴；怀山药性平味甘，能补脾益肺、养胃生津、补肾涩精；鳗鱼性平味甘，功擅健脾补肺、益肾固冲、祛风除湿、解毒杀虫；黄雌鸡性温味甘，功擅温中益气、益精填髓；大枣性温味甘，能补中益气、养血安神，与生姜同用，又能调和脾胃。诸物合用，味道鲜香可口，汤性平和滋润，有良好的补脾益肺、补气养血、养胃生津、滋补肝肾、益精明目、强壮筋骨等作用，适宜一般人群冬季食用。

鲜鲍萝马羊蹄汤

食材： 鲜鲍鱼10只，白萝卜1根（约500克），马蹄6个，羊蹄8只（约750克），生姜少许。

做法： 羊蹄洗净，放进加有广陈皮（或柚叶、柠檬叶、黄皮叶、橘叶）的沸水中稍焯（以去除羊蹄的腥膻味），捞出用冷水冲洗干净血沫；鲜鲍鱼取肉，刷洗干净；白萝卜削皮，洗净，滚刀切厚块；马蹄削皮，洗净，切成两半；生姜洗净，切片。把所有备好的食材一齐置于砂锅内，加清水3升、白酒少许，武火煮沸后改用文火熬2小时，精盐调味即可。

功用： 鲍鱼性平味甘、咸，善于滋阴清热、益精明目、调经润肠；羊蹄性热味甘，长于温中健脾、补肾壮阳、益气养血；白萝卜（熟者）性平味甘，功擅消食、下气、化痰；马蹄性寒味甘，能清热生津、化痰、消积。四物合烹，味道鲜美，汤性温和滋润，补而无燥热之弊，有良好的温中健脾、益气养血、滋阴生津、益精壮阳、化痰消积等作用，适宜一般人群冬季食用。

香芋黄鳝鸡丝羹

食材： 香芋500克，黄鳝250克，鸡肉100克，生姜适量。

做法： 黄鳝洗净，切段，与鸡肉一齐放进沸水锅内烫熟，捞出用冷水冲洗干净血沫，分别去骨撕丝，放进加有生姜丝的热油锅中（炒时洒点白酒）炒香，备用；香芋削皮，洗净，切成小块，放进油锅中稍炒，加入适量清水，武火煮半小时后用勺子压磨成泥；放进备好的黄鳝丝、鸡肉丝，再煮沸5分钟，精盐调味即可。

功用： 香芋性平味甘、辛，善于健脾补虚，散结解毒，《滇南本草》说它能"治中气不足，久服补肝肾，添精益髓"；黄鳝性温味甘，长于益气血、补肝肾、强筋骨、祛风湿；鸡肉性温味甘，功擅温中益气、益精填髓。三物合烹，味道鲜香可口，羹性温和滋润，有良好的补脾益肺、补益气血、滋补肝肾、益精填髓、强壮筋骨等作用，适宜一般人群寒冬时节食用。

怀杞桃栗鳄鱼汤

食材：怀山药、枸杞子各30克，核桃仁、栗子仁各150克，大枣6枚，生姜3片，鳄鱼肉750克（干品用150克），鸡脚6只。

做法：鳄鱼肉洗净，斩大块（用干品则先用清水浸泡1小时），连同洗净的鸡脚一齐放进沸水中稍焯，捞出，用冷水冲洗干净血沫；大枣劈开，去核；生姜洗净，切片。上述食材连同洗净的其他食材一齐置于砂锅内，加清水3升、白酒少许，武火煮沸后改用文火熬2小时，精盐调味即可。

功用：怀山药性平味甘，善于补脾益肺、养胃生津、补肾涩精；枸杞子性平味甘，长于滋补肝肾、益精明目、润肺、止渴；核桃仁性温味甘，功擅补肾、温肺、润肠；栗子仁性平味甘、微咸，能益气健脾、补肾强筋、活血消肿；鳄鱼肉性微寒味甘，功擅养心润肺、化瘀消积、强筋壮骨；鸡脚性温味甘，功擅温中益气、益精填髓、强筋骨；大枣性温味甘，能补中益气、养血安神，与生姜同施，又可调和脾胃。诸物合用，味道鲜香可口，汤性平和滋润，有良好的补脾益肺、养胃生津、滋补肝肾、益精填髓、强壮筋骨、养血安神等作用，适宜一般人群冬季食用。

参杞锁阳土鸡汤

食材：鲜人参2根（约60克，若用红参片，则用15克），枸杞子、锁阳各30克，大枣6枚，生姜3片，黄雌鸡1只（约1250克）。

做法：将黄雌鸡宰杀，去除羽毛及内脏，洗净，斩大块，放进沸水中稍焯，捞出用冷水冲洗干净血沫；大枣劈开，去核；生姜洗净，切片。上述食材连同洗净的其他食材一齐置于炖盅内，加清水2.5升、白酒少许，隔水炖2小时，精盐调味即可。

功用：人参性微温味甘、微苦，善于大补元气、复脉固脱、补脾益肺、生津养血、安神益智；枸杞子性平味甘，功擅滋补肝肾、益精明目、润肺、止渴；锁阳性温味甘，功擅补肾阳、益精血、润肠通便；黄雌鸡性温味甘，功擅温中益气、益精填髓；大枣性温味甘，能补中益气、养血安神，与生姜同施，又可调和脾胃。诸物合用,味道鲜美,汤性温和滋润,有良好的补益脾肺、补气养血、益胃生津、滋补肝肾、益精壮阳、养心安神等作用,实为寒冬补元气、滋补肝肾、益精壮阳之佳馔,适宜一般人群食用,尤其适宜脾肾虚寒者食用。

注:阳盛有热者不宜食用。

山马金蔗羊肉汤

食材:铁棍山药250克,马蹄6个,胡萝卜1根(约150克),竹蔗100克,广陈皮15克,羊肉1000克。

做法:羊肉洗净,斩块,放进加有广陈皮(或柚叶、柠檬叶、黄皮叶、橘叶)的沸水中稍焯(以去除羊肉的腥膻味),捞出用冷水冲洗干净血沫;胡萝卜、铁棍山药分别削皮,滚刀切厚块;马蹄削皮,洗净,对半切开;竹蔗洗净,斩段破成条块;广陈皮用水润软,切丝。将所有备好的食材一齐置于砂锅内,加清水3升、白酒少许,武火煮沸后改用文火熬2小时,精盐调味即可。

功用:铁棍山药性平味甘,善于补脾养胃、生津益肺、补肾涩精;马蹄性寒味甘,长于清热生津、化痰、消积;胡萝卜(又名金笋)性平味甘、辛,功擅健脾和中、养肝明目、化痰止咳;竹蔗性寒味甘,能清热生津、润燥和中、解毒;羊肉性热味甘,功擅温中健脾、补肾壮阳、益气养血;佐广陈皮以调中下气,使汤补而不腻滞,且可去除羊肉之腥膻味。诸物合用,寒热相配,清补结合,相得益彰,补而无燥热之弊,清而无寒凉之忧,既能健脾益肺、养胃生津、益气养血、滋补肝肾,又能化痰消食、润燥和中,适宜一般人群食用。

参芪二精乌鸡汤

食材:党参、黄芪、枸杞子、黄精各15克,大枣6枚,生姜3片,乌鸡1只(约750克)。

做法:将乌鸡宰杀,去除羽毛及内脏,洗净,斩大块,放进沸水中稍焯,捞出用冷水冲洗干净血沫;大枣劈开,去核。上述食材连同洗净的其他食材一齐置于炖盅内,加清水2.5升、白酒少许,隔水炖2小时,精盐调味即可。

功用:党参性平味甘,善于健脾益肺、养血生津;黄芪性微温味甘,长于补气升阳、固表止汗、生津养血、行滞通痹；枸杞子性平味甘，功擅滋补肝肾、益精明目、润肺、止渴；黄精性平味甘，能补气养阴、健脾、润肺、益肾，与枸杞子等量同用，组成养生名方"二精丸"，有助气固精、补填丹田、养血驻颜之效；大枣性温味甘，能补中益气、养血安神，与生姜同用，又能调和脾胃；乌鸡性平味甘，功擅补肝肾、益气血、退虚热。诸物合用，汤性温和滋润，有良好的补脾益肺、补气养阴、滋补肝肾、益精助阳、养血安神、润燥养颜等作用，适宜一般人群食用。

鲍罗金玉鸡汤

食材： 小干鲍鱼6只，响螺肉200克，金虫草50克，胡萝卜1根（约150克），甜玉米1根（约150克），黄雌鸡1只（约1250克），大枣3枚，生姜3片。

做法： 小干鲍鱼、响螺肉洗净，用温水浸泡1夜；黄雌鸡宰杀，去除羽毛及内脏，洗净，斩大块，放进沸水中稍焯，捞出，用冷水冲洗干净血沫；金虫草用温水泡洗干净；胡萝卜削皮，洗净，滚刀切厚块；甜玉米去苞叶及须，洗净，横切成6段；大枣劈开，去核；生姜洗净，切片。把所有备好的食材一齐置于砂锅内，加清水3升、白酒少许，武火煮沸后改用文火熬2小时，精盐调味即可。

功用： 鲍鱼性平味甘、咸，善于滋阴清热、益精明目、调经润肠；响螺肉性平味甘，长于滋阴补气；金虫草性温味甘，功擅补肺益肾，现代药理研究表明，它有耐疲劳、耐缺氧、抗氧化、抗肿瘤、抗菌及雄性激素样作用；胡萝卜（又名金笋）性平味甘、辛，能健脾和中、养肝明目、化痰止咳；玉米性平味甘，能调中开胃、利湿；黄雌鸡性温味甘，功擅温中益气、益精填髓；少佐大枣、生姜以调和脾胃，且能去除鱼、肉之腥臊味。诸物合用，味道鲜美，汤性温和滋润，有良好的补脾益气、调中开胃、养肝明目、补益肺肾、滋阴益精等作用，适宜一般人群食用。

鲍参菇鸡团鱼汤

食材： 小鲜鲍鱼10只，海参6条，香菇8只，黄雌鸡1只（约300克），团鱼

1只（约1250克），铁棍山药200克，生姜3片，大蒜6瓣。

做法： 将团鱼宰杀，去除内脏、脂肪，洗净，斩大块；海参洗净，纵切为两半；黄雌鸡洗净，斩小块；铁棍山药削皮，洗净，滚刀切厚块；香菇温水泡软后，去除硬梗，洗净，对半切开；生姜洗净，切片。上述食材连同洗净的小鲜鲍鱼、大蒜一齐置于砂锅内，加清水3升、白酒少许，武火煮沸后改用文火熬1.5小时，精盐调味即可。

功用： 鲍鱼性平味甘、咸，善于滋阴清热、益精明目、调经润肠；海参性平味甘、咸，长于补肾益精、养血润燥；香菇性平味甘，能扶正补虚、健脾开胃、化痰理气、解毒、抗癌；黄雌鸡性温味甘，功擅温中益气、益精填髓；铁棍山药性平味甘，能补脾益肺、养胃生津、补肾涩精；团鱼（即鳖）性平味甘，功擅滋阴补肾、清退虚热；少佐生姜、大蒜，既可调中开胃，又可去除鱼、肉之腥臊味。诸物合用，味道鲜香可口，汤性平和滋润，有良好的补脾益肺、补气生津、补肾滋阴、益精填髓、养血润燥等作用，适宜一般人群食用。

芪牛杜仲海马汤

食材： 五指毛桃、牛大力各50克，杜仲、怀山药、枸杞子各30克，大枣6枚，生姜3片，海马5对，猪尾巴1条（连骶骨，约750克），鸡脚6只。

做法： 猪尾巴洗净，斩大块，和鸡脚放进沸水中稍焯，捞出冲洗干净；大枣劈开，去核。上述食材连同洗净的其他食材一齐置于砂锅内，加清水3升、白酒少许，武火煮沸后改用文火熬2小时，精盐调味即可。

功用： 五指毛桃（又名南芪）性平味甘，善于健脾补肺、行气利湿、舒筋活络；牛大力性平味甘，长于补虚润肺、强筋活络；杜仲性温味甘，功擅补肝肾、强筋骨；怀山药性平味甘，能补脾养胃、生津益肺、补肾涩精；枸杞子性平味甘，能滋补肝肾、益精明目、润肺、止渴；海马性温味甘、咸，功擅补肾壮阳、散结消肿；猪尾巴性平味甘，功擅益肾滋阴、生肌壮骨；鸡脚性温味甘，能温中益气、益精填髓、强筋骨；佐以性温味甘的大枣，能补中益气、养血安神，与生姜同用，又能调和脾胃。诸物合用，味道鲜香可口，汤性温和，有良好的补脾益肺、养胃生津、滋补肝肾、益精壮阳、强壮筋骨、养血安神等作用，适宜一般人群于寒冬食用。也可用于五脏虚弱，气血津精不足所致诸证的调理。

蓉巴怀杞龙凤汤

食材： 肉苁蓉、巴戟天、怀山药、枸杞子各30克，大枣6枚、生姜3片，龙眼肉10枚，海龙6条，黄雌鸡1只（约1250克），火腿肉50克。

做法： 将黄雌鸡宰杀，去除羽毛及内脏，洗净，斩大块；火腿肉洗净，切粒；大枣劈开，去核。上述食材连同洗净的其他食材一齐置于砂锅内，加清水3升、白酒少许，用武火煮沸后改用文火熬2小时，精盐调味即可。

功用： 肉苁蓉性温味甘、咸，善于补肾阳、益精血、润肠通便；巴戟天性微温味甘、辛，长于补肾阳、强筋骨、祛风湿；怀山药性平味甘，功擅补脾养胃、生津益肺、补肾涩精；枸杞子性平味甘，能滋补肝肾、益精明目、润肺、止渴；海龙性温味甘，功擅温肾壮阳、散结消肿；黄雌鸡性温味甘，功擅温中益气、益精填髓；火腿肉性温味甘、咸，能健脾开胃、滋肾益精、补气养血；大枣、龙眼肉性温味甘，能补中益气、养血安神，大枣与生姜同施，又可调和脾胃。诸物合用，味道鲜香可口，汤性温和，有良好的补中益气、生津润肺、补肾壮阳、益精填髓、强壮筋骨、养血安神等作用，适宜一般人群冬季食用。也可用于肾虚精亏、阳痿不育、宫冷不孕、腰膝酸软、健忘早衰、肠燥便秘、癥瘕积聚等症的辅助治疗。

注意：阴虚火旺者慎服。

三菇花胶土鸡汤

食材： 猴头菇3只，小香菇6只，羊肚菌10只，大枣3枚，生姜3片，黄花胶100克，黄雌鸡1只（约1250克），火腿肉50克。

做法： 先将黄雌鸡宰杀，去除羽毛及内脏，洗净，斩大块；黄花胶用葱姜水煮10分钟，泡发一夜，洗净，切大块；火腿肉洗净，切薄片；羊肚菌用温水浸泡，并不停旋转搅拌，捞出冲洗干净，保留泡发澄清液备用；猴头菇、小香菇用温水泡发后，洗净，猴头菇切小块，小香菇对半切开；大枣劈开，去核。把所有备好的食材一齐置于炖盅内，加清水2.5升、白酒少许，隔水炖2小时，精盐调味即可。

功用： 猴头菇性平味甘，善于健脾养胃、安神、抗癌；香菇性平味甘，长于扶正补虚、健脾开胃、化痰理气、解毒、抗癌；羊肚菌性平味甘，能和胃消食、理气化痰；黄雌鸡性温味甘，功擅温中益气、益精填髓；黄花胶性平味甘，功擅滋补肝肾、养血润燥；火腿肉性温味甘、咸，功擅健脾开胃、滋肾益精、补气养血；少佐大枣、生姜可调和脾胃。诸物合用，味道鲜香可口，汤性温和，既能补脾益气、滋补肝肾、养血益精，又能开胃消食、理气化痰、解毒抗癌，适宜一般人群食用以御冬寒。

栗桃猴菇猪肚汤

食材： 栗子仁、核桃仁各100克，猴头菇2只（约50克），香菇6只，胡椒15粒，大枣3枚，生姜3片，猪肚1只（约750克），火腿肉50克。

做法： 猪肚用生粉、花生油处理后清洗干净，切大块；猴头菇、香菇用温水泡发，洗干净，猴头菇切为小块，香菇对半切开；火腿肉洗净，切薄片；大枣劈开，去核；胡椒压碎。上述食材连同洗净的其他食材一齐置于砂锅内，加清水2.5升、白酒少许，武火煮沸后改用文火熬1.5小时，精盐调味即可。

功用： 栗子仁性平味甘、微咸，善于益气健脾、补肾强筋、活血消肿；核桃仁性温味甘，长于补肾、温肺、润肠；猴头菇性平味甘，功擅健脾养胃、安神、抗癌；香菇性平味甘，能扶正补虚、健脾开胃、化痰理气、解毒、抗癌；猪肚性温味甘，功擅补虚损、健脾胃；火腿肉性温味甘、咸，功擅健脾开胃、滋肾益精、补气养血；少佐大枣、生姜可调和脾胃；胡椒性热味辛，既能温中散寒、下气、消痰，又能消除猪肚的腥臊味，生姜合胡椒，温中散寒力佳。诸物合用，味道鲜美，汤性温和，有良好的补益脾肺、补益气血、散寒暖胃、补肾益精、理气化痰等作用，适宜一般人群食用以御冬寒。也可用于脾胃虚寒、食少纳呆、肺肾两虚、咳喘痰稀等症的辅助治疗。

四神香菇牛肉汤

食材： 山药、白茯苓、莲子、芡实各30克，香菇6只，白胡椒10粒，黄牛肉750克。

做法： 黄牛肉洗净，切成小方块，放进开水中稍焯，捞出冲洗干净血沫；香菇用温水泡发，去除硬梗，洗净，对半切开；白胡椒洗净，压破。上述食材连同洗净的其他食材一齐置于砂锅内，加清水2.5升、白酒少许，武火煮沸后改用文火熬2小时，精盐调味即可。

功用：山药性平味甘，善于补脾益肺、养胃生津、补肾涩精；茯苓性平味甘、淡，长于利水渗湿、健脾宁心；莲子性平味甘、涩，功擅补脾止泻、止带、益肾涩精、养心安神；芡实性平味甘、涩，能益肾固精、补脾止泻、除湿止带。以上四味即"健脾补肺益肾祛湿四神"。香菇性平味甘，功擅扶正补虚、健脾开胃、化痰理气、解毒、抗癌；黄牛肉性温味甘，功擅补脾胃、益气血、强筋骨；胡椒性热味辛，既能温中散寒、下气、消痰，又能消除牛肉的腥臊味。诸物合用，味道鲜美，汤性温和，有良好的补脾益肺、补气养血、养胃生津、理气化痰、散寒祛湿、补肾益精等作用，适宜一般人群于寒冬食用。

三子鲈鱼汤

食材：枸杞子、女贞子、黑芝麻各10克，生姜3片，鲈鱼1条（约500克）。

做法：将鲈鱼宰杀，收拾干净，放进油锅中慢火煎至两面金黄（煎时洒点白酒）；生姜洗净，切片。上述食材连同洗净的枸杞子、女贞子、黑芝麻一齐置于砂锅内，加清水1.5升、白酒少许，武火煮沸后改用文火煮25分钟，精盐调味即可。

功用：枸杞子性平味甘，长于滋补肝肾、益精明目、润肺、止渴；女贞子性凉味甘、苦，长于滋补肝肾、明目乌发；黑芝麻（又名巨胜子）性平味甘，擅长补肝肾、益精血、润肠燥；鲈鱼性平味甘，可益脾胃、补肝肾。诸物合用，汤性平和，有健脾益肺、滋补肝肾、益精明目、养血润燥之效，适宜一般人群秋冬季节食用。也可用于脾肺阴虚导致的燥咳痰黏，或肝肾阴虚导致的眩晕耳鸣、腰膝酸软、须发早白、病后脱发、目暗不明、内热消渴、骨蒸潮热等症的辅助治疗。

参蛤巴栗土鸡汤

食材：红参10克，巴戟天30克，栗子仁250克，大枣3枚，生姜3片，蛤蚧1对，黄雌鸡1只（约1250克）。

做法： 将蛤蚧宰杀，除去内脏、眼睛，切大块（若用干品，则除去杂质，洗净，切大块）；黄雌鸡宰杀，去除羽毛及内脏，洗净，斩大块，连同蛤蚧一齐放进沸水中稍焯，捞出冲洗干净血沫；大枣劈开，去核。上述食材连同洗净的红参、巴戟天、生姜片、栗子仁一齐置于炖盅内，加清水2.5升、白酒少许，隔水炖2小时，精盐调味即可。

功用： 红参性微温味甘，善于大补元气、复脉固脱、补脾益肺、生津养血、安神益智；巴戟天性微温味甘、辛，长于补肾阳、强筋骨；栗子仁性平味甘、微咸，能益气健脾、补肾强筋；蛤蚧性平味咸，功擅补肺气、助肾阳、定喘嗽、益精血；黄雌鸡性温味甘，功擅温中益气、益精填髓；佐大枣、生姜可调和脾胃。诸物合用，味道鲜美，汤性温和滋润，有良好的大补元气、补脾益肺、定喘嗽、补肾壮阳、益精血、强筋骨等作用，适宜一般人群食用以御冬寒。也可用于肺肾两虚、虚喘劳嗽，或精血亏虚、肾虚阳痿者的调理。

三菇花胶鹧鸪汤

食材： 竹荪10根，姬松茸、羊肚菌各12只，大枣3枚，生姜3片，黄花胶150克，鹧鸪1只（约350克）。

做法： 将鹧鸪宰杀，去除羽毛及内脏，洗净，斩大块，放进沸水中稍焯，捞出冲洗干净血沫；黄花胶用葱姜水煮10分钟，泡发一夜，洗净；竹荪用淡盐水浸泡，去除头盖伞状部分，清洗干净，切段；羊肚菌用温水浸泡，并不停旋转搅拌，捞出冲洗干净，保留泡发澄清液备用；姬松茸用温水泡发，洗净；大枣劈开，去核。把备好的食材连同洗净的生姜片一齐置于炖盅内，加入羊肚菌泡发澄清液和温水共2升、白酒少许，隔水炖2小时，精盐调味即可。

功用： 姬松茸性平味甘，善于益肾健脑，现代研究表明，其具有抗菌消炎、降血糖、降血脂、软化血管、提高免疫力、抗癌、促进造血功能等作用；羊肚菌性平味甘，长于和胃消食、理气化痰；竹荪性凉味甘，能补气养阴、润肺止咳、清热利湿；鹧鸪性温味甘，功擅滋养补虚、开胃化痰；黄花胶性平味甘，功擅滋补肝肾、养血润燥；佐大枣、生姜可调和脾胃。诸物合用，味道鲜香可口，汤性平和滋润，有良好的健脾益气、开胃消食、润肺化痰、滋养肝肾、养血润燥等作用，适宜一般人群寒冬时节食用，尤其适宜肺肾两虚者食用。

巴戟杜仲鹌鹑汤

材料： 巴戟天、杜仲各30克，大枣6枚，生姜3片，鹌鹑3只（约750克）。

做法： 将鹌鹑宰杀，去除羽毛及内脏，斩大块，放进沸水中稍焯，捞出冲洗干净；大枣劈开，去核。上述食材连同洗净的其他食材一齐置于炖盅内，加清水2.5升、白酒少许、精盐适量，隔水炖2小时即可。

功用： 巴戟天性微温味甘、辛，善于补肾阳、强筋骨、祛风湿；杜仲性温味甘，长于补肝肾、强筋骨；大枣性温味甘，能补中益气、养血安神，与生姜同用，又可调和脾胃；鹌鹑性平味甘，长于补益中气、强筋壮骨。诸物合用，共奏补气养血、补肾壮阳、强筋壮骨之功，适宜一般人群冬季食用。也可用于气血不足、面色萎黄、头晕目眩、肝肾不足、阳痿早泄、腰痛脚弱、筋骨无力、风湿痹痛等症的辅助治疗。

羊肚菌鹿筋凤爪汤

食材： 羊肚菌50克，鹿筋100克，鸡脚8只，火腿肉50克。

做法： 羊肚菌用温水浸泡30分钟，其间稍作旋转性搅拌，洗掉附于菌面的杂质，捞起菌体冲洗干净，保留浸泡澄清液，备用；鹿筋用温水浸泡2天（其间要多次换水，以鹿筋胀发变软为好），洗净，切段；火腿肉切成小粒；鸡脚洗净。将所有备好的食材及羊肚菌浸泡澄清液一齐置于炖盅内，加清水2升、白酒少许、精盐适量，隔水炖2小时即可。

功用： 羊肚菌性平味甘，能和胃消食、理气化痰；鹿筋性温味咸，善于补肝肾、强筋骨、祛风湿，《本经逢原》言其可"大壮筋骨，食之令人不畏寒冷"；鸡脚性温味甘，长于温中益气、益精填髓、强筋骨；火腿肉性温味甘、咸，能健脾开胃、滋肾益精、补气养血。诸物合用，有良好的健脾益气、滋补肝肾、益精填髓、强筋壮骨等作用，为冬季调补御寒之佳馔，适宜一般人群食用。也可用于脾胃虚弱、食少纳呆、肝肾亏虚、精血不足、形寒肢冷、腰膝酸软、筋骨无力、风湿痹痛、麻木转筋等症的辅助治疗。

花胶参菇鸡汤

食材： 花胶200克，红参10克，香菇50克，枸杞子30克，大枣3枚，生姜3片，黄雌鸡1只（约1250克）。

做法： 花胶用姜葱水泡发一夜，洗净；黄雌鸡宰杀，去除羽毛及内脏，洗净，斩大块，放进沸水中稍焯，捞出冲洗干净；香菇泡软，去除硬梗，洗净；大枣劈开，去核。上述食材连同洗净的红参片、枸杞子、生姜片一齐置于炖盅内，加清水2.5升、白酒少许、精盐适量，隔水炖2小时即可。

功用： 人参性微温味甘、微苦，善于大补元气、复脉固脱、补脾益肺、生津养血、安神益智；枸杞子性平味甘，长于滋补肝肾、益精明目、润肺、止渴；香菇性平味甘，能扶正补虚、健脾开胃、化痰理气、解毒、抗癌；花胶性平味甘，善补肝肾、养血润燥；黄雌鸡性温味甘，能温中益气、益精填髓；佐大枣、生姜可调和脾胃。诸物合用，温而不燥，滋而不腻，有良好的补益脾肺、益气养血、滋补肝肾、益精填髓等作用，实为冬至时节滋补佳馔，适宜一般人群食用。也可用于脾肺气虚、短气乏力、肺虚久咳、食少纳呆、血虚萎黄、心悸失眠、肝肾不足、精血亏虚、头晕眼花、腰膝酸软、皮肤干燥等症的辅助治疗。

芪栗三菇枣鸡汤

食材： 五指毛桃100克，栗子仁250克，猴头菇、姬松茸各50克，香菇、大枣各6只，生姜3片，黄雌鸡1只（约1250克）。

做法： 将黄雌鸡宰杀，去除羽毛及内脏，洗净，斩大块，放进沸水中稍焯，捞出冲洗干净血沫；猴头菇、姬松茸、香菇用温水泡发，洗净，猴头菇切块，香菇对半切开；大枣劈开，去核。上述食材连同洗净的其他食材一齐置于砂锅内，加清水3升、白酒少许，武火煮沸后改用文火熬2小时，精盐调味即可。

功用： 五指毛桃（又名南芪）性平味甘，善于健脾补肺、行气利湿、舒筋活络；栗子仁性平味甘、微咸，长于益气健脾、补肾强筋、活血消肿；猴头菇性平味甘，功擅健脾养胃、安神、抗癌；姬松茸性平味甘，能益肾健脑；香菇性平味甘，能扶正补虚、健脾开胃、化痰理气、解毒、抗癌；黄雌鸡性温味甘，功擅温中益气、益精填髓；大枣性温味甘，能补中益气、养血安神，与生姜同施，又可调和脾胃。诸物合用，味道鲜香可口，汤性温而不燥，滋而不腻，有良好的补脾益肺、理气和胃、补肾益精、强壮筋骨、养血安神等作用，适宜一般人群冬至时节食用。也可用于肺肾不足、心脾亏虚者的调养。

莲藕荸荠凤爪汤

食材：莲藕1000克，荸荠250克，胡萝卜1根（约100克），香菇50克，花生仁50克，鸡脚6只，猪瘦肉250克。

做法：猪瘦肉洗净，切厚片；莲藕、荸荠、胡萝卜分别去皮，洗净，切厚块；香菇泡发，去硬梗，洗净。上述食材连同洗净的花生仁、鸡脚一齐置于砂锅内，加清水3升、白酒少许，武火煮沸后改用文火熬2小时，精盐调味即可。

功用：莲藕（熟者）性温味甘，善于健脾开胃、益血补心；荸荠（常称马蹄）性寒味甘，长于清热生津、化痰、消积；胡萝卜性平味甘、辛，能健脾和中、养肝明目、化痰止咳；花生仁性平味甘，能健脾养胃、润肺化痰；香菇性平味甘，能扶正补虚、健脾开胃、化痰理气、解毒、抗癌；鸡脚（又名凤爪）性温味甘，能温中益气、益精填髓、强筋骨；猪瘦肉性微寒味甘、咸，功擅补肾滋阴、养血润燥、益气、消肿。诸物合用，汤性平和，不寒不燥不腻，味美价廉，有良好的健脾开胃、益气养血、润肺化痰、补肾益精等作用，适宜一般人群冬季服食。也可用于脾胃虚弱、食少纳呆、短气乏力、肺虚久咳、血虚萎黄、肝肾不足、精血亏虚、头晕眼花、腰膝酸软、筋骨无力、皮肤干燥等症的辅助治疗。

五色八宝乌鸡汤

食材：黄芪30克，黄精20克，白果仁60克，枸杞子30克，大枣6枚，青花椒10克，制何首乌30克，乌鸡1只（约1000克）。

做法：将乌鸡宰杀，去除羽毛及内脏，洗净，斩大块，放进沸水中稍焯，捞出冲洗干净；白果仁用沸水焯后，捞起去净种皮及胚芽；大枣劈开，去核。上述食材连同洗净的其他食材一齐置于砂锅内，加清水3升、白酒少许，武火煮沸后改用文火熬2小时，精盐调味即可。

功用：黄芪性微温味甘，善于补气升阳、固表止汗、生津养血、行滞通痹；黄精性平味甘，长于补气养阴、健脾、润肺、益肾；白果性平味甘、苦、涩，能敛肺定喘、止带浊、缩小便；大枣性温味甘，能补中益气、养血安神；枸杞子性平味甘，能滋补肝肾、益精明目、润肺、止渴；制何首乌性微温味苦、甘、涩，能补肝肾、益精血、乌须发、强筋骨、化浊降脂；乌鸡性平味甘，功擅补肝肾、益气血、退虚热；青花椒性温味辛，能温中散寒止痛。诸物合用，五脏同调，有良好的补脾益肺、养血安神、滋补肝肾、益精明目、固精缩尿等作用，适宜一般人群冬季食用。也可用于脾肺气虚、短气懒言、食少纳呆、肢体倦怠、血虚萎黄、心悸失眠、肝肾不足、精血亏虚、头晕眼花、腰膝酸软、筋骨无力、遗精尿频等症的辅助治疗。

山药马蹄羊排汤

食材：鲜怀山药、马蹄各250克，胡萝卜1根（约100克），枸杞子15克，广陈皮3克，羊排1000克。

做法：羊排洗净，斩块，放进加有广陈皮（或柚叶、柠檬叶、黄皮叶、橘叶）的沸水中稍焯（以去除羊肉的腥膻味），捞出冲洗干净；怀山药、马蹄、胡萝卜分别洗干净，去皮，切厚块。上述食材连同洗净的枸杞子一齐置于砂锅内，加清水2.5升、白酒少许，武火煮沸后改用文火熬2小时，精盐调味即可。

功用：怀山药性平味甘，善于补脾益肺、养胃生津、补肾涩精；马蹄性寒味甘，能清热生津、化痰、消积；胡萝卜性平味甘、辛，长于健脾和中、养肝明目、化痰止咳；枸杞子性平味甘，功擅滋补肝肾、益精明目、润肺、止渴；羊排性热味甘，功擅温中健脾、补肾壮阳、益气养血；佐广陈皮以调中下气，使汤补而不腻滞，且可去除羊排之腥膻味。诸物合用，寒热搭配，汤性平和，共奏补益脾肺、益气养血、补肾涩精之功，适宜一般人群冬季调补食用。也可用于脾肺气虚、短气懒言、食少纳呆、血虚萎黄、头晕眼花、肝肾不足、精血亏虚、腰膝酸软、阳痿遗精等症的辅助治疗。

阿黑猪蹄汤

食材：黑豆100克，制何首乌30克，黑芝麻50克，猪蹄2只（约750克）。

做法：猪蹄洗净，斩块，放进沸水中稍焯，捞出冲洗干净，然后连同洗净的其他食材一齐置于砂锅内，加清水2.5升、白酒少许，武火煮沸后改用文火熬1.5小时，精盐调味即可。

功用：黑豆性平味甘，长于健脾益肾、活血利水、祛风解毒；制何首乌性微温味苦、甘、涩，善于补肝肾、益精血、乌须发、强筋骨、化浊降脂；黑芝麻性平味甘，能补肝肾、益精血、润肠燥；猪蹄性平味甘、咸，功擅补气血、润肌肤。诸物合用，汤性平和，味道鲜香，有良好的健脾胃、补肝肾、益精血、强筋骨、润肌肤等作用，适宜一般人群冬季调补食用。也可用于脾胃气虚、倦怠乏力、肝肾亏虚、精血不足、腰膝酸软、筋骨无力、头晕眼花、耳鸣耳聋、须发早白、皮肤干燥、病后脱发、肠燥便秘等症的辅助治疗。

人参胡桃猪肺汤

食材：人参10克，核桃仁60克，甜、苦杏仁各6克，广陈皮3克，猪肺1副（约1000克）。

做法：猪肺清洗干净，切块，用白锅炒干水，然后连同洗净的其他食材一齐置于砂锅内，加清水3升、白酒少许，武火煮沸后改用文火熬2小时，精盐调味即可。

功用：人参性微温味甘、微苦，善于大补元气、复脉固脱、补脾益肺、生津养血、安神益智；核桃仁性温味甘，长于补肾、温肺、润肠；甜、苦杏仁能润肺止咳、润肠通便；广陈皮既可健脾理气、燥湿化痰，又能使此汤补而不滞；猪肺性平味甘，功擅补肺止咳。诸物合用，有良好的补益肺肾、纳气平喘、化痰止咳、润肠通便等作用，适宜一般人群冬季食用。也可用于脾胃气虚、食少纳呆、肺肾两虚、久咳痰喘、肾阳不足、腰膝酸软、阳痿遗精、肠燥便秘等症的辅助治疗。

鹿茸炖花胶

食材：鹿茸3克，花胶150克，枸杞子15克，广陈皮1克。

做法：将所有食材一齐置于炖盅内，加清水300毫升、白酒少许、精盐适量，隔水炖1.5小时即可。

功用：鹿茸性温味甘、咸，善于壮肾阳、益精血、强筋骨、调冲任；花胶性平味甘，长于补肝肾、养血润燥、养颜美容、延缓衰老；枸杞子性平味甘，功擅滋补肝肾、益精明目、润肺、止渴；佐广陈皮以调中下气，使汤补而不腻滞。诸物合用，有良好的补益气血、滋补肝肾、润肤养颜等作用，适宜一般人群于寒冬调补食用，尤其适宜妇女润肤养颜及产后调理。也可用于阳痿滑精，宫冷不孕，羸瘦，神疲，畏寒，眩晕，耳鸣耳聋，腰脊冷痛，筋骨痿软，产后气血亏虚、恶露不尽、乳汁稀少或不下等症的辅助治疗。

栗子山药猪蹄汤

食材： 栗子仁500克，怀山药250克，枸杞子30克，大枣3枚，生姜3片，猪蹄2只（约750克）。

做法： 猪蹄洗干净，斩件，放进沸水中稍焯，捞出冲洗干净；怀山药去皮，洗净，切厚块；大枣劈开，去核。上述食材连同洗净的栗子仁、枸杞子、生姜片一齐置于砂锅内，加清水3升、白酒少许，武火煮沸后改用文火熬2小时，精盐调味即可。

功用： 栗子仁性平味甘、微咸，善于益气健脾、补肾强筋、活血消肿；怀山药性平味甘，长于补脾养胃、生津益肺、补肾涩精；枸杞子性平味甘，功擅滋补肝肾、益精明目、润肺、止渴；猪蹄性平味甘、咸，能补气血、润肌肤；佐大枣、生姜可调和脾胃。诸物合用，有良好的补气健脾、补肝肾、益精血、润肌肤、强筋骨等作用，适宜一般人群冬季食用。也可用于脾肺气虚、体倦乏力、短气懒言、肝肾不足、精血亏虚、头晕目眩、肌肤干燥、内热消渴、腰膝酸软、筋骨无力、阳痿遗精等症的辅助治疗。

黄芪山药猪胰汤

食材： 黄芪30克，怀山药60克，核桃仁100克，猪胰2条，猪瘦肉250克。

做法： 猪胰洗净，切块，放进沸水中稍焯，捞出冲洗干净；猪瘦肉洗净，切大块。上述食材连同洗净的黄芪、山药、核桃仁一齐置于砂锅内，加清水3升、白酒少许，武火煮沸后改用文火熬2小时，精盐调味即可。

功用： 黄芪性微温味甘，长于补气升阳、固表止汗、生津养血、行滞通痹；怀山药性平味甘，长于补脾养胃、生津益肺、补肾涩精；核桃仁性温味甘，长于补肾、温肺、润肠；猪胰性平味甘，能益肺止咳、健脾止痢、通乳润燥，《随息居饮食谱》称其能"润燥，涤垢，化痰，运食，清胎，泽颜，止嗽"；猪瘦肉性微寒味甘、咸，功擅补肾滋阴、养血润燥、益气、消肿。诸物合用，有良好的补脾益胃、养血生津、补益肺肾、润燥养颜等作用，适宜一般人群冬季食用。也可用于脾肺气虚、短气乏力、肺痿久咳、内热消渴、血虚萎黄、皮肤干燥、肠燥便秘等症的辅助治疗。

黄芪杞荪老鸭汤

食材： 黄芪20克，枸杞子30克，竹荪100克，广陈皮10克，老白鸭1只（约1250克）。

做法： 将老白鸭宰杀，去除羽毛及内脏，洗干净，斩大块；竹荪用盐水浸泡10分钟，除去其盖头及网状散开部分，只保留下竹荪的枝干部分（这样就可去掉竹荪的怪味），切段；广陈皮用水润软，切丝。上述食材连同洗净的黄芪、枸杞子一齐置于炖盅内，加清水2.5升、白酒少许、精盐适量，隔水炖2小时即可。

功用： 黄芪性微温味甘，长于补气升阳、固表止汗、生津养血、行滞通痹；枸杞子性平味甘，长于滋补肝肾、益精明目、润肺、止渴；竹荪性凉味甘，能补气养阴、润肺止咳、清热利湿；老白鸭性平味咸，长于补益气阴、利水消肿，《随息居饮食谱》称它能"滋五脏之阴，清虚劳之热，补血行水，养胃生津"；佐广陈皮以调中下气，使汤补而不腻滞，且可去除鸭之腥臊味。诸物合用，汤性平和，味道鲜香，不燥不腻，有良好的补脾益肺、养血生津、补肾滋阴、益精明目等作用，适宜一般人群冬季食用。也可用于脾肺虚弱、食少纳呆、体倦乏力、津伤口淌、内热消渴、肺燥咳嗽、肝肾不足、精血亏虚、头晕眼花、腰膝酸软、骨蒸劳热等症的辅助治疗。

海马杞子土鸡汤

食材： 海马3对，枸杞子30克，大枣6枚，生姜3片，黄雌鸡1只（约1250克），猪瘦肉250克，火腿肉50克。

做法： 将黄雌鸡宰杀，去除羽毛及内脏，清洗干净，斩大块，放进沸水中稍焯，捞出冲洗干净；海马头颈部切开，去除杂质，洗净；猪瘦肉洗净，切大块；火腿肉切小粒；大枣劈开，去核。上述食材连同洗净的枸杞子、生姜片一齐置于炖盅内，加清水2.5升、白酒少许、精盐适量，隔水炖2小时即可。

功用： 海马性温味甘、咸，善于补肾壮阳、散结消肿；枸杞子性平味甘，长于滋补肝肾、益精明目、润肺、止渴；黄雌鸡性温味甘，功擅温中益气、益精填髓；猪瘦肉性微寒味甘、咸，功擅补肾滋阴、养血润燥、益气、消肿；火腿肉性温味甘、咸，能健脾开胃、滋肾益精、补气养血；佐以大枣，既能补中益气、养血安神，与生姜同用，又能调和脾胃。诸物合用，有良好的补脾益肺、补气养血、补肾壮阳、益精填髓等作用，适宜一般人群冬季调补食用。也可用于脾肺气虚、食少纳呆、短气乏力、血虚萎黄、头晕目眩、眼目昏花、心悸失眠、肝肾不足、精血亏虚、腰膝酸软、阳痿早泄、宫冷不孕等症的辅助治疗。

人参鸡汁饮

食材： 红参15克，黄雌鸡1只（约1250克）。

做法： 红参（体质虚寒者，加龙眼肉6枚；体质虚热者，加麦冬15克）切片，置于炖盅内，加清水200毫升、白酒少许，隔水炖2小时，取汁备用；将黄雌鸡宰杀，去皮毛、内脏，洗净，用刀背把鸡捣烂至近乎泥状，拿一大一小两个碗，小碗反扣于大碗上，把捣烂的鸡铺在小碗背上，隔水蒸1小时，取出大碗中的鸡汁；把炖出的人参汁与鸡汁兑匀，趁热饮用。

功用： 人参性微温味甘、微苦，善于大补元气、复脉固脱、补脾益肺、生津养血、安神益智；黄雌鸡性温味甘，长于温中益气、益精填髓。两物配伍，共奏大补元气、复脉固脱、补脾益肺、生津养血、安神益智、益精填髓之功，适宜体质偏虚寒者冬季饮用。也可用于病后体虚、气血不足、短气乏力、头晕目眩、心悸失眠、健忘等症的辅助治疗。

注：此饮比人参煲鸡汤的补益作用要强，尤其适用于病后体虚、虚劳羸瘦、食欲不振的调补。

金芪山栗龙鸡汤

食材： 金虫草150克，五指毛桃100克，铁棍山药、栗子仁各250克，龙眼肉、大枣各6只，黄雌鸡1只（约1250克）。

做法：将黄雌鸡宰杀，去除羽毛及内脏，洗净，斩大块，放进沸水中稍焯，捞出冲洗干净血沫；金虫草用清水浸泡30分钟，洗净；铁棍山药削皮，洗净，滚刀切厚块；大枣劈开，去核。上述食材连同洗净的栗子仁、龙眼肉、五指毛桃一齐置于砂锅内，加清水3升、白酒少许，武火煮沸后改用文火熬2小时，精盐调味即可。

功用：金虫草性温味甘，善于补肺益肾，现代药理研究表明，它有耐疲劳、耐缺氧、抗氧化、抗肿瘤、抗菌及雄性激素样作用；五指毛桃（又名南芪）性平味甘，长于健脾补肺、行气利湿、舒筋活络；铁棍山药性平味甘，能补脾益肺、养胃生津、补肾涩精；栗子仁性平味甘、微咸，功擅益气健脾、补肾强筋、活血消肿；龙眼肉性温味甘，能补益心脾、养血安神；大枣性温味甘，能补中益气、养血安神；黄雌鸡性温味甘，能温中益气、益精填髓。诸物合用，味道鲜香可口，汤性温润，补而不燥不腻，有良好的补脾益肺、益气养血、养心安神、补肾益精、强筋壮骨等作用，适宜一般人群寒冬时节食用，尤其适宜肺肾不足、久咳虚喘，以及心脾亏虚、心悸失眠等的辅助治疗。

参芪怀杞枣羊汤

食材：党参、黄芪各30克，铁棍山药250克，枸杞子30克，大枣6枚，生姜3片，羊肉1000克。

做法：羊肉洗净，斩块，放进加有橘叶或广陈皮的沸水中稍焯，捞出冲洗干净；铁棍山药削皮，洗净，滚刀切厚块；大枣劈开，去核。上述食材连同洗净的其他食材一齐置于砂锅内，加清水3升、白酒少许，武火煮沸后改用文火熬2小时，精盐调味即可。

功用：党参性平味甘，善于健脾益肺、养血生津；黄芪性微温味甘，长于补气升阳、固表止汗、生津养血、行滞通痹；铁棍山药性平味甘，能补脾益肺、养胃生津、补肾涩精；枸杞子性平味甘，功擅滋补肝肾、益精明目、润肺、止渴；羊肉性热味甘，功擅温中健脾、补肾壮阳、益气养血；大枣性温味甘，能补中益气、养血安神，与生姜同施，又可调和脾胃。诸物合用，味道鲜香可口，汤性温润，有良好的健脾益肺、补气升阳、养胃生津、养心安神、养血益精、补肾壮阳等作用，适宜一般人群食用。也可用于体质虚寒者的调理。

注：阴虚火旺者慎服。

苁蓉怀杞参鸡汤

食材：肉苁蓉50克，枸杞子、怀山药、龙眼肉各30克，大枣6枚，生姜3片，海参5条，黄雌鸡1只（约1250克）。

做法：将黄雌鸡宰杀，去除羽毛及内脏，洗净，斩大块；海参洗净，纵切成两半；肉苁蓉浸软，洗净；大枣劈开，去核。上述食材连同洗净的其他食材一齐置于炖盅内，加入开水2.5升、白酒少许，隔水炖2小时，精盐调味即可。

功用：肉苁蓉性温味甘、咸，善于补肾阳、益精血、润肠通便；怀山药性平味甘，长于补脾益肺、养胃生津、补肾涩精；枸杞子性平味甘，功擅滋补肝肾、益精明目、润肺、止渴；龙眼肉性温味甘，功擅补益心脾、养血安神；海参性平味甘、咸，功擅补肾益精、养血润燥；黄雌鸡性温味甘，功擅温中益气、益精填髓；大枣性温味甘，能补中益气、养血安神，与生姜同施，又可调和脾胃。诸物合用，味道鲜美，汤性温润，有良好的补脾益肺、补气养血、滋补肝肾、益精填髓、养心安神、润燥通便等作用，适宜一般人群冬季食用。也可用于五脏虚弱，气阴不足，精血亏损所致诸证的调理。

三才锁阳猪尾汤

食材：天冬、熟地黄15克，鲜人参2根（约30克），锁阳15克，大枣6枚，春砂仁3克，猪尾巴1条（连骶骨，约750克），鸡脚6只。

做法：猪尾巴洗净，斩块，和鸡脚放进沸水中稍焯，捞出冲洗干净血沫；大枣劈开，去核；春砂仁打碎。上述食材连同洗净的其他食材一齐置于砂锅内，加清水3升、白酒少许，武火煮沸后改用文火熬2小时，精盐调味即可。

功用：天冬性寒味甘、苦，善于养阴润燥、清肺生津；熟地黄性微温味甘，长于补血滋阴、益精填髓；人参性微温味甘、微苦，功擅大补元气、复脉固脱、补脾益肺、生津养血、安神益智，与天冬、熟地黄（象征天、地、人）合称"三才"；锁阳性温味甘，能补肾阳、益精血、润肠通便；大枣性温味甘，能补中益气、养血安神；猪尾巴性平味甘，功擅益肾滋阴、生肌壮骨；鸡脚性温味甘，功擅温中益气、益精填髓、强筋骨；少佐性温味辛，能化湿开胃、理气温脾的砂仁，可使汤补而不滞。诸物合用，味道鲜香可口，汤性温和滋润，有良好的补脾益肺、补气生津、补肾滋阴、养血益精、安神益智、强筋壮骨等作用，适宜一般人群食用，尤其适宜肺脾虚弱、心肾不足者的调理。

山药莲子泥鳅汤

食材： 怀山药、莲子各30克，大枣3枚，生姜3片，泥鳅500克。

做法： 先将买回来的泥鳅用清水养1～2天，让它吐干净肚子里的脏物，其间多换两次水，然后放进加有姜、葱、白酒的沸水中稍焯，捞出冲洗干净；大枣劈开，去核。上述食材与洗净的其他食材一齐置于砂锅内，加清水2.5升、白酒少许，武火煮沸后改用文火熬1小时，精盐调味即可。

功用： 怀山药性平味甘，善于补脾益肺、养胃生津、补肾涩精；莲子性平味甘、涩，长于补脾止泻、止带、益肾涩精、养心安神；泥鳅性平味甘，功擅补益脾肾、利水、解毒；佐大枣、生姜可调和脾胃。诸物合用，汤性平和，有良好的补脾益肺、补肾固精、利水祛湿等作用，适宜一般人群食用，尤其适宜脾、肺、肾不足的儿童饮用。也可用于脾肾不足，水湿内蕴所致诸证的辅助治疗。

小　寒

斗指癸，太阳黄经为285度，阳历1月4—6日交节

【养生小贴士】

1. 节气特点

此时虽然寒冷，但还未到最冷的时候，不过由于小寒时节多会遇到三九天，故又有"小寒胜大寒"的说法。此时梅花依旧未绽放，春季如归人一样，还在路上。

2. 养生特点

中医认为，寒是冬季主气，易伤人体阳气，小寒养生需"养肾防寒""讲究温润"。各地补充气血、抵御严寒的风俗不一，如有的吃腊八粥，有的吃糯米饭。

【食疗药膳】

银莲竹菇猪肚汤

食材： 银杏仁60克，莲子100克，腐竹150克，香菇6只，大枣3枚，生姜3片，白胡椒15粒，猪肚1只（约750克），火腿肉50克。

做法： 银杏仁放入沸水中稍焯，去掉种皮胚芽；猪肚用适量花生油、白醋、淀粉处理后清洗干净；火腿肉洗净，切小粒；香菇水发，去除硬梗，每个切为4块；大枣劈开，去核；胡椒洗净，压碎；莲子用清水浸泡1小时，洗净；腐竹用温水浸泡1.5小时，捞起沥干水分备用。将上述食材（除腐竹外）塞进猪肚内，用竹签缝住切口，置于砂锅内，加清水2.5升、白酒少许，武火煮沸后改用文火熬2小时，取出猪肚，倒出肚内食物，猪肚切块，与其他食材一齐倒回砂锅内，加进泡好的腐竹，再煮沸5分钟，精盐、鸡精调味即可。

功用： 银杏仁（即白果）性平味甘、苦、涩，善于敛肺定喘、止带缩尿；莲子性平味甘、涩，长于补脾止泻、止带、益肾涩精、养心安神；香菇性平味甘，功擅扶正补虚、健脾开胃、化痰理气、解毒、抗癌；猪肚性温味甘，功擅补虚损、健脾胃；腐竹性平味甘，功擅清热润肺、止咳消痰；火腿肉性温味甘、咸，能补脾开胃、滋肾益精、补气养血；少佐胡椒、生姜、大枣，既可调和脾胃、下气消痰，又可去除猪肚的腥臊味。诸物合用，味道鲜香可口，汤性温和滋润，有良好的健脾开胃、理气化痰、敛肺止咳、滋肾益精、缩尿止带、养心安神等作用，适宜一般人群寒冬时节食用。也可用于虚劳羸瘦、脾虚食少、泄泻、痰多喘咳、带下白浊、遗精尿频等症的辅助治疗。

莲山栗桃老鸭汤

食材： 莲藕500克，铁棍山药、栗子仁各150克，核桃仁、花生仁各50克，香菇6只，广陈皮15克，老白鸭1只（约1250克），火腿肉50克。

做法： 将老白鸭宰杀，去除羽毛及内脏，洗净，斩大块，放进加有广陈皮（或柑、橘、柚叶）的沸水中稍焯，捞出用冷水冲洗干净血沫；莲藕削皮，滚刀切厚块，加少量淀粉拌匀30分钟，冲洗干净；铁棍山药削皮，洗净，切滚刀块；香菇用温水泡开，去除硬梗，洗净，对半切开；广陈皮用水润软，切宽丝；火腿肉洗净，切小粒。上述食材连同洗净的其他食材一齐置于砂锅内，加清水3升、白酒少许，武火煮沸后改用文火熬2小时，精盐调味即可。

功用： 莲藕（熟者）性温味甘，善于健脾开胃、益血补心；铁棍山药性平味甘，长于补脾益肺、养胃生津、补肾涩精；栗子仁性平味甘、微咸，能益气健脾、补肾强筋、活血消肿；核桃仁性温味甘，功擅补肾、温肺、润肠；花生仁性平味甘，能健脾养胃、润肺化痰；香菇性平味甘，能扶正补虚、健脾开胃、化痰理气、解毒、抗癌；老白鸭性平味咸，功擅补益气阴、利水消肿；火腿肉性温味甘、咸，功擅健脾开胃、滋肾益精、补气养血；佐以性温味苦、辛的广陈皮，既可健脾理气、燥湿化痰，使汤补而不滞，又可去除鸭之腥臊味。诸物合用，味道鲜香可口，汤性温和滋润，有良好的补脾益肺、补气养血、养阴生津、补肾益精、强筋壮骨、开胃化痰等作用，适宜一般人群寒冬时节食用。

彩菇金凤汤

食材： 金虫草、鹿茸菌、姬松茸、红菇、黑木耳各30克，竹荪3根，羊肚菌、香菇各4只，大枣6枚，生姜3片，黄雌鸡1只（约1250克）。

做法： 将黄雌鸡宰杀，去除羽毛及内脏，洗净，斩块，放进沸水中稍焯，捞出用冷水冲洗干净血沫；金虫草、鹿茸菌、姬松茸、红菇、黑木耳清洗干净，用温水浸泡30分钟；竹荪用淡盐水浸泡15分钟，去除头盖伞状部分，清洗干净，每根横切为2段；香菇用温水泡开，去除硬梗，切为两半；羊肚菌用温水浸泡，并不停旋转搅拌，捞出冲洗干净，保留泡发澄清液备用；大枣劈开，去核；生姜洗净，切片。把备好的鸡块、大枣、生姜片置于砂锅内，加入羊肚菌的泡发澄清液和清水共2.5升、白酒少许，用武火煮沸后改用文火熬1小时，接着放进备好的其他食材，继续煮沸30分钟，精盐调味即可。

功用： 金虫草性温味甘，善于补肺益肾；鹿茸菌性温味甘、微咸，长于补气养血、补肾壮阳、提神健脑；姬松茸性平味甘，功擅益肾健脑；红菇性温味甘，能养血逐瘀、祛风散寒、美容养颜；黑木耳性平味甘，善于补气养血、润肺止咳、止血、降血压、抗癌；竹荪性凉味甘，能补气养阴、润肺止咳、清热利湿；羊肚菌性平味甘，能和胃消食、理气化痰；香菇性平味甘，能扶正补虚、健脾开胃、化痰理气、解毒、抗癌；黄雌鸡性温味甘，功擅温中益气、益精填髓；大枣性温味甘，能补中益气、养血安神，与生姜同施，又可调和脾胃。诸物合用，味道鲜香可口，汤性温和滋润，既能补脾益肺、补气养血、益精填髓、补肾壮阳、安神健脑，又能开胃消食、理气化痰，适宜一般人群寒冬时节食用。

参精栗山鹌鹑汤

食材： 党参、黄精各30克，铁棍山药、栗子仁各150克，大枣3枚，生姜3片，鹌鹑3只（约750克）。

做法： 将鹌鹑宰杀，去除羽毛及内脏，洗净，斩大块，放进沸水中稍焯，捞出用冷水冲洗干净血沫；铁棍山药削皮，洗净，切滚刀块；大枣劈开，去核。上述食材连同洗净的其他食材一齐置于砂锅内，加清水2.5升、白酒少许，武火煮沸后改用文火熬2小时，精盐调味即可。

功用： 党参性平味甘，善于健脾益肺、养血生津；黄精性平味甘，长于补气养阴、健脾、润肺、益肾；铁棍山药性平味甘，功擅补脾养胃、生津益肺、补肾涩精；栗子仁性平味甘、微咸，能益气健脾、补肾强筋、活血消肿；鹌鹑性平味甘，功擅益中气、止泄痢、壮筋骨；佐大枣、生姜可调和脾胃。诸物合用，味道鲜美，汤性平和，有良好的补脾益肺、补气养血、养胃生津、补肾益精、强壮筋骨等作用，适宜一般人群冬季食用。

马山栗桃排骨汤

食材： 马铃薯2只（约300克），铁棍山药1根（约250克），栗子仁、核桃仁各100克，猪排骨500克，鸡脚6只。

做法： 铁棍山药、马铃薯分别削皮，洗净，切滚刀块；猪排骨洗净，斩小段，放进沸水中稍焯，捞出用冷水冲洗干净血沫。上述食材连同洗净的其他食材一齐置于砂锅内，加清水3升、白酒少许，武火煮沸后改用文火熬2小时，精盐调味即可。

功用： 马铃薯性平味甘，善于健脾益气、和胃调中；铁棍山药性平味甘，长于补脾养胃、生津益肺、补肾涩精；栗子仁性平味甘、微咸，功擅益气健脾、补肾强筋、活血消肿；核桃仁性温味甘，能补肾、温肺、润肠；猪排骨性微寒味甘、咸，功擅益肾滋阴、益气养血、生津润燥；鸡脚性温味甘，功擅温中益气、益精填髓、强筋骨。诸物合用，味道鲜香可口，汤性平和滋润，有良好的补脾益肺、益气养血、滋阴生津、补肾益精、强筋壮骨等作用，适宜一般人群冬季食用。

双海胶鸡菇枣汤

食材： 海参4条，海螺肉干、黄花胶各150克，黄雌鸡1只（约1250克），鹿茸菌、姬松茸各50克，大枣6枚，生姜3片。

做法： 黄花胶用葱姜水煮10分钟，泡发一夜，洗净，切大块；海螺肉干洗净，用温水浸泡3小时，切大块；海参洗净；鹿茸菌、姬松茸用温水泡发，清洗干净；大枣劈开，去核；生姜洗净，切片；黄雌鸡宰杀，去除羽毛及内脏，洗净，斩大块，放进沸水中稍焯，捞出用冷水冲洗干净血沫。把所有备好的食材一齐置于砂锅内，加清水3升、白酒少许，武火煮沸后改用文火熬2小时，精盐调味即可。

功用：海参性平味甘、咸，善于补肾益精、养血润燥；海螺肉性平味甘，长于滋阴补气；黄花胶性平味甘，功擅补肝肾、养血润燥、养颜美容、延缓衰老；黄雌鸡性温味甘，能温中益气、益精填髓；鹿茸菌性温味甘、微咸，能补气养血、补肾壮阳、提神健脑；姬松茸性平味甘，能益肾健脑；大枣性温味甘，能补中益气、养血安神，与生姜同施，又可调和脾胃。诸物合用，味道鲜香可口，汤性温和滋润，有良好的补中益气、滋养阴血、滋补肝肾、益精壮阳、提神健脑、润肤养颜等作用，诚为寒冬食疗养生佳馔，适宜一般人群食用。

参山两仁羊肉汤

食材：鲜人参2根（约60克；若用红参片，则用15克），铁棍山药、栗子仁、核桃仁各150克，广陈皮15克，大枣6枚，生姜3片，带骨羊肉1000克。

做法：羊肉洗净，斩块，放进加有橘叶（或柚叶、柠檬叶、黄皮叶、广陈皮）的沸水中稍焯（以去除羊肉的腥膻味），捞出用冷水冲洗干净血沫；铁棍山药削皮，洗净，切滚刀块；大枣劈开，去核；生姜洗净，切片；广陈皮用水润软，切宽丝。上述食材连同洗净的其他食材一齐置于砂锅内，加清水3升、白酒少许，武火煮沸后改用文火熬2小时，精盐调味即可。

功用：人参性微温味甘、微苦，善于大补元气、复脉固脱、补脾益肺、生津养血、安神益智；铁棍山药性平味甘，长于补脾益肺、养胃生津、补肾涩精；栗子仁性平味甘、微咸，功擅益气健脾、补肾强筋、活血消肿；核桃仁性温味甘，能补肾、温肺、润肠；羊肉性热味甘，功擅温中健脾、补肾壮阳、益气养血；大枣性温味甘，能补中益气、养血安神，与生姜同施，又可调和脾胃；佐广陈皮以调中下气，使汤补而不腻滞，且可去除羊肉的腥膻味。诸物合用，味道鲜香可口，汤性温和滋润，有良好的补脾益肺、补益气血、养胃生津、补肾壮阳、强壮筋骨、安神益智等作用，适宜一般人群寒冬时节食用，尤其适宜脾、肺、肾三脏虚弱，气、血、津、精不足，元气不固者食用。

注：阴虚燥热体质者、孕妇及感冒者不宜食用。

银山栗菇肚鸡汤

食材： 鲜银杏仁60克，铁棍山药、栗子仁各100克，香菇8只，大枣6枚，生姜3片，胡椒粒20粒，猪肚1只（约750克），黄雌鸡半只（约600克）。

做法： 银杏仁放入沸水中稍焯，捞出去掉种皮及胚芽；铁棍山药削皮，洗净，切滚刀块；猪肚用生粉、花生油、白醋处理后清洗干净，切大块；黄雌鸡洗净，斩大块，与猪肚一齐放进沸水中稍焯，捞出用冷水冲洗干净血沫；香菇水发，去除硬梗，洗净；大枣劈开，去核；生姜洗净，切片；胡椒粒洗净，压破。上述食材连同洗净的栗子仁一齐置于砂锅内，加清水3升、白酒少许，武火煮沸后改用文火熬2小时，精盐调味即可。

功用： 银杏仁（即白果）性平味甘、苦、涩，善于敛肺定喘、止带缩尿；铁棍山药性平味甘，长于补脾益肺、养胃生津、补肾涩精；栗子仁性平味甘、微咸，功擅益气健脾、补肾强筋、活血消肿；香菇性平味甘，能扶正补虚、健脾开胃、化痰理气、解毒、抗癌；猪肚性温味甘，功擅补虚损、健脾胃；黄雌鸡性温味甘，功擅温中益气、益精填髓；大枣性温味甘，能补中益气、养血安神，与生姜同施，又可调和脾胃；生姜合胡椒，温中散寒力佳。诸物合用，味道鲜香可口，汤性温和滋润，有良好的健脾益肺、补益气血、养胃生津、化痰止咳、益精填髓、补肾强筋、养心安神等作用，适宜一般人群寒冬时节食用。

青口对虾土鸡粥

食材： 鲜青口、鲜对虾各10只，黄雌鸡半只（约600克），粳米250克，生姜、香葱少许。

做法： 鲜青口洗净，放进沸水中煮至开口，捞出取肉，汁水澄清备用；鲜对虾洗净，剪去须、脚，用刀从虾背切开，取净虾线；黄雌鸡洗净，斩块，用适量花生油、酱油、白酒、精盐、淀粉等拌匀腌制30分钟；生姜洗净，切丝；香葱洗净，切粒；粳米洗净，置于砂锅内，加入煮青口的澄清液和适量清水，用武火煮沸后改用文火熬30分钟，接着放进备好的青口肉、对虾、鸡块，再煮沸10分钟，撒上生姜丝、香葱粒，精盐、鸡精调味即可。

功用： 青口（即淡菜）性温味甘、咸，善于补肝肾、益精血、消瘿瘤，

《日华子本草》言其"煮熟食之，能补五脏，益阳事，理腰脚气，消宿食，除腹中冷气，痃癖"；对虾性温味甘、咸，长于补肾兴阳、滋阴息风；黄雌鸡性温味甘，功擅温中益气、益精填髓；粳米性平味甘，功擅补气健脾、除烦止渴、止泻痢；少佐生姜、香葱，既可悦脾开胃，又可去除肉类之腥臊味。诸物合用，味道鲜美，粥性温和滋润，有良好的补脾益气、养胃生津、补肝肾、益精血、壮阳等作用，适宜一般人群寒冬时节食用。

蓉桃怀杞鹌鹑汤

食材： 肉苁蓉30克，核桃仁100克，铁棍山药250克，枸杞子30克，龙眼肉6枚，鹌鹑3只（约750克）。

做法： 将鹌鹑宰杀，去除羽毛及内脏，洗净，斩大块，放进沸水中稍焯，捞出用冷水冲洗干净血沫；铁棍山药削皮，洗净，滚刀切厚块。上述食材连同洗净的其他食材一齐置于炖盅内，加入沸水2升、白酒少许，隔水炖2小时，精盐调味即可。

功用： 肉苁蓉性温味甘、咸，善于补肾阳、益精血、润肠通便；核桃仁性温味甘，长于补肾、温肺、润肠；铁棍山药性平味甘，功擅补脾益肺、养胃生津、补肾涩精；枸杞子性平味甘，能滋补肝肾、益精明目、润肺、止渴；龙眼肉性温味甘，能补益心脾、养血安神；鹌鹑性平味甘，功擅补益中气、强筋壮骨。诸物合用，味道鲜香可口，汤性温和滋润，有良好的补脾益肺、益气养血、养胃生津、滋补肝肾、益精壮阳、强筋壮骨等作用，适宜一般人群寒冬时节食用。

甲鱼羊肉贻贝汤

食材： 甲鱼1只（约1000克），羊肉500克，贻贝250克，白萝卜1根（约250克），白胡椒15粒。

做法： 将甲鱼宰杀，去除内脏、脂肪，清洗干净血水，斩大块；羊肉洗净，斩块，放进加有广陈皮（或柚叶、柠檬叶、黄皮叶、橘叶）的沸水中稍焯（以去除羊肉的腥臊味），捞出用冷水冲洗干净血沫；贻贝洗净，放进沸水中烫开口，取肉；白萝卜削皮，洗净，切滚刀块；胡椒压碎。把所有备好的食材一齐置于砂锅内，加清水3升、白酒少许，武火煮沸后改用文火熬2小时，精盐调味即可。

功用： 甲鱼性平味甘，善于滋阴补肾、清退虚热；羊肉性热味甘，长于温中健脾、补肾壮阳、益气养血；贻贝（俗称青口，即淡菜）性温味甘、咸，功擅补肝肾、益精血、消瘿瘤；少佐白萝卜、白胡椒，既可消食、下气、化痰，使汤补而不腻滞，又可消除甲鱼、羊肉之腥膻味。诸物合用，味道鲜香可口，有良好的温中健脾、益气养血、滋补肝肾、益精壮阳等作用，适宜一般人群寒冬时节食用。

注：体质燥热者不宜食用。

参芪蓉杞土鸡汤

食材： 鲜人参2根（约60克；若用红参片，则用15克），五指毛桃、肉苁蓉、枸杞子各30克，大枣6枚，生姜3片，黄雌鸡1只（约1250克）。

做法： 将黄雌鸡宰杀，去除羽毛及内脏，洗净，斩块，放进锅内，加入适量清水，煮沸2分钟，捞出用凉水冲洗干净血沫；大枣劈开，去核；生姜洗净，切片。上述食材连同洗净的其他食材一齐置于砂锅内，加清水3升、白酒少许，武火煮沸后改用文火熬2小时，精盐调味即可。

功用： 人参性微温味甘、微苦，善于大补元气、复脉固脱、补脾益肺、生津养血、安神益智；五指毛桃（又名南芪）性平味甘，长于健脾补肺、行气利湿、舒筋活络；肉苁蓉性温味甘、咸，功擅补肾阳、益精血、润肠通便；枸杞子性平味甘，能滋补肝肾、益精明目、润肺、止渴；黄雌鸡性温味甘，功擅温中益气、益精填髓；大枣性温味甘，能补益中气、养血安神，与生姜同用，又可调和脾胃。诸物合用，味道鲜香可口，汤性温和滋润，有良好的补脾益肺、补气养血、益胃生津、滋补肝肾、益精壮阳、安神益智等作用，适宜一般人群寒冬时节食用。

注：阴虚、燥热体质者慎服。

三菇核桃羊肉汤

食材： 鹿茸菌、虫草花各50克，香菇6只，核桃仁100克，大枣6枚，生姜3

片，羊肉1000克。

做法：羊肉洗净，斩块，放进加有广陈皮（或柚叶、柠檬叶、黄皮叶、橘叶）的沸水中稍焯（以去除羊肉的腥臊味），捞出用冷水冲洗干净血沫；鹿茸菌、虫草花、香菇分别用温水泡软，清洗干净；香菇去除硬梗，对半切开；大枣劈开，去核；生姜洗净，切片。上述食材连同洗净的核桃仁一齐置于砂锅内，加清水3升、白酒少许，武火煮沸后改用文火熬2小时，精盐调味即可。

功用：鹿茸菌性温味甘、微咸，善于补气养血、补肾壮阳、提神健脑；虫草花性温味甘，长于补肺益肾；香菇性平味甘，功擅扶正补虚、健脾开胃、化痰理气、解毒、抗癌；核桃仁性温味甘，能补肾、温肺、润肠；羊肉性热味甘，功擅温中健脾、补肾壮阳、益气养血；大枣性温味甘，能补中益气、养血安神，与生姜同用，又能调和脾胃。诸物合用，味道鲜香可口，汤性温和滋润，有良好的补脾益肺、补气养血、补肾壮阳、安神健脑、理气化痰等作用，适宜一般人群食用。

黄蓉怀杞参鸡汤

食材：黄精、肉苁蓉、怀山药、枸杞子各30克，大枣6枚，生姜3片，水发海参6条，黄雌鸡1只（约1250克）。

做法：将黄雌鸡宰杀，去除皮毛及内脏，洗净，斩大块，放进沸水中稍焯，捞出用冷水冲洗干净血沫；水发海参洗净，纵切为两半；大枣劈开，去核；生姜洗净，切片。上述食材连同洗净的其他食材一齐置于炖盅内，加清水2.5升、白酒少许，隔水炖2小时，精盐调味即可。

功用：黄精性平味甘，善于补气养阴、健脾、润肺、益肾；肉苁蓉性温味甘、咸，长于补肾阳、益精血、润肠通便；怀山药性平味甘，功擅补脾益肺、养胃生津、补肾涩精；枸杞子性平味甘，能滋补肝肾、益精明目、润肺、止渴；黄雌鸡性温味甘，功擅温中益气、益精填髓；海参性平味甘、咸，功擅补肾益精、养血润燥、止血；大枣性温味甘，能补中益气、养血安神，与生姜同施，又可调和脾胃。诸物合用，味道鲜美，汤性温和滋润，有良好的补脾益肺、补益气血、养胃生津、补肾益精、养心安神、养阴润燥等作用，适宜一般人群食用。

巴戟锁牛龙骨汤

食材： 巴戟天、锁阳各30克，牛大力50克，大枣6枚，生姜3片，猪脊骨1000克，鸡脚6只。

做法： 猪脊骨洗净，斩大块，和洗净的鸡脚一齐放进沸水中稍焯，捞出冲洗干净血沫；大枣劈开，去核；生姜洗净，切片。上述食材连同洗净的其他食材一齐置于砂锅内，加清水3升、白酒少许，武火煮沸后改用文火熬2小时，精盐调味即可。

功用： 巴戟天性微温味甘、辛，善于补肾阳、强筋骨、祛风湿；锁阳性温味甘，长于补肾阳、益精血、润肠通便；牛大力性平味甘，功擅补虚润肺、强筋活络；猪脊骨性平味甘，功擅益肾滋阴、止渴；鸡脚性温味甘，功擅温中益气、益精填髓、强筋骨；大枣性温味甘，能补中益气、养血安神，与生姜同用，又能调和脾胃。诸物合用，味道鲜美，汤性温和，有良好的补益脾肺、益气养血、补肾壮阳、益精填髓、强壮筋骨等作用，适宜一般人群寒冬食用。

二精苁蓉猪尾汤

食材： 黄精、枸杞子、肉苁蓉各30克，大枣6枚，生姜3片，猪尾巴1条（连骶骨），鸡脚6只。

做法： 猪尾巴洗净，斩大块，和鸡脚放进沸水中稍焯，捞出冲洗干净；大枣劈开，去核。上述食材连同洗净的其他食材一齐置于砂锅内，加清水3升、白酒少许，武火煮沸后改用文火熬2小时，精盐调味即可。

功用： 黄精、枸杞子同用，名曰"二精"，能益气固精、补填丹田、养血驻颜；肉苁蓉性温味咸，善于补肾阳、益精血、润肠通便；猪尾巴性平味甘，功擅益肾滋阴、生肌壮骨；鸡脚性温味甘，功擅温中益气、益精填髓、强筋骨；大枣性温味甘，能补中益气、养血安神，与生姜同用，又能调和脾胃。诸物合用，汤性温润，共奏益肾固精、补填丹田、强筋壮骨、益气养血之功，为冬季调补佳汤。也可用于肝肾亏虚、精血不足、阳痿早泄、腰膝酸软、筋骨无力等症的辅助治疗。

苁蓉杜仲羊肾汤

食材： 肉苁蓉、杜仲各30克，龙眼肉10克，大枣3枚，生姜3片，羊肾2只，火腿肉50克。

做法： 将羊肾剖开，去净肾盂部分的白色筋膜，切片，洒上花生油、淀粉处理后清洗干净，切厚片；火腿肉洗净，切粒；大枣劈开，去核；生姜洗净，切片。上述食材连同洗净的其他食材一齐置于炖盅内，加清水1.5升、白酒少许，隔水炖1.5小时，精盐调味即可。

功用： 肉苁蓉性温味甘、咸，善于补肾阳、益精血、润肠通便；杜仲性温味甘，长于补肝肾、强筋骨；龙眼肉性温味甘，功擅补益心脾、养血安神；羊肾性温味甘，功擅补肾、益精；火腿肉性温味甘、咸，功擅健脾开胃、滋肾益精、补气养血；少佐大枣、生姜可调和脾胃。诸物合用，味道鲜美，汤性温润，有良好的补气健脾、滋补肝肾、养血益精、强壮筋骨、补心安神等作用，适宜一般人群寒冬时节食用。

归芪怀杞参鳖汤

食材： 当归5克，黄芪25克，怀山药、枸杞子各30克，大枣3枚，生姜3片，鳖1只（约1250克），海参5条，猪瘦肉150克。

做法： 将鳖宰杀，去除内脏、脂肪，洗净，斩大块；海参洗净，纵切为两半；猪瘦肉洗净，切成小方块；大枣劈开，去核。上述食材连同洗净的其他食材一齐置于炖盅内，加清水2升、白酒少许，隔水炖2小时，精盐调味即可。

功用： 当归性温味甘、辛，善于补血活血、调经止痛、润肠通便；黄芪性微温味甘，长于补气升阳、固表止汗、生津养血、行滞通痹；怀山药性平味甘，功擅补脾益肺、养胃生津、补肾涩精；枸杞子性平味甘，能滋补肝肾、益精明目、润肺、止渴；鳖性平味甘，功擅滋阴补肾、清退虚热；海参性平味甘、咸，功擅补肾益精、养血润燥；猪瘦肉性微寒味甘、咸，能补肾滋阴、养血润燥、益气、消肿；佐大枣、生姜可调和脾胃。诸物合用，味道鲜美，汤性平和滋润，有良好的健脾益肺、滋阴生津、滋补肝肾、益精养血、润肤养颜等作用，为冬季平补之佳馔，适宜一般人群食用。也可用于虚劳精亏、腰膝酸软、眩晕耳鸣、阳痿遗精、内热消渴、血虚萎黄、目昏不明、骨蒸劳热等症的辅助治疗。

注：此汤孕妇忌食；小孩不宜多食，易致早熟。

三菇胶鳄鹧鸪汤

食材： 竹荪10根，香菇6只，羊肚菌10只，大枣3枚，生姜3片，黄花胶、鳄鱼肉干各100克，鹧鸪1只（350克），猪瘦肉150克。

做法： 将鹧鸪宰杀，去除羽毛及内脏，洗净，斩大块，连同洗净、切成厚块的猪瘦肉一齐放进沸水中稍焯，捞出冲洗干净血沫；黄花胶用葱姜水煮10分钟，泡发一夜，洗净，切大块；鳄鱼肉干用清水浸泡1小时，洗净，切大块；竹荪用淡盐水浸泡，去除头盖伞状部分，清洗干净，切段；羊肚菌用温水浸泡，并不停旋转搅拌，捞出冲洗干净，保留泡发澄清液备用；香菇用温水泡发，洗净，去硬梗，每只切成4块；大枣劈开，去核。上述食材连同洗净的生姜片一齐置于炖盅内，加入开水2.5升、白酒少许，隔水炖2小时，精盐调味即可。

功用： 竹荪性凉味甘，善于补气养阴、润肺止咳、清热利湿；香菇性平味甘，长于扶正补虚、健脾开胃、化痰理气、解毒、抗癌；羊肚菌性平味甘，功擅和胃消食、理气化痰；鳄鱼肉性微寒味甘，功擅养心润肺、化瘀消积、强筋壮骨；黄花胶性平味甘，功擅滋补肝肾、养血润燥；鹧鸪性温味甘，能滋养补虚、开胃化痰；猪瘦肉性微寒味甘、咸，能补肾滋阴、养血润燥、补中益气；佐大枣、生姜可调和脾胃。诸物合用，味道鲜美，汤性平和滋润，有良好的补脾益肺、开胃消食、理气化痰、滋补肝肾、强筋壮骨、养血润燥等作用，适宜一般人群食用以御冬寒。也可用于脾肺虚弱、食少纳呆、咳嗽痰多，或肝肾不足、精血亏虚、筋骨痿软、皮肤干燥等症的调理。

归芪二黑枣羊汤

食材： 当归15克，黄芪30克，黑豆100克，黑芝麻50克，大枣6枚，生姜30克，山羊肉（带骨）1000克。

做法： 羊肉洗净，斩块，放进加有橘叶或广陈皮的沸水中稍焯，捞出冲洗干净；大枣劈开，去核；生姜去皮，洗净，切片。上述食材连同洗净的其他食材一齐置于砂锅内，加清水3升、白酒少许，武火煮沸后改用文火熬2小时，精盐调味即可。

功用： 当归性温味甘、辛，善于补血活血、调经止痛、润肠通便；黄芪性微温味甘，长于补气升阳、固表止汗、生津养血、行滞通痹；黑豆性平味甘，功擅健脾益肾、活血利水、祛风解毒；黑芝麻性平味甘，能补肝肾、益精血、润肠燥；羊肉性热味甘，功擅温中健脾、补肾壮阳、益气养血；大枣性温味甘，能补中益气、养血安神，与生姜同施，又可调和脾胃。诸物合用，味道鲜香可口，汤性温润不燥，有良好的健脾益肺、补气养血、补肾壮阳、养心安神、行滞通痹、润肤养颜等作用，适宜一般人群食用以御冬寒，尤其适宜阳气虚弱、精血不足者食用，或用于妇女月经后的调理。

参归山药猪蹄汤

食材： 党参30克，当归10克，鲜怀山药250克，胡萝卜1根，猪蹄2只（约750克）。

做法： 猪蹄洗净，斩大块，放进沸水中稍焯，捞出冲洗干净；鲜怀山药、胡萝卜分别洗净，切厚块。上述食材连同洗净的党参、当归、胡萝卜一齐置于砂锅内，加清水2.5升、白酒少许，武火煮沸后改用文火熬1.5小时，精盐调味即可。

功用： 党参性平味甘，善于健脾益肺、养血生津；当归性温味甘、辛，长于补血活血、调经止痛、润肠通便；怀山药性平味甘，能补脾益肺、养胃生津、补肾涩精；胡萝卜性平味甘、辛，能健脾和中、养肝明目；猪蹄性平味甘、咸，功擅补气血、润肌肤。诸物合用，共奏健脾益肺、补气养血、滋养肝肾之功，适宜一般人群冬季食用。也可用于脾肺气虚、食少短气、倦怠乏力、血虚萎黄、肌肤干燥、肝肾不足、眼目昏花等症的辅助治疗。

八宝鸡汤

食材： 怀山药、枸杞子各15克，核桃仁、莲子、芡实、花生仁各30克，大枣、龙眼肉各6枚，黄雌鸡1只（约1250克）。

做法： 黄雌鸡宰杀，去除羽毛及内脏，洗净，斩大块，放进沸水中稍焯，捞出冲洗干净；大枣劈开，去核。上述食材连同洗净的其他食材一齐置于砂锅内，加清水3升、白酒少许，武火煮沸后改用文火熬2小时，精盐调味即可。

功用：怀山药性平味甘，能补脾益肺、养胃生津、补肾涩精；枸杞子性平味甘，能滋补肝肾、益精明目、润肺、止渴；莲子性平味甘、涩，能补脾止泻、止带、益肾涩精、养心安神；芡实性平味甘、涩，能益肾固精、补脾止泻、除湿止带；核桃仁性温味甘，能补肾、温肺、润肠；花生仁性平味甘，能健脾养胃、润肺化痰；龙眼肉性温味甘，能补益心脾、养血安神；大枣性温味甘，能补中益气、养血安神；黄雌鸡性温味甘，能温中益气、益精填髓。诸物合用，五脏同调，气血津精俱补，为确保机体"冬藏"的调补佳品，适宜一般人群食用。也可用于体虚羸瘦，气血精津不足所致诸证的辅助治疗。

山珍花胶鹧鸪汤

食材：猴头菇100克，竹荪10克，羊肚菌15克，花胶100克，鹧鸪1只（约500克），黑松露适量。

做法：将鹧鸪宰杀，去除羽毛及内脏，清洗干净，斩大块；猴头菇用温水泡软，清洗干净，切厚块；竹荪用淡盐水浸泡，去除头盖伞状部分，清洗干净，切段；羊肚菌用温水浸泡，并不停旋转搅拌，捞出冲洗干净，保留泡发澄清液备用；黑松露洗净，切薄块；花胶用葱姜水泡发一夜，洗净。把所有备好的食材一齐置于炖盅内，倒入羊肚菌的泡发澄清液及清水共2.5升、白酒少许、精盐适量，隔水炖2小时即可。

功用：猴头菇性平味甘，善于健脾养胃、安神、抗癌，现代药理研究表明，其有提高人体免疫功能、抑瘤、抗溃疡、延缓衰老等作用；竹荪性凉味甘，长于补气养阴、润肺止咳、清热利湿；羊肚菌性平味甘，能和胃消食、理气化痰；花胶性平味甘，善补肝肾、养血润燥；鹧鸪性温味甘，功擅滋养补虚、开胃化痰。诸物合用，汤性平和，有良好的健脾养胃、润肺化痰、滋补肝肾、养血润燥等作用，适宜一般人群冬季调补食用。也可用于脾胃虚弱、食少纳呆、胃溃疡、胃癌、肺虚久咳痰多、肝肾亏虚、精血不足、头晕眼花、皮肤干燥等症的辅助治疗。

栗子蹄筋凤爪汤

食材：栗子仁500克，鸡脚6只，牛蹄筋250克，火腿肉50克。

做法： 牛蹄筋用温水泡发（约泡12小时），切段；火腿肉切成小粒。上述食材连同洗净的栗子仁、鸡脚一齐置于砂锅内，加清水2.5升、白酒少许，武火煮沸后改用文火熬1.5小时，精盐调味即可。

功用： 栗子性平味甘、微咸，善于益气健脾、补肾强筋、活血消肿；牛蹄筋性温味甘，长于益气补虚、暖脾胃、强筋骨；鸡脚性温味甘，能温中益气、益精填髓、强筋骨；火腿肉性温味甘、咸，能健脾开胃、滋肾益精、补气养血。诸物合用，共奏补气健脾、补肾益精、强筋壮骨之功，实为寒冬调补佳馔，适宜一般人群食用。也可用于脾胃虚弱、食少纳呆、倦怠乏力、肝肾不足、精血亏虚、腰膝酸软、筋骨无力等症的辅助治疗。

参鹿锁阳鸡汤

食材： 红参片10克，鹿尾巴1条（约50克），锁阳30克，黄雌鸡1只（约1250克），大枣3枚，生姜3片。

做法： 将黄雌鸡宰杀，去除羽毛及内脏，洗净，斩大块；鹿尾巴洗净，切厚片；大枣劈开，去核。上述食材连同洗净的红参片、锁阳、生姜片一齐置于炖盅内，加清水2.5升、白酒少许、精盐适量，隔水炖2小时即可。

功用： 红参性微温味甘，善于大补元气、复脉固脱、补脾益肺、生津养血、安神益智；鹿尾巴性温味甘、咸，长于补肾阳、益精气；锁阳性温味甘，能补肾阳、益精血、润肠通便；黄雌鸡性温味甘，功擅温中益气、益精填髓；佐大枣、生姜可调和脾胃。诸物合用，有良好的补益脾肾、益气养血、补肾壮阳、益精填髓等作用，实为寒冬补元气、益精血、壮肾阳之佳馔，适宜脾肾虚寒者食用。也可于脾肺气虚、神疲乏力、血虚萎黄、头晕耳鸣、心悸健忘、肾阳不足、精血亏虚、腰膝痿软、阳痿滑精等症的辅助治疗。

牛大力熟地猪尾汤

食材： 牛大力60克，熟地黄30克，猪尾巴1条（连骶骨，约750克）。

做法： 猪尾巴洗净，斩小段，放进沸水中稍焯，捞出冲洗干净，然后连同洗净的牛大力、熟地黄一齐置于砂锅内，加清水2.5升、白酒少许，武火煮沸后改用文火熬1.5小时，精盐调味即可。

功用：牛大力性平味甘，善于补虚润肺、强筋活络；熟地黄性微温味甘，长于补血滋阴、益精填髓；猪尾巴性平味甘，功擅益肾滋阴、生肌壮骨。三物合用，滋补肺肾、养血益精、强筋壮骨之效强，适宜一般人群冬季食用。也可用于肺肾亏虚、久咳少痰、肝肾不足、精血亏虚、腰膝酸软、筋骨无力等症的辅助治疗。

苁蓉杞子海参汤

食材：肉苁蓉50克，海参干60克，枸杞子30克，猪瘦肉250克。

做法：肉苁蓉洗净，浸软；海参干泡发，洗净，切厚片；猪瘦肉洗净，切厚块。上述食材连同洗净的枸杞子一齐置于炖盅内，加入开水2升、白酒少许，隔水炖1.5小时，精盐调味即可。

功用：肉苁蓉性温味甘、咸，善于补肾阳、益精血、润肠通便；枸杞子性平味甘，长于滋补肝肾、益精明目、润肺、止渴；海参性平味甘、咸，功擅补肾益精、养血润燥、止血；猪瘦肉性微寒味甘、咸，功擅补肾滋阴、养血润燥、益气、消肿。诸物合用，汤性平和，有良好的补肾益精、养血润燥等作用，适宜一般人群冬季食用。也可用于精血亏损、虚弱劳怯、腰膝酸软、阳痿、梦遗、肠燥便秘、肺虚咳嗽咯血、肠风便血等症的辅助治疗。

补气养血宁神汤

食材：红参5克，三七片10克，灵芝15克，大枣、龙眼肉各6枚，猪心1只。

做法：猪心洗干净，切厚块；大枣劈开，去核。上述食材连同洗净的其他食材一齐置于炖盅内，加清水2升、白酒少许、精盐适量，隔水炖1.5小时即可。

功用：红参性微温味甘，善于大补元气、复脉固脱、补脾益肺、生津养血、安神益智；三七性温味甘、微苦，长于散瘀止血、消肿定痛、补虚强壮，现代研究表明，三七有抗血小板聚集及溶栓作用，可增加冠脉流量，降低心肌耗氧量，增加心输出量，抗心律失常，抗动脉粥样硬化、扩张脑血管，增加脑血流量；灵芝性平味甘，功擅补气安神、化痰止咳，现代研究表明，灵芝有抗惊厥、镇静、镇痛、强心、抗心肌缺血、耐缺氧、抗血小板凝集、抗血栓、祛痰止咳、抗氧化、延缓衰老、增强免疫调节等作用；龙眼肉性温味甘，能补益心脾、养血安神；大枣性温味甘，能补中益气、养血安神；猪心性平味甘、咸，能养心安神、镇惊。诸物合用，有良好的补益气血、活血安神、延缓衰老等作用，适宜一般人群冬季食用，尤其适宜工作、生活压力大，思虑过度，神疲乏力，心悸失眠者食用。也可用于气血不足，或瘀血、痰浊内阻，心失所养，心悸怔忡，失眠健忘，神志恍惚等症的辅助治疗。

鹿茸鸡汁饮（增乳饮）

食材： 鹿茸5克，黄雌鸡1只（约1250克）。

做法： 鹿茸片置于炖盅内，加清水200毫升、白酒少许，隔水炖1.5小时，取汁备用；将黄雌鸡宰杀，去皮毛及内脏，洗净，用刀背把鸡捣烂至近乎泥状；拿一大一小两个碗，小碗反扣于大碗上，把捣烂的鸡铺在小碗背上，隔水蒸1小时，取出大碗中的鸡汁。把炖好的鹿茸汁与鸡汁兑匀，趁热冲适量糯米酒饮用。

功用： 鹿茸性温味甘、咸，善于壮肾阳、益精血、强筋骨、调冲任；黄雌鸡性温味甘，长于温中益气、益精填髓。两物配伍，共奏补脾肾、益精血、调冲任、下乳汁之功，实为产后调补增乳之佳饮。也可用于阳痿滑精、宫冷不孕、羸瘦、神疲、畏寒、眩晕、耳鸣耳聋、腰脊冷痛、筋骨痿软等症的辅助治疗。

注：此饮与"猪蹄木瓜花生汤"（猪蹄、青番木瓜、花生仁、章鱼干）交替饮用，对产后乳汁不下或稀少有良好的作用。且婴儿吃了用此法所增之乳汁，脾胃功能特别好。

苁蓉核桃海马汤

食材： 肉苁蓉30克，海马3对，核桃仁60克，猪瘦肉250克，大枣6枚，生姜3片。

做法： 肉苁蓉、海马洗净，用酒水浸泡30分钟，捞出；核桃仁除去褐色内衣；大枣劈开，去核；猪瘦肉洗净，切大块。上述食材连同洗净的生姜片一齐放入炖盅内，加水2升、白酒及精盐少许，隔水炖2小时即可。

功用： 肉苁蓉性温味甘、咸，善于补肾阳、益精血、润肠通便；核桃仁性温味甘，长于补肾、温肺、润肠；海马性温味甘、咸，功擅补肾壮阳、散结消肿；大枣性温味甘，既能补中益气、养血安神，与生姜同用，又能调和脾胃；猪瘦肉性微寒味甘、咸，功擅补肾滋阴、养血润燥、益气、消肿。诸物合用，有良好的补肾壮阳、补气益精、养血润燥等作用，适宜一般人群冬季食用。也可用于肾虚精亏、阳痿不育、宫冷不孕、久咳虚喘、腰膝酸软、健忘早衰、肠燥便秘、癥瘕积聚等症的辅助治疗。

参枣核桃龙骨汤

食材： 鲜人参2条（约60克，或用生晒参15克），大枣6枚，核桃仁250克，猪脊骨750克。

做法： 猪脊骨洗净，斩小段；大枣劈开，去核；核桃仁放在盘内，倒进开水烫一下，挑去内衣皮，清洗干净。上述食材连同洗净的鲜人参（或生晒参）一齐置于砂锅内，加清水3升、白酒少许，武火煮沸后改用文火熬2小时，精盐调味即可。

功用： 鲜人参（或生晒参）性平味甘，能补脾益肺、生津养血，偏于补益气阴；大枣性温味甘，长于补中益气、养血安神；核桃仁性温味甘，善于补肾、温肺、润肠；猪脊骨性平味甘，能益肾滋阴。诸物合用，共奏补脾益肺、补气养血、补肾滋阴之功，适宜一般人群冬季食用。也可用于脾肺气虚、短气乏力、肺虚咳喘、血虚萎黄、头晕目眩、心悸健忘、腰膝酸软、筋骨无力等症的辅助治疗。

巴戟核桃羊肾汤

食材： 巴戟天30克（若是鲜品，可用150克，但一定要抽净其木心，因其含铅），核桃仁150克，广陈皮10克，羊肾4只。

做法： 将羊肾对半纵剖开，去除肾盂处之筋膜，切片，用淀粉、生油、白醋处理后清洗干净；核桃仁放在盘内，倒进开水烫一下，挑去内衣皮，清洗干净。把洗净的巴戟天、广陈皮、核桃仁一齐置于砂锅内，加清水2.5升、白酒少许，武火煮沸后改用文火熬1小时，加入处理好的羊肾片，煮沸5分钟，精盐调味即可。

功用： 巴戟天性微温味甘、辛，善于补肾阳、强筋骨、祛风湿，《神农本草经》谓其"主大风邪气，阴痿不起，强筋骨，安五脏，补中增志益气"；核桃仁性温味甘，长于补肾、温肺、润肠；羊肾性温味甘，能补肾、益精；佐广陈皮，既能下气调中，使汤补而不滞，又可去除羊排之腥臊味。诸物合用，共奏补肾益精、强筋壮骨之功，适宜一般人群冬季调补食用。也可用于肝肾不足、精血亏虚、腰脊冷痛、足膝痿弱、耳鸣耳聋、阳痿滑精、尿频遗尿、宫冷不孕等症的辅助治疗。

怀杞响螺鸡汤

食材：怀山药、枸杞子各30克，响螺肉片250克，鸡腿2只（约500克），大枣3枚，生姜3片。

做法：响螺肉片用温水浸泡4小时，切块；鸡腿洗净，斩大块；大枣劈开，去核。上述食材连同洗净的怀山药、枸杞子、生姜片一齐置于炖盅内，加清水2.5升、白酒少许，隔水炖2小时，精盐调味即可。

功用：怀山药性平味甘，长于补脾养胃、生津益肺、补肾涩精；枸杞子性平味甘，善于滋补肝肾、益精明目、润肺、止渴；响螺肉性平味甘，功擅滋阴补气；鸡腿性温味甘，能温中益气、益精填髓；佐大枣、生姜可调和脾胃，使汤补而不腻滞。诸物合用，汤性平和，味道鲜美，有良好的补脾益肺、养胃生津、养肝明目、补肾益精等作用，适宜一般人群食用。也可用于脾肺气虚、食少倦怠、短气懒言、津伤口渴、内热消渴、肝肾不足、耳鸣耳聋、眼目昏花、腰膝酸软等症的辅助治疗。

金银山桃枣鸡汤

食材：金虫草50克，银杏仁30粒（约60克），铁棍山药150克，核桃仁100克，大枣6枚，生姜3片，黄雌鸡1只（约1250克）。

做法：黄雌鸡宰杀，去除羽毛及内脏，洗净，斩大块，放进沸水中稍焯，捞出冲洗干净血沫；金虫草用清水浸泡30分钟，洗净；银杏仁放入沸水中稍焯，捞出去掉种皮及胚芽；铁棍山药削皮，洗净，滚刀切厚块；大枣劈开，去核。上述食材连同洗净的核桃仁、生姜片一齐置于砂锅内，加清水3升、白酒少许，武火煮沸后改用文火熬2小时，精盐调味即可。

功用：金虫草性温味甘，善于补肺益肾，现代药理研究表明，它有耐疲劳、耐缺氧、抗氧化、抗肿瘤、抗菌及雄性激素样作用；银杏仁性平味甘、苦、涩，长于敛肺定喘、止带缩尿；铁棍山药性平味甘，能补脾益肺、养胃生津、补肾涩精；核桃仁性温味甘，功擅补肾、温肺、润肠；黄雌鸡性温味甘，功擅温中益气、益精填髓；大枣性温味甘，能补中益气、养血安神，与生姜同施，又可调和脾胃。诸物合用，味道鲜香可口，汤性温润，不燥不腻，有良好的补益脾肺、益气养血、补肾益精、养心安神等作用，适宜一般人群初冬时节食用，尤其适用于脾、肺、肾三脏不足者的调理。

参地山栗枣鸡汤

食材：鲜人参2条（约60克，或用生晒参15克），熟地黄30克，铁棍山药200克，栗子仁150克，大枣6枚，生姜3片，黄雌鸡1只（约1250克）。

做法：将黄雌鸡宰杀，去除羽毛及内脏，洗净，斩大块，放进沸水中稍焯，捞出冲洗干净血沫；铁棍山药削皮，洗净，滚刀切厚块；大枣劈开，去核。上述食材连同其他食材一齐置于砂锅内，加清水3升、白酒少许，武火煮沸后改用文火熬2小时，精盐调味即可。

功用：人参性微温味甘、微苦，善于大补元气、复脉固脱、补脾益肺、生津养血、安神益智；熟地黄性微温味甘，长于补血滋阴、益精填髓；铁棍山药性平味甘，能补脾益肺、养胃生津、补肾涩精；栗子仁性平味甘、微咸，功擅益气健脾、补肾强筋、活血消肿；黄雌鸡性温味甘，功擅温中益气、益精填髓；大枣性温味甘，能补中益气、养血安神，与生姜同施，又可调和脾胃。诸物合用，味道鲜美，汤性温润，有良好的补脾益肺、补心安神、养血生津、补肾滋阴、益精填髓等作用，适宜一般人群食用。也可用于体质虚弱，气、血、精、津不足者的调理。

二精金樱猪肾汤

食材：枸杞子、黄精、金樱子各30克，龙眼肉6枚，大枣3枚，生姜3片，猪肾2只，猪瘦肉250克。

做法：将猪肾剖开，去净肾盂部分的白色筋膜，切片，洒上花生油、淀粉处理后清洗干净，切厚片；猪瘦肉洗净，切厚块；大枣劈开，去核。上述食材（除猪肾片）连同洗净的其他食材一齐置于砂锅内，加清水2升、白酒少许，武火煮沸后改用文火熬1小时，接着加入备好的猪肾片，再煮沸10分钟，精盐调味即可。

功用：枸杞子性平味甘，善于滋补肝肾、益精明目、润肺、止渴；黄精性平味甘，长于补气养阴、健脾、润肺、益肾，与枸杞子等量同用，组成养生名方"二精丸"，此方有助气固精、补填丹田、养血驻颜之效；金樱子性平味酸、甘、涩，功擅收敛固涩；龙眼肉性温味甘，能补益心脾、养血安神；猪肾性平味咸，功擅补肾益阴；猪瘦肉性微寒味甘、咸，功擅补肾滋阴、养血润燥、益气、消肿；佐大枣、生姜可调和脾胃。诸物合用，味道鲜美，汤性平和滋润，有良好的补气养阴、健脾益肺、滋补肝肾、固精缩尿、养血润燥等作用，适宜一般人群冬季食用，尤其适宜肾虚夜尿频多者食用。

参鲍三菇鹧鸪汤

食材：金虫草50克，羊肚菌10只，香菇6只，大枣3枚，生姜3片，海参3条，鲜鲍鱼6只，鹧鸪1只（约350克），猪瘦肉200克。

做法：猪瘦肉洗净，切厚块；鹧鸪宰杀，去除羽毛及内脏，洗净，斩大块，与猪瘦肉块一齐放进沸水中稍焯，捞出冲洗干净血沫；海参洗净，纵切为两半；羊肚菌用温水浸泡，并不停旋转搅拌，捞出冲洗干净，保留泡发澄清液备用；香菇用温水泡发，洗净，去除硬梗，每只对半切开；金虫草用温水泡发，洗净；大枣劈开，去核；生姜洗净，切厚片。上述食材连同洗净的鲜鲍鱼一齐置于炖盅内，加入羊肚菌的泡发澄清液及清水共2.5升、白酒少许，隔水炖2小时，精盐调味即可。

功用：金虫草性温味甘，善于补肺益肾；羊肚菌性平味甘，长于和胃消食、理气化痰；香菇性平味甘，功擅扶正补虚、健脾开胃、化痰理气、解毒、抗癌；海参性平味甘、咸，功擅补肾益精、养血润燥；鲍鱼性平味甘、咸，功擅滋阴清热、益精明目、调经润肠；鹧鸪性温味甘，功擅滋养补虚、开胃化痰；猪瘦肉性微寒味甘、咸，能补肾滋阴、养血润燥、益气、消肿；佐大枣、生姜可调和脾胃。诸物合用，味道鲜香可口，汤性平和，既可补脾益肺、补肾益精、滋阴养血，又可开胃消食、理气化痰。适宜一般人群食用，尤其适宜肺、脾、肾虚弱，气血阴精不足者食用。

鱼鳔参杞汤

食材： 鱼鳔100克，红参10克，枸杞子30克，广陈皮1克。

做法： 鱼鳔（厚者切宽丝）用清水浸泡8～12小时，人参切片，然后与洗净的枸杞子、广陈皮置于炖盅内，加水1.5升、白酒少许，隔水慢火炖2小时，精盐调味即可。

功用： 鱼鳔（俗称花胶）性平味甘，功擅滋补肝肾、养血止血；红参功擅大补元气、复脉固脱、补脾益肺、生津养血、安神益智；枸杞子长于滋补肝肾、益精明目；少佐广陈皮可健脾理气和中。诸物合用，正如《本草新编》所说："鱼鳔胶稠，入肾补精，恐性腻滞，加入人参，以气行于其中，则精更益生，而无胶结之弊也。"此汤味道鲜美，有良好的补肝肾、益精血之功，且补而不滞，可用于肝肾不足、精血亏虚、面色萎黄、眩晕耳鸣、目昏不明、腰膝酸软、遗精滑泄、内热消渴、产后体虚、血虚筋挛等症的辅助治疗。

注：体质虚寒者，广陈皮用量增至10克，再加生姜30克，以增强补气健脾、温中燥湿之功。体质燥热者，可用鱼鳔配伍能清热、解毒的青瓜、香芹煮食：取鱼鳔50克（发泡，切件）、青瓜500克（去皮，切厚片）、香芹2根（切段），加水适量共煮15分钟即可，能清热解毒、养血润燥、润肤养颜。

枸杞叶猪肾汤

食材： 枸杞叶500克，猪肾2只。

做法： 将猪肾剖开，去净肾盂部分的白色筋膜，切片，洒上花生油、淀粉处理后清洗干净；枸杞叶用淘米水（或小苏打水，目的均为去除残留农药）浸泡30分钟，冲洗干净。锅内加清水1升，煮沸后放入处理好的猪肾片、枸杞叶，再煮5分钟，加入少许花生油，精盐调味即可。

功用： 枸杞叶性凉味苦、甘，能主补虚益精、清肝明目；猪肾性平味咸，能补肾益阴。两物合用，有良好的补肾益精、养肝明目等作用。适宜一般人群食用，尤其适宜长期面对电脑工作的人食用。也可用于肝肾不足、腰膝酸软、筋骨无力、头晕目眩、目昏不明、内热消渴等症的辅助治疗。

大　寒

斗指丑，太阳黄经为300度，阳历1月19—21日交节

【养生小贴士】

1. 节气特点

同小寒一样，大寒也表示天气的寒冷程度，所谓"寒到极致便回春"，所以大寒虽冷，但春季已蓄势待发。

2. 养生特点

饮食养生：大寒期间的饮食除坚持健康饮食的一般原则外，还应强调热量供应要充足，饮食应以温热性的食物为主，如大枣、糯米、鸡肉、猪肝、龙眼肉、羊肉、鹿肉等。

起居养生：大寒为一年中最冷的时候。持续的低温会使人体的血管收缩，血压升高，心脏工作量增大，易诱发高血压和心脏病。因此，在此节气期间应特别注意保暖保湿，早晚多开窗透气，必要时可用功能性空调或加湿器等，以增加空气湿度。

【食疗药膳】

三才参鸡团鱼汤

食材：人参片10克，天冬、熟地黄各15克，香菇6只，大枣6枚，生姜3片，海参6条，团鱼1只（约1000克），黄雌鸡半只（约500克）。

做法：将团鱼宰杀，清洗干净，斩大块；黄雌鸡洗净，斩大块，与团鱼一齐放进锅内，加入适量清水煮沸，捞出用冷水冲洗干净血沫；海参洗净，纵切为两半；香菇用水泡发，去除硬梗，洗净；大枣劈开，去核；生姜洗净，切片。上述食材连同洗净的其他食材一齐置于砂锅内，加清水3升、白酒少许，

武火煮沸后改用文火熬2小时，精盐调味即可。

功用： 天冬性寒味甘、苦，善于养阴润燥、清肺生津，以补肺生水；熟地黄性微温味甘，长于补血滋阴、益精填髓，以补肾滋阴；人参性微温味甘、微苦，功擅大补元气、复脉固脱、补脾益肺、生津养血、安神益智，以补脾益气。三药同用，可达上、中、下三焦俱补之效。香菇性平味甘，能扶正补虚、健脾开胃、化痰理气、解毒、抗癌；团鱼性平味甘，功擅滋阴补肾、清退虚热；海参性平味甘、咸，功擅补肾益精、养血润燥；黄雌鸡性温味甘，能温中益气、益精填髓；佐以性温味甘的大枣，能补中益气、养血安神，与生姜同用，又能调和脾胃。诸物合用，味道鲜美，汤性平和，有良好的补脾益肺、补气养血、开胃生津、补肾滋阴、益精填髓、安神益智等作用，诚为隆冬调补佳馔，适宜一般人群食用。

归芪二精土鸡汤

食材： 当归10克，黄芪、枸杞子、黄精各15克，龙眼肉10枚，大枣6枚，生姜3片，黄雌鸡1只（约1250克）。

做法： 将黄雌鸡宰杀，去除羽毛及内脏，洗净，斩大块，放进锅中，加入适量清水煮沸，捞出用温水冲洗干净血沫；大枣劈开，去核；生姜洗净，切片。上述食材连同洗净的其他食材一齐置于砂锅内，加清水3升、白酒少许，武火煮沸后改用文火熬2小时，精盐调味即可。

功用： 当归性温味甘、辛，善于补血活血、调经止痛、润肠通便；黄芪性微温味甘，长于补气升阳、固表止汗、生津养血、行滞通痹；枸杞子性平味甘，功擅滋补肝肾、益精明目、润肺、止渴；黄精性平味甘，能补气养阴、健脾、润肺、益肾，与枸杞子等量同用，有助气固精、补填丹田、养血驻颜之效；黄雌鸡性温味甘，功擅温中益气、益精填髓；龙眼肉、大枣性温味甘，功擅补中益气、养血安神，大枣与生姜同施，又可调和脾胃。诸物合用，味道鲜美，汤性温和滋润，有良好的补脾益肺、补气养血、养阴生津、滋补肝肾、益精明目、宁心安神、活血通痹等作用，适宜一般人群寒冬时节食用。也可用于妇女经后调理。

注： 阴虚火旺、体质燥热者不宜食用。

平菇贻贝猪肾汤

食材： 鲜平菇500克，贻贝10只，猪肾2只，猪瘦肉250克，韭菜100克。

做法： 贻贝洗净，放进锅中，加适量清水煮至裂开，取肉，清洗干净，保留其煎煮液澄清备用；猪肾剖开，去净肾盂部分的白色筋膜，切片，用花生油、淀粉处理后清洗干净；猪瘦肉洗净，切薄片；把猪肾片和猪瘦肉片一齐放入碗中，加入适量的精盐、淀粉、酱油、花生油、料酒拌腌30分钟，待用；平菇洗净，撕成条状，放进沸水中稍焯，冲洗干净；韭菜洗净，切小段。用花生油起锅，放进韭菜、贻贝肉和平菇稍炒香，加入贻贝的澄清煎煮液和适量清水，煮沸10分钟，放进腌好的猪肾片、猪瘦肉片，再煮沸10分钟，精盐调味即可。

功用： 平菇性温味辛、甘，善于疏风散寒、舒筋活络、补肾壮阳；韭菜性温味辛、甘，长于补肾壮阳、温中行气、散瘀解毒；贻贝（俗称青口）性温味甘、咸，功擅补肝肾、益精血、消瘿瘤；猪肾性平味咸，功擅补肾益阴；猪瘦肉性微寒味甘、咸，能补肾滋阴、养血润燥、益气、消肿。诸物合用，味道鲜香可口，汤性温和滋润，有良好的温中散寒、益气养血、滋补肝肾、益精壮阳、滋阴润燥、舒筋活络等作用，适宜一般人群寒冬时节食用。

参精阿黑土鸡汤

食材： 鲜人参2根（约60克；若用红参片，则用15克），制何首乌30克，黑豆100克，黑芝麻50克，黄雌鸡1只（约1250克），大枣6枚，生姜3片。

做法： 将黄雌鸡宰杀，去除羽毛及内脏，洗净，斩大块，放进沸水中稍焯，捞出用冷水冲洗干净血沫；大枣劈开，去核；生姜洗净，切片。上述食材连同洗净的其他食材一齐置于砂锅内，加清水3升、白酒少许，武火煮沸后改用文火熬2小时，精盐调味即可。

功用： 人参性微温味甘、微苦，善于大补元气、复脉固脱、补脾益肺、生津养血、安神益智；制何首乌性微温味苦、甘、涩，功擅补肝肾、益精血、乌须发、强筋骨、化浊降脂；黑豆性平味甘，能健脾益肾、活血利水、祛风解毒；黑芝麻性平味甘，能补肝肾、益精血、润肠燥；黄雌鸡性温味甘，功擅温中益气、益精填髓；大枣性温味甘，能补中益气、养血安神，与生姜同施，又可调和脾胃。诸物合用，味道鲜美，汤性温和滋润，有良好的补脾益肺、补气养血、养阴生津、滋补肝肾、益精填髓、强壮筋骨、安神益智等作用，适宜一般人群寒冬时节调补食用。

海参珧柱小米粥

食材： 水发辽参3条，江珧柱50克，枸杞子10克，大枣3枚，生姜2片，西兰花100克，黄小米250克。

做法： 水发辽参洗净，切成小粒；江珧柱置于盘中，用微波炉中火烤20秒，取出，趁热拆丝；大枣去核，切粒；生姜洗净，切丝；西兰花洗净，切小块；黄小米洗净，加适量花生油、精盐拌腌30分钟。将备好的黄小米、江珧柱放进砂锅内，加入适量清水，武火煮沸后改文火慢熬1小时，接着放入其他备好的食材，再煮沸10分钟，精盐、鸡精调味即可。

功用： 水发辽参性平味甘、咸，善于补肾益精、养血润燥；江珧柱（即干贝）性平味甘、咸，长于滋阴补肾、调中消食；黄小米性凉味甘、咸，功擅和中益肾、清热解毒；枸杞子性平味甘，功擅滋补肝肾、益精明目、润肺、止渴；大枣性温味甘，能补中益气、养血安神，与生姜同施，又可调和脾胃；西兰花性平味甘，能健脾养胃、养心益肾、活血解毒。诸物合用，味道鲜香可口，粥性平和滋润，有良好的健脾益肺、补气养阴、调中消食、滋补肝肾、益精养血等作用，适宜一般人群冬季食用。

马龙锁精花胶汤

食材： 海马3对，海龙6条，锁阳、黄精各30克，大枣3枚，生姜3片，黄花胶200克。

做法： 黄花胶用葱姜水煮10分钟，泡发一夜，洗净，切大块；大枣劈开，去核；生姜洗净，切片。上述食材连同洗净的其他食材一齐置于炖盅内，加清水1.5升、白酒少许，隔水炖2小时，精盐调味即可。

功用： 海马性温味甘、咸，善于补肾壮阳、散结消肿；海龙性温味甘，长于温肾壮阳、散结消肿；锁阳性温味甘，功擅补肾阳、益精血、润肠通便；黄精性平味甘，能补气养阴、健脾、润肺、益肾；黄花胶素有"海洋人参"之美誉，性平味甘，功擅补肝肾、养血润燥、养颜美容、延缓衰老；少佐大枣、生姜可调和脾胃。诸物合用，味道鲜美，汤性温和滋润，有良好的补脾益肺、补气养血、滋补肝肾、益精壮阳、润燥养颜、延缓衰老等作用，适宜一般人群寒冬时节食用。

注：阴虚火旺者、孕妇及感冒者不宜食用。

巴戟芪牛土鸡汤

食材： 巴戟天30克，五指毛桃、牛大力各50克，大枣6枚，生姜3片，干牛蹄筋250克，黄雌鸡半只（约600克）。

做法： 牛蹄筋用温水泡发一夜，洗净，切段；黄雌鸡洗净，斩大块；大枣劈开，去核；生姜洗净，切片。上述食材连同洗净的其他食材一齐置于砂锅内，加清水3升、白酒少许，用武火煮沸后改用文火慢熬2小时，精盐调味即可。

功用： 巴戟天性微温味甘、辛，善于补肾阳、强筋骨、祛风湿；五指毛桃（又名南芪）性平味甘，长于健脾补肺、行气利湿、舒筋活络；牛大力性平味甘，功擅补虚润肺、强筋活络；牛蹄筋性温味甘，功擅益气补虚、暖脾胃、强筋骨；黄雌鸡性温味甘，功擅温中益气、益精填髓；大枣性温味甘，能补中益气、养血安神，与生姜同用，又可调和脾胃。诸物合用，味道鲜香可口，汤性温和滋润，有良好的补脾益肺、补益气血、补肾壮阳、益精填髓、强筋壮骨、祛风除湿等作用，适宜一般人群寒冬时节食用，尤其适宜久坐一族食用。

参草双海土鸡汤

食材： 鲜人参1根（约30克；若用红参片，则用10克），冬虫夏草5克（或用虫草花50克替代），大枣3枚，生姜3片，龙眼肉6枚，水发辽参4条，海马3对，黄雌鸡1只（约1250克）。

做法： 将黄雌鸡宰杀，去除羽毛及内脏，洗净，斩块，放进锅内，加入适量清水，煮沸2分钟，捞出用凉水冲洗干净血沫；水发辽参洗净，纵切为两半；冬虫夏草（或虫草花）用温水泡开，洗净；大枣劈开，去核；生姜洗净，切片。上述食材连同洗净的其他食材一齐置于炖盅内，加清水2.5升、白酒少许，隔水炖2小时，精盐调味即可。

功用： 人参性微温味甘、微苦，善于大补元气、复脉固脱、补脾益肺、生津养血、安神益智；冬虫夏草性平味甘，长于补肺益肾、止血化痰（虫草花性温味甘，长于补肺益肾）；水发辽参性平味甘、咸，功擅补肾益精、养血润燥；海马性温味甘、咸，功擅补肾壮阳、散结消肿；黄雌鸡性温味甘，能温中益气、益精填髓；少佐性温味甘的大枣、龙眼肉，可补益心脾、养血安神，大枣与生姜同用，又可调和脾胃。诸物合用，味道鲜美，汤性温和滋润，有良好的补益脾肺、补气养血、益胃生津、补肾壮阳、益精填髓、安神益智等作用，适宜一般人群寒冬时节食用，尤其适用于脾、肺、肾三脏虚弱，阳气、精血不足者的调理。

杜仲栗子二牛汤

食材： 杜仲、牛大力各15克，栗子仁250克，大枣6枚，生姜3片，牛蹄筋250克，鸡脚6只。

做法： 牛蹄筋用温水泡发（约12小时）；大枣劈开，去核；生姜洗净，切片。上述食材连同洗净的其他食材一齐置于砂锅内，加清水3升、白酒少许，武火煮沸后改用文火熬2小时，精盐调味即可。

功用： 杜仲性温味甘，善于补肝肾、强筋骨；栗子仁性平味甘、微咸，长于益气健脾、补肾强筋、活血消肿；牛大力性平味甘，功擅补虚润肺、强筋活络；牛蹄筋性温味甘，功擅益气补虚、暖脾胃、强筋骨；鸡脚性温味甘，功擅温中益气、益精填髓、强筋骨；佐以性温味甘的大枣，能补中益气、养血安神，与生姜同用，又能调和脾胃。诸物合用，味道鲜美，汤性温和滋润，有良好的补脾益肺、补气养血、滋补肝肾、益精填髓、强筋壮骨、养心安神等作用，适宜一般人群食用，尤其适宜脾肺虚弱，气短懒言、食少纳呆，或肝肾亏虚，精血不足，腰膝酸软、筋骨无力者食用。

银山栗蚝猪脚汤

食材： 银杏仁100克，铁棍山药、栗子仁各250克，香菇6只，蚝豉6只，墨鱼干50克，猪脚2只（约750克），鸡脚6只。

做法：猪脚洗净，斩大块，连同洗净的鸡脚一齐放进沸水中稍焯，捞出用冷水冲洗干净血沫；墨鱼干清洗干净，切宽丝；铁棍山药削皮，洗净，滚刀切厚块；香菇用温水泡软，去除硬梗，洗净，对半切开。上述食材连同洗净的其他食材一齐置于砂锅内，加清水3升、白酒少许，武火煮沸后改用文火熬2小时，精盐调味即可。

功用：银杏仁性平味甘、苦、涩，善于敛肺定喘、止带缩尿；铁棍山药性平味甘，长于补脾益肺、养胃生津、补肾涩精；栗子仁性平味甘、微咸，功擅益气健脾、补肾强筋、活血消肿；香菇性平味甘，能扶正补虚、健脾开胃、化痰理气、解毒、抗癌；猪脚性平味甘、咸，功擅补气血、润肌肤；蚝豉性平味甘、咸，功擅滋阴养血、宁心安神；墨鱼性平味咸，能养血滋阴；鸡脚性温味甘，善于温中益气、益精填髓、强筋骨。诸物合用，味道鲜香可口，汤性平和滋润，有良好的补脾益肺、补益气血、养胃生津、理气化痰、补肾滋阴、益精强筋、润肤养颜等作用，适宜一般人群食用。

莲藕怀山长生汤

食材：莲藕1000克，铁棍山药250克，花生仁100克，猪蹄2只（约750克）。

做法：莲藕洗干净，去皮、节，切厚块；铁棍山药洗净，去皮，切小段；猪蹄洗净，斩大块，放进沸水中稍焯，捞出冲洗干净。上述食材连同洗净的花生仁一齐置于砂锅内，加清水3升、白酒少许，武火煮沸后改用文火熬2小时，调味即可。

功用：莲藕（熟者）性温味甘，善于健脾开胃、益血补心；铁棍山药性平味甘，长于补脾养胃、生津益肺、补肾涩精；花生仁性平味甘，能健脾养胃、润肺化痰，素有"长生果"的美称，《本经逢原》言"长生果能健脾胃，饮食难消者宜之"；猪蹄性平味甘、咸，擅长补气血、润肌肤、通乳汁。诸物合用，有良好的健脾开胃、补益气血、补肾涩精、润肤养颜等作用。也可用于脾胃虚弱、食少不消化、气血不足、倦怠乏力、头晕目眩、心悸失眠、肾虚遗精、腰膝酸软、产后乳少等症的辅助治疗。

剑花葛菜猪肺汤

食材： 剑花干150克，鲜塘葛菜500克，小无花果8只，广陈皮10克，生姜3片，猪肺1副，猪瘦肉200克。

做法： 猪肺清洗干净，切块，放进白锅中炒干水分，炒时洒点白酒，以去其腥臊味；猪瘦肉洗净，切厚块；剑花干洗净，切段，浸泡2小时；鲜塘葛菜洗净，摘下嫩叶备用。上述食材（除鲜塘葛菜嫩叶）连同洗净的其他食材一齐置于砂锅内，加清水2.5升、白酒少许，武火煮沸后改用文火熬1.5小时，加入鲜塘葛菜嫩叶，再煮沸5分钟，精盐调味即可。

功用： 剑花性微寒味甘，善于清热润肺、止咳化痰、解毒消肿；塘葛菜性凉味辛、甘、淡，长于祛痰止咳、解表清热、活血解毒、利湿退黄；无花果性凉味甘，功擅清热生津、健脾开胃；猪肺性平味甘，功擅补肺止咳；猪瘦肉性微寒味甘、咸，功擅补肾滋阴、养血润燥、益气、消肿；少佐性温的广陈皮、生姜，既可增强健脾理气化痰之力，又可去除猪肺之腥臊味，调和汤性使之不过于寒凉。诸物合用，味道鲜美，汤性清凉滋润，有良好的健脾益气、润肺止咳、理气化痰、滋阴生津等作用，适宜肺燥热咳嗽者食用，尤其适宜寒冬中过食羊肉等燥热食品而致上火者食用。

海马巴杞胶鸡汤

食材： 海马3对，巴戟天、枸杞子各30克，黄花胶150克，大枣3枚，生姜3片，黄雌鸡1只（约1250克），火腿肉50克。

做法： 将黄雌鸡宰杀，去除羽毛及内脏，洗净，斩大块，放进沸水中稍焯，捞出冲洗干净血沫；海马头颈部切开，去除杂质，洗净；黄花胶用葱姜水煮10分钟，泡发一夜，洗净；火腿肉洗净，切粒；大枣劈开，去核。上述食材连同洗净的其他食材一齐置于炖盅内，加清水2.5升、白酒少许，隔水炖2小时，精盐调味即可。

功用： 海马性温味甘、咸，善于补肾壮阳、散结消肿；巴戟天性微温味甘、辛，长于补肾阳、强筋骨、祛风湿；枸杞子性平味甘，功擅滋补肝肾、益精明目、润肺、止渴；黄雌鸡性温味甘，功擅温中益气、益精填髓；黄花胶性平味甘，功擅滋补肝肾、养血润燥；火腿肉性温味甘、咸，能健脾开胃、滋肾益精、补气养血；佐大枣、生姜可调和脾胃。诸物合用，味道鲜美，汤性温和滋润，有良好的补中益气、补益肝肾、益精壮阳、强壮筋骨、养血润燥等作用，适宜一般人群食用以御寒冬，尤其适宜脾肺虚弱、肝肾不足者食用。

参鲍肚菌土鸡汤

食材： 海参干6条，干鲍鱼6只（约100克），鱼肚3只（约100克），羊肚菌8只，花菇6只，黄雌鸡1只（约1250克）。

做法： 海参干、干鲍鱼、鱼肚分别泡发；羊肚菌用温水浸泡1小时，捞出冲洗干净，保留浸泡澄清液；花菇用温水泡软，去除硬梗，洗净；黄雌鸡宰杀，去除羽毛及内脏，清洗干净，斩大块，放进沸水中稍焯，捞出冲洗干净。将所有备好的食材一齐置于砂锅内，倒进羊肚菌浸泡澄清液、清水共3升及白酒少许，武火煮沸后改用文火熬2小时，精盐调味即可。

功用： 海参性平味甘、咸，善于补肾益精、养血润燥；鲍鱼性平味甘、咸，长于滋阴清热、益精明目、调经润肠；鱼肚性平味甘，功擅补肝肾、养血润燥；羊肚菌性平味甘，能和胃消食、理气化痰；花菇性平味甘，能扶正补虚、健脾开胃、化痰理气、解毒、抗癌；黄雌鸡性温味甘，能温中益气、益精填髓。诸物合用，汤性平和，不仅味道鲜美，且有良好的补中益气、健脾开胃、养血润燥、补肾益精等作用，为年夜团圆饭之上乘佳馔，适宜所有人群食用。也可用于气血虚弱、肝肾亏虚者的调补。

三才二精甲鱼汤

食材： 人参片6克，天冬、熟地黄、黄精、枸杞子各15克，大枣3枚，生姜3片，甲鱼1只（约1250克）。

做法： 将甲鱼宰杀，清洗干净，斩大块；大枣劈开，去核。上述食材连同洗净的其他食材一齐置于炖盅内，加清水2.5升、白酒少许、精盐适量，隔水炖2小时即可。

功用： 本汤食材中，天冬补肺生水，人参补脾益气，熟地黄补肾滋阴，三者合称"三才"（象征天、地、人），有补上、中、下三焦之效；黄精、枸杞子同用，名曰"二精"，能益气固精、补填丹田、养血驻颜；甲鱼性平味甘，善于滋阴补肾、清退虚热；佐大枣、生姜可调和脾胃。诸物合用，有良好的补脾益肺、滋阴补肾、益精填髓、养血润燥等作用，实为寒冬调补佳馔，适宜一般人群食用。也可用于脾肺气虚、短气懒言、食少倦怠，或肝肾亏虚、精血不足、头晕眼花、腰膝酸软、筋骨无力、阳痿遗精等症的辅助治疗。

巴戟苁蓉洋鸭汤

食材：巴戟天、肉苁蓉各30克，香菇50克，广陈皮10克，洋鸭1只（约1250克）。

做法：将洋鸭宰杀，去除羽毛及内脏，洗净，斩大块，放入沸水中稍焯，捞出冲洗干净；香菇用温水泡发，去除硬梗，洗净。上述食材连同洗净的其他食材一齐置于砂锅内，加清水3升、白酒少许，武火煮沸后改用文火熬2小时，精盐调味即可。

功用：巴戟天性微温味甘、辛，善于补肾阳、强筋骨、祛风湿；肉苁蓉性温味甘、咸，长于补肾阳、益精血、润肠通便；香菇性平味甘，能扶正补虚、健脾开胃、化痰理气、解毒、抗癌；洋鸭（即番鸭）性温味甘，功擅补肾、缩尿、益气；佐广陈皮既可去除鸭之腥臊味，又可调中下气，使汤补而不腻滞。诸物合用，有良好的健脾开胃、补肾壮阳、补益精血、强筋壮骨等作用，为寒冬腊月调补佳馔，适宜一般人群食用。也可用于脾胃虚弱、食少纳呆、咳嗽痰多，或肝肾亏虚、精血不足、腰膝酸软、筋骨无力、阳痿早泄、尿频遗尿、风湿痹痛等症的辅助治疗。

怀山杞子排骨汤

食材：鲜怀山药500克，枸杞子30克，胡萝卜1根（约100克），大枣3枚，生姜3片，猪排骨500克。

做法：猪排骨洗净，斩小段，放入沸水中焯去血沫，捞出冲洗干净；鲜怀山药、胡萝卜分别洗净去皮，切厚块；大枣劈开，去核。上述食材连同洗净的枸杞子、生姜片一齐置于砂锅内，加清水2.5升、白酒少许，武火煮沸后改用文火熬1.5小时，精盐调味即可。

功用：怀山药性平味甘，善于补脾养胃、生津益肺、补肾涩精；枸杞子性平味甘，长于滋补肝肾、益精明目、润肺、止渴；胡萝卜性平味甘、辛，能健脾和中、养肝明目、化痰止咳；猪排骨功擅益肾滋阴、益气养血、生津润燥；佐大枣、生姜可调和脾胃。诸物合用，汤性平和，味道鲜美，有良好的补脾健胃、益气养血、滋补肝肾、益精明目等作用，适宜一般人群冬季食用。也可用于脾胃虚弱、食少纳呆、短气懒言、面色萎黄，或肝肾不足、精血亏虚、头晕眼花、腰膝酸软、遗精早泄等症的辅助治疗。

栗子山药牛腱汤

食材：栗子仁100克，鲜怀山药250克，枸杞子30克，大枣3枚，生姜3片，广陈皮3克，牛腱肉750克。

做法：牛腱肉洗净，切大块；鲜怀山药去皮，洗净，切厚块；大枣劈开，去核。上述食材连同洗净的栗子仁、枸杞子、广陈皮、生姜片一齐置于砂锅内，加清水2.5升、白酒少许，武火煮沸后改用文火熬2小时，精盐调味即可。

功用：栗子仁性平味甘、微咸，善于益气健脾、补肾强筋、活血消肿；怀山药性平味甘，长于补脾益肺、养胃生津、补肾涩精；枸杞子性平味甘，功擅滋补肝肾、益精明目、润肺、止渴；牛腱肉性温味甘，善于补脾胃、益气血、强筋骨；佐大枣、生姜可调和脾胃；广陈皮可调中下气，使汤补而不腻滞，又可去除牛腱肉的腥臊味。诸物合用，既可补脾益肺、补气养血，又能滋补肝肾、强筋壮骨，适宜一般人群冬季食用。也可用于脾肺气虚、倦怠乏力、短气懒言、血虚萎黄，或肝肾不足、精血亏虚、头晕眼花、腰膝酸软、筋骨无力等症的辅助治疗。

暖身羊肉汤

食材：胡椒1.5克，荜澄茄、白豆蔻各3克，肉桂5克，大枣6枚，生姜3片，羊肉1000克。

做法：羊肉洗净，斩块，放进加有橘叶（或柚叶、柠檬叶、黄皮叶、广陈皮）的沸水中稍焯（以去除羊肉的腥臊味），捞出冲洗干净；大枣劈开，去核。上述食材连同洗净的其他食材一齐置于砂锅内，加清水2.5升、白酒少许，武火煮沸后改用文火熬1.5小时，精盐调味即可。

功用： 胡椒性热味辛，能温中散寒、下气、消痰；荜澄茄性温味辛，能温中散寒、行气止痛、暖肾；白豆蔻性温味辛，能化湿行气、温中止呕、开胃消食；肉桂性热味辛、甘，能补火助阳、引火归原、散寒止痛、活血通经；佐以性温味甘的大枣，能补中益气、养血安神，与生姜同用，又能调和脾胃；羊肉性热味甘，善于温中健脾、补肾壮阳、益气养血。诸物合用，不仅鲜香可口，且有良好的补脾益肾、益气养血、温中散寒、补肾壮阳等作用，适宜一般人群寒冬时节祛寒暖身用，尤其适宜脾肾虚寒者食用。也可用于脾胃虚寒、食欲不振、胃寒呕逆、脘腹冷痛，或肾阳不足、腰膝冷痛、阳痿早泄、白浊带下等症的辅助治疗。

注：本汤性温热，体质燥热、外感邪实及阴虚火旺者不宜食用。

党参杞枣羊肉汤

食材： 党参30克，枸杞子15克，大枣6枚，生姜3片，广陈皮10克，羊肉750克。

做法： 羊肉洗净，斩大块，放进沸水中稍焯，捞出冲洗干净；大枣劈开，去核；广陈皮用水润软，切丝。上述食材连同洗净的党参、枸杞子、生姜片一齐置于砂锅内，加清水3升、白酒少许，武火煮沸后改用文火熬2小时，精盐调味即可。

功用： 党参性平味甘，善于健脾益肺、养血生津；枸杞子性平味甘，长于滋补肝肾、益精明目、润肺、止渴；大枣性温味甘，能补中益气、养血安神，与生姜同用，又可调和脾胃；佐广陈皮，既能调中下气，又可去除羊肉的腥臊味，使汤味芳香，悦脾开胃，补而不滞；羊肉性热味甘，功擅温中健脾、补肾壮阳、益气养血。诸物合用，有良好的健脾益肺、补气养血、滋补肝肾、益精壮阳等作用，适宜一般人群冬季调补食用。也可用于脾肺气虚、食少纳呆、短气乏力、血虚萎黄、心悸失眠，或肝肾不足、精血亏虚、眼目昏花、腰膝酸软、阳痿遗精等症的辅助治疗。

参芪枣鸽汤

食材： 党参30克，黄芪15克，大枣、龙眼肉各6只，生姜3片，鸽子2只

（约1000克），猪瘦肉250克。

做法： 将鸽子宰杀，去除羽毛及内脏，洗净，斩大块；猪瘦肉洗净，切厚块；大枣劈开，去核。上述食材连同洗净的党参、黄芪、龙眼肉、生姜片一齐置于炖盅内，加清水2.5升、白酒少许，隔水炖2小时，精盐调味即可。

功用： 党参性平味甘，善于健脾益肺、养血生津；黄芪性微温味甘，长于补气升阳、固表止汗、生津养血、行滞通痹，素有"补气之长"的美称；大枣性温味甘，能补中益气、养血安神，与生姜同用，又可调和脾胃；龙眼肉性温味甘，能补益心脾、养血安神；鸽子性平味咸，能滋肾益气、祛风解毒、调经止痛；猪瘦肉性微寒味甘、咸，功擅补肾滋阴、养血润燥、益气、消肿。诸物合用，有良好的健脾益肺、补气养血、宁心安神、滋肾益阴等作用，适宜一般人群冬季食用。也可用于脾胃虚弱、气血不足、短气懒言、倦怠乏力、血虚萎黄、头晕目眩、心悸失眠、腰膝酸软、血虚经闭等症的辅助治疗。

注：本汤可用鲜人参2条或生晒参15克代替党参，补气养血力更强。

斛草海参鹧鸪汤

食材： 铁皮石斛30克，冬虫夏草5克（或用虫草花50克替代），大枣3枚，生姜3片，水发海参3条，鹧鸪1只（约300克），猪瘦肉200克。

做法： 将鹧鸪宰杀，去除羽毛及内脏，洗净，斩大块；猪瘦肉洗净，切厚块，两者一齐放进沸水中稍焯，捞出冲洗干净血沫；水发海参洗净，每条切成4块；大枣劈开，去核。上述食材连同洗净的冬虫夏草、铁皮石斛、生姜片一齐置于炖盅内，加清水2.5升、白酒少许，隔水炖2小时，精盐调味即可。

功用： 铁皮石斛性微寒味甘，善于益胃生津、滋阴清热、益肝肾明目、强筋骨；冬虫夏草性平味甘，长于补肺益肾、止血化痰；海参性平味甘、咸，功擅补肾益精、养血润燥；鹧鸪性温味甘，功擅滋养补虚、开胃化痰；猪瘦肉性微寒味甘、咸，能补中益气、补肾滋阴、养血润燥；佐大枣、生姜可调和脾胃。诸物合用，味道鲜美，汤性温润，有良好的补益脾肺、益气养血、补肾益精、滋阴明目、润肤养颜等作用，适宜一般人群初冬时节食用，也可用于肺肾两虚、久咳虚喘、劳嗽咯血、阳痿遗精、腰膝酸痛等症的辅助治疗。

栗桃山药羊肉汤

食材： 栗子仁、铁棍山药各250克，核桃仁100克，广陈皮10克，大枣6枚，生姜3片，带骨羊肉1000克。

做法： 羊肉洗净，斩块，放进加有橘叶（或柚叶、柠檬叶、黄皮叶、广陈皮）的沸水中稍焯（以去除羊肉的腥膻味），捞出冲洗干净；铁棍山药削皮，洗净，切厚块；大枣劈开，去核。上述食材连同洗净的其他食材一齐置于砂锅内，加清水3升、白酒少许，武火煮沸后改用文火熬2小时，精盐调味即可。

功用： 栗子仁性平味甘、微咸，善于益气健脾、补肾强筋、活血消肿；核桃仁性温味甘，能补肾、温肺、润肠；铁棍山药性平味甘，长于补脾益肺、养胃生津、补肾涩精；羊肉性热味甘，功擅温中健脾、补肾壮阳、益气养血；大枣性温味甘，能补中益气、养血安神，与生姜同施，又可调和脾胃；再佐广陈皮以调中下气，使汤补而不腻滞，又可去除羊肉之腥膻味。诸物合用，共奏补脾益肺、益气养血、补肾壮阳、强壮筋骨之功，适宜一般人群冬季食用。也可用于脾肺气虚、短气懒言、食少倦怠，或血虚萎黄、头晕目眩、皮肤干燥，或肾虚精亏、腰膝酸软、筋骨无力、遗精尿频等症的辅助治疗。

三子鲈鱼汤

食材： 枸杞子、女贞子、黑芝麻各10克，生姜3片，鲈鱼1条（约500克）。

做法： 将鲈鱼宰杀，去鳃、鳞及肠杂，洗净，放进油锅中慢火煎至两面金黄（煎时洒点白酒）；生姜洗净，切片。上述食材连同洗净的枸杞子、女贞子、黑芝麻一齐置于砂锅内，加清水1.5升、白酒少许，武火煮沸后改用文火煮25分钟，精盐调味即可。

功用： 枸杞子性平味甘，长于滋补肝肾、益精明目、润肺、止渴；女贞子性凉味甘、苦，长于滋补肝肾、明目乌发；黑芝麻性平味甘，功擅补肝肾、益精血、润肠燥；鲈鱼性平味甘，功擅益脾胃、补肝肾；生姜性微温味辛，可温胃散寒。诸物合用，可起到温暖身体、补充能量、增强抵抗力的作用，适合在大寒时节饮用。

食疗汇合集篇

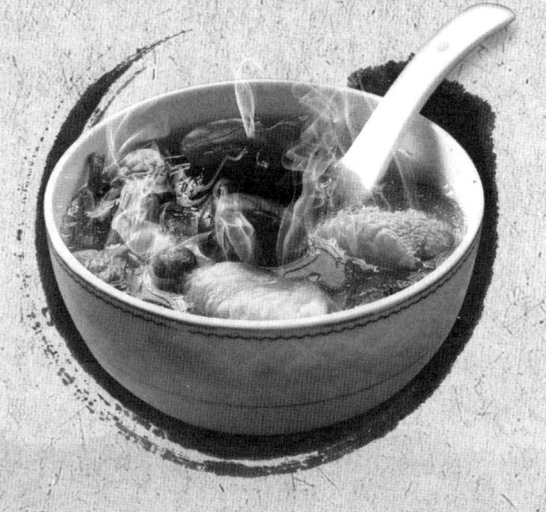

洋葱食疗汇

1. 来源

洋葱为百合科草本植物洋葱的鳞茎，别名葱头、胡葱、玉葱，以鳞茎大、色泽光亮者为佳，未剥皮的洋葱可久放于阴凉处，已切开的要放入密封袋中保存。

2. 营养成分含量

每100克洋葱含热量163千焦、蛋白质1.1克、碳水化合物0.9克、脂肪0.2克、维生素B₁ 0.01毫克、维生素B₂ 0.01毫克、维生素C 8毫克、维生素A 3微克、维生素E 0.14毫克、烟酸0.3毫克、食物纤维0.9克、钙24毫克、磷39毫克、铁0.6毫克、钾147毫克、钠4.4毫克、锌0.23毫克、硒0.92微克。

3. 中医解读

洋葱性温味辛、甘，归心、脾、胃经，一般作为蔬菜食用，入药不多。其效用据《药材学》记载："新鲜洋葱捣成泥剂，应用于治疗创伤、溃疡及妇女滴虫性阴道炎。"《中华本草》谓其可"健胃理气，解毒杀虫，降血脂。主治食少腹胀，创伤，溃疡，滴虫性阴道炎，高脂血症"。

4. 食疗效果

洋葱营养丰富，且气味辛辣，能刺激胃、肠及消化腺分泌，增进食欲，促进消化，可用于治疗消化不良、食欲不振、食积内停等症；洋葱及其叶子所含的有效成分能抗寒、抵御流感病毒，有较强的杀菌作用；洋葱是目前所知唯一含前列腺素的植物，能减少外周血管和心脏冠状动脉的阻力，对抗人体内儿茶酚胺等升压物质，又能促进钠盐的排泄，从而使血压下降，是高血脂、高血压患者的佳蔬良药；洋葱有一定的提神作用，能帮助细胞更好地利用葡萄糖，同时降低血糖，供给脑细胞热量，是糖尿病、神志委顿患者的食疗佳蔬；洋葱中含有一种名为"栎皮黄素"的物质，这是目前所知最有效的天然抗癌物质之一，它能阻止人体内的生物化学机制出现变异，控制癌细胞的生长，从而起到防癌抗癌的作用。

5. 食疗方

用于胃肠炎、糖尿病、癌症：洋葱300克、粳米500克。洋葱去老皮，洗净切碎，与粳米共煮粥；待粥成时，酌加精盐等调味品即可。

用于外感风寒头痛，鼻塞、食欲不振等：将400克洋葱去老皮后洗净，切薄片，入沸水中略焯，捞起再用冷开水淋凉，滤干水装盘；用冷开水溶化精盐，浇在洋葱上，加芝麻油、醋调匀即可。

预防各种感冒：洋葱500克、干辣椒数只、花椒适量。洋葱去老皮，洗净后切片待用；干辣椒切1.8厘米长的节；用碗将精盐、白糖、醋、酱油、味精、湿生粉兑成味汁；炒锅置火上，放菜油烧至六成热时，下辣椒节和花椒，炸至棕色时即放入洋葱片炒1～2分钟，倒入味汁，汁收浓后起锅即成。

用于脾胃虚寒、纳呆食少、体虚易于外感等：洋葱300克、猪瘦肉200克。洋葱、猪瘦肉洗净切细丝；猪肉丝略加生粉搅拌，锅烧热，入油，下肉丝爆炒断生后盛盘中待用；洋葱入油锅中煸出香味后下肉丝，翻炒片刻，酌加调味品，待洋葱九成熟时即可起锅。

6. 食疗禁忌

洋葱辛温，热病患者慎食；洋葱所含香辣味对眼睛有刺激作用，患有急性眼疾眼睛充血红肿之人忌食；患有瘙痒性皮肤疾病之人忌食；多食可造成视物模糊；患感染性疾病者不宜进食。

九层塔食疗汇

1. 来源

九层塔为唇形科罗勒属一年生草本植物罗勒的茎叶，分青茎和紫茎两种。正名罗勒，别名熏草、毛罗勒、零陵菜、零陵香、兰香、鱼香等，习称九层塔。以茎叶鲜嫩、无腐烂者为佳。九层塔不耐久贮，最好即买即食。

2. 营养成分含量

每100克九层塔含水分88.4克、能量75千焦、蛋白质3.8克、碳水化合物4.6克、不溶性纤维3.9克、维生素A 0.41毫克、胡萝卜素2.46毫克、维生素C 5毫克、钙285毫克、磷65毫克、钾576毫克、钠5.7毫克、镁106毫克、铁4.4毫克、锌0.52毫克、铜0.91毫克、锰0.68毫克。

3. 中医解读

九层塔性温味辛、甘，归肺、脾、胃、大肠经，能疏风解表、化湿和中、行气活血、解毒消肿。《嘉祐本草》记载，九层塔可"调中消食，去恶气，消水气，宜生食。疗齿根烂疮，为灰用之甚良"。《生草药性备要》称它"专散风湿热，亦治小儿乳咳"，《日华子本草》言其"治血气腹胀"，《药性论》

谓其"能治鼻中息肉，鼻齆"。李时珍认为其"熏草芳馨，其气辛散上达，故心腹恶气、齿痛、鼻塞皆用之。脾胃喜芳香，芳香可养鼻是也"，可用于感冒头痛，发热咳嗽，中暑，食积不化、不思饮食，脘腹胀满疼痛，呕吐泻痢，风湿痹痛，遗精，月经不调，牙痛口臭，胬肉遮睛，皮肤湿疮，瘾疹瘙痒，跌打损伤，蛇虫咬伤等。九层塔的种子可治疗眼部疾病，按《本草纲目》，"子可安入目中去翳，少顷湿胀与物俱出也"，故被称为"光明子"。治疗跌打损伤、蛇虫咬伤时，将新鲜九层塔捣烂敷患处即可。

4. 食疗效果

九层塔含蛋白质、维生素及钙、铁、磷等多种营养成分，能散发出类似小茴香和薄荷的浓郁香味，具有健胃消食、解毒升阳的作用，能够缓解感冒引起的鼻塞、头痛、偏头痛等症状；全草可入药，不仅对消化不良、胃痉挛、食胀腹泻有一定疗效，而且具有杀菌消炎的作用，可缓解鼻窦炎、支气管炎等病症；常食九层塔能够促进血液循环，调节内分泌，治疗妇女月经不调、月经不顺。

5. 食疗方

用于润燥和胃、行气活血：九层塔400克，豆腐2块，酱油、盐适量。豆腐切块，入热油锅，炸至颜色金黄、表皮松脆时，捞起沥干油；将炸好的豆腐放入砂锅中，加适量清水，调入酱油、盐，先用武火煮，再用文火收汁；将洗净的九层塔嫩叶放入砂锅中，拌匀即可。每周食用1～2次，四季皆可食。

用于调节情绪、减轻压力：干燥九层塔、马郁兰、薄荷、薰衣草、柠檬马鞭草适量。将上述食材打碎，制成茶包，用开水泡茶饮用即可。

润燥和胃、行气活血，用于胃痉挛：九层塔嫩叶100克、鸡蛋4个、精盐适量。九层塔嫩叶洗净，切成碎末；鸡蛋打入碗内，放入九层塔碎末、精盐，搅拌成蛋液备用；锅烧热油，倒入蛋液，煎蛋，至两面呈金黄色即可出锅。

6. 食疗禁忌

气虚血燥者慎食。

大蒜食疗汇

1. 来源

大蒜为百合科草本植物大蒜的鳞茎，按鳞茎皮色的不同可分为紫皮种和白皮种，按蒜瓣大小的不同可分为大瓣种和小瓣种。别名胡蒜、葫蒜、独蒜、独头蒜、蒜头、大蒜头等。以蒜皮完整、蒜瓣饱满、无干枯与腐烂、叶绿不枯黄者为佳。在通风干燥、无烟火处，可贮藏6～7个月。

2. 营养成分含量

每100克大蒜含碳水化合物26.5克、热量526.7千焦、食物纤维1.1克、蛋白质4.5克、脂肪0.2克、维生素B_1 0.04毫克、维生素B_2 0.06毫克、维生素C 7毫克、维生素A 5微克、烟酸0.6毫克、磷117毫克、铁1.2毫克、钙39毫克、锌0.88毫克、钾302毫克、镁21毫克、钠19.6毫克、硒3.09微克。

3. 中医解读

大蒜性温味辛，归脾、胃、肺经，能解毒杀虫、消肿止痢。大蒜的效用，据《新修本草》记载："主霍乱，腹中不安，清谷，理胃温中，除邪痹毒气。"《本草纲目》谓"其气熏烈，能通五脏，达诸窍，去寒湿，辟邪恶，消痈肿，化癥积肉食……捣汁饮，治吐血心痛；煮汁饮，治角弓反张；捣膏敷脐，能达下焦，消水，利大小便；贴足心，能引热下行，治泄泻暴痢及干湿霍乱，止衄血；纳肛中，能通幽门，治关格不通"，故大蒜可用于脘腹冷痛、痢疾、泄泻、肺痨、百日咳、感冒、痈疖肿毒、肠痈、癣疮、蛇虫咬伤、钩虫病、蛲虫病、带下阴痒、疟疾、喉痹、水肿等。

4. 食疗效果

大蒜具有抗细菌、抗真菌、抗原虫的作用，其所含蒜氨酸和蒜酶在胃中可生成大蒜素，具有较强的杀菌能力，可治疗细菌性痢疾，能阻断致癌物亚硝胺的化学合成，抑制癌细胞生长，对癌细胞有杀伤作用；大蒜富含硒元素，能加速体内过氧化物的分解，减少恶性肿瘤所需的氧气供给，从而抑制癌细胞，对白血病、口腔癌、食管癌、胃癌、乳腺癌、卵巢癌有一定的治疗作用；大蒜能降低血脂，降低血液的黏稠度，有明显的抗血小板聚集作用，因而可改善心脑动脉硬化，降低血栓形成的危险，使心脏病和脑中风（卒中）的发作大为减少；大蒜还有增强免疫功能、促进食欲、减轻射线危害、降低血压的作用，能有效地防治冠心病、高血压、动脉硬化及糖尿病。

5. 食疗方

用于急性肠炎： 大蒜头数瓣，捣烂如泥，加米醋1杯，徐徐服用，每日2次。

用于脘腹冷痛： 大蒜头1000克、醋1升，浸泡于瓶中2～3年，痛时每次2～3个，连服7天。

用于颈淋巴结核：去皮大蒜头90克、鸭蛋2个，加水适量同煮，鸭蛋熟后去壳再煮片刻，饮汤吃蛋，每日2~3次。

用于肾虚阳痿、腰膝冷痛：大蒜60克、羊肉200克。羊肉切块，大蒜去皮，加水用文火炖熟，加精盐调味后食用。

用于哮喘：紫皮大蒜60克，捣烂如泥后放入90克红糖，加适量水熬成膏，每日早晚各服1汤匙。

用于支气管炎：大蒜200克、醋200毫升、红糖80克。大蒜头去皮捣碎，泡入糖醋中1周后服糖醋，每日服3次，每次1汤匙。

用于百日咳：大蒜头30克，去皮，捣烂如泥，加白糖200克和开水500毫升，搅拌澄清；取澄清液服，每日3次，每次2匙；3~6岁小儿，每次1匙；3岁以下小儿，每次半匙。

用于急慢性痢疾、肺结核及中老年人高血压、动脉硬化：去皮大蒜头30克、粳米100克，加水煮成稀粥，加适量猪油、精盐调味即可。

用于水肿：大蒜头60克、西瓜1个（2000克）。先将西瓜挖出一个三角形的洞，大蒜头去皮纳入洞内，再将瓜皮盖好，洞口向上，隔水蒸熟，吃蒜食瓜。1次吃完为佳，也可1日内分次吃完，一般连服5~7天收效。又可用大蒜头（去皮）60克、乌鱼（去肠脏洗净）200~250克，加清水适量，隔水炖服（不要加盐），每日或隔日1次，连服数次。

6. 食疗禁忌

阴虚火旺者，以及目、口、齿、喉、舌有疾时均忌食。

葱食疗汇

1. 来源

葱为百合科植物葱的鳞茎，别名芤、鹿胎、菜伯、四季葱、和事草、葱白，以葱白粗长白净、完整紧凑，葱叶绿色，无发黄、发蔫者为佳。宜置通风干燥处，防潮、防热。

2. 营养成分含量

每100克葱中含热量155千焦、蛋白质1克、脂肪0.3克、碳水化合物0.3克、胡萝卜素0.46毫克、烟酸0.5毫克、维生素C 14毫克、维生素B_1 0.08毫克、维生素B_2 0.05毫克、钙12毫克、磷46毫克、铁0.6毫克。

3. 中医解读

葱性温味辛，归肺、胃经，能发汗解表、散寒通阳、解毒杀虫。葱的效用在《神农本草经》中就有记载："主伤寒寒热，出汗，中风，面目肿。"《名医别录》谓其"主伤寒骨肉痛，喉痹不通……除肝邪气，安中，利五脏，益目睛，杀百药毒"，《日华子本草》指出它可"治心腹痛"，《本草纲目》进一步指出它可"除风湿身痛麻痹，虫积心痛，止大人阳脱，阴毒腹痛，小儿盘肠内钓，妇人妊娠溺血，通乳汁，散乳痈，利耳鸣，涂狐犬伤，制蚯蚓毒"，《本草从新》称其能"发汗解肌，通上下阳气"，可用于感冒风寒、阴寒腹痛、二便不通、痢疾、疮痈肿痛、虫积腹痛等。

4. 食疗效果

葱能祛除腥膻等油腻厚味菜肴中的异味，产生特殊香气，可刺激消化液的分泌，健脾开胃，增进食欲，舒张小血管，促进血液循环；葱的挥发油等有效成分能刺激身体汗腺发汗散热，葱油可刺激上呼吸道，使黏痰易于咯出，治疗风寒感冒等；葱中所含大蒜素具有明显的抵御细菌、病毒的作用，尤其对痢疾杆菌和皮肤真菌的抑制作用较强；香葱所含果胶可明显地减少结肠癌的发生，有抗癌作用，葱内的蒜辣素也可抑制癌细胞的生长。

5. 食疗方

用于风寒感冒，头痛鼻塞，身热无汗及痈肿等：葱白10克、粳米50克、白糖适量。先煮粳米，待米熟时把切成段的葱白及白糖放入即成。

用于血虚体弱，四肢疼痛，形体浮肿，疮疡肿痛，妇人产后乳少等：葱50克、猪蹄4只、精盐适量。将猪蹄拔毛洗净，用刀划口；葱切段，与猪蹄一同放入，加水适量，入精盐少许，先用武火烧沸，后用文火炖熬，至熟烂即成。

用于肺虚干咳、咯血，肾虚阳痿、遗精及再生障碍性贫血、糖尿病等：葱120克，水发海参200克，清汤250毫升，菜心2条，料酒、湿玉米粉各适量。海参洗净，用开水余一下；用熟猪油把葱段炸黄，制成葱油；海参下锅，加入清汤、酱油、味精、精盐、料酒等调料，用湿玉米粉勾芡浇于海参、菜心上，淋上葱油即成。

用于外感风寒：葱30克、淡豆豉10克、生姜3片、黄酒30毫升。将葱、淡豆豉、生姜并水500毫升入煎，煎沸再入黄酒，煎一二沸即可。

用于失眠、体虚乏力、食欲不振、消化不良等：葱白20条、大枣20枚。葱白洗净切段，大枣洗净切半；二者共同放入水中煎煮，起锅前加白糖适量即可。

用于肾阳不足、精血亏虚、腰膝酸疼、四肢冰冷、阳痿早泄、宫冷不孕：葱3段，桑椹、枸杞子、大枣各30克，女贞子20克，柏子仁15克，菟丝子、覆盆子各10克，鸡腰子20个，老姜3片。桑椹、枸杞子、女贞子、柏子仁、菟丝子、覆盆子稍冲洗，加水6杯，武火煮沸后改文火煮至汤汁剩约2杯，去渣，取药汤备用；大枣去核；鸡腰子洗净，放入沸水氽烫，随即捞起，沥干。炖盅中放入大枣、鸡腰子、老姜、葱、药汤及米酒、精盐适量，加盖入锅蒸至熟透（约20分钟）即可。

6. 食疗禁忌

葱对汗腺的刺激作用较强，有腋臭的人在夏季应慎食，多汗的人应忌食，患有胃肠道疾病特别是消化性溃疡的人不宜多食。

鱼腥草食疗汇

1. 来源

鱼腥草为三白草科植物蕺菜的带根全草，别名侧耳根、蕺菜、折耳根、狗贴耳、猪鼻孔、臭菜，以茎叶完整、色灰绿、有花穗、鱼腥气浓者为佳。鲜品以塑料袋包裹，冷藏；干品以密封容器包装好，置于阴凉处存放。

2. 营养成分含量

每100克鱼腥草含蛋白质2.2克、脂肪0.4克、多糖6克、钙74毫克、磷53毫克、胡萝卜素3.45毫克。

3. 中医解读

鱼腥草性微寒味辛，归肺、大肠、膀胱经，能清热解毒、消痈排脓、利尿通淋，是药食两用的野菜，入食多鲜用。《本草纲目》言其"散热毒痈肿，疮痔脱肛"，《滇南本草》言其"治肺痈咳嗽带脓血者，痰有腥臭。亦治大肠热毒，疗痔疮"，《分类草药性》言其"治五淋，消水肿，去食积，补虚弱，消膨胀"，可用于肺痈吐脓、痰热喘咳、喉蛾、热痢、痈肿疮毒、热淋等。

4. 食疗效果

鱼腥草所含鱼腥草素对卡他球菌、流感杆菌、肺炎球菌、金黄色葡萄球菌有明显抑制作用。鱼腥草还有镇痛、止血、抑制浆液分泌、促进组织再生等作用，可用于治疗肺炎、肺脓肿、热痢、疟疾、水肿、淋病、白带异常、痈肿、痔疮、脱肛、湿疹、秃疮、疥癣等。

5. 食疗方

用于宫颈糜烂： 鲜鱼腥草60克、猪肺约200克，将猪肺切成块状，入鱼腥草并加清水适量煲汤，用精盐少许调味，饮汤食猪肺。

用于肺炎后期，余毒未清者： 鲜鱼腥草120克、猪肚1个。猪肚按食法翻洗干净，将洗净的鱼腥草放于猪肚中，扎好，以文火炖汤，食猪肚饮汤。

用于肺癌，对肺癌痰多、吐黄稠脓痰者尤为适宜： 鲜鱼腥草100克、雪梨250克、白糖适量。先将新鲜雪梨洗净，晾干后连皮切成小块，梨核可弃去；鱼腥草拣去杂质，洗净，晾干后切成小段，放入锅内，加水适量，煮沸后用文火煎煮30分钟，用纱布过滤，去渣，收集过滤液汁再放入锅内，加入雪梨小块，视需要加适量清水，调入白糖，用文火煨煮至雪梨完全酥烂即可食用。

用于肺脓肿、急性支气管炎及尿路感染： 鲜鱼腥草100克、莴笋500克、精盐2克、生姜6克、葱白10克、酱油15克、醋10克、味精0.5克、芝麻油15克、大蒜10克。鱼腥草择去杂质、老根，淘洗干净，用沸水略焯后捞出，加1克精盐拌合腌渍待用；莴笋摘去叶子剥去皮，冲洗之后先切成3～4厘米长的节再切成丝，用精盐1克腌渍沥水待用；生姜、葱白、大蒜择洗后切成姜末、葱花、蒜米待用；莴笋丝放在盘内，加入鱼腥草，再放入酱油、味精、芝麻油、醋、姜末、葱花、蒜米和匀入味即成。

用于肺热咳嗽： 鲜鱼腥草250克、蜂蜜适量。将鱼腥草洗净，捣汁，加入蜂蜜炖服。

6. 食疗禁忌

虚寒者尽量不要食用。鱼腥草食用前最好用冷水泡过，以消除异味。鱼腥草不宜久煎，最好凉拌食。

蘑菇食疗汇

1. 来源

蘑菇为蘑菇科真菌双孢蘑菇及四孢蘑菇的子实体，尤以菌蕾为佳，别名麻菇、蘑菇蕈、肉蕈。以色鲜、肉多者为佳。蘑菇最好保存在通风干燥处。

2. 营养成分含量

每100克蘑菇含水分93.3克、钙8毫克、蛋白质2.8克、维生素B_1 0.11毫克、磷66毫克、维生素B_2 0.16毫克、脂肪0.2克、铁1.3毫克、烟酸3.3毫克、碳水化合物2.4克、维生素C 4毫克。

3. 中医解读

蘑菇性平味甘，归肠、胃经。蘑菇营养美味，自古就受到人们的喜爱。其效用，据《医学入门》记载可"悦神，开胃，止泻，止吐"，《生生篇》谓其"益肠胃，化痰理气"，《中国药用真菌》言"哺育婴儿的妇女经常食用可增加乳汁的分泌量"，《中华本草》说它可"健脾开胃，平肝提神。主治饮食不消，纳呆，乳汁不足，高血压症，神倦欲睡"。

4. 食疗效果

蘑菇含有蛋白质、多糖，富含人体必需的赖氨酸等，还含有丰富的矿物元素、多种维生素及酶类；蘑菇提取液有明显的镇咳、稀化痰液的作用；蘑菇中含抗癌物质，能抑制癌细胞的生长，其作用比绿茶中的抗癌物质强；蘑菇中还含有一种毒蛋白，能有效地阻止癌细胞的蛋白合成；蘑菇中所含的粗纤维、半粗纤维和木质素，可保持人体肠内水分，并能吸收多余的胆固醇、糖分，将其排出体外，从而预防便秘、肠癌、动脉硬化、糖尿病等。

5. 食疗方

用于体质虚弱，发育不良，四肢萎软：蘑菇100克、乳鸽1只（约500克）。将蘑菇、乳鸽洗净；乳鸽去内脏入锅煮，初熟再入蘑菇，待汤沸蘑菇熟后加精盐调味即可。

用于阴虚内热、气虚不足：鱼片200克，冬笋、火腿各100克，蘑菇、龙井茶叶、精盐、味精、芝麻油、上汤等各适量。将备好的鱼片用精盐、芝麻油、味精拌匀；冬笋、火腿切丝，蘑菇浸软去蒂；锅中加上汤煮沸，放鱼片、冬笋丝、火腿丝、蘑菇，煮沸5分钟，倒入大汤碗中，以精盐调味；泡龙井茶于玻璃杯中，临食前将茶倒入汤中即可。

用于肺脾两虚：蘑菇200克，土鸡肉脯200克，花生米100克，姜、葱适量。将蘑菇、土鸡肉脯切成花生米大的小块，入锅小炒；生姜切丁，香葱切段；蘑菇、土鸡肉脯熟后再入花生米、精盐、姜丁、葱段炒熟即成。

用于脾虚体弱，胃不纳食：蘑菇150克、猪肚1个（500～750克）。猪肚洗净，切片；蘑菇洗净，切两瓣。先炖猪肚，加精盐少许，待八成熟，再加入蘑菇煮熟即成。

用于预防及治疗佝偻病、软骨症及贫血：大排骨500克（大排骨骨多肉少，适合炖汤；小排骨肉多骨少，适合做菜），鲜蘑菇、番茄各100克，黄酒10克，精盐5克，味精适量。用刀背拍松大排骨，再敲断，加黄酒、精盐腌15分钟；锅中加水适量，放炉火上烧煮，水沸后放入大排骨，撇去浮沫，加黄酒，用文火煮30分钟，加入蘑菇片再煮10分钟，放入上述调料后放入番茄片，煮沸即可食用。

用于肺虚痰咳：鲜蘑菇150克，猪心、猪肺各200克，精盐、葱段、姜丝各适量。将猪心、猪肺洗净，切成小条块，入锅煮，待八成熟，再入洗净的蘑菇和适量精盐、葱段、姜丝，蘑菇熟后即可起锅。

用于防治高血脂、肥胖症：红萝卜150克、蘑菇50克、黄豆30克、西兰花30克、色拉油5克、精盐5克、味精2克、白糖1克。红萝卜去皮切成小块，蘑菇切片，黄豆泡透蒸熟，西兰花改成小颗；炒锅下油，放入红萝卜、蘑菇翻炒数次，倒入清汤，用中火煮；待红萝卜块煮烂时，下入泡透的黄豆、西兰花，调入精盐、味精、白糖，煮透即可食用。

6. 食疗禁忌

蘑菇性滑，便泄者慎食；有毒野蘑菇禁食。

枸杞叶食疗汇

1. 来源

枸杞叶为茄科植物枸杞的嫩茎叶。作为绿叶菜用的枸杞有两种，即细叶枸杞和大叶枸杞。枸杞叶别名枸杞苗、狗牙菜、狗奶子、枸杞菜、地仙苗、枸芽子、甜菜头、血杞子、天精草。以无异样的斑点或颜色，无残留农药的气味，无虫卵啮蚀污染者为佳。

2. 营养成分含量

每100克枸杞叶含热量184千焦、碳水化合物8克、维生素B_2 0.32毫克、脂肪1克、膳食纤维1.6克、蛋白质3克、维生素C 58微克、胡萝卜素3.96毫克、钙10毫克、磷32毫克、硒3.3微克、烟酸1.7毫克。

3. 中医解读

枸杞叶性凉味甘、苦，归肝、脾、肺、肾经，能补虚益精、清热明目。枸杞叶自古以来就被作为一种珍贵的时令蔬菜，与荠菜、马兰头并称"春野三鲜"。关于其效用，《药性论》说它"能补益精诸不足，易颜色，变白，明目，安神。和羊肉作羹，益人，甚除风，明目；若渴，可煮作饮，代茶饮之"，《食疗本草》说它能"坚筋耐老，除风，补益筋骨，能益人，去虚劳"，《本经逢原》说它"能降火及清头目"，可用于虚劳发热、烦渴、目赤昏痛、障翳、夜盲症、崩漏带下、热毒疮肿等。

4. 食疗效果

枸杞叶营养丰富，药用价值也高，属于高钾低钠蔬菜，适合高血压患者食用，且富含磷、硒。由于人脑组织中的磷含量相当于其他组织的2～4倍，而硒为抗氧化元素，故常食枸杞叶有健脑、抗氧化、防癌变的作用；枸杞叶还含有丰富的叶绿素及多种营养成分，能帮助肝脏解毒，有清心明目、爽神的作用，可预防眼干燥症、夜盲症。

5. 食疗方

用于性功能衰退：用枸杞叶500克、羊肾1对（去筋膜）、粳米50～100克、葱14条煮成粥，加精盐和调料，连服1～2周。

用于肾虚腰膝酸痛无力、劳伤：用枸杞叶250克、羊肾1对（切片）、粳米60克、葱白10余条共煮粥，加油、精盐调味服。

用于肝阳上亢，目赤肿痛：枸杞叶500克，熟竹笋50克，精盐、料酒、味精、姜末、白糖、生油各少许。枸杞叶洗净沥水，竹笋切丝，与枸杞叶一起下油锅，加料酒适量，煸炒熟时下精盐、白糖、味精等起锅。

用于肝热所致目昏、夜盲：五香豆腐干100克、枸杞叶500克。五香豆腐干切成细丝；枸杞叶洗净，入沸水中焯一下，沥尽水，切细。将豆腐干丝、枸杞叶装盘中，加精盐、味精、白糖、姜末、芝麻油拌匀即成。

用于妇女白带异常及过多：嫩枸杞叶250克，鸡蛋3只，生姜、精盐、味精适量。枸杞叶洗净，切2厘米长，鸡蛋加精盐打匀成液。待油烧至八成热，盛出一半熟油，再爆香姜丝，倒入枸杞叶，翻炒至软，加调料，待沸倒入蛋液，浇上熟油，翻炒至蛋凝结，调入味精即可。

用于高血压：水发海参100克、鲜枸杞叶150克，一起煮汤并加入味精、葱、酒等调料后食用。

用于视力减退或夜盲症：枸杞叶60克、猪肝60克，煮汤，加油、精盐调味服。

用于肝肾不足，眼目昏花：排骨60克、枸杞叶100克、枸杞子10克、蜜枣半粒、姜片适量。先清洗排骨，略飞水斩块，用清水洗净枸杞叶和枸杞子，然后将全部食材放入炖盅内炖熟即可。

用于血虚心悸、怔忡，心热烦躁，不眠，肺热咳嗽、痰稠及火毒疖肿、疮疖等：枸杞叶250克、冬笋50克、水发冬菇50克、白糖6克、精盐3克、味精0.5克、猪油75克。枸杞叶择洗干净，冬笋、冬菇切成细丝待用；炒锅置武火上烧热，放入猪油，待油温升至七成热时，把笋丝、冬菇丝放入锅内，略炒后随即将枸杞叶倒入，煸炒颠翻几下，加入精盐、味精、白糖略翻几下，起锅装盘即成。

用于肾虚遗精、肾虚耳聋、肾虚腰痛：枸杞叶150克、猪腰2个。猪腰洗净切成小块，加水适量，与枸杞叶共煮汤，加精盐调味食用。

用于肝虚血少，眼目昏花干涩，或夜盲等症：鸡蛋2个、鲜枸杞叶50克。将枸杞叶洗净切碎，加入打散的鸡蛋液中，再入精盐少许调匀，以油煎熟食用。

益精明目，养心安神，用于防治神经衰弱和智力减退：枸杞叶250克，猪心1个，精盐、白糖、酱油、菜油、生粉少许。将猪心洗净，切成片；枸杞叶洗净备用；取菜油适量，烧至八成熟时，倒入猪心，略加煸炒后，再倒入枸杞叶，酌加精盐、白糖、酱油，待枸杞叶软后，勾芡，起锅盛盘；佐餐食，每日1次。

6. 食疗禁忌

大便滑泄之人忌食，食用枸杞叶时宜暂停食用牛乳和其他乳制品。

佛手食疗汇

1. 来源

佛手为芸香科植物佛手的干燥果实，别名佛手柑、五指橘、飞穰、蜜罗柑、五指香橼、五指柑，以金华佛手最为著名，被称为"果中之仙品，世上之奇卉"，雅称"金佛手"。其以片大、掌状、黄皮白肉、气清香而醇者为佳。

2. 中医解读

佛手性温味辛、苦，归肝、脾、肺经，能疏肝解郁、理气和中、燥湿化痰。佛手的效用，据《滇南本草》记载可"补肝暖胃，止呕吐，消胃家寒痰，治胃气疼，止面寒疼，和中行气"，《本草纲目》谓其"煮酒饮，治痰气咳嗽。煎汤，治心下气痛"，可用于肝气郁结之胁痛、胸闷、肝胃不和，脾胃气滞之脘腹胀痛、嗳气、恶心，久咳痰多等。

3. 食疗效果

佛手营养丰富，其有效成分对肠道平滑肌有明显的抑制作用，对乙酰胆碱引起的十二指肠痉挛有显著的解痉作用，能扩张冠状动脉，增加冠脉血流量，可辅助治疗胃病、呕吐、噎膈、高血压、气管炎、哮喘等病症，还能提炼佛手柑精油，是良好的美容护肤品；佛手的根、茎、叶、花、果均可入药，有理气化痰、止咳消胀、疏肝健脾和胃等多种功能；佛手根可治男人下消、四肢酸软；佛手的花、果还可泡茶，有消气作用。

4. 食疗方

用于老年胃弱、消化不良：佛手干30克、粳米100克，共煮粥，早晚服用。

用于白带过多：佛手干20克、猪小肠适量，共炖，吃肉喝汤。

用于脾虚水肿、痰湿咳嗽：鲜佛手250克，洗净，切丝，锅中放素油烧热后，放葱、姜煸香，再放入佛手，炒至熟时，调入精盐、味精等即成。

用于改善或消除妇女面部黄褐斑：竹笋、佛手、生姜各适量。将竹笋切片，与佛手、生姜用水煮透，加精盐适量调匀，在锅内冷腌24小时后即可食用，连续食用1～2个月。

用于肝郁气滞所致的胃脘疼痛、纳差食少、咳嗽痰多、胸闷等：佛手干10克、大米100克、白糖适量。佛手干洗净，放入药罐中，浸泡5～10分钟后，水煎取汁，加大米煮粥，待熟时调入白糖，再煮沸一会儿即成，每日1～2剂。

用于慢性胃炎、胃腹寒痛：佛手干30克，洗净，清水润透，切成丁，放瓶中，加低度优质白酒500毫升，密封，泡10日后服用，每次15毫升。

用于高血压头目眩晕、脘腹胀满：取佛手、芹菜适量，洗净，切丝；起油锅，煸香葱、姜后，放入佛手、芹菜同炒，快熟时，调入精盐、味精等即成。

用于痛经：猪肝150克，丝瓜络20克，合欢花、山楂各10克，佛手干、菊花、橘皮各6克。将猪肝洗净切片，其余食材加沸水浸泡1小时后去渣取汁，纳入猪肝片，加精盐、味精、料酒少许，蒸熟后将猪肝片取出，加少许芝麻油调味服用，每日1剂。

5. 食疗禁忌

阴虚火旺、无气滞症状者慎服。

芹菜食疗汇

1. 来源

芹菜为伞形花科植物芹菜的全草，别名香芹、药芹、水英、旱芹，以肥大脆嫩，富有香气者为佳。芹菜不耐储存，在常温下可保存1～2天，放入冰箱可保存数日。

2. 营养成分含量

每100克芹菜含蛋白质2.2克、磷61毫克、铁8.5毫克、钙8.5毫克、脂肪0.8克、糖3.8克、水分94.2克、钾154毫克、热量59千焦、胡萝卜素60微克、维生素B_1 0.12毫克、维生素B_2 0.18毫克、烟酸0.9毫克、维生素C 29毫克、碳水化合物3.9克。

3. 中医解读

芹菜性凉味甘、辛、微苦，归肺、胃、肝经，能清热、平肝、祛风、利湿、止血、解毒。芹菜性凉，据《滇南本草》记载，其能"发散疮痈，攻疮毒，治头热，止头疼，祛风……兼治黄疸，亦治妇人赤白带下，烦躁最良"。其清热作用较强，特别适用于肺、胃、肝有热的人群食用，《本草推陈》指出它可"治肝阳头痛，面红目赤，头重脚轻，步行飘摇等症"，《上海常用中草药》说它能"利尿止血，降血压。主治小便出血，高血压"，可用于麻疹初期、肝阳上亢、失眠多梦、消渴等。

4. 食疗效果

芹菜是高纤维食物，它经肠内消化作用会产生木质素、肠内脂等物质，这些物质是抗氧化剂，高浓度时可抑制肠内细菌产生的致癌物质，还可加快粪便在肠内的运转时间，减少致癌物与结肠黏膜的接触，达到预防结肠癌的目的；芹菜含酸性的降压成分，可使血管扩张，对原发性、妊娠性及更年期高血压有很好的降压作用；芹菜含铁量较高，能补充妇女经血的损失，食之能避免皮肤苍白、干燥、面色无华，而且可使目光有神，头发黑亮；芹菜含有利尿的成分，可消除体内水钠潴留，利尿消肿。

5. 食疗方

用于高血压、大便燥结：芹菜250克，豆腐干300克，葱白、生姜、花生油、精盐各适量。芹菜洗净，切去根头，切段；豆腐干切细丝；葱切段；生姜拍松。炒锅置旺火上，倒入花生油，烧至七成热，下姜葱煸过，加精盐，倒入豆腐干丝再炒5分钟，加入芹菜一齐翻炒，味精调水泼入，炒熟起锅。

用于糖尿病、尿血、小便涩痛：芹菜150克，奶油50毫升，牛奶150毫升，精盐、面粉适量。芹菜洗净去叶切段，用150毫升水煮开，将精盐、奶油及2匙面粉调入牛奶内，一并倒入芹菜汤中，一滚即成。

用于产后出血：芹菜根60克，鸡蛋2个，同炖服。

用于高血压、急性黄疸性肝炎、小便刺痛等症：芹菜（连根）250克左右，大枣100～200克。将上述食材洗净，同放锅内加适量水共煮汤饮服。

用于高血压、水肿：芹菜40克，粳米50克，葱白5克。芹菜洗净去根，锅中倒入花生油烧热，爆葱，添粳米、水、精盐煮粥，再加入芹菜稍煮，味精调味即可。

用于高血压：芹菜500克，白糖、醋、精盐、芝麻油各适量。嫩芹菜去叶留茎洗净，入沸水余过，待茎软时，捞起沥干水，切寸段，加白糖、精盐、醋拌匀，淋上芝麻油装盘即可。

6. 食疗禁忌

芹菜性凉质滑，故不宜吃太多，脾胃虚寒、肠滑不固者食之尤慎。

水芹菜食疗汇

1. 来源

水芹菜为伞形科植物水芹菜的全草，别名水芹、河芹、小叶芹、野水芹、野芹菜。安徽桐城市南郊泗水桥一带的水芹菜，菜质脆嫩、清香宜人，质量尤佳。水芹菜柔嫩，不易贮藏，要随采随用，保持鲜嫩。

2. 营养成分含量

每100克水芹菜含蛋白质2.2克、热量46千焦、铁8.5毫克、脂肪0.3克、钙160毫克、磷61毫克、糖2克、碳水化合物0.9克、膳食纤维0.9克、胡萝卜素0.38毫克、维生素A 63微克、视黄醇当量96.2微克、维生素B_1 0.01毫克、维生素B_2 0.19毫克、烟酸1毫克、维生素C 5毫克、维生素E 0.32毫克、钾212毫克、钠40.9毫克、镁16毫克、锰0.79毫克、锌0.38毫克、铜1毫克、硒0.81微克。

3. 中医解读

水芹菜性凉味辛、甘，归肝、肺、膀胱经，能清热解毒、平肝、利尿、止血。据《神农本草经》记载："（水芹）主女子赤沃，止血，养精，益气，令人肥健嗜食。"《本草拾遗》又言其"茎叶捣绞取汁，主小儿暴热，大人酒后热毒、鼻塞、身热，利大小肠，利人口齿，去头中风热"，可用于麻疹初期、肝阳上亢、失眠多梦、醉酒、消渴等。

4. 食疗效果

水芹菜富含多种维生素和无机盐类，其中以钙、磷、铁等含量较高，可用来解毒。水芹菜具有清洁血液，抗心律失常，保肝，降低血压、血脂及抗过敏等作用，适宜心律失常、肝胆疾患及高血压患者食用。

5. 食疗方

用于减肥： 水芹菜1把，番茄1个，洋葱1/4个，姜、盐、胡椒面各少许，鸡蛋1只，色拉油1小勺。简单地切一下水芹菜，番茄用热水烫去皮后切成梳子形状；洋葱切成细丝，姜切成碎末；打好鸡蛋，在锅里放上少许色拉油加热后烹炒，再放入水芹菜、番茄、洋葱、姜末，待洋葱熟后，加入2杯水，用盐、胡椒面调味即可。

用于阴虚内热证（症见头昏目赤、心烦易怒、口苦咽干、失眠梦多、小便短赤、大便干结、舌红少苔、脉细数）： 水芹菜50克，粳米100克。先将粳米放入砂锅煮成稀粥，再将洗净切成段的水芹菜放入粥内，煮沸后即可食用。可经常食用，不拘日数。

用于健肤、补血： 水芹菜与鳝鱼同煮食。

用于减肥： 水芹菜200克，鲫鱼1条，制香附15克，香砂仁15克，山药9克。鲫鱼先油煎，再和其他食材放在锅中，加水至淹没食材为止，炖2小时即可。

用于清解肺热，养胃利水： 水芹菜1把、豆腐干150克、葱花10克、精盐3克、味精2克、植物油25克。水芹菜洗净切段，放入沸水中焯一下，捞出，豆腐干切片；炒锅置旺火上，放油烧至七成热，下葱花煸香，放入豆腐干煸炒，加入精盐煸炒入味，出锅待用；炒锅置旺火上，放油烧至七成热，投入水芹菜段煸炒，加入精盐炒至入味，倒入豆腐干炒几下，放入味精，出锅即成。

6. 食疗禁忌

水芹菜性凉，平素脾胃虚寒者慎绞汁服。《本草汇言》中言："脾胃虚弱、中气寒者禁食之。"

清明菜食疗汇

1. 来源

清明菜为菊科植物鼠曲草的嫩茎叶，别名鼠曲草、佛耳草、绵絮头、寒食菜、白头菜、鼠耳草、无心草、香茅、猫耳朵、田艾、白芒草、黄花曲草，以色灰白、叶及花多者为佳。

2. 营养成分含量

每100克清明菜含热量188千焦、维生素A 0.365毫克、烟酸1.4毫克、蛋白质3.1克、胡萝卜素2.4微克、维生素C 28毫克、脂肪0.6克、视黄醇当量85微克、碳水化合物6.8克、维生素B$_1$ 0.03毫克、铁7.4毫克、膳食纤维2.1克、维生素B$_2$ 0.24毫克、钙218毫克、磷66毫克。

3. 中医解读

清明菜性平味甘、微酸，归肺经，能化痰止咳、祛风除湿、解毒。关于清明菜的药用效果，《名医别录》载其"主痹寒、寒热，止咳"，《日华子本草》谓其可"调中益气，止泄，除痰，压时气，去热嗽"，《本草纲目拾遗》又言其"治囊风湿痒，煎汤洗；愈儿疳，梅疮，下疳，同甘草煎洗"，可用于咳喘痰多、风湿痹痛、泄泻、水肿、蚕豆病、赤白带下、痈肿疔疮、阴囊湿痒、荨麻疹、高血压等。

4. 食疗效果

清明菜所含的黄酮苷、挥发油、生物碱、维生素 B、胡萝卜素、叶绿素、树脂等有降血脂，软化血管的作用，能扩张局部血管，降血压，还可用于非传染性溃疡及创伤，治疗消化性溃疡。

5. 食疗方

用于慢性气管炎：清明菜100克，粳米100克，精盐少许，清水适量。将清明菜择洗干净，放入开水中略烫后捞出，切细；粳米淘洗干净，取锅放入清水、粳米，煮至粥将成时，加入清明菜、精盐，再略煮即成。

用于高血压：清明菜250克，鸡蛋150克，精盐、味精、葱花、植物油、素鲜汤各适量。清明菜去杂洗净，切碎，鸡蛋打入碗内搅匀；炒锅上火，放油烧热，倒入鸡蛋液，炒成块出锅；清明菜投入锅内煸炒，断生后放入调料，加入鸡蛋翻炒均匀即成。

用于食欲不振、胃痛： 清明菜嫩苗、黏米粉、白糖各适量。清明菜嫩苗用水略煮，与黏米粉、白糖加水和均匀，做成糕团，蒸熟食。

用于胃及十二指肠溃疡： 清明菜嫩苗适量，加入米粉或玉米粉中，混匀，蒸熟食用，根据个人口味调味，甜、咸均可，常食有效。

用于夜盲症： 鲜清明菜100克、糯米100克、羊肝50克，加水煮成稀饭食。

芥蓝食疗汇

1. 来源

芥蓝为十字花科芸薹属甘蓝的肥嫩花薹和嫩叶，别名芥兰、盖蓝、隔蓝。芥蓝有两类，开白花的称白花芥蓝，开黄花的称黄花芥蓝，以叶片嫩绿新鲜、茎部较细嫩者为佳。芥蓝较耐贮存，在常温下即可保存数日，也可洗净放入冰箱。

2. 营养成分含量

每100克芥蓝含蛋白质2.8克、磷50毫克、维生素C 76毫克、碳水化合物1克、钾104毫克、维生素E 0.96毫克、膳食纤维1.6克、钠50.5毫克、维生素K 26微克、钙128毫克、维生素A 575毫克、胡萝卜素3.45毫克。

3. 中医解读

芥蓝性凉味辛，归肺经，能解毒利咽、化痰平喘。《本草求原》称其可"宽肠解酒"，并强调"耗气损血，病后及患疮忌之"。《福建药物志》谓其可"解毒，清咽，平喘"，适用于风热感冒、咽喉痛、气喘，并能预防白喉。

4. 食疗效果

芥蓝中胡萝卜素、维生素C的含量很高，远远超过了菠菜和苋菜等被人们普遍认为维生素C含量高的蔬菜；芥蓝还含有丰富的硫代葡萄糖苷，其降解产物叫萝卜硫素，是迄今为止所发现的蔬菜中最强有力的抗癌成分，经常食用有降低胆固醇、软化血管、预防心脏病的功能；芥蓝含有大量粗纤维，可促进肠蠕动，能防止便秘。

5. 食疗方

用于补充产妇营养： 芥蓝250克、姜1块、芝麻油2大匙、米酒少许、低钠盐适量。芥蓝洗净后切段，姜去皮切丝，炒食。

用于养肝： 芥蓝250克、生粉1/2汤匙、酱油1茶匙、蚝油2汤匙、芝麻油1

茶匙、白糖1/4茶匙、热水1/2杯。芥蓝洗净，将叶、茎交叉叠放，用胶膜包紧蒸2分钟，取出，迅速用冷水冲洗一下，沥干，切段置盘中。调味品拌匀，用微波炉高火热1分钟，取出，淋于菜上即成。

用于牙龈出血：芥蓝适量，切片，煮清汤，适温饮用。

6. 食疗禁忌

痘疮患者不宜食用；体弱者不宜多食，以免耗伤气血。

哈密瓜食疗汇

1. 来源

哈密瓜为葫芦科植物甜瓜的一个品种，主产于新疆、甘肃敦煌及内蒙古阿拉善盟一带，现全国不少地方都有引种。其皮色浅黄绿，上布青色斑点，网纹粗而稀者品质极优，疤痕越老的越甜，纹路越多的越好吃。宜低温储存。

2. 中医解读

哈密瓜性寒味甘，归心、胃经，能清凉消暑、除烦热、生津止渴。

3. 食疗效果

哈密瓜对人体造血功能有显著的促进作用，可作为贫血者的食疗之品；哈密瓜香甜可口、营养丰富，是天然的保健果品，它有利于人的心脏和肝脏，以及肠道系统的活动，可提高人体内分泌和造血系统功能；哈密瓜钾的含量较高，钠及脂肪含量较低，有助于控制血压；哈密瓜含丰富的维生素C，可降压、缓解血管硬化；女性常食哈密瓜，可达到滋补美容的效果。

4. 食疗方

用于水肿：哈密瓜300克、鸭梨300克、山楂糕50克、白糖少许，拌匀食之。

用于贫血：猪瘦肉250克、哈密瓜1个、杏仁适量。猪瘦肉洗净切块；哈密瓜去皮、去子，洗净切块。清水8杯烧沸，放入猪瘦肉及杏仁，武火煮10分钟，放入哈密瓜，再用文火继续煲至肉熟，精盐调味即可。

用于益智醒脑、改善健忘：山竹2个、哈密瓜300克。山竹去皮、去籽，哈密瓜去皮、去籽，切小块。将两种食材放入榨汁机中榨汁，再加冷开水200毫升，拌匀即可。

用于慢性肝炎：哈密瓜脯60克或鲜哈密瓜150克，食之。

5. 食疗禁忌

哈密瓜性凉，不宜吃得过多，以免引起腹泻；脚气病、黄疸、腹胀、便溏、寒性咳喘等疾病患者，以及产后、病后的人不宜食用；哈密瓜含糖较多，糖尿病患者应少吃。

苋菜食疗汇

1. 来源

苋菜为苋科植物苋的幼苗及嫩叶茎，按颜色可分为红苋、绿苋、红绿杂色苋等，别名青香苋、红苋菜、人苋、十样锦、老来少。我国南北各地均有栽培，是夏季应市的主要蔬菜之一，以叶多质嫩、茎细柔软者为佳。苋菜的储存期不长，最好现买现食。

2. 营养成分含量

每100克苋菜含蛋白质2.8克、灰分1.6克、碳水化合物5.4克、水分90.1克、维生素B_1 0.04毫克、维生素B_2 0.16毫克、脂肪0.3克、烟酸1.1毫克、维生素C 28毫克、粗纤维0.8克、钾577毫克、钠23毫克、镁87.7毫克、氯160毫克、钙180毫克、铁3.4毫克、磷46毫克。

3. 中医解读

苋菜性微寒味甘，归大肠、小肠经，能清热解毒、除湿止痢、通利二便、利窍止血。《本草图经》记载："紫苋，主气痢；赤苋，主血痢。"《本草纲目》指出："六苋，并利大小肠。治初痢，滑胎。"《滇南本草》说它能"治大小便不通，化虫，去寒热，能通血脉，逐瘀血"。《随息居饮食谱》也指出："苋通九窍。其实主青盲明目，而苋字从见。"可用于痢疾、二便不通、蛇虫螫伤及疮毒等。

4. 食疗效果

苋菜富含蛋白质、脂肪、糖类及多种维生素和矿物质，可为人体提供丰富的营养物质，能强身健体，提高机体的免疫力；苋菜的铁、钙含量很高，而且不含草酸，所含钙、铁进入人体后很容易被吸收利用，能促进小儿的生长发育，并有助于人体骨折的愈合；苋菜长于清利湿热、清肝解毒、凉血散瘀，对于湿热所致的赤白痢疾及肝火上炎所致的目赤目痛、咽喉红肿不利等，均有一定的辅助治疗作用。

5. 食疗方

用于燥热便秘： 苋菜400克，取嫩尖洗净。锅内下芝麻油，烧热，入苋菜，旺火炒片刻，再加高汤，文火煨熟，起锅装入碗中。

用于老年体虚、大便不爽、急性菌痢、急性肠炎： 紫苋菜150克，粳米60克。将苋菜洗净，切碎，放入锅内，加入洗净的粳米，再加适量水和精盐，武火烧沸，改为文火煮粥。

用于胃纳不佳、饮食不香、脘腹痞满： 苋菜500克，大蒜5克。将苋菜洗净，放入沸水中焯一下捞出；大蒜捣成泥状，将焯好的苋菜放入盘中，放蒜泥、精盐、芝麻油、味精，拌匀即可。

用于肝胆火旺、目赤咽肿： 苋菜400克，水发海米20克，豆腐25克，蒜10克。苋菜洗净，放入沸水中焯一下，捞出沥干；水发海米切末；豆腐切成小块，蒜捣成泥；炒锅放火上，加入食油，油热后下蒜泥，煸出香味后下海米和豆腐块，加少许精盐焖1分钟，再加水和适量盐，将汤烧开，下苋菜，一滚即离火装碗，味精调味即可。

用于痢疾脓血： 苋菜60克，粳米100克，煮粥，加少量油盐食用，每日2次。

6. 食疗禁忌

脾胃虚寒者慎服，慢性腹泻者不宜多食。忌与甲鱼和龟肉一同食用。

椰子食疗汇

1. 来源

质量较好的椰子外皮较薄，呈暗褐绿色，中果皮较厚，内层果皮呈角质。椰子容易保存，可久放。

2. 中医解读

椰子性平味甘，归肺、胃经，能益气健脾、杀虫、疗疳。

3. 食疗效果

椰子含有糖类、脂肪、蛋白质、B族维生素、维生素C、钾、镁等，能够有效地补充人体的营养成分，提高机体的抗病能力；椰肉有益气、祛风、令人面色润泽的功效；椰汁可解渴祛暑、生津利尿，经常饮用能益人气力、补充细胞内液、滋润皮肤、驻颜美容；椰肉及椰汁均有杀灭肠道寄生虫的作用，能杀虫消疳、驱杀姜片虫和绦虫，可治疗肠道寄生虫病。

4. 食疗方

用于病后体弱、食欲不振：可用椰肉和糯米煮粥温食，每日2次。

用于止咳化痰：椰子1个、白糖100克、牛奶80毫升、水500毫升。椰子敲开，取汁，椰肉切粒；椰汁加水500毫升，入锅煮沸，加入白糖、搅匀，调入牛奶及椰肉粒即成。

用于中暑发热：新鲜椰子1个，取汁服，每次1个，早晚各1次。

5. 食疗禁忌

椰汁不宜过量饮用。凡大便清泄者忌食椰肉。病毒性肝炎、脂肪肝、支气管哮喘、高血压、脑血管炎、胰腺炎、糖尿病等疾病患者忌食椰子。

大枣食疗汇

1. 来源

大枣为鼠李科植物枣的成熟果实，通称红枣。经烟熏干燥而成者，通称黑枣、南枣。以果形饱满，肉质肥厚，个头均匀，皮色紫红，颗粒饱满且有光泽为佳。黑枣以皮色乌亮有光，黑里泛出红色者为优，皮色乌黑者为次，色黑带萎者更次，表皮呈褐红色者是次品。新鲜的大枣不耐保存，适宜冷藏，干品可保存较久。

2. 中医解读

大枣性温味甘，归脾、胃经，能补中益气、养血安神、缓和药性，是药食两用的补益佳品。据《神农本草经》记载，大枣"主心腹邪气，安中养脾，助十二经。平胃气，通九窍，补少气、少津液，身中不足，大惊，四肢重，和百药。久服轻身长年"。《吴普本草》谓其"主调中益脾气，令人好颜色，美志气"，《本草汇言》言其可"补中益气，壮心神，助脾胃，养肝血，保肺气，调营卫，生津之药也"。《本经逢原》则指出："古方用大枣皆是红枣，取生能散表也。入补脾药，宜用南枣，取甘能益津也。"《本草用法研究》亦说："今人于温脾健胃，则用红枣；滋阴养胃，则用黑枣，黑枣黏液多而温性少。"

3. 食疗效果

大枣的含糖量居各类果品之首，还含有丰富的维生素、蛋白质以及铁、钙、磷等人体不可缺少的无机盐，为重要的滋补品和中药，具有润心肺、降血压、补五脏、治虚损等功效，对过敏性紫癜、贫血、高血压、急慢性肝炎、肝硬化、胃肠道肿瘤有一定的辅助治疗作用；大枣还含有环磷酸腺苷、山楂酸等物质，对抑制癌细胞分裂有特殊效果，能有效防癌抗癌。

4. 食疗方

用于防病保健、驻颜美容：大枣50克、大米90克、菊花15克。三者加水适量，煮熟至稠食用。

用于脾虚便溏、胃虚食少、气血不足，以及过敏性紫癜、血小板减少等：大枣15枚，洗净，加水2碗，浓煎成1碗，吃枣喝汤，早晚空腹食用，连服7日左右。

用于小儿盗汗：大枣20枚，糯米少许。在砂锅内将水烧沸，然后放入大枣、糯米，煮至烂熟为宜。

用于胃溃疡及十二指肠溃疡：大枣250克，玫瑰花适量。大枣去核，放入玫瑰花，上锅蒸熟。

用于自主神经紊乱、更年期综合征：江米300克、百合9克、大枣10枚、白糖适量。先将百合用水泡一下，去除一部分苦味；将江米淘净，和百合、大枣用文火缓熬成粥，加白糖适量即成。

防治神经衰弱、缺铁性贫血等：羊腿肉750克，党参、大枣（去核）适量，龙眼肉30克。党参、羊肉洗净，切块，下油锅，用姜爆炒透；龙眼肉、党参、大枣洗净，与羊肉一齐放入锅内，加清水适量，武火煮沸后改用文火煲3小时。

用于补气血、抗血癌：用黑枣与鸡炖汤服用。

用于养血乌发、防须发早白：用牛肉、女贞子、黑枣、生姜炖汤服用。

用于抗老化、补血又瘦身：将黑枣、醋与新鲜的葡萄汁调和，加入适量的沸水稀释后饮用。

5. 食疗禁忌

体质燥热的妇女，不适合在月经期间喝大枣水，这会造成月经过多；腹胀的人不适合喝大枣水，越喝情况越严重；大枣中糖分丰富，不适合糖尿病患者食用，易导致血糖升高，使病情恶化；另外，大枣虽然可经常食用，但不可过量，否则有损消化功能，引发便秘；如果大枣吃得太多，又没有喝足够的水，容易患蛀牙。

芒果食疗汇

1. 来源

芒果为漆树科植物杧果的果实，正名杧果，通称芒果。成熟的芒果果皮色泽淡黄或紫红，果肩浑圆饱满，果肉为黄色或橙黄色，果实可沉入水中。

2. 中医解读

芒果性凉，味甘、酸，归肺、脾、胃经，能益胃生津、行气止呕、化痰止咳。

3. 食疗效果

芒果中的糖类及维生素含量很高，尤其维生素A原的含量为水果之首，具有明目的作用；芒果含芒果酮酸、异芒果醇酸等三醋酸和多酚类化合物，具有抗癌的药理作用；芒果汁能增加胃肠蠕动，缩短粪便在结肠内的停留时间，因此，吃芒果对防治结肠癌很有裨益；芒果中所含的芒果苷有祛痰止咳的功效，对咳嗽有辅助治疗作用；芒果中维生素C的含量较高，常吃芒果可补充体内维生素C的消耗，防治心血管疾病；未成熟的芒果及其树皮、茎和果叶的提取物具有抑制化脓性球菌、大肠杆菌等作用。

4. 食疗方

消暑热、益胃利尿：芒果300克、蜂蜜50克。芒果去皮、核榨汁，盛于杯中；将蜂蜜和凉开水倒入杯中，混合均匀即可。

用于肺脓肿患者的辅助治疗：未成熟的芒果2～3个、广陈皮半个、猪瘦肉150克。将芒果洗净，切开晒干，与广陈皮、猪瘦肉、水共置砂锅中，慢火煲3小时后取食，分2～3次服完。

用于慢性咽喉炎、声音嘶哑：芒果2个、冰糖适量。芒果洗净去皮、核，切片放入锅内，加入适量水，煮沸15分钟，加入冰糖搅匀即成，代茶频饮。

用于食欲不振、消化不良、恶心呕吐等：鲜芒果3个，洗净去皮、核，榨汁，每日早、晚各服20毫升。

5. 食疗禁忌

芒果不宜一次吃太多，临床有过量食用芒果引致肾炎的报道；不宜与大蒜等辛辣食物同吃，否则易致黄疸；芒果不利于肾脏，急性或慢性肾炎患者应忌食。

空心菜食疗汇

1. 来源

空心菜为旋花科草本植物蕹菜的茎、叶，有旱蕹、水蕹两种，别名蕹菜、无心菜、通心菜、藤菜、瓮菜、通菜，以整株硬挺、茎叶比较完整、新鲜细嫩，不长须根者为佳。空心菜不耐久放，最好是买回家就尽快食用。

2. 营养成分含量

每100克空心菜含维生素A 253微克、胡萝卜素1.52毫克、钾266毫克、维生素B_1 0.03毫克、叶酸14.9微克、钠94.3毫克、维生素B_2 0.08毫克、泛酸0.4微克、铜0.1毫克、维生素B_6 0.11毫克、烟酸0.8微克、镁29毫克、维生素C 25毫克、钙99毫克、锌0.39微克、维生素E 1.09毫克、铁2.3毫克、硒1.2 微克、锰0.67毫克、磷38毫克。

3. 中医解读

空心菜性寒味甘，归胃、大肠经，能清热利湿、凉血解毒、宽肠利膈。据《本草纲目》记载，蕹菜可"解胡蔓草毒（即野葛毒），煮食之，亦生捣服。捣汁和酒服，治产难"。《福建药物志》谓其可"清热，凉血，解毒。主治毒菇、木薯、蔓陀罗等中毒，肺结核咯血，尿血，便秘，鹅口疮，乳腺炎，疔疮疖肿，毒蛇及蜈蚣咬伤"。

4. 食疗效果

空心菜中粗纤维的含量较丰富，具有促进肠蠕动、通便解毒的作用；空心菜中的叶绿素有"绿色精灵"之称，可洁齿防龋除口臭、健美皮肤，堪称美容佳品；空心菜可预防肠道内的细菌群失调，有助于防癌抗癌；空心菜汁对金黄色葡萄球菌、链球菌等有抑制作用，可预防感染，夏季经常食用，可防暑解热、凉血排毒、防治痢疾。

5. 食疗方

用于去湿热：以空心菜煲汤，每天饮1碗。

用于清热、凉血、利尿、助产：空心菜200克、粳米100克。将空心菜洗净切细，粳米淘洗干净；锅置火上，放适量清水、粳米，煮至粥将成时，加入空心菜、精盐，再续煮至粥成。

用于中暑、尿道炎、肾盂肾炎、尿路结石、前列腺炎、肾结核：鲜空心菜

500克、猪腰200克、鲜车前草60克。鲜车前草去根须，洗净，放入锅内，加清水适量，武火煮10分钟，去渣留汁；鲜空心菜、猪腰洗净，猪腰切片，一起放入车前草汁内煮沸片刻即可，调味食用。

用于体弱厌食：空心菜150克，柏子仁30克，姜片3克，蘑菇、金针菇各100克，草菇10只。柏子仁捣碎用纱布包好，煎汁100毫升；蘑菇、金针菇、草菇洗净沥干，空心菜洗净，切段；炒锅倒入花生油烧热，下蘑菇、金针菇、草菇，过油捞起；空心菜炒熟，沥干，加酱油、醋、芝麻油、味精拌匀，腌后排盘底；炒锅加油烧热，下生姜煸过，加酱油、柏子仁汤、醋、白糖，倒入蘑菇、金针菇、草菇，5分钟后加味精拨炒片刻，盛于盘中菜上；锅中酌加水，调湿生粉、芝麻油成稀芡，淋于菜上即成。

用于消化不良、食欲不振：空心菜250克，红辣椒50克，大蒜1个。空心菜去叶留秆，洗净，切段；红辣椒洗净，去蒂、籽，切细丝；大蒜拍碎。炒锅置旺火上，加油烧热，倒入辣椒丝、空心菜秆，快速翻炒，将熟时下精盐、大蒜、味精，炒匀起锅。

用于咳嗽、心烦失眠、便秘、便血、痔疮、痈肿：空心菜150克，鸡蛋2个，葱花适量。空心菜洗净、切段，鸡蛋打入碗内搅匀；油锅烧热，下葱花煸香，投入空心菜煸炒，加入精盐炒至入味，出锅待用；锅内放适量清水烧沸，徐徐倒入鸡蛋液，煮成鸡蛋花时倒入炒好的空心菜，点入味精，调好口味，出锅即成。

6. 食疗禁忌

空心菜性寒滑利，故脾胃虚寒、大便溏泄者不宜多食。

橄榄食疗汇

1. 来源

橄榄为橄榄科植物橄榄的果实，别名甘榄、白榄、青果、忠果，以个大、肉厚、色灰绿、无乌黑斑者为佳。橄榄不宜储存太久，宜鲜食，制成干品可存放较久。

2. 营养成分含量

每100克橄榄含水分83.1克、灰分0.8毫克、粗纤维4克、蛋白质1.2克、胡萝卜素130微克、维生素B_1 0.01毫克、脂肪1.09克、维生素B_2 0.07毫克、烟酸

0.4毫克、碳水化合物12克、维生素E 1.24毫克、钾23毫克、钙49毫克、钠2.1毫克、镁13毫克、磷18毫克、锰0.16毫克、铜0.04毫克、锌0.08毫克、铁1.4毫克、硒0.3微克。

3. 中医解读

橄榄性平味甘、酸、微涩，归肺、胃经，能清热解毒、生津止渴、清肺利咽，为药食两用之常品。其效用据《滇南本草》记载，可"治一切喉火上炎，大头瘟症，能解湿热、春温，生津止渴，利痰，截鱼毒、酒、积滞"。《本草纲目》谓其可"生津液，止烦渴，治咽喉痛。咀嚼咽汁，能解一切鱼鳖毒"，适用于咳嗽痰多、咽喉肿痛、暑热烦渴、醉酒、鱼蟹中毒等。

4. 食疗效果

橄榄含蛋白质、脂肪、糖类、钙、磷、铁、有机酸及维生素等，其中钙含量较高，对骨骼发育有帮助；此外，橄榄还具有防治心脏病、保护胆囊的功能，并可用于配合治疗咽喉癌和其他肿瘤；新鲜橄榄可解煤气中毒、酒精中毒和河豚毒。

5. 食疗方

用于烦热干渴、咽喉炎及扁桃体炎等：用橄榄煮汁泡服绿茶，慢慢饮用。

用于鱼骨鲠喉：可用生橄榄嚼汁缓慢咽下。

用于肠炎、痢疾、腹泻等：用橄榄、生姜和红糖煎汤服用。

用于喉癌咽喉部不适、咳嗽：橄榄30克，罗汉果1个，加清水适量，文火煎30分钟，饮汤，每日2次。

用于降血糖、止呕吐：柚皮15克、橄榄30克。柚皮洗净，切碎，加水放砂锅内煮开，再放入橄榄煮熟。

用于河豚、毒蕈中毒，酒醉不醒：取新鲜橄榄20枚，洗净，捣烂取汁，必要时饮用。

用于流行性感冒、咽喉肿痛：用新鲜橄榄和生白萝卜捣烂混合，水煮后滤汁当茶饮，每日1次。

用于水痘初起、发热、咽红等症：橄榄30克、芦根60克。橄榄捣烂，芦根洗净、切碎，加水共煎煮30分钟，取汁代茶饮，3～5天为1个疗程。

6. 食疗禁忌

橄榄味道酸涩，不可一次性大量食用；胃溃疡患者慎食。

香蕉食疗汇

1. 来源

香蕉为芭蕉科植物大蕉和香蕉的果实，别名甘蕉、蕉果、蕉子、粉芭蕉、牙蕉，以果形端正，果色新鲜光亮，果皮呈鲜黄或青黄色，果面无病斑、无创伤者为佳。

2. 营养成分含量

每100克香蕉含水分77.1克、蛋白质1.2克、脂肪0.6克、碳水化合物19.5克、粗纤维0.9克、灰分0.7克、钙9毫克、磷31毫克、铁0.6毫克、胡萝卜素0.06毫克、维生素B_1 0.02毫克、维生素B_2 0.05毫克、烟酸0.7毫克、抗坏血酸6毫克、钾256毫克。

3. 中医解读

香蕉性寒味甘，归肺、大肠经，能清热、润肺、滑肠、解毒。香蕉的效用，据《日用本草》记载，"生食破血，合金疮，解酒毒；干者解肌热烦渴"。《本草纲目》谓其可"除小儿客热，压丹石毒"。《本草求原》言其能"止渴润肺解酒，清脾滑肠；脾火盛者食之，反能止泻止痢"，可用于热病烦渴、肺燥咳嗽、便秘、痔疮、高血压、血管硬化等。

4. 食疗效果

香蕉含大量的水溶性纤维，可帮助肠内的有益菌生长，维持肠道健康；香蕉含有丰富的钾，有助于降低血压，预防高血压和心血管疾病；香蕉富含多种维生素，钠及胆固醇的含量低，常吃香蕉的人不仅不会发胖，而且皮肤会变得细腻健美；香蕉皮中含有蕉皮素，它可抑制真菌和细菌，用于治疗由真菌或细菌引起的皮肤瘙痒及脚气病效果良好；香蕉中含有一种能预防胃溃疡的化学物质，它能刺激胃黏膜细胞的生长繁殖；抑郁症患者常食香蕉能调节情绪，减少引起情绪低落的激素。

5. 食疗方

用于胃痛： 香蕉2条，水煎，加白糖服。

用于虚火上炎、大便干结、痰多咳嗽等： 新鲜香蕉、橘子各100克，蜂蜜30毫升。香蕉去皮并捣烂成泥，橘子洗净捣烂取汁；将橘子汁混入香蕉泥中，再加入蜂蜜并调匀，即可饮用。每日2次，连服数日。

用于冠心病、动脉硬化：茶叶10克，用沸水冲1杯，香蕉50克，去皮研碎，与少许蜂蜜同放入茶杯中，代茶饮，每日1次。

用于燥热咳嗽，日久不愈：香蕉1～2条，去皮加冰糖适量，隔水炖服，每日1～2次，连服数日。

用于小儿腹泻：香蕉1～2条，烤熟，趁热去皮吃，每日3次。

用于高血压：每次吃香蕉1～2条，连续吃一段时间即可生效。

用于痢疾：取香蕉数条，不去皮，炖熟服，每日2次。

6. 食疗禁忌

香蕉性寒滑肠，脾胃虚寒、便溏腹泻者不宜多食和生食；胃酸过多者不可食用，急慢性肾炎及肾功能不全者忌食；香蕉不要和甘薯同食。

葡萄食疗汇

1. 来源

葡萄为葡萄科植物葡萄的果实，别名蒲桃、草龙珠、山葫芦。葡萄品种繁多，有香妃、巨峰、红提、玫瑰香、金手指、美人指等。以果梗青鲜、表面完整、皮色光亮无斑痕者为佳，果梗霉锈、果面沾湿或有褐斑者不佳。葡萄在常温下极易腐烂，适宜冷藏。

2. 营养成分含量

每100克葡萄含蛋白质0.2克、维生素B_1 0.04毫克、钾252毫克、钙4毫克、维生素B_2 0.01毫克、钠2毫克、磷15毫克、烟酸0.1毫克、镁6.6毫克、铁0.6毫克、维生素C 4毫克、碳水化合物10.3克、胡萝卜素0.05毫克、维生素A 8微克。

3. 中医解读

葡萄性平味甘、酸，归肺、脾、肾经，能补气血、强筋骨、利小便。葡萄在养生保健和防病治病方面有很好的作用，《神农本草经》说它"主筋骨湿痹，益气倍力，强志，令人肥健耐饥，忍风寒。久食轻身，不老延年。可作酒"。《名医别录》说其能"逐水，利小便"。《滇南本草》谓其可"大补气血，舒筋活络。泡酒服之，治阴阳脱证，又治盗汗虚证。汁，治咳嗽"。《随息居饮食谱》言其能"补气，滋肾液，益肝阴，强筋骨，止渴，安胎"，可用于气血虚弱、肺虚咳嗽、心悸盗汗、烦渴、风湿痹痛、淋证、水肿、痘疹不透等。

4. 食疗效果

葡萄含有丰富的葡萄糖及多种维生素，保护肝脏、减轻腹水和下肢浮肿的效果非常明显，还能提高血浆白蛋白，降低转氨酶；葡萄中的葡萄糖、有机酸、氨基酸、维生素对大脑神经有兴奋作用，对肝炎伴有的神经衰弱和疲劳症状有改善效果；葡萄中的果酸还能帮助消化、增加食欲，防止肝炎后脂肪肝的发生；此外，葡萄还具有抗炎作用，能与细菌、病毒中的蛋白质结合，使它们失去致病能力；将葡萄连皮和籽一起吃，可护肤美容，延缓衰老，使皮肤洁白、细腻、富有弹性。

5. 食疗方

预防心脏病： 每天喝224～280克紫葡萄汁，可预防心脏病。

用于轻度高血压： 每天喝1杯葡萄汁，不但能稀释血液，还有助于降低血压。

用于厌食症的辅助治疗及减肥： 葡萄100克，白糖适量。葡萄洗净、去梗，用清洁纱布包好后挤汁；取葡萄汁，加白糖调匀即成。每天分3次服完。

6. 食疗禁忌

葡萄含糖量很高，多食容易产生内热，引起烦闷不安等，尤其是阴虚内热、胃肠实热或痰热内蕴者更应慎食。

板栗食疗汇

1. 来源

板栗为壳斗科植物栗的成熟果实，别名栗子、魁栗、毛栗、风栗、大栗，以外壳褐色、质地坚硬、表面光滑、无虫眼、无杂斑者为佳。

2. 中医解读

板栗性平味甘、微咸，归脾、胃、肾经，能益气健脾、补肾壮骨、活血消肿、止血。

3. 食疗效果

板栗富含维生素E，能滋养肌肤、延缓衰老；板栗能补脾健胃、活血止血，对肾虚也有良好疗效；板栗含不饱和脂肪酸，适用于高血压、冠心病、动脉硬化患者的食疗调养，同时也是老年人延年益寿的滋补佳品；板栗果壳和树皮有收敛作用；板栗的鲜叶外用可治皮肤炎症，花能治疗瘰疬和腹泻，根能治疝气。

4. 食疗方

用于咳嗽： 板栗仁150克、猪瘦肉100克，调味蒸煮。

用于脾胃虚弱、消化不良： 将板栗仁磨成粉，蒸成板栗糕食。

用于年老体弱，胃纳不佳、腰膝酸软无力、步履蹒跚： 板栗仁50克、粳米10克，煮粥食用。

用于幼儿腹泻： 板栗仁研粉煮如糊，加白糖适量食用。

用于身弱乏力、记忆力不佳及用脑过度： 板栗150克，母鸡1只（约1500克），姜20克，葱30克，绍兴黄酒适量。板栗去外壳；葱、姜洗净，姜拍破，葱打结；母鸡去内脏，洗净，切块；锅置火上，加清水，放入鸡块烧沸，撇净浮沫，加绍兴黄酒、姜块、葱结、板栗，炖至板栗、鸡肉熟透，加精盐调味即成。

5. 食疗禁忌

板栗生吃难消化，熟食又易滞气，故不宜一次吃得太多，否则易伤脾胃；脾胃虚弱、消化不好的人不宜食用；新鲜板栗容易变质，吃了发霉的板栗会中毒，因此变质的板栗不能吃；由于板栗所含的糖分不低，因此在吃板栗时，要避免吃得太多，尤其是糖尿病患者，以免影响血糖的稳定。

西洋菜食疗汇

1. 来源

西洋菜为十字花科植物豆瓣菜的嫩茎和叶子，别名水生菜、水芥菜、豆瓣菜、水田芥、凉菜、耐生菜，以鲜嫩青绿者为佳。

2. 营养成分含量

每100克西洋菜含蛋白质1.06克、维生素B_2 0.17毫克、钙43～121毫克、纤维素1.09克、维生素C 124毫克、镁11.5毫克、胡萝卜素9.55毫克、钾308毫克、磷19.5毫克、还原糖0.42克、钠15.2毫克、铜0.05毫克、铁1.03毫克、锌0.12毫克、锰0.15毫克、锶0.7毫克、硒1.29微克。

3. 中医解读

西洋菜性凉味甘、淡，归肺、膀胱经，能清肺、凉血、利尿、解毒。据

《生草药手册》记载，西洋菜可"治肺病及肺燥热咳"。《全国中草药汇编》载其可"用为利尿、强壮及抗坏血病，并用于治疗气管炎及皮肤瘙痒症"。西洋菜还有通经的作用，女性在月经前食用一些，就能对痛经、月经过少等症状起到防治作用。

4. 食疗效果

西洋菜含丰富的维生素A、维生素B、维生素C、蛋白质、脂肪、糖类、有机酸，还含有挥发性成分，有较高的营养价值。西洋菜有一定的抑菌和干扰卵子着床的作用，适用于肺燥咳嗽、咽喉炎、咯血、衄血、痛经、月经过少等病症的治疗。

5. 食疗方

清肺燥、润肺阴、益肺气：西洋菜750克，陈肾（腊鸭肾）1～2个，大枣2～3枚，生鱼1条（约500克），猪瘦肉250克，生姜2～3片。先将生鱼洗净，去肠脏，沥干水，置铁锅内，放入少许生油，微火慢煎至半熟；大枣去核；西洋菜择好、洗净；陈肾、猪瘦肉整块洗净。所有食材一起放进瓦煲内，加清水2.5升，武火煲沸后改用文火煲2～3个小时，调入适量精盐和少许生油即可，此量可供2～4人用；西洋菜、生鱼、猪瘦肉可捞起拌入酱油供佐餐用。

用于口干咽痛、烦躁胸闷：西洋菜500克，猪骨250克，煮汤食。

用于肺热咳嗽、痰少口干：西洋菜500克，猪肺500克，甜杏仁15克，煮汤食。

用于补益五脏、强筋壮骨：西洋菜30克，鸡肉丝200克，芝麻酱适量。西洋菜洗净，切成5厘米长的小段，用温开水浸软后加入精盐和味精拌匀；芝麻酱用水稀释，备用。西洋菜段放入盘底，鸡肉丝和芝麻酱拌匀，入味后放入盘中即可食用。

用于降低胆固醇：西洋菜500克，苹果3个。将原料洗净，榨汁，饮用。

用于肺燥咳嗽、咽干口燥、肠燥便秘：鲜西洋菜500克，蜜枣6枚，用清水适量共煮汤，煮熟后食用。

用于清肠减肥、健体瘦身：西洋菜300克，牛肉150克，蜜枣10余枚。牛肉洗净沥干，切片后用生抽、生油、白糖和生粉调成的腌料拌匀；将西洋菜洗净、切断；加水煮开后，放入西洋菜、姜片、蜜枣。中火煮至西洋菜熟，下牛肉，煮熟，调味即可。

用于润燥通便：西洋菜100克，罗汉果1个，甜杏仁30克，冰糖适量。罗汉果洗净；西洋菜洗净，择短；甜杏仁用开水煲，去掉外面的薄皮。把罗汉果、甜杏仁放入锅内，加清水适量，武火煮沸后放入西洋菜，等再次煮沸后用文火煲30分钟即可，加冰糖调味服用。

6. 食疗禁忌

凡脾胃虚寒、肺气虚寒之咳嗽者及大便溏泄者均不宜食。孕妇不宜食用。

白果食疗汇

1. 来源

白果为银杏科植物银杏的干燥成熟种子，别名灵眼、银杏、银杏核、公孙树子、佛指柑、鸭脚树子、干白果，以果壳色洁白、坚实、肉饱满、无霉点、无破壳、无枯肉霉坏者为佳。已经发芽的白果不能吃。

2. 营养成分含量

每100克白果含蛋白质13.2克、维生素B_2 0.1毫克、锰2.03毫克、脂肪1.3克、维生素E 24.7毫克、锌0.69毫克、碳水化合物72.6克、钾17毫克、铜0.45毫克、钠17.5毫克、磷23毫克、视黄醇当量9.9微克、钙54毫克、硒14.5微克、铁0.2毫克、水分9.9克、灰分3克。

3. 中医解读

白果性平味甘、苦、涩，有毒。归肺、肾经，能敛肺定喘、止带缩尿、解毒杀虫。白果的效用，据《本草纲目》记载，"熟食温肺益气，定喘嗽，缩小便，止白浊。生食降痰，消毒杀虫；嚼浆涂鼻面手足，去皶疱……皴皱及疥癣疳……阴虱"。《本草便读》谓其"上敛肺金除咳逆，下行湿浊化痰涎"，可用于哮喘痰嗽、带下、白浊、遗精、尿频、无名肿毒、酒渣鼻、癣疮等。

4. 食疗效果

白果中含有的白果酸、白果酚，经实验证明有抑菌和杀菌作用，可用于治疗呼吸道感染性疾病；白果用油泡对结核分枝杆菌有很强的抑制作用；白果有祛痰和微弱的松弛支气管平滑肌作用；白果能清除在氧存在下黄嘌呤氧化酶系统产生的超氧自由基，有抗衰老作用；现代医学研究发现，煨白果能收缩膀胱括约肌，对小儿遗尿、气虚小便频数等病症有辅助治疗作用。

5. 食疗方

用于头面癣疮、扁平疣、痤疮等：用生白果仁，切开，频擦取效。

用于**心悸、健忘、失眠、产后血虚、年老体弱**等：白果5枚（去壳、心、衣）、龙眼肉7～10枚，水适量，同蒸熟食用。

用于**久咳不愈、虚劳咳嗽**：用白果肉、陈茶、核桃、蜂蜜熬膏食用。

用于**慢性肾炎，蛋白尿久不消者**：白果肉10枚、芡实30克、糯米30克。煮粥，每日1次，10天为1个疗程，间歇服用2～4个疗程。

用于**妇女白带过多、小儿消化不良腹泻、小儿遗尿**等：干白果仁2枚，研末备用。将鸡蛋一端打1个小孔，塞入白果粉，封口，朝上蒸熟食用。

用于**肺虚咳喘、肾虚遗尿、小便频数、老年肺结核及妇女体虚、白带过多**等：白果10～15克（去壳、心、衣）、豆腐皮（腐竹）40～50克、大米适量，同煮粥，用白糖调味食用。

用于**脾虚泄泻、痰喘咳嗽、小便淋痛、水肿、糖尿病、青年扁平疣**等：白果8～12枚（去壳、心、衣）、薏苡仁60～100克，同煮汤，用适量白糖或冰糖调味食用。

用于**夜多小便、小儿遗尿**等：猪脬100～200克，白果5枚，覆盆子10～15克。猪脬洗净切块，白果炒熟（去壳、心、衣），然后将食材同放煲中煮汤，食前加适量精盐调味。

6. 食疗禁忌

干白果含有氢氰酸，过量食用可出现呕吐、发热烦躁、呼吸困难等中毒病症，严重时可致死，故不可多食；5岁以下小儿应禁止吃白果；有实邪者忌食；白果宜熟食。

菠萝蜜食疗汇

1. 来源

菠萝蜜为桑科植物木波罗的果实，主要品种有干包和湿包两大类。湿包皮坚硬，肉瓤肥厚，多汁、味甜，香气特殊而浓；干包汁少、柔软甜滑，鲜食味甘美，香气中等。当菠萝蜜皮上突起的刺变钝，用手挤压有软的感觉，闻起来有香味时就表示熟了。菠萝蜜果肉宜冷藏保存。

2. 中医解读

菠萝蜜性平味甘、酸，归胃、大肠经，可生津除烦、益气醒脾、解酒。据《本草纲目》记载，菠萝蜜可"止渴解烦，醒酒益气，令人悦泽"。《台湾药用植物志》指出，菠萝蜜的"未熟果为收敛剂，熟果为缓泻剂"。而菠萝蜜的核仁，《本草纲目》谓其能"补中益气，令人不饥轻健"，《广西中草药》言其可"滋养益气，生津止渴，通乳"，《台湾药用植物志》称其"为强壮剂，治胸病"。

3. 食疗效果

菠萝蜜中的糖类、蛋白质、脂肪油、矿物质和维生素，对维持机体的正常生理功能有一定作用；菠萝蜜所含蛋白质具有抗水肿、消炎等作用；食用菠萝蜜能增强体内纤维蛋白的水解作用，溶解阻塞于组织与血管内的纤维蛋白及血凝块，从而改善局部血液、体液循环，使炎症和水肿吸收、消退，对脑血栓及其他血栓所引起的疾病有一定的辅助治疗作用。

4. 食疗方

用于产后乳汁不足：猪瘦肉250克，菠萝蜜核仁适量。猪瘦肉切小块，与菠萝蜜核仁一同煮汤。

用于慢性肠炎：菠萝蜜核炒干磨粉，每次取15克，米汤调服，每日2～3次，饭前服。

用于产后乳汁不足：猪瘦肉250克，菠萝蜜核仁适量。猪瘦肉切小块，与菠萝蜜核仁一同煮汤。

5. 食疗禁忌

菠萝蜜不能多食，多食令人胸闷、烦呕。

柚子食疗汇

1. 来源

柚子为芸香科植物柚的成熟果实，别名霜柚、臭橙、香抛、文旦。柚之变种甚多，其著名品种有文旦柚、沙田柚、坪山柚、四季抛、大红抛等。同样大小的柚子，分量重、扁圆形、颈短者为好。沙田柚以底部淡褐色金线圈的条纹明显者为好。柚子宜于室温通风干燥环境下保存。

2. 营养成分含量

每100克柚子含水分84.8克、蛋白质0.7克、脂肪0.6克、碳水化合物12.2克、热量172千焦、粗纤维0.8克、钙4毫克、磷43毫克、铁0.9毫克、胡萝卜素0.01毫克、维生素B_1 0.07毫克、维生素B_2 0.02毫克、烟酸0.5毫克、抗坏血酸41

毫克、钾119毫克、钠3毫克、镁4毫克。

3. 中医解读

柚子性寒味甘、酸，归肺、脾经，能消食化积、化痰止咳、宽中理气、解酒毒。柚子的效用，据《日华子本草》记载，可"治妊娠人食少并口淡，去胃中恶气，消食，去肠胃气，解酒毒，治饮酒人口气"。《随息居饮食谱》谓其可"辟臭，消食，解醒"。《福建药物志》言其可"破积散气，止咳定喘"。《本草纲目》称柚皮可"消食快膈，散愤懑之气，化痰"。《岭南采药录》说柚核可"治小肠疝气"，可用于饮食积滞、食欲不振、醉酒、痰多咳嗽、疝气等。

4. 食疗效果

柚子不但营养价值高，而且还具有消食、润肺、理气、清肠、利便等功效，可促进伤口愈合，对败血病等有良好的辅助疗效；新鲜的柚子肉中含有类似胰岛素的成分，能降低血糖；柚子中含有的生理活性物质皮苷，可降低血液的黏滞度、减少血栓的形成，对脑血管疾病，如脑血栓、中风等，有较好的预防作用，还能使人体更容易吸收钙及铁质。

5. 食疗方

用于妊娠恶阻： 萝卜子15克，鲜姜5克，柚皮15克。将上三味入锅，加水1碗，煮成半碗。每日1剂，温热服。

用于妊娠恶心呕吐、胃脘疼痛不适诸病症： 柚子5～8个、蜂蜜500毫升、冰糖100克、姜汁10毫升。将柚子去皮、核，绞汁，用文火煎浓稠后，加入蜂蜜、冰糖和姜汁，同熬成膏状，冷却后装瓶备用。沸水冲服，每次1汤匙，每日2次。

用于支气管哮喘： 柚子皮1个，乌鸡1只。将鸡去毛及内脏，把柚子皮填入鸡腹内，用沙纸密封，黄泥外裹，烧烤熟即成。吃鸡肉，每隔2日吃1次。

生菜食疗汇

1. 来源

生菜为菊科莴苣属一二年生草本植物莴苣中以叶球或嫩叶供食的品种。按叶片的色泽可分为绿生菜、紫生菜两种，按叶的生长状态可分为散叶生菜、结球生菜两种。别名叶用莴苣、包生菜、千金菜。以质嫩、叶绿者为优。生菜对乙烯极为敏感，储藏时应远离苹果、梨和香蕉，以免诱发赤褐斑点。

2. 营养成分含量

每100克生菜含蛋白质0.6克、钙34毫克、维生素B_2 0.02毫克、碳水化合物1.9克、磷31毫克、维生素P 0.5毫克、脂肪0.1克、铁0.9毫克、维生素C 1毫克、粗纤维0.4克、维生素B_1 0.03毫克、硒1.15微克。

3. 中医解读

生菜性寒味甘、苦，归胃、肠经，能清热解毒、止渴、利尿通便。《食疗本草》谓其可"补筋骨，利五脏，开胸膈壅气，通经脉脾气。令人齿白，聪明少睡"。《日用本草》称其可"解热毒，消酒毒，止渴，利大小肠"。可用于小便不利、尿血、乳汁不通、虫蛇咬伤及肿毒等。

4. 食疗效果

生菜茎叶中含有莴苣素，故味微苦，具有镇痛催眠、降低胆固醇、治疗神经衰弱等功效；生菜性质甘凉，能清热爽神；生菜中含有甘露醇等有效成分，有利尿和促进血液循环的作用；生菜还能保护肝脏，促进胆汁形成，防止胆汁淤积，有效预防胆石症和胆囊炎；另外，生菜还能清除肠内毒素，防止便秘。

5. 食疗方

用于塑身减肥： 生菜1棵，核桃100克。将生菜洗净后沥干水分，然后将核桃放文火上干炒，炒熟后压碎；武火快炒生菜约1分钟，淋下蚝油，改文火煮约3分钟；将生菜盛入碗中，撒下核桃屑即可。

防治高血脂： 生菜250克、大蒜头3瓣。将锅烧热，入油滑锅，至油六七成热时倒入生菜翻炒，全部变软变熟后关火，用筷子将生菜在盘内摆整齐；锅内剩余油和汤汁加热，放入拍扁的大蒜头炒香，加老抽15毫升、料酒10毫升、镇江香醋5毫升入锅中炒匀，加盐、蘑菇精、白糖、汤汁翻炒1分钟左右，加入湿生粉，至色泽透明发亮时出锅，浇在摆好的生菜上即可。

帮助消化，减肥： 生菜数片、罐头装玉米粒少许、西芹1条、胡萝卜半条、小黄瓜1条、苹果半个、火龙果半个、奇异果1个、番石榴半个、低脂沙拉酱少许。生菜洗净，撕成适合入口的片；西芹刨去外侧与根部较老的纤维，纵切成较细条状；胡萝卜洗净，刨去外皮，对剖后切成细条；黄瓜洗净，切成条状；苹果、奇异果、火龙果去皮，切成块状；番石榴去籽，切块状。将所有处理过的蔬果摆盘，加上少许玉米粒，最后淋上沙拉酱即可。

6. 食疗禁忌

生菜性质寒凉，脾胃虚弱的人应少吃。

香薷食疗汇

1. 来源

香薷为唇形科植物石香薷或江香薷的嫩茎叶。别名香菜、香戎、香茸、紫花香菜、蜜蜂草。以质嫩、茎基部紫红、叶青绿、气香辛烈者为佳。产于江西宜春者品质最佳，产于广西、湖南、湖北者次之。

2. 营养成分含量

每100克香薷含热量150千焦、维生素B_1 0.04毫克、钙252毫克、蛋白质4.5克、维生素B_2 0.33毫克、镁36毫克、脂肪0.4克、烟酸2.2毫克、铁2.3毫克、碳水化合物4.1克、维生素C 44毫克、锰0.2毫克、膳食纤维1.8克、维生素E 0.01毫克、锌0.24毫克、维生素A 0.998毫克、钾253毫克、铜0.37毫克、钠0.2毫克、磷40毫克、视黄醇当量87微克。

3. 中医解读

香薷性微温味辛，归肺、胃经，能发汗解表、化湿和中、利水消肿。香薷的效用，据《本草经疏》记载，"霍乱煮饮无不瘥，作煎除水肿尤良"。《食物本草》谓："夏月煮饮代茶，可无热病，调中温胃；含汁漱口，去臭气。"李时珍指出："世医治暑病，以香薷饮为首药，然暑有乘凉饮冷，致阳气为阴邪所遏，遂病头痛发热恶寒，烦躁口渴，或吐或泻，或霍乱者，宜用此药，以发越阳气，散水和脾。香薷乃夏月解表之药，如冬月之用麻黄，气虚者尤不可多服。"

4. 食疗效果

香薷主要含香荆芥酚、百里香酚、对聚伞花素等芳香性挥发油，有发汗解热、镇静、镇痛、抗菌、抗病毒及增强免疫作用，并能刺激消化腺分泌及胃肠蠕动，还能刺激肾血管，使肾小球充血、滤过性增大而有利尿作用。香薷还有祛痰、镇咳和抑制皮肤真菌作用。

5. 食疗方

用于黄疸性肝炎：香薷25克、芦根40克、茵陈25克。将所有原料加水煎汤，去渣取汁，代茶饮。

用于暑湿感冒、空调病：香薷10克、厚朴5克、白扁豆5克、白糖适量。将香薷、厚朴剪碎，白扁豆炒黄捣碎，放入保温杯中，沸水冲泡，盖严温浸1小时，白糖调味，代茶饮。

用于小儿夏伤暑湿，身热无汗，呕吐泄泻，脘腹胀痛等：白扁豆20～40克、香薷15克，加水2碗，煎25分钟取汤即可。

用于夏季胃肠型感冒：粳米50克、香薷5克、绿豆50克。香薷水煎，滤去渣后备用；绿豆淘洗干净，和粳米同煮粥，至粥临熟时加入香薷汁，再煮一二沸即可。

用于肝癌（气滞血瘀型）疲乏无力、纳差者：刀豆30克，猪肝60克，香薷30克，粳米60克，葱、姜、芝麻油、黄酒少许。温水泡发香薷，浸出液沉淀、过滤备用；猪肝切成小丁；芝麻油下锅烧热，放入刀豆、猪肝、香薷，煸炒后，再加黄酒、精盐、葱、姜炒拌入味；粳米淘净，下锅加水，煮成稀粥后拌入刀豆、猪肝等原料，再煮片刻即可食用。

6. 食疗禁忌

表虚者忌服。

龙葵食疗汇

1. 来源

龙葵为茄科茄属植物龙葵的茎叶，少花龙葵的嫩茎叶也作龙葵用。龙葵别名苦菜、苦葵、百花菜、老鸦眼睛草、乌归菜、野海椒、黑茄、黑天天、黑茄子、野茄子、野辣椒、野葡萄，以鲜嫩、颜色青绿者为佳。龙葵不耐久存，宜即买即食。

2. 中医解读

龙葵性寒味苦、微甘，归肺、肝、胃经，能清热解毒、活血消肿。关于龙葵的药效，据《新修本草》记载，"食之解劳少睡，去虚热肿"。《药性论》亦言其"能明目轻身"。《本草纲目》谓其可"消热散血，压丹石毒"。《滇南本草》说它能"治小儿风热，攻疮毒，洗疥癫痒痛，祛皮肤风热"，可用于疔疮痈肿、丹毒、跌打扭伤、慢性气管炎、肾炎水肿等。

3. 食疗效果

龙葵含澳洲茄碱、澳洲茄边碱、皂苷、维生素A、维生素C等成分，具有抗菌、杀菌的作用，对金黄色葡萄球菌、绿脓杆菌、大肠杆菌等有明显的抑制作用。其水煎剂能够降低血压，对高血压具有一定的辅助治疗作用。另外，龙葵能够消除炎症，可治疗咽喉炎、慢性支气管炎、乳腺炎、膀胱炎等。龙葵所含的龙葵碱及龙葵总碱能够预防肿瘤的形成，起到防癌、抗癌的作用，对癌症患者有良好的辅助治疗效果。将龙葵捣烂外用，可治痈肿疔疮、虫蛇咬伤、皮肤湿疹瘙痒等。

4. 食疗方

用于清热健体：龙葵60克，猪肚350克，姜、盐、味精、鸡精、胡椒少许。猪肚洗净，水煮约1小时，捞出，切条备用；姜切片；龙葵洗净，备用。将猪肚、龙葵、姜片放入锅中，加水煮汤，再调入盐、味精、鸡精、胡椒即可。

用于抗癌防癌：龙葵500克，香菇6只。香菇洗净，温水泡发（泡香菇的水留用），切片备用；龙葵洗净，放入沸水中汆烫片刻，捞出用冷开水过凉，沥干备用。起油锅，倒入龙葵翻炒片刻，再倒入香菇拌炒，调入盐和泡香菇的水一同烧，将熟时加味精调味即可。

5. 食疗禁忌

龙葵碱和澳洲茄碱能溶解血细胞，过量食用会引起呕吐、头痛、腹痛、腹泻，甚至昏迷。未成熟的龙葵果实毒性很强，不宜食用。脾胃虚寒者慎食。

青菜食疗汇

1. 来源

青菜为十字花科植物青菜的茎叶，别名汤匙菜、油菜、油白菜、小棠菜、上海白菜，以叶片完整紧实、颜色新鲜嫩绿、不枯萎、无斑点者为佳。

2. 营养成分含量

每100克青菜含水分94.5克、胡萝卜素1.49毫克、磷32毫克、蛋白质1.3克、维生素B_1 0.03毫克、铁1.2毫克、脂肪2.3克、维生素B_2 0.08毫克、钾346毫克、碳水化合物2.3克、烟酸0.6毫克、钠66毫克、粗纤维0.6克、维生素C 40毫克、镁23.4毫克、钙56毫克、氯120毫克。

3. 中医解读

青菜性微寒味甘，归肺、胃、大肠经，能清热除烦、行气祛瘀、消肿散结、通利胃肠。关于青菜的药效，《名医别录》称它"主通利肠胃，除胸中烦，解酒毒"。《唐本草》说它"主风游丹肿，乳痈"，可治疗乳腺疾病。

《日华子本草》说它可"治产后血风及瘀血"，用于妇女产后调养。《滇南本草》说它"主消痰，止咳嗽，利小便，清肺热"，可用于热病消渴、肺热咳嗽、水肿、胃炎等。

4. 食疗效果

青菜含有丰富的维生素和矿物质，有助于增强机体免疫功能；所含的大量胡萝卜素（比豆类多1倍，比番茄、瓜类多4倍）和维生素C，可促进皮肤细胞代谢，防止皮肤粗糙及色素沉着，使皮肤亮洁，延缓衰老，并具有防癌、抗癌的作用；其丰富的粗纤维，能够促进肠胃蠕动，同时可防止血浆胆固醇的形成，促使胆固醇代谢物——胆酸排出体外，以减少动脉粥样硬化的形成，从而保持血管的弹性。

5. 食疗方

用于润肺养胃、延缓衰老：青菜500克，白果、笋片、冬菇各25克，肉丝50克，酱油、姜汁、芝麻油适量。青菜洗净切段，白果、冬菇丝、肉丝分别以油炒熟，笋片水焯过；锅置旺火上，加芝麻油，烧热后，倒入青菜段，稍加翻炒，倒入炒白果、熟肉丝、笋片、冬菇丝等，再加入酱油、姜汁翻炒至匀，起锅装盘。

用于胃纳不佳、食欲不振、大便不畅、痔疮等：粳米、青菜各500克，猪油适量。取新鲜青菜心，洗净切细；将猪油在铁锅内烧热，加入青菜心迅速翻炒，下适量精盐、酱油，起锅；粳米淘洗干净，加水蒸煮，米饭七成熟时，放入炒好的青菜心，调和均匀煮至饭熟即可。

用于热病消渴、纳呆：青菜500克，猪瘦肉50克，料酒、精盐、酱油适量。猪瘦肉洗净切烂，剁成肉糜，加入精盐，揉成肉丸，先蒸一下使肉黏紧在一起，备用；用旺火爆炒青菜，放入肉丸，加入酱油、精盐、料酒，烧开即可。

用于感冒、慢性胃炎、抑郁症：嫩青菜400克，辣豆瓣酱、白糖、酱油、精盐、醋、味精、湿生粉、葱花、生姜末、蒜末皆适量。把嫩青菜洗净，切成3厘米长的段；辣豆瓣酱用刀剁成细泥，用酱油、精盐、白糖、醋、味精、湿生粉兑成汁水；炒锅置中火上，放油烧至四成热，添加辣豆瓣酱炒至油红味香，再添加生姜末、蒜末稍炒，添加青菜炒至刚熟；倒进兑好的汁水，至芡成熟，撒上葱花，翻炒均匀即可。

用于小便不利、口腔溃烂、舌生小疮：淡竹叶、罐头蘑菇各250克，青菜12棵，生姜适量。淡竹叶加水煎取汁100毫升，罐头蘑菇沥干水分，青菜洗净，生姜拍松备用；炒锅放火上，倒入一半淡竹叶汤汁，加精盐、味精，放入青菜炒，刚熟即捞起排盘中；炒锅放火上，加入花生油，煸生姜，再倒入另一半淡竹叶汤汁，放蘑菇烧熟，捞起放青菜上；汤加精盐、味精勾芡，将汤汁淋于蘑菇及青菜上即成。

6. 食疗禁忌

脾胃虚寒、大便溏泄者不宜多食。

黄芽白菜食疗汇

1. 来源

黄芽白菜为十字花科草本植物白菜及其变种的幼株，其品种繁多，有结球、半结球、花心和散叶四种。黄芽白菜别名大白菜、黄芽菜、黄矮菜、花交菜、结球白菜，以新鲜、嫩绿、较紧密和结实者为佳，有虫害、松散、茎粗糙、叶子干瘪发黄、带土过多、发育不良的黄芽白菜质量较差。

2. 营养成分含量

每100克黄芽白菜含蛋白质1.4克、灰分0.7克、胡萝卜素0.11毫克、脂肪0.1克、钙33毫克、维生素B_1 0.02毫克、糖3克、磷42毫克、维生素B_2 0.04毫克、粗纤维0.5克、铁0.4毫克、烟酸0.3毫克、维生素C 24毫克。

3. 中医解读

黄芽白菜性平味甘，归胃、膀胱经，能通利肠胃、养胃和中、利小便。黄芽白菜的效用，据《滇南本草》记载，可"走经络，动痰火，利小便"。《食疗本草》谓其"主益元，补胃，悦颜色"。《本草省常》言其"利肠胃，安五脏，除烦热，解酒毒，消食下气，止嗽和中，久食令人肥健"，可用于水肿、胃炎等。

4. 食疗效果

黄芽白菜所含营养比较丰富，有蛋白质、脂肪、多种维生素、钙、磷、铁以及大量的粗纤维，可促进肠壁蠕动，帮助消化，防止大便干燥，保持大便畅通；所含铜可促进人体造血功能；所含锌可促进幼儿生长发育，促进男子精子活力，有助于外伤愈合，还具有抗心血管病、抗糖尿病及抗衰老作用；所含钼能阻断人体内亚硝胺的合成，从而起到抗癌作用。

5. 食疗方

用于脾胃虚弱、食欲不振： 黄芽白菜500克，干红辣椒丝7.5克，姜末少许，白糖、芝麻油、酱油、醋、精盐、湿生粉适量。黄芽白菜洗净，切成3厘米长、1.5厘米宽的长条；辣椒切开、去籽，切成3厘米长的段；菜油烧至七成热，将辣椒炸焦，放入姜末、黄芽白菜，旺火急速煸炒，加醋、酱油、精盐、白糖，煸至出现金黄色，用湿生粉勾芡，浇上芝麻油，翻炒后即可装盘。

用于烦热口渴、小便不利： 黄芽白菜250克，芝麻油适量。用开水将黄芽白菜烫去生味，以芝麻油、精盐调味即可。

用于小便不利、胃纳不佳、大便干结等： 黄芽白菜心1个（约500克），腊肉片20克，葱段、姜片、料酒、肉汤、白胡椒粉、精盐、鸡油适量。将黄芽白菜心洗净、沥干水，改切成两段，加入葱段、姜片、腊肉片、料酒、肉汤，上笼蒸约1小时；待黄芽白菜酥烂时，放入精盐、白胡椒粉、鸡油即可。

6. 食疗禁忌

脾胃虚寒者慎食；腐烂的黄芽白菜不能吃；烹调时不宜用煮、烫后挤汁等方法，以避免营养成分大量流失。

马齿苋食疗汇

1. 来源

马齿苋为马齿苋科马齿苋属一年生草本植物马齿苋的全草，有黄花种和白花种两大类型，别名马齿草、马齿菜、长寿菜、地马菜、长命菜、瓜子菜、马蛇子菜、九头狮子草、酸苋、安乐菜、五行草、老鼠耳，最适宜在夏秋季食用。白花种茎叶呈绿色，口感较好，黄花种茎带紫红色，炒食带酸味，口感不佳。马齿苋不宜久存，需趁新鲜尽早食用。

2. 营养成分含量

每100克马齿苋含热量113千焦、维生素A 0.372毫克、烟酸0.7毫克、蛋白质2.3克、胡萝卜素2.23毫克、维生素C 23毫克、脂肪0.5克、视黄醇当量92微克、钙85毫克、碳水化合物3.2克、维生素B_1 0.03毫克、铁1.5毫克、膳食纤维0.7克、维生素B_2 0.11毫克、磷56毫克。

3. 中医解读

马齿苋性寒味酸，归肝、大肠经，能清热解毒、凉血止血、除湿通淋。据

《滇南本草》记载，马齿苋有"益气清暑热、宽中下气、润肠、消积滞、杀虫、疗痔疮红肿疼痛"之功能。《本草纲目》言其可"散血消肿，利肠滑胎，解毒通淋"，可用于热毒泻痢、热淋、尿闭、赤白带下、崩漏、痔血、疮疡痈疖、丹毒、瘰疬、湿癣、白秃等。

4. 食疗效果

马齿苋营养丰富，蛋白质、脂肪、钙、磷、铁及胡萝卜素、维生素C的含量都很高；所含肾上腺素能促进胰腺分泌胰岛素，以调节人体糖代谢过程，进而降低血糖浓度，对糖尿病患者有较好的食疗作用；所含钾离子可扩张血管，具有一定的降压作用；所含ω-3脂肪酸具有降低血液黏度、抑制饱和脂肪酸生成的作用；所含硒可抑制由化学致癌物质所诱发的肝癌、皮肤癌及淋巴癌；所含维生素E能降低一些致癌剂的致癌作用，防止放射性元素引起的细胞损伤及诱发的癌变，还能减轻抗癌化疗药物的毒副作用；所含胡萝卜素具有延缓衰老、防止心血管疾病的作用；马齿苋还含有某些生物活性物质，其对心脏病、高血压、中风及糖尿病等也有较好的防治功效。

5. 食疗方

用于痢疾、肠炎、腹痛：鲜马齿苋200克，绿豆50～100克。先将绿豆煮至烂熟，再加入洗净的马齿苋，同煮熟食用。

用于湿热腹泻：鲜马齿苋煮汤或加适量白糖水煎服。

用于水痘已出或将出、发烧、烦躁、便溏：马齿苋、荸荠粉各30克，冰糖15克。将马齿苋捣汁，调入荸荠粉，加入冰糖，用开水冲成糊状，每日1次。

用于血痢：大蒜30克、鲜马齿苋500克、白糖10克、黑芝麻10克、花椒面1克、葱白10克。鲜马齿苋择去杂质老根，洗净泥沙，择成5～6厘米长的段，用沸水烫透捞出沥干水，装在盘内待用；大蒜撕去表皮捣成蒜泥，芝麻淘净泥沙、炒香捣碎，葱白切成马耳形；将盘中马齿苋抖散，用精盐拌匀，加入蒜等调料，撒上芝麻装入盘即成。

用于虚劳浮肿、脾虚少食：鲜马齿苋400克，熟火腿100克，精盐、味精、蒜泥、芝麻油各适量。马齿苋去根及老茎，洗净后下入沸水锅中焯透，捞出用清水多次漂洗，冲净黏液，切段放入盘；熟火腿切成细丝，放入马齿苋盘内，再撒上精盐、味精、蒜泥，淋上芝麻油，调拌均匀即可上桌食用。

用于急、慢性痢疾：用粳米100克煮稀饭，煮至快熟时，加入洗净切碎的新鲜马齿苋100克同煮熟。可加适量油盐食用。

6. 食疗禁忌

脾虚便溏者及孕妇忌食。马齿苋味酸不宜久煮，煮久后味更酸。

落葵食疗汇

1. 来源

落葵为落葵科落葵属一年生缠绕性草本植物落葵的叶或全草，有多个品种，根据花的颜色可分为白花落葵、红花落葵、黑花落葵，别名胭脂菜、胭脂藤、胭脂豆、木耳菜、软浆叶、藤菜、豆腐菜、红果儿、软姜子、滑腹菜、御菜、繁露、承露、天葵、藤葵、胡燕脂、滑藤、西洋菜、藤露、潺菜、紫葵、紫豆藤、红藤菜、软藤菜、红鸡矢藤。我国各地都有栽培，以南方为主，夏、秋采收。落葵宜鲜食，不宜贮藏和加工，在25℃时只能存放1～2天。

2. 营养成分含量

每100克落葵含蛋白质1.7克、脂肪0.2克、碳水化合物3.1克、钙0.205克、磷29毫克、铁2.2毫克、胡萝卜素2.02毫克、烟酸1毫克、维生素C 1.02克、热量84千焦、维生素B_1 0.06毫克、维生素A 33毫克、硒2.6微克、膳食纤维1.5克、维生素B_2 0.06毫克、铜0.01毫克、视黄醇当量92.8微克、锰0.43毫克、维生素E 1.66毫克、钠47.2毫克、钾140毫克、镁62毫克。

3. 中医解读

落葵性寒味甘、酸，归心、肝、脾、大肠、小肠经，能滑肠通便、清热利湿、凉血解毒、活血散结。《本草药性大全》称落葵为"滑中至灵，散热郁尤妙"，热性便秘者食之颇宜。《岭南采药录》谓其可"治湿热痢"。《全国中草药汇编》言其可"清热解毒，接骨止痛。主治阑尾炎，痢疾，大便秘结，膀胱炎；外用治骨折，跌打损伤，外伤出血，烧、烫伤"。此外，落葵子蒸过后烈日曝干，脱去皮，取仁研细，和白蜜，涂面，具有美容作用。

4. 食疗效果

落葵叶含葡聚糖、黏多糖、β-胡萝卜素等类胡萝卜素及有机酸、皂苷、铁等。落葵富含维生素A、维生素B、维生素C和蛋白质，且为低热量、少脂肪蔬菜，经常食用有降血压、益肝、清热凉血、利尿、防止便秘等疗效，极适宜老年人食用。落葵的钙含量很高，是菠菜的2～3倍，且草酸含量极低，是补钙的优选经济菜。

5. 食疗方

用于疔疮痈疖肿胀疼痛、湿热痢疾等：落葵、大米、调味品各适量，煮粥食。

用于疥疮：落葵30克，猪肉酌量，同炖服。

用于久年下血：落葵50克、白肉豆根50克、老母鸡1只（去头、脚、内脏）、水适量，炖服。

用于燥咳：落葵嫩叶30克，水发银耳25克，花椒粒、葱花、生姜末、精盐、味精、素鲜汤、植物油各适量，炒食。

用于风湿痹病手足关节疼痛：鲜落葵全茎50克、猪蹄1只或老母鸡1只（去头、脚、内脏），加水、酒适量各半，炖服。

6. 食疗禁忌

平素脾胃虚寒、便溏腹泻者忌食，怀孕妇女及女子月经期间忌食。

卷心菜食疗汇

1. 来源

卷心菜为十字花科植物甘蓝的茎叶。按其叶形、颜色可分为白球、红球和皱叶三种；根据结球形状的不同，又可分为尖头形、圆头形和平头形三种。卷心菜别名普洋白菜、甘蓝、蓝菜、西土蓝、包心菜、圆白菜、包菜、莲花白、葵花白菜、椰菜、结球甘蓝，以叶片新鲜细嫩、无干萎情况、球体较蓬松者为佳。新鲜卷心菜含有大量维生素C，但在室温下存放2天，维生素C的破坏率可达70%。

2. 营养成分含量

每100克卷心菜含维生素E 0.5毫克、蛋白质1.1克、维生素C 40毫克、维生素B_2 0.03毫克、脂肪0.1克、钙69毫克、磷11毫克、碳水化合物2.8克、硒1.05微克、胡萝卜素0.08毫克、铁0.4毫克。

3. 中医解读

卷心菜性平味甘，归脾、胃经，能清热利湿、散结止痛、益肾补虚。据《千金食治》记载，卷心菜"久食大益肾，填髓脑，利五脏调六腑"。《本草拾遗》谓其可"补骨髓，利五脏六腑，利关节，通经络中结气，明耳目，健人，少睡，益心力，壮筋骨。治黄毒，煮作菹，经宿渍，色黄，和盐食之。去心下结伏气"，可用于湿热黄疸、消化道溃疡疼痛、关节不利及虚损等。

4. 食疗效果

卷心菜含有较丰富的维生素C、维生素U、胡萝卜素等，具有很强的抗氧化作用，能够有效预防胃溃疡；卷心菜富含叶酸，怀孕妇女、贫血患者可多吃；卷心菜含有丰富的异硫氰酸丙酯衍生物，能杀死人体内可导致白血病的异常细胞；卷心菜含有丰富的吲哚类化合物，能够抗癌防癌；卷心菜具有杀菌、消炎的作用，可用于咽喉疼痛、外伤肿痛、蚊叮虫咬、胃痛牙痛等；其所含的铬对血糖、血脂有调节作用，是糖尿病和肥胖患者的理想食物。

5. 食疗方

用于胃和十二指肠溃疡： 用新鲜卷心菜榨汁服用。

用于解酒、醒脑： 西瓜瓤250克、卷心菜200克。西瓜瓤去籽，切块；卷心菜洗净，切碎。将西瓜瓤、卷心菜放入榨汁机内，捣碎出汁，用纱布过滤，注入玻璃杯内即可。若不习惯饮用生蔬菜汁，可将卷心菜用开水焯一下再榨汁。

用于胃溃疡、胃弱、便秘、食欲不振： 卷心菜250克、桃子200克、柠檬2片、蜂蜜15毫升、冰块2～3块。卷心菜洗净，剁碎（或先将卷心菜用开水焯一下再剁碎）；桃子去核，切成黄豆大小的块。将卷心菜、桃子、连皮的柠檬放入榨汁机内榨汁，用纱布过滤后倒入装有冰块的杯中，加蜂蜜即成。

用于便秘： 将500克卷心菜加少许精盐放入开水中焯一下，将焯好的菜放凉后挤干水分，切成块；把1杯醋、1/2杯高汤、2勺酒、1/2勺精盐混合后煮开制成汤料。待汤料变凉后和卷心菜一起倒入密封瓶内储存1天即可食用。

用于防癌： 卷心菜1个、洋葱头1个、白糖3大勺、花椒粉1小勺、醋1杯。卷心菜洗净，切成4块，去掉心，把每块都切成长条；洋葱头去皮，洗净，切成细丝，与卷心菜放入同一容器中，加入白糖和花椒粉，用手揉拌；倒上醋，放置起来，过几天即可食用。

6. 食疗禁忌

卷心菜生吃食疗效果最好，即使煮熟，也不宜加热过久，以免其中的有效成分被破坏。胃有积滞者宜慎用。止痛宜鲜品生用。甲状腺功能减退症患者忌食。

苦荬菜食疗汇

1. 来源

苦荬菜为菊科植物苦苣菜的嫩叶，别名荼苦荬、甘马菜、老鹳菜、苦菜、苦马菜、无香菜，以鲜嫩、质脆、无萎叶者为佳，在阴凉、低温、干燥、密闭处保存。

2. 营养成分含量

每100克苦荬菜含蛋白质2.8克、脂肪0.6克、食物纤维5.4克、糖4.6克、维生素C 19毫克、维生素B_2 0.11毫克、维生素E 2.93毫克、维生素B_1 0.09毫克、维生素P 0.6毫克、胡萝卜素0.54毫克、磷41毫克、钙66毫克、铁9.4毫克、钾180毫克、锌0.86毫克。

3. 中医解读

苦荬菜性寒味苦，归心、脾、胃、大肠经，能清热解毒、凉血止血。关于苦荬菜的药用效果，《神农本草经》说它"苦寒，主治五脏邪气，厌谷，胃痹，久服安心益气，聪察少卧，轻身耐老"。《滇南本草》谓其可"凉血，治血热妄行，止一切血症……消痰，消瘿瘤，消咽喉结气，化痰毒，洗疮毒"，可用于肠炎、痢疾、黄疸、淋证、咽喉肿痛、痈疮肿毒、乳腺炎、痔瘘、吐血、衄血、咯血、尿血、便血、崩漏等。

4. 食疗效果

苦荬菜含有丰富的胡萝卜素、维生素C以及钾盐、钙盐等，对预防和治疗贫血，维持人体正常的生理活动，促进生长发育和消暑保健有较好的作用；苦荬菜中含有蒲公英甾醇、胆碱等成分，对金黄色葡萄球菌耐药菌株、溶血性链球菌有较强的杀灭作用；苦荬菜水煎剂对急性淋巴型白血病、急慢性粒细胞白血病患者的血细胞脱氧酶有明显的抑制作用，还可用于防治宫颈癌、直肠癌、肛门癌等。

5. 食疗方

用于阴虚咳嗽、消渴、痢疾、黄疸、痔漏、便秘等：苦荬菜250克，猪肉150克，葱花、姜末各10克。苦荬菜去杂洗净，入沸水锅中焯一下，捞出洗去苦味切段，猪肉洗净切片，加料酒、精盐、味精、酱油、葱、姜于碗内，搅匀成芡汁；锅烧热，下猪肉煸炒，倒入芡汁烧至肉熟入味，再投入苦荬菜烧至入味，出锅即成。

用于痢疾、黄疸、血淋、痔瘘：苦荬菜500克，蒜泥10克。苦荬菜去杂洗净，入沸水锅中，迅速捞出洗去苦味，挤干水切碎，放入盆中待用；将蒜泥、精盐、味精、芝麻油和醋放在小碗中搅匀，浇在苦菜上拌匀即可。

用于脾胃呆滞、消化不良、血淋、痔瘘：苦荬菜200克，芫荽10克，姜末、葱花各5克。苦荬菜洗净、切成段，芫荽切细末；炒锅内加水、姜末烧开，再加入白醋、精盐、胡椒粉、白糖煮沸，下入苦荬菜，加芝麻油、料酒、味精，用湿生粉勾薄芡，撒上芫荽、葱末出锅即可。

用于脾胃不足、面色萎黄、浮肿及痔疮、便秘、疮疖等：苦荬菜250克，水发香菇、豆腐、粉条、土豆、白菜各100克，葱、姜末各10克。苦荬菜洗净，切成段；水发香菇切两半；豆腐切成小长方块，入油锅炸至金黄色捞出，待用；土豆削皮，切滚刀块，炸成红褐色；粉条温水泡软；白菜切段。炒锅置旺火上，加油烧热后用葱、姜爆锅，煸香菇，烹料酒、酱油，迅速加入上汤，放入土豆、豆腐、粉条、白菜，文火煨10分钟，再放入苦荬菜、精盐、味精炒匀，入味后，淋花椒油、芝麻油，出锅即成。

6. 食疗禁忌

苦荬菜性寒，脾胃虚寒者忌食，不能与蜂蜜共食。

蒲公英食疗汇

1. 来源

蒲公英为菊科植物蒲公英的嫩苗，别名黄花地丁、耩耨草、灯笼花、金簪草、凫公英、仆公英、婆婆丁、奶汁草、仆公罂。蒲公英以叶多、灰绿色，根长且完整，花黄者为佳。

2. 营养成分含量

每100克蒲公英含蛋白质4.8克、脂肪1.19克、碳水化合物5克、粗纤维2.1克、灰分3.1克、维生素C 47毫克、胡萝卜素7.35毫克、维生素B_1 0.03毫克、烟酸1.9毫克、钙216毫克、磷39毫克、铁10.2毫克。

3. 中医解读

蒲公英性寒味甘、苦，归肝、胃经，能清热解毒、消痈散结、利尿。蒲公英的药用价值，《本草正义》称"其性清凉，治一切疔疮、痈疡、红肿热毒诸证，可服可敷，颇有应验，而治乳痈乳疖，红肿坚块，尤为捷效。鲜者捣汁温服，干者煎服，一味亦可治之，而煎药方中必不可缺也"。《滇南本草》谓其"利小便，祛风，消诸疮毒，散瘰疬结核；止小便血、治五淋癃闭，利膀胱"。其利胆、退黄疸、缓泻的功效现代亦颇常用，可用于乳痈、肺痈、肠痈、痄腮、疔毒疮肿、目赤肿痛、感冒发热、咳嗽、咽喉肿痛、胃炎、肠炎、痢疾、肝炎、胆囊炎、尿路感染、蛇虫咬伤等。

4. 食疗效果

蒲公英含有蒲公英醇、胆碱、有机酸、菊糖、葡萄糖、维生素C、维生素D、胡萝卜素、钙等多种营养素，同时含有丰富的微量元素，其中最重要的是铁元素，能预防缺铁性贫血；其所含的钾和钠能共同起到调节人体内水电解质平衡的作用，并可稳定心律；蒲公英含有丰富的卵磷脂，可预防肝硬化，增强肝和胆的功能。

5. 食疗方

用于急性黄疸性肝炎：蒲公英50克、茵陈50克、大枣10枚、白糖50克，煎汤。

用于热咳、痰黄稠：蒲公英100克、猪肉150克，煮烂食之。

用于肺痈：蒲公英60克、桔梗10克、白糖少许，一起煎成汤。

用于脱发：蒲公英150克、黑豆500克，加水煮熟，弃蒲公英渣，再加冰糖200克收干，每日服100克。

用于胆结石：取鲜蒲公英40克，洗净切碎，加水煎汁去渣，与粳米50～100克煮粥，加冰糖适量，每日早、晚各服1次。

用于热淋，小便短赤：蒲公英60克、玉米蕊60克，加水浓缩煎服或代茶饮。

6. 食疗禁忌

蒲公英性寒，非实热之证勿用；脾胃虚弱者、阴疽者慎食。

野苋菜食疗汇

1. 来源

野苋菜为苋科一年生草本植物野苋菜的嫩茎叶，分为红苋、绿苋和斑苋。别名白苋、糠苋、细苋、绿苋、皱果苋、人苋菜、簕苋菜、刺苋菜。以鲜嫩、无虫害、无异味者质佳。

2. 营养成分含量

每100克野苋菜含热量247千焦、蛋白质5.5克、碳水化合物7.9克、膳食纤维1.6克、脂肪0.6克、维生素A 1.192毫克、烟酸2.1毫克、胡萝卜素7.15毫克、维生素C 153毫克、维生素B_1 0.05毫克、维生素B_2 0.36毫克、维生素K 0.078毫克、钙610毫克、磷93毫克、铁10.5毫克、钾473毫克、镁38毫克、视黄醇当量0.08毫克。

3. 中医解读

野苋菜性微寒味甘，归肝、胃经，能凉血止血、清热利湿、解毒消痈。《岭南采药录》谓："取（野苋菜）叶茎煎饮，清热解毒，散血消肿，治痢，煎水洗痔疮，消水肿；又捣烂以之擦血癣。"《广西中药志》言其可"清热利湿，利大小肠"，可用于痢疾、腹泻、疔疮肿毒、毒蛇咬伤、蜂螫伤、小便不利、水肿等。

4. 食疗效果

野苋菜含有丰富的胡萝卜素、维生素C，有助于增强人体免疫功能，提高人体抗癌作用；野苋菜含有丰富的钙质，对牙齿和骨骼的生长可起到促进作用，并能维持正常的心肌活动，防止肌肉痉挛；野苋菜含有维生素K和铁、钙等矿物质，可促进凝血，增加血红蛋白含量，并提高其携氧能力，促进造血；野苋菜富含膳食纤维，可促进排毒，防止便秘。

5. 食疗方

用于甲状腺肿大：取鲜野苋菜50克，猪肉50克（或用冰糖15克）。水煎，饭后分2次服。

用于痢疾、目赤、雀盲、乳痈：野苋菜300克，洗净切段；锅烧热加入油，油热下葱花煸香，放入野苋菜煸炒，加入精盐，炒至入味，点入味精，翻匀出锅即成。

用于泄泻：鲜野苋菜、粳米各适量，煮粥食。

用于痔疮：野苋菜头500克，蜜枣8枚，广陈皮1片。野苋菜头洗净，切长条；广陈皮浸软，刮去瓤；蜜枣洗净。锅中加水，烧至水滚放入蜜枣、广陈皮及野苋菜头，至水再滚转文火，煲3小时即可。

用于清热、解毒、去湿：猪瘦肉300克，白鲫鱼2条（约600克），野苋菜400克，生姜25克。野苋菜洗净，斩成段，猪瘦肉切片洗净，生姜切片；白鲫鱼除鳞，洗净，用干布吸干，用锅两边煎香，用煲汤布袋装上。将以上原料放入汤煲内加清水或二汤2~2.5升，加盖，武火煮沸后用文火煲2小时，调味便成。

用于痔疮出血：野苋菜60克，猪大肠250克。加水煮成汤，放少许精盐调服。

用于产前产后赤白痢：野苋菜叶1把，糯米500克。水煎野苋菜叶，去渣，下米煮粥，空腹食之。

6. 食疗禁忌

脾胃虚弱者少食，经期妇女及孕妇禁用。不可多食，食之过多易引起腹泻。食前必须用开水烫，再用清水漂洗几次，沥去苦水，方可烧煮食用。

莴笋食疗汇

1. 来源

莴笋为菊科莴苣属一年生草本植物莴苣的茎叶，根据莴笋叶片形状可分为尖叶和圆叶两个类型，各类型中依茎的色泽又有白笋、青笋和紫皮笋之分。别名莴苣笋、香乌笋、莴苣、生笋、白笋、千金菜。莴笋洗净装入塑料食品袋中，扎紧袋口，置于冰箱中，可贮存半个月左右。

2. 营养成分含量

每100克莴笋含热量58.5千焦、维生素B_1 0.02毫克、钠36.5毫克、蛋白质1克、维生素B_2 0.02毫克、钙23毫克、脂肪0.1克、烟酸0.5毫克、铁0.9毫克、膳食纤维0.6克、维生素E 0.19毫克、锌0.33毫克、糖类2.2克、维生素C 4毫克、磷48毫克、维生素A 25微克、钾212毫克、硒0.54微克。

3. 中医解读

莴笋性凉味苦、甘，归胃、小肠经，能利尿、通乳、清热解毒。莴笋具有较高的食疗价值，据《本草拾遗》记载，其可"利五脏，通经脉，开胸膈"。《日用本草》谓其可"补筋骨……去口气，白齿牙，明眼目"。《本草纲目》言其可"通乳汁，利小便，杀虫蛇毒"，可用于小便不利、尿血、乳汁不通、虫蛇咬伤、疮痈肿毒等。

4. 食疗效果

莴笋能刺激消化液的分泌，促进食欲；莴笋能改善肝脏功能，有助于抵御风湿性疾病和痛风；莴笋含钾量较高，有利于促进排尿，减少心房的压力，对高血压和心脏病患者极为有益；莴笋含有少量的碘元素，对人的基础代谢、心智和体格发育甚至情绪调节都有重大影响，因此莴笋具有镇静作用，经常食用有助于消除紧张，帮助睡眠；莴笋含有较多的烟酸，糖尿病患者经常食用可改善糖的代谢；此外，莴笋中的铁元素很容易被人体吸收，经常食用新鲜莴笋，可防治缺铁性贫血。

5. 食疗方

用于产后无乳：莴笋3条，研作泥，好酒调开服。

用于防癌：绿豆芽100克、莴笋125克、沙丁鱼片96克、生姜丝4.5克，用适量花生油、精盐炒熟佐餐。

用于小便不利：莴笋捣泥做饼食之。

6. 食疗禁忌

脾胃虚弱者慎食。莴笋中的某种物质对视神经有刺激作用，因此有眼疾特别是夜盲症的人不宜多食。

茼蒿食疗汇

1. 来源

茼蒿为菊科草本植物茼蒿的嫩茎叶，依叶片大小，分为大叶茼蒿和小叶茼蒿两类，别名蓬蒿、菊花菜、蒿子杆、同蒿菜。南北各地皆种，以气味清香、茎叶肥嫩者为佳。低温及高湿为茼蒿储存的主要条件，但不能有凝结水聚于叶上，否则易腐烂。

2. 营养成分含量

每100克茼蒿含热量88千焦、蛋白质1.9克、脂肪0.3克、膳食纤维1.2克、碳水化合物2.7克、维生素B_1 0.04毫克、维生素B_2 0.09毫克、维生素A 0.252毫克、维生素E 0.92毫克、烟酸0.6毫克、胡萝卜素1.51毫克、铁2.5毫克、锰0.28毫克、钙73毫克、镁20毫克、锌0.35毫克、维生素C 18毫克、铜0.06毫克、磷36毫克、钾220毫克、钠161.3毫克、硒0.6微克、视黄醇当量0.093毫克。

3. 中医解读

茼蒿性凉味辛、甘，归心、脾、胃经，能和脾胃、消痰饮、平肝阳、安心神。关于茼蒿的药效，《千金食治》说它可"安心气，养脾胃，消痰饮"。《得配本草》说它可"利肠胃，通血脉，除膈中臭气"。《日用本草》记载它能"消水谷"。茼蒿特别适宜下列人群食用：夏季酷暑时，烦热头昏、睡眠不安的人群；高血压、头昏脑胀、大便干结的人群；肺热咳嗽、痰多黄稠的人群；贫血或骨折的人群。

4. 食疗效果

茼蒿中维生素A含量较多，多吃有助于抵抗呼吸系统的感染，防止视力衰退，促进皮肤、头发、牙齿及牙床的健康生长；茼蒿含有丰富的蛋白质、粗纤维、胡萝卜素、维生素C等成分，可治疗感冒发热、腹痛腹胀、肠炎痢疾、消化不良、便秘、脾虚浮肿、乳腺炎、高血压、水肿、吐血等；茼蒿中所含的芳香挥发性精油能令人头脑清醒，兼有降压补脑的功效，对记忆力减退、血压升高和习惯性便秘者有益；茼蒿中含丰富的铁、钙，可帮助身体制造新鲜血液，增强骨骼的坚韧性，对老年人预防贫血和骨折有好处。

5. 食疗方

用于痰热内盛型肥胖：茼蒿、白萝卜适量。茼蒿洗净，去根，切段；白萝卜洗净，切成与茼蒿一样粗的丝。锅中倒入油，入花椒、蒜蓉煸香，倒入茼蒿、白萝卜，翻炒至熟，调味即可食用。

用于湿浊阻于脾胃：茼蒿250克、鲮鱼肉150克、葱1条。茼蒿去根洗净，葱去须洗净，切葱花；鲮鱼肉洗净，加水煮烂，加葱花及调味料搅至起胶，做成鱼丸。把鱼丸放入开水锅内，煮沸后放入茼蒿再煮沸，调味即可，随量饮汤食肉。

用于胃热便秘、口臭或防治老年人习惯性便秘：松子25克、茼蒿250克，下油锅，旺火急炒至鲜嫩清脆即可。炒前用精盐渍一下更佳。

用于高血压病，头昏脑胀及热咳痰浓、睡眠不宁、饮食积滞等：茼蒿300克、鸡蛋2个、猪瘦肉120克、生姜2～3片。茼蒿洗净，切为短段；猪瘦肉洗净，切为薄片，用生油、生粉各半汤匙拌腌10分钟，取鸡蛋白搅匀。起锅，下生油和姜爆香，加清水750毫升，水沸后，加入茼蒿和肉片，熟后调入适量精盐和生油，再放入鸡蛋白拌匀便可。

用于耳鸣耳聋：芹菜、茼蒿各250克，洗净，绞取汁，加蜂蜜调味，分2～3次饮。

防治高血压：鲜茼蒿250克，洗净，用水适量煮汤，汤将好时，取3个鸡蛋的蛋清加入，再煮片刻，加油、精盐调味即成。

6. 食疗禁忌

大便溏薄之人忌食。多食令人气满。

油菜食疗汇

1. 来源

油菜为十字花科植物油菜的嫩茎叶，别名芸薹、寒菜、胡菜、苦菜、薹芥。新鲜的油菜可冷藏存放，在冷藏前用报纸包起来，既可保湿又可避免过于潮湿而腐烂，然后将根部朝下直立摆放。

2. 营养成分含量

每100克油菜含蛋白质2.6克、钙140毫克、维生素B_1 0.08毫克、脂肪0.4克、磷30毫克、维生素B_2 0.11毫克、碳水化合物2克、铁1.4毫克、烟酸0.9毫克、胡萝卜素0.62毫克、维生素C 51毫克。

3. 中医解读

油菜性凉味甘，归肝、脾、肺经，能凉血散瘀、解毒消肿、宽肠通便。关于油菜的药用效果，《新修本草》载其"主风游丹肿，乳痈"，《开宝本草》谓其可"破癥瘕结血"，《日华子本草》称其"治产后血风及瘀血"，《随息居饮食谱》说"芸薹，辛滑甘温。烹食可口。散血消肿，破结通肠"。《食疗本草》特别强调了它的食忌："芸薹，若先患腰膝，不可多食，必加极。又，极损阳气，发口疮，齿痛。又，能生腹中诸虫。道家特忌。"即油菜易伤人阳气，体虚之人应慎用。油菜可用于血痢、丹毒、热毒疮肿、乳痈、风疹及吐血等。

4. 食疗效果

油菜含有大量胡萝卜素，对于提高免疫力有益。油菜性凉，有一定解毒凉血作用，可用于热毒疮疖、血热出血等症，多吃油菜对上焦热盛引起的口腔溃疡、牙龈出血也具有调养作用。油菜中含膳食纤维丰富，可促进脂类排泄，减少脂肪吸收，又可促进肠蠕动，减少便秘，对预防大肠癌等肿瘤有好处。

5. 食疗方

用于高血压、高血脂：油菜500克，洗净，切成3厘米长的段；锅烧热，下油，旺火烧至七成热时，下油菜旺火煸炒，酌加精盐，菜熟后起锅装盘。

用于习惯性便秘、痔疮、大便干结：油菜500克，鲜蘑菇100克，鸡油、黄油、鲜汤各适量。油菜去老叶，洗净，切成6厘米长的段；锅烧热，放鸡油100克，待油烧至五成热时，将油菜倒入煸炒；再加黄油、鲜汤，至八成热时，放精盐、白糖、味精、鲜蘑菇；1分钟后，用湿生粉勾芡，浇上鸡油，装盘即成。

提高机体抗病能力：虾肉50克，油菜250克，姜、葱少许，酱油、料酒、生粉适量。虾肉洗净，切成薄片，用酱油、料酒、生粉拌好；油菜梗、叶分开，洗净后切成3厘米长的段；锅中加入食油，烧热后先下虾片煸几下即盛出，再把油锅熬热加盐，先煸炒油菜梗，再煸油菜叶，至半熟时倒入虾片，并加入姜、葱等，用旺火快炒几下即可起锅装盘。

用于糖尿病、便秘：嫩油菜500克，芝麻油、精盐适量。将油菜梗、叶分开后洗净，切成3厘米长的段，沥干水，入沸水中煮熟，捞出沥水装盘，以芝麻油、精盐拌食。

用于气血瘀阻引起的疮疖肿痛、无名肿毒、乳腺增生：鲜嫩油菜200克洗净，开水焯熟切段；水发海带100克，切丝，开水略煮至熟。二者用芝麻酱、味精、精盐、蒜泥凉拌即可。

用于因血热火毒引起的口舌生疮、出血发斑、发热烦渴等：鲜藕200克切片，竹笋100克切丝，酌加猪瘦肉煲汤，嫩油菜200克切段，至汤快熟时放入，加精盐、味精调味即可。

用于胃肠积热便秘或老人习惯性便秘：油菜100克，洗净切段；水发香菇50克，洗净，去根，切开。植物油烧六成热，放入葱、姜末炸锅，放入猪瘦肉末适量煸炒；加入油菜及香菇炒熟，放入精盐、味精、调料等，加少量芝麻油，即可出锅装盘。

6. 食疗禁忌

油菜为发物，产后妇女及痧痘和慢性病患者应少食。动物肝脏、黄瓜、胡萝卜所含成分会破坏油菜中的维生素，不宜与油菜同食。

香椿头食疗汇

1. 来源

香椿头为楝科植物香椿的嫩茎叶。根据香椿芽苞和嫩叶的颜色，可分为紫香椿和绿香椿。香椿头别名椿芽、春尖叶、香椿、香椿叶。紫香椿幼芽绛红色，富光泽，香味浓郁，纤维少，含油量高，品质佳；绿香椿香味稍淡，含油较少，品质略逊一筹。

2. 营养成分含量

每100克香椿头含热量197千焦、蛋白质1.7克、碳水化合物9.1克、脂肪0.4克、维生素B₁ 0.07毫克、膳食纤维1.8克、维生素B₂ 0.12毫克、维生素A 0.117毫克、维生素C 40毫克、烟酸0.9毫克、维生素E 0.99毫克、胡萝卜素0.7毫克、镁36毫克、铁3.9毫克、钙96毫克、锰0.35毫克、锌2.25毫克、钾172毫克、铜0.09毫克、钠4.6毫克、磷147毫克、硒0.42微克、视黄醇当量85.2微克。

3. 中医解读

香椿头性凉味辛、甘、微苦,归肺、胃、大肠经,能祛暑化湿、解毒、杀虫。香椿头的效用,据《新修本草》记载,"主洗疮疥,风疽",《生生编》说其"嫩芽瀹食,消风祛毒",《饮片新参》言其可"化暑湿,透热,利水道,消肿",《食疗本草》则言"椿芽多食动风,熏十二经脉、五脏六腑,令人神昏血气微"。

4. 食疗效果

香椿头含有芳香物质,能增进食欲;香椿头富含膳食纤维,维生素C的含量也高,蛋白质质优量丰,且谷氨酸、天冬氨酸等鲜味成分含量高,故调味用特别适宜;香椿头对多种致病菌如金黄色葡萄球菌、肺炎球菌、大肠杆菌、绿脓杆菌、伤寒杆菌、痢疾杆菌有抑制作用,具有清热利湿、利尿解毒之功效,是辅助治疗肠炎、痢疾、泌尿系统感染的良药;香椿头的挥发性气味能透过蛔虫的表皮,使蛔虫不能附着在肠壁上而被排出体外,故可用于驱虫。

5. 食疗方

用于孕期贫血:豆腐300克、鲜嫩香椿头100克、芝麻油10克。将香椿头洗净,用开水烫一下,挤去水分,切成细末。焯烫香椿头时间要短,将香椿头烫蔫即可。豆腐切成0.7厘米见方的小丁,用开水烫一下,捞出放在盘内,加入香椿头末、精盐、芝麻油拌匀即成。

补充孕妇营养:米饭250克,鸡蛋2个,猪瘦肉丝75克,嫩香椿头125克,花生油50克,精盐3克,水、生粉适量,共炒食。

用于声音嘶哑:饮服腌香椿头汁。

用于食欲不振:嫩香椿头适量,凉拌。

用于虚劳吐血、目赤、营养不良、白秃等:香椿头250克、鸡蛋5只。香椿头洗净,下沸水稍焯,捞出切碎,鸡蛋磕入碗内搅匀;油锅烧热,倒入鸡蛋炒至成块,投入香椿头炒匀,加入精盐,炒至鸡蛋熟而入味,即可出锅。

　　用于消化道溃疡：香椿头250克，搓碎待用；大枣适量，蒸熟后，去核，捣烂如泥，与香椿末和匀，制成丸，每个重3克，每次1丸，每日2次。

　　用于肺热咳嗽、胃热嘈杂、赤白痢疾、小便短赤涩痛等：鲜净竹笋200克、嫩香椿头500克。竹笋切成块，嫩香椿头洗净切成细末，并用精盐稍腌片刻，去掉水分待用；炒锅烧热放油，先放竹笋略加煸炒，再放香椿末、精盐、鲜汤，用旺火收汁，点味精调味，用湿生粉勾芡，淋上芝麻油即可起锅装盘。

6. 食疗禁忌

　　气虚多汗及有宿疾者忌食。